# 心血管精选病例及点评

（第二辑）

主 编 刘伊丽

科学出版社

北京

## 内 容 简 介

继《心血管精选病例及点评》于2021年出版后，刘伊丽主编又选载了临床亲身经历的另50个精彩病例。每个病例都包含图文并茂的简介和诊治过程的经验教训及最后诊断；特别丰富了相关的基础和临床进展，同时有更广泛的专家点评。全书共分12章，第1~10章包括不寻常的心血管病症、心房性心肌病、冠心病的特殊类型、浸润性心肌病变、大量心包积液、心房颤动并发晕厥、特殊的心肌病病因、糖尿病合并心力衰竭、局灶性房性心动过速、无冠状动脉阻塞的心肌梗死，第11章特别介绍了心血管新技术在本科的应用，包括心脏收缩调节器用于心力衰竭、经皮二尖瓣钳夹术治疗急梗后二尖瓣关闭不全及经皮主动脉瓣植入治疗主动脉瓣狭窄；第12章记录了新冠病毒感染并发心血管疾病的6例急危重症。

本书病例种类丰富，内容不乏奇特和少见，所总结的经验教训和对复杂病例诊治过程的思维方法凝聚了老一代医师的经验和心血。每个病例的讨论和点评都反映了当代的认识水平和综述的结果。值得心内科及相关科室临床医师认真阅读。

---

**图书在版编目（CIP）数据**

心血管精选病例及点评．第二辑 / 刘伊丽主编．—北京：科学出版社，2023.11

ISBN 978-7-03-076696-0

Ⅰ．①心⋯ Ⅱ．①刘⋯ Ⅲ．①心脏血管疾病－病案 Ⅳ．①R54

中国国家版本馆CIP数据核字（2023）第195700号

责任编辑：程晓红 / 责任校对：张 娟
责任印制：师艳茹 / 封面设计：吴朝洪

科学出版社 出版
北京东黄城根北街16号
邮政编码：100717
http://www.sciencep.com

三河市春园印刷有限公司 印刷
科学出版社发行 各地新华书店经销

\*

2023年11月第 一 版　　开本：787×1092　1/16
2023年11月第一次印刷　　印张：24 1/2
字数：577 000

**定价：188.00元**
（如有印装质量问题，我社负责调换）

# 编著者名单

主　　编　刘伊丽
编　著　者　（以姓氏汉语拼音为序）
　　　　　　宾建平　南方医科大学南方医院
　　　　　　程远雄　南方医科大学第三附属医院
　　　　　　杜志民　中山大学附属第一医院
　　　　　　冯　力　广东省中山市人民医院
　　　　　　冯　茹　南方医科大学南方医院
　　　　　　管玉青　南方医科大学南方医院
　　　　　　侯玉清　南方医科大学南方医院
　　　　　　姬　仲　南方医科大学南方医院
　　　　　　李　娟　南方医科大学南方医院
　　　　　　李　旭　南方医科大学南方医院
　　　　　　廖禹林　南方医科大学南方医院
　　　　　　林　韧　南方医科大学南方医院
　　　　　　刘品明　中山大学孙逸仙纪念医院
　　　　　　陆东风　广州医科大学第二附属医院
　　　　　　区文超　广州医科大学第一附属医院
　　　　　　彭　建　南方医科大学南方医院
　　　　　　孙一力　南方医科大学南方医院
　　　　　　吴平生　南方医科大学南方医院
　　　　　　伍　卫　中山大学孙逸仙纪念医院
　　　　　　修建成　南方医科大学南方医院
　　　　　　王前程　南方医科大学南方医院

王世飞　南方医科大学南方医院
王媛媛　南方医科大学南方医院
王月刚　南方医科大学南方医院
魏永强　南方医科大学南方医院
吴书林　广东省人民医院
吴爵非　南方医科大学南方医院
谢志泉　中国人民解放军南部战区总医院
查道刚　南方医科大学南方医院
郑　华　南方医科大学南方医院
郑少忆　南方医科大学南方医院
周忠江　南方医科大学南方医院
朱文玲　北京协和医院

秘　书　王世飞　南方医科大学南方医院

# 前　言

在《心血管精选病例及点评》的后记中我曾写到要向第二个"50例"进军，但在2022年元旦前夕突患视网膜脱离，我的视力骤降到0.1，幸亏眼科于健主任为我做了眼球内注射新生血管因子抑制剂的治疗，使我的视力逐渐恢复到0.5左右，在于主任的保驾护航下，在艰难的状态下，我又继续工作了。因此，在本书第二辑即将出版时，我首先感谢让我能继续工作的于健主任。

我一直坚持查房，每周一次查看疑难危重患者，科里的医生在遇到特殊病例时也会主动找我会诊。由此，我掌握了全科患者的情况，因此，才能在不到两年的时间里收集到这么多有价值的病例。为了能及时得到患者的原始资料，我和科里几乎每位医生都建立了微信联系，如詹琼、崔凯、王前程、陈国军、韩渊、梁鸿彬、白煜佳、何立伟、林立龙、王月刚、吴爵非、张建琴、黎建勇、黄驰雄、刘丹、张秋霞和李新忠等多位博士。超声室刘俭主任技师经常发给我有价值的图片。我还和全院许多科室的医生建立微信联系。我经常到影像科请教心脏磁共振结果，得到了崔丹婷和黄连花医生的帮助。许乙凯主任还为我申请了磁共振绿色通道；我也不止一次地到病理科和核医学科向李贵平主任请教，还经常到病案室和本科超声室及动态心电图室查阅资料。在查阅文献方面，郑华博士是我求助最多的人。所有以上我接触到的人，可能还有一些我未提及的人，都能热情地满足我的要求，使我能及时获得患者的宝贵资料。在本书即将出版之际，我要感谢所有帮助过我的人。

心内科宾建平主任非常支持我的工作，为我配备了电脑和扫描仪等辅助设备，还特别安排他的学生全程协助。王世飞博士作为本书两辑的编者和出版秘书，顺利完成了与出版社的各项联系。孙一力博士完成了两辑的英文图表的翻译工作，工作量大，翻译质量高，在博士就读期间和临床规培阶段，他一直坚持完成任务。我衷心地感谢宾主任和以上两位博士对本书付出的劳动和贡献。

病例点评是本书的重要内容，本辑邀请了众多专家参与了对病例的点评工作。包括北京协和医院朱文玲教授，中山大学附属第一医院杜志民教授，中山大学孙逸仙纪念医院伍卫和刘品明教授，广东省人民医院吴书林教授，广州医科大学陆东风及区文超教授和南方医科大学第三附属医院程远雄教授等。此外，南方医院心内科的吴平生、侯玉清、廖禹林、周忠江、修建成、彭建、查道刚、郑华、王月刚、吴爵非、郑华和王前程等多位教授都是点评的主要贡献者。南方医院神经内科管玉青和姬仲教授，肿瘤科王媛媛教授，风湿科李娟教授，血液科冯茹、魏永强和林韧教授和急诊科的李旭教授等也参

i

与了点评。最后，我还邀请了我在广东的学生冯力和谢志泉主任加入本书点评的行列。因此，本书应该是全体贡献者的大协作。

　　本书第一个特点是收录的病例都属于少见、复杂、疑难或惊险病例，每一个病例都图文并茂、包含翔实的原始资料、诊断思维、经验教训和最新的认识进展。病例反映了南方医院心内科的诊疗水平和技能水平及作者本人多年的临床经验。

　　本书的另一个特点是每个病例的病例讨论部分都展示了一个相关的文献综述内容，是作者的读书心得，加上专家点评的论述，增加了本书的知识性，使读者了解当前的前沿进展。

　　本书包含了两章特殊的内容，第11章新技术在心血管病的应用，介绍了心脏收缩调节器、二尖瓣关闭不全的经导管钳夹技术，以及经导管植入主动脉瓣技术（TAVI）在南方医院心血管科的应用。第12章介绍了新型冠状病毒感染流行期遇到的心血管特殊并发症病例，丰富了对新型冠状病毒感染的认知水平。

　　总之，本书凝聚了南方医院心内科所有同事、研究生、规培生、兄弟科室和省内外专家的心血和贡献，再次感谢各位编者的辛勤劳动！

　　仅以此书作为本人90岁的献礼，献给我所有的同道和朋友！

刘伊丽

2023年春节于广州

# 目　　录

第1章　不寻常的心血管病症 ································································· 1
　病例1　特发性心室颤动 ······································································ 1
　病例2　以冠状动脉狭窄为特征的大动脉炎 ··············································· 6
　病例3　孤立的左束支传导阻滞 ···························································· 14
　病例4　二尖瓣关闭不全患者的经历 ······················································ 26

第2章　心房性心肌病 ········································································· 35
　病例1　原发性心房性心肌病 ······························································ 35
　病例2　继发性心房性心肌病 ······························································ 44
　病例3　心房静止 ············································································· 49

第3章　冠心病的特殊类型 ·································································· 55
　病例1　不寻常的冠状动脉微血管病 ······················································ 55
　病例2　1例缺血性心肌病患者的进展过程 ·············································· 62
　病例3　冠状动脉痉挛及房室传导阻滞 ··················································· 74
　病例4　左主干口冠状动脉急性事件 ······················································ 81
　病例5　4a型急性心肌梗死 ································································· 91
　病例6　荒凉的冠状动脉早衰的心 ······················································· 103
　病例7　Bentall术后的左主干冠脉CTO支架重建 ···································· 111
　病例8　下壁STEMI并发肺水肿 ························································· 115

第4章　浸润性心肌病变 ···································································· 125
　病例1　轻链型心肌淀粉样变性 ·························································· 125
　病例2　AL型合并ATTR型淀粉样变 ···················································· 135
　病例3　法布雷病 ··········································································· 145

第5章　大量心包积液 ······································································· 152
　病例1　复发性大量心包积液 ···························································· 152
　病例2　血性心包积液 ····································································· 159
　病例3　心包占位 ··········································································· 167

## 第6章　心房颤动并发晕厥 ········· 173
- 病例1　晕厥探因 ········· 173
- 病例2　罕见的洋地黄毒性反应 ········· 178

## 第7章　特殊的心肌病病因 ········· 185
- 病例1　周围神经病合并心力衰竭 ········· 185
- 病例2　兼有肥厚和扩张的心肌病 ········· 196
- 病例3　扩张型心肌病伴肾病、代谢综合征及甲旁亢 ········· 200
- 病例4　贫血和心力衰竭 ········· 206
- 病例5　急性肝衰竭与扩张型心肌病 ········· 214
- 病例6　肝动静脉瘘致心脏扩大心力衰竭 ········· 221
- 病例7　肺源性心脏病伴左心室流出道梗阻 ········· 225
- 病例8　致心律失常性右心室心肌病 ········· 234
- 病例9　肥厚型心肌病 ········· 241
- 病例10　应激性心肌病 ········· 255
- 病例11　阻塞性睡眠呼吸暂停（OSA）性心力衰竭 ········· 261
- 病例12　心尖闭塞 ········· 265

## 第8章　糖尿病合并心力衰竭 ········· 275
- 病例1　糖尿病性心肌病 ········· 275
- 病例2　糖尿病合并心力衰竭 ········· 279
- 病例3　双下肢水肿 ········· 288

## 第9章　局灶性房性心动过速 ········· 293
- 病例1　局灶性房性心动过速介导的心肌病 ········· 293
- 病例2　一个8岁男童的心律失常 ········· 300

## 第10章　无冠状动脉阻塞的心肌梗死 ········· 306
- 病例1　冠状动脉自发夹层 ········· 306
- 病例2　难识别的心肌病 ········· 313
- 病例3　Kounis综合征 ········· 320

## 第11章　新技术在心血管病的应用 ········· 325
- 病例1　心脏收缩调节器用于心力衰竭病例 ········· 325
- 病例2　经皮二尖瓣钳夹术治疗急性心肌梗死并发二尖瓣关闭不全 ········· 330
- 病例3　经导管主动脉瓣植入术（TAVI） ········· 337

## 第12章　新冠病毒感染与心血管病症 ········· 345
- 病例1　新冠病毒感染与心源性猝死 ········· 345
- 病例2　新冠病毒感染与急性冠脉综合征 ········· 349

病例3　新冠病毒感染并发自身免疫性溶血性贫血 …………………………………… 354
病例4　新冠病毒感染并发颅内出血 …………………………………………………… 360
病例5　新冠病毒感染并发二尖瓣腱索断裂 …………………………………………… 366
病例6　新冠病毒感染与肺动脉高压 …………………………………………………… 368

# 第1章

# 不寻常的心血管病症

本章的4个病例都是临床中非常少见的病例。病例1是偶然发现的心室颤动导致的晕厥，排除了常见的继发性和原发病因，如Brugada综合征、儿茶酚胺致多形性室性心动过速和长QT综合征，也没有早期复极综合征，属于特发性心室颤动。病例2从31岁开始，14年间反复通过冠脉动脉搭桥和支架植入处理反复闭塞的冠状动脉，最后确诊为大动脉炎，深刻的经验和教训值得我们反思。病例3为一例随访了23年的完全性左束支传导阻滞（complete left bundle branch Block，CLBBB），诊断为特发性的CLBBB，使我们对CLBBB的病理生理有了深刻的认识。病例4为一例原发性二尖瓣关闭不全（mitral insufficiency，MI），8年后才进行矫正手术，但术后8年又发展为重度继发性MI和严重的心力衰竭，其中的原因在病例讨论中有详细阐述。

## 病例1　特发性心室颤动

【病例简介】

女性，33岁。3年前某一天，无明显诱因突发晕厥，自行苏醒，伴全身大汗。日后多次晕厥，去某医院就诊，适逢再次晕厥发作，心电图证实为心室颤动，该院为患者植入心脏起搏除颤器（implantable cardioverter defibrillator，ICD），同时应用β受体阻滞剂等药物预防，此后未再有晕厥发作，但时有心悸症状。2022年6月25日患者感觉心悸加重，同时伴发热咳嗽等上感症状，次日晨在家中发生晕厥，因胸骨后电击振动感而苏醒，遂于6月26日来南方医院急诊，随后入住心内科。

入院后：体温36.3℃，脉搏77次/分，呼吸16次/分，血压107/65mmHg，神志清楚，一般情况好。心脏及全身检查无异常体征发现。经起搏器远程监测证实此次晕厥为一次室颤发作，经电击使心律转复（图1-1）。床旁胸片提示起搏器植入术后，心、肺正常（图1-2）、心电正常（图1-3）、动态血压正常、动态心电全程为窦性心律，偶发室性期前收缩和偶发室性心动过速（图1-4）。超声心动图提示房室腔大小正常，二尖瓣和三尖瓣轻度关闭不全，左心功能正常。

入院后化验：三大常规，血电解质，肌钙蛋白，脑钠肽，肝、肾功能，甲状腺功能，凝血功能，血糖和血脂等，结果均在正常范围。

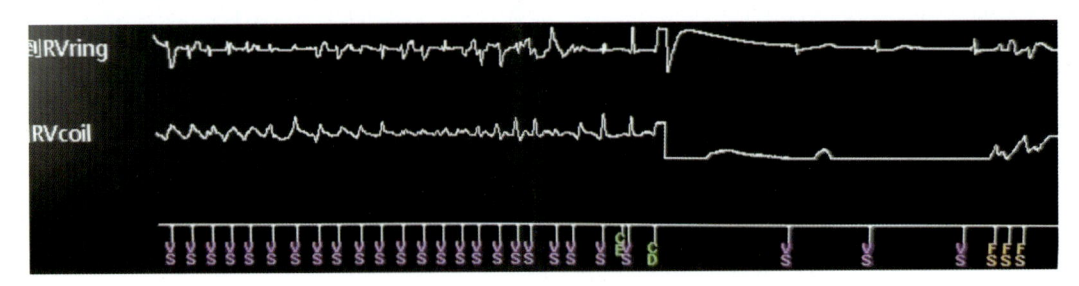

图1-1　心室颤动发作及电击终止

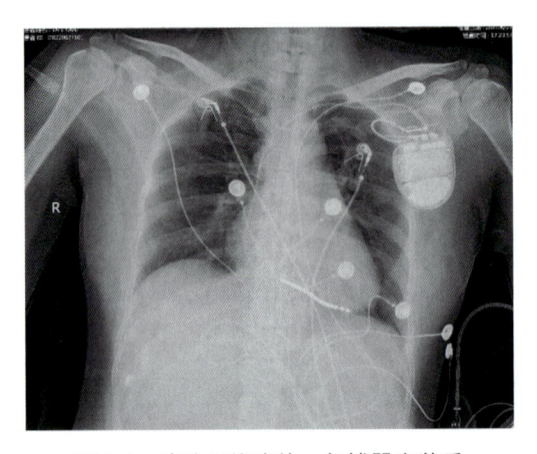

图1-2　床边X线胸片：起搏器安装后

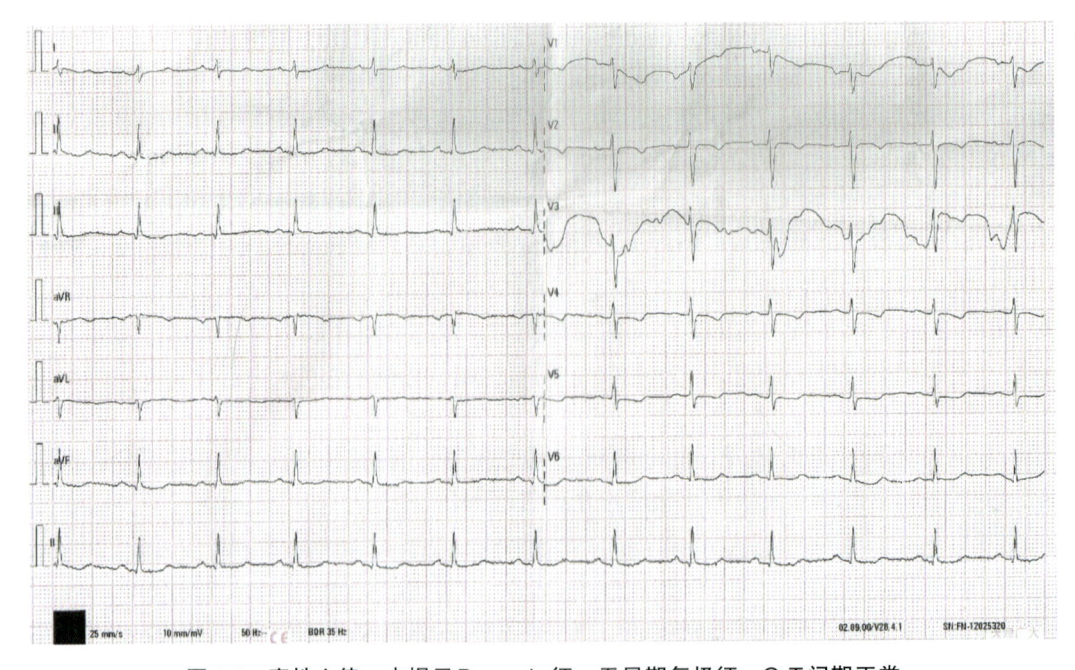

图1-3　窦性心律，未提示Brugada征，无早期复极征，Q-T间期正常

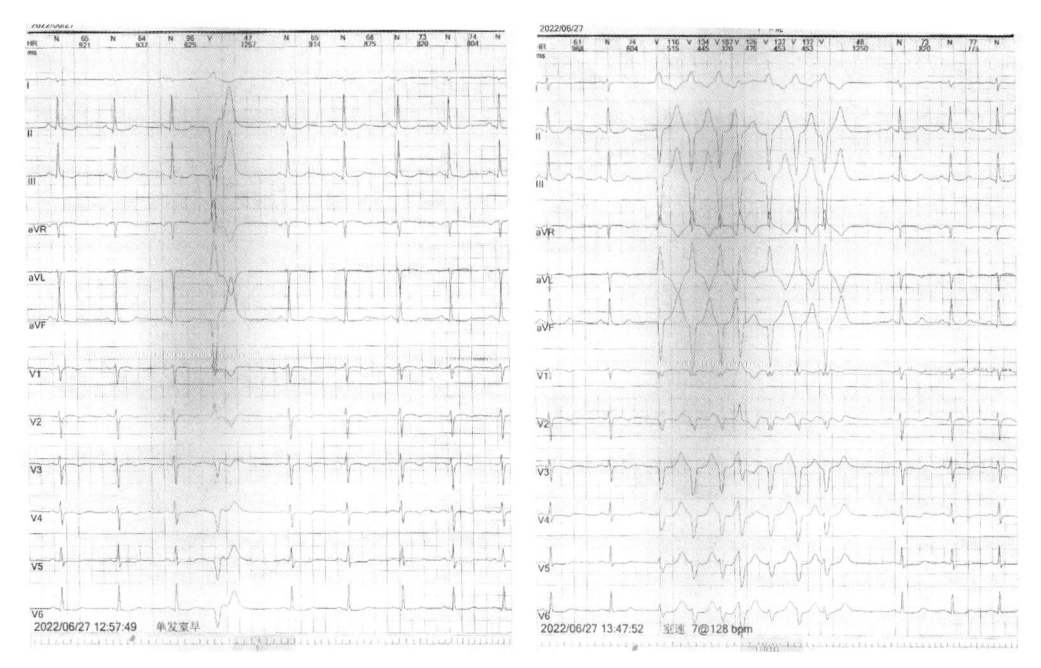

图1-4 动态心电图：偶发室性期前收缩及短阵室性心动过速，室性心动过速为单型，与室性期前收缩形态一致，无R-On-T现象

【病例讨论】

关于特发性心室颤动（idiopathic ventricular fibrillation，IVF），讨论以下几点。

（1）特发性心室颤动的概念和流行病学：在认识到独特的临床病症，如Brugada综合征、儿茶酚胺致多形室性心动过速和长QT综合征之前，所有因心室颤动突然心搏停止（sudden cardiac arrest，SCA）的存活者，且心脏结构正常的人均称为IVF。然而，在近30年里，IVF的概念发生了显著变化，主要是由于确定了易感SCA的遗传性心脏病谱，以及通过尸检基因分析（分子解剖）找到心脏离子通道是致病基础的分子证据，这种情况见于35%不能解释的年轻SCA者。

20%～35%的SCA患者年龄＜40岁，尸解无心脏结构异常。根据现代指南，IVF是一种排除性诊断。2013年美国心律学会/欧洲心律学会定义IVF为复苏的SCA，有室性心动过速证据，无心脏、呼吸、代谢和中毒的病因。2015欧洲指南也定义IVF为心电图证实的室性心动过速，经详细的临床评估未发现有基础病因。

在不能解释的SCA存活者IVF的发生率很低，且不同研究报告的结果不一致。在植入心脏转复除颤器的亚洲人和白种人群中SCA的发生率各为8.4%和10.8%。Waldmann等报道6.8%院外心搏骤停存活者的首发心律为室性心动过速；Conte等报道在SCA存活者中有1.2%诊断为IVF。不同发生率的报道可能与尸解系列主要是年轻人，以及分子解剖只在有限病例中进行有关。

（2）常见的IVF心电学和病因基础：过去认为IVF与标准12导联心电图的下壁和（或）侧壁导联存在恶性型的早期复极（early repolarization，ER）综合征相关联，是进一步发生心律失常事件的高危人群。目前认为，ER综合征具有特殊的遗传背景和预后。小部分SCA存活者在最初评估时没有结构性心脏病，心电图正常，没有复极异常、房室传导异常或短的室性期前收缩联律间期。Sekiguchi等报道，仅有50%的IVF存活者的心电图完全正常；38%的IVF证明有ER，14%证明有房室传导异常。

所谓短联律间期尖端扭转性室性心动过速/室性期前收缩触发的VF目前认为是IVF的一个亚组。室性期前收缩伴短联律间期的R-on-T间期（<300ms）多数起源于末端浦肯野系统，见于高达30%的病例，同时假定浦肯野系统触发心律失常事件在这组患者中起到病因学的作用。但还是不清楚，SC-TdP/PVC触发的心室颤动是代表一种特殊的病症，还是代表未确定原因心室颤动的最后的共同通路。

近期，Waldmann等报道，在巴黎地区所有院外SCA存活者中，仅16%为IVF。CASPER研究表明：应用系列无创试验，包括药物促发、先进的影像技术和遗传试验可导致56%的SCA病例得到可能的或确定的诊断。所有这些患者完成信号平均心电图［亦称"高分辨心电图"，即采用信号平均技术将窦房结、房室结、希-浦系统的电活动和心室晚电位的微伏级（μV）心电信号，通过放大、叠加和滤波记录下来，称为信号平均心电图］、运动试验、心脏磁共振、静脉肾上腺素和普鲁卡因酰胺试验作为最初评估。有创检查（如电生理检查和心肌活检）和遗传学检查酌情决定。在确定的病因中，69%患有遗传性心脏病，其他患者表现为遗传的或获得的结构性心脏病。有趣的是，6%的SCA存活者有冠状动脉痉挛。这个观察支持麦角新碱或乙酰胆碱作为最初评估的重要性。

对以前未能解释的SCA，通过再评估心电图表型，有20%～30%改变了最初的诊断（图1-5）。Matassini等发现，在CASPER研究最后随访中，有10%患者为ER型，使ER型成为仅次于长QT综合征最常见的状况，长QT综合征的发生率为13%。另外一种需要仔细考虑的诊断是儿茶酚胺敏感性多形性室性心动过速。因此，运动负荷试验

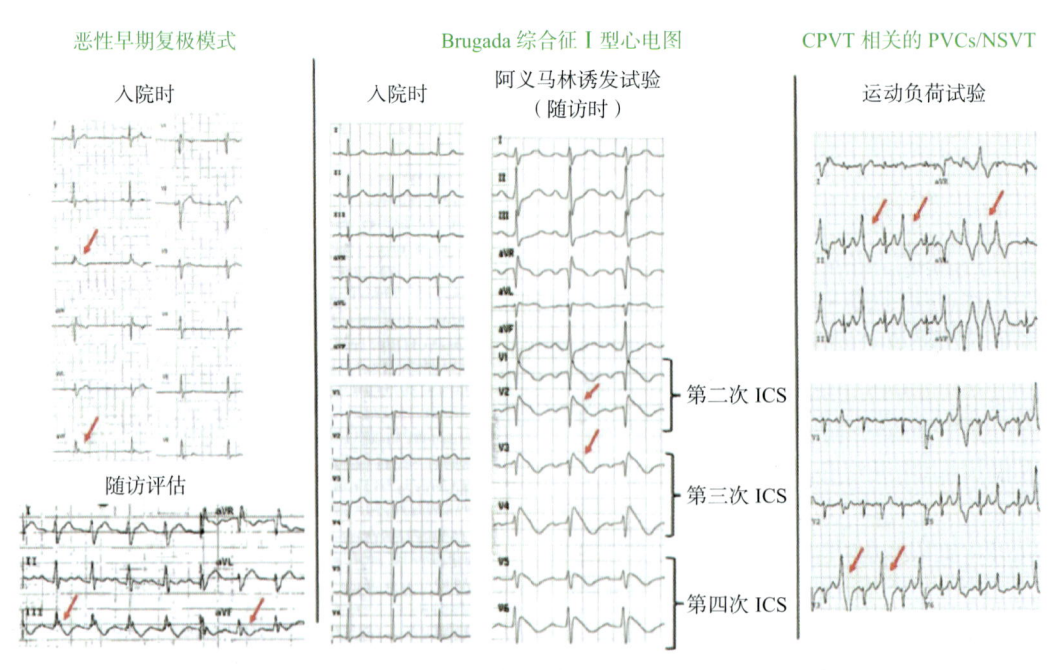

图1-5 诊断IVF经常被错失或忽略的心电图类型：左平面，红箭头表明早期复极；中间平面，红箭头表明Brugada综合征Ⅰ型；右平面，红箭头代表室性期前收缩/非持续室性心动过速

(SCA不能运动者，采用儿茶酚胺促发试验)应该强力推荐用于SCA存活者。

虽然常规12导联心电图可以用于确定离子通道病，但药物检测还是必要的。全身应用阿义马林（钠通道阻滞剂）明显增加有SCA家族史人群心电图右侧心前导联出现Brugada形态的机会。重要的是，有报道某些遗传性心脏病，如Brugada综合征，对钠通道阻滞剂呈现年龄依赖的反应。Conte等报道，儿童期钠通道阻滞剂测试阴性者，过了青春期年龄重复检查有23%显示Brugada综合征。

值得注意的是，10个IVF存活者就有1个在发作心律失常时年龄≤16岁，儿童IVF表现有较高的心律失常危险，Conte指出，没有比年龄≤16岁更能预测心室颤动的复发。反复发作的VF在随访中逐渐发展为确定的临床表型。在儿童，致命的室性心律失常可发生于明显的离子通道病和心肌病之前。儿童SCA存活者中有90%出现在生命的第一个十年，以后每一个十年陡然下降。儿童SCA是典型的由致心律失常的遗传性心脏病引起，特别是儿茶酚胺敏感性多形性室性心动过速和长QT综合征。

IVF的遗传性背景是一个非常重要的研究领域，虽然目前国际大的多中心对IVF应用基因测试还比较少（约5个中心中有1个），但某些研究组已发表了他们对IVF基因研究的经验。

（3）心脏磁共振（cardiac magnetic resonance，CMR）在IVF的应用价值：CMR可发现无心脏病的室速/室颤形态基质和（或）基础心脏情况。CMR表现正常的IVF病例在用心脏基质扫描时可发现异常。最近的研究报道在相当部分IVF人群中，兼用VF时多电极体表记录和窦性心律时详细的侵入性导管标测，可发现异常的心外膜电图。室颤扫描表明，所有患者都有折返和灶性活动，同时，不同心室区有心室驱动的群聚现象。这些发现支持一种假设：局灶的结构改变可能是SCA存活者重要的心脏基础；同时CMR在证明IVF患者致心律失常特征性机制中的作用。同一组研究者还假设：CMR揭示，浦肯野电生理病理是IVF最主要的机制。

（4）经过讨论，本病例的最后诊断：特发性心室颤动。

本病例为多次突发心室颤动，未发现有结构性心脏病，平静心电图未见早期复极综合征、Brugada征和R-on-T征象。但未进行无创及有创检查和遗传学筛查，目前未发现筛查的病因。

【总结】

通过排除法诊断IVF是一项艰难的工作，需要在有条件和有专业团队的医院开展。确定IVF病因至关重要，因为它可以影响疾病靶向治疗（新型基因型特异性治疗）。国际指南应对IVF提供标准化和系统化途径，同时提出每一种检查的适应证。

【彭建教授点评】

本例患者为年轻女性，以晕厥、心室颤动为主要表现，经检查排除心脏器质性结构异常，考虑特发性心室颤动。特发性心室颤动为一类以心源性猝死、心室颤动恶性心律失常为主要表现，排除呼吸、代谢和中毒的病因，且心脏解构正常的疾病综合征，多发病于青少年，目前病因尚不明确。详细的病史及家族史询问、心电图检查及基因筛选在诊断中很重要，同时应积极排查结构性心脏异常。心脏离子通道病、心肌病的早期（如致心律失常心肌病）、其他原因引起的局灶性心肌病可表现为IVF，长期随访有助于对疾病的诊断及管理。

对于经初步排除后考虑IVF的患者，离子通道病是其中常见病因，也是临床中需要重点排除的，包括Brugada综合征、长QT综合征、短QT综合征和ER等。除常规心电图检查外，Fontaine导联、V1～V3导联上移1～2肋间有助于识别，必要时行阿义马林诱发试验、运动诱发试验及电生理检查。治疗上，对于IVF建议植入ICD预防猝死，同时可以奎尼丁、β受体阻滞剂等药物治疗，诱因的预防及控制对减少发作亦非常重要，发热、低钾血症、上呼吸道感染易诱发心室颤动及电风暴。

本例患者反复晕厥、心室颤动，经排查心脏结果正常，经植入ICD治疗未再发晕厥。上呼吸道感染、发热后再发心室颤动，可基本排除Brugada综合征、长QT综合征、短QT综合征，ER和IVF诊断可基本明确，治疗符合标准，建议长期随访。

## 病例2 以冠状动脉狭窄为特征的大动脉炎

【病例简介】

女性，1976年12月30日出生。从2007年（时年31岁）到2021年，多次住院，共住院9次。现将主要的临床表现和诊治经历归纳如下。

1.冠状动脉多支阻塞性病变　因劳力性心绞痛，最早在2008年发现左主干冠状动脉（left main coronary artary，LM）狭窄97%及右冠状动脉（right coronary artery，RCA）开口阻塞，进行乳内动脉-左前降支冠状动脉（left anterior descending artery，LAD）及RCA静脉搭桥。术后3个月又因心绞痛于LAD植入两枚支架；2014年因静脉桥闭塞于RCA近段植入1枚支架。2019年又因支架内狭窄，于LM及左旋支冠状动脉（left circumflex artery，LCX）行药物球囊扩张。2021年冠状动脉CTA提示LM及RCA支架内狭窄（图1-6）。平静心电图正常，心率增快时前壁导联呈缺血型ST-T改变（图1-7）。

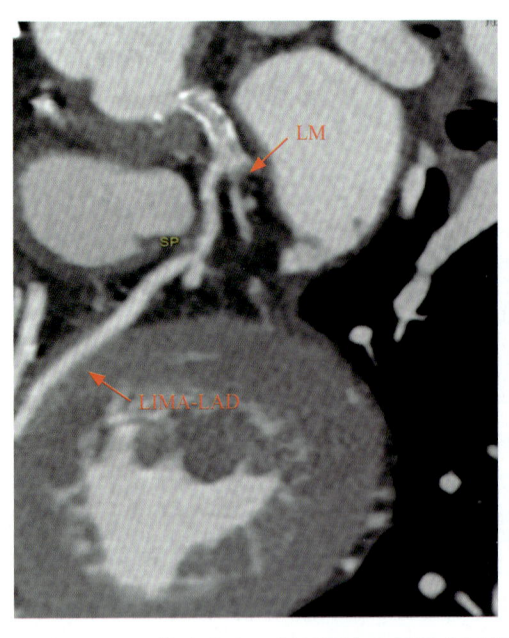

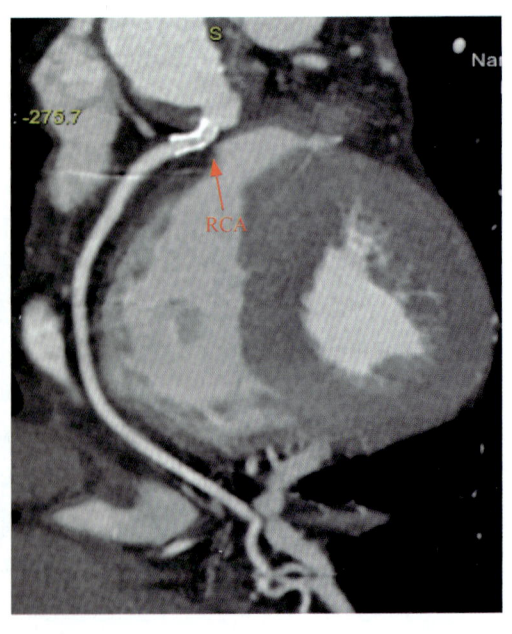

图1-6　冠状动脉CTA提示原左主干及右冠状动脉支架内狭窄，乳内动脉-左前降支桥通畅

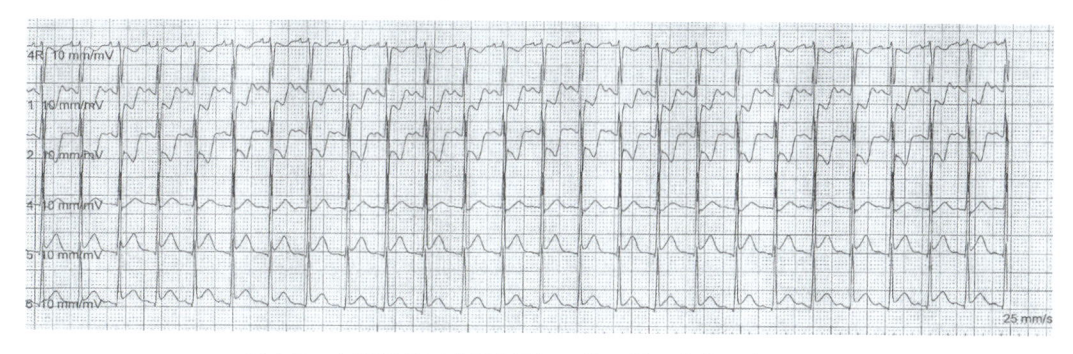

图1-7 心率增快时前壁导联ST段下斜下降伴T波深倒置

2.二尖瓣及主动脉瓣病变　2014年心脏超声提示主动脉瓣上约10.1mm处可见环形狭窄，内径约11.15mm，局部血流速度加快（$V_{max}$为215cm/s），压力阶差18mmHg，主动脉瓣可见中度反流信号。临床未闻及心杂音。

2017年开始，心脏听诊，于主动脉第一听诊区可闻及收缩期杂音；心脏超声持续提示主动脉瓣上狭窄及主动脉瓣中度关闭不全；二尖瓣叶增厚、钙化伴轻度狭窄及重度关闭不全。

2021年心脏超声提示主动脉瓣重度狭窄（$V_{max}$为422cm/s，平均主动脉跨瓣压差（PG）为36mmHg）及中度关闭不全。心脏听诊第一听诊区3级以上收缩期杂音，向双侧颈部传导。主动脉CT增强扫描提示主动脉窦内充盈缺损，可疑血栓（图1-8），导致主动脉口狭窄。二尖瓣中度关闭不全。

3.全身多处动脉病变　主动脉CTA提示左锁骨下动脉及椎动脉共同起源于主动脉弓，开口处重度狭窄；降主动脉多发管壁病变，致管壁不规则和狭窄（图1-9A）；CT重构图提示腹腔干近段呈细线，肠系膜上动脉起始处管腔轻度狭窄，左肾动脉起始呈线状狭窄（图1-9B）。

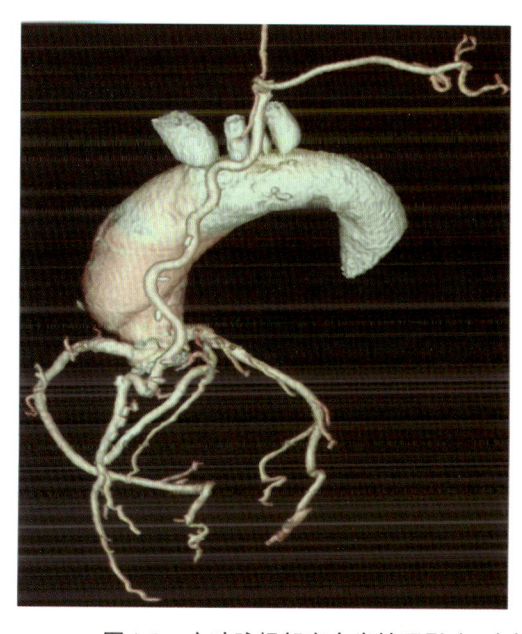

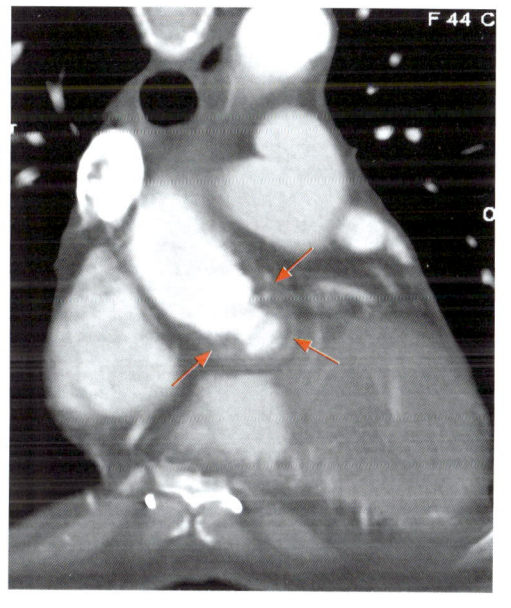

图1-8　主动脉根部窦内炎性阴影（3个箭头所指区域）影响左、右冠状动脉开口

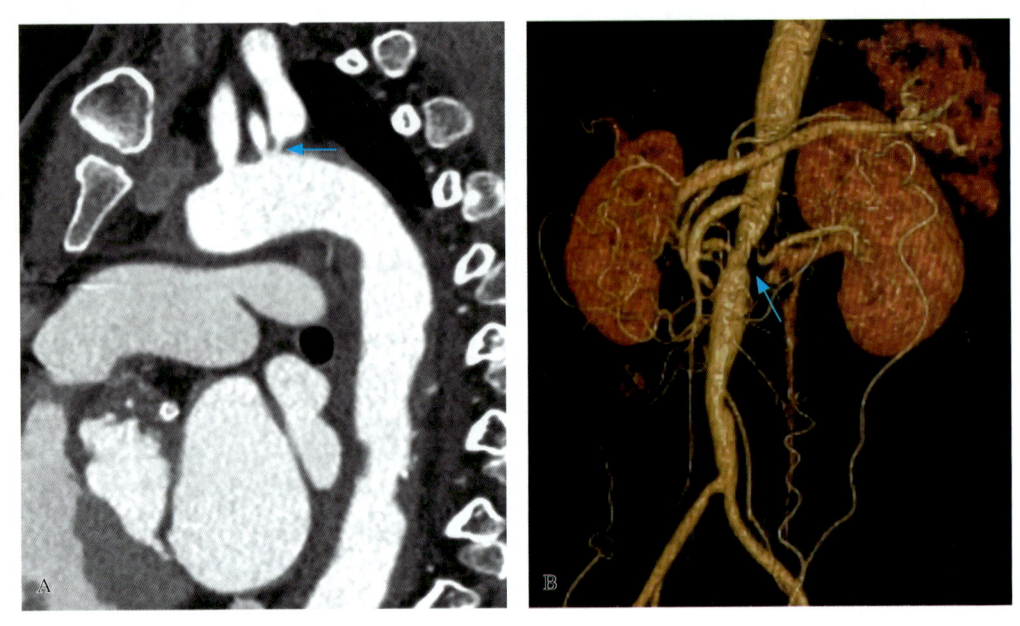

图1-9 主动脉CTA（A）；主动脉CTA重建（B）

**4. 单克隆免疫球蛋白血症**

（1）从2014年开始，免疫固定蛋白电泳提示有异常单克隆抗体条带，类型为IgG＋Kappa型增多（图1-10）。

（2）血浆蛋白电泳：提示白蛋白减少，$\alpha_2$球蛋白及$\gamma$球蛋白增多，血清蛋白电泳可见M蛋白区带（浆细胞或B淋巴细胞单克隆恶性增殖所产生的一种大量的异常免疫球蛋白）（图1-11）。

（3）骨髓穿刺提示成熟浆细胞占3%（正常为0.71%±0.42%），成熟红细胞有明显

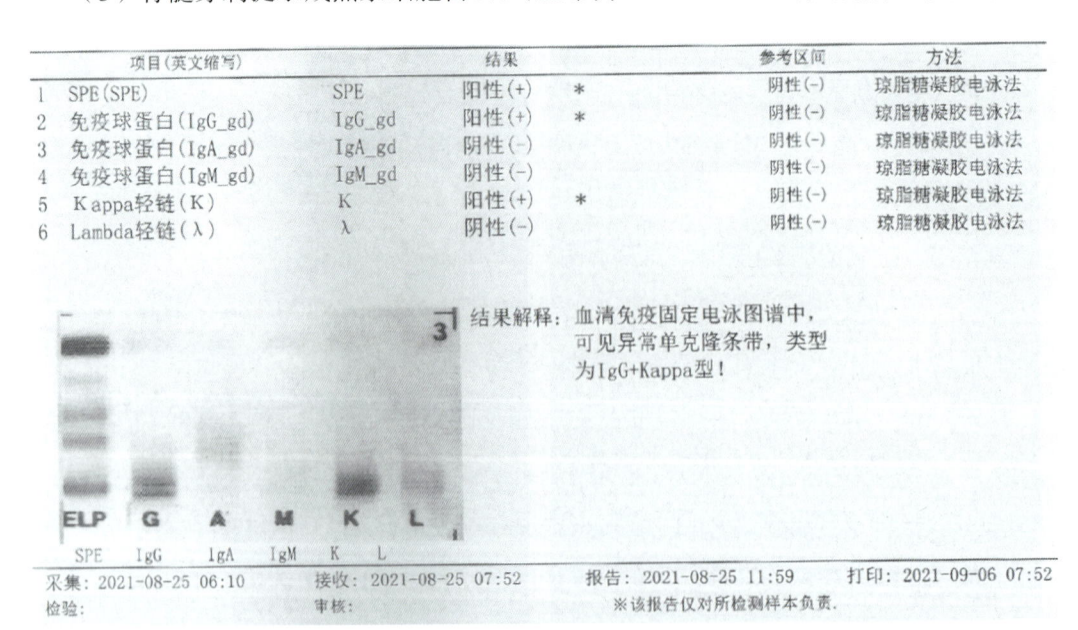

图1-10 免疫固定球蛋白电泳：可见异常单克隆抗体条带，IgG＋Kappa型增多

| | 项目（英文缩写） | | 结果 | | 单位 | 参考区间 | 方法 |
|---|---|---|---|---|---|---|---|
| 1 | 电泳白蛋白（E_Alb） | E_Alb | 54.9 | ↓ | % | 55.0~74.0 | 琼脂糖凝胶电泳法 |
| 2 | α1球蛋白（α1-G） | α1-G | 3.5 | | % | 2.0~4.0 | 琼脂糖凝胶电泳法 |
| 3 | α2球蛋白（α2-G） | α2-G | 11.2 | ↑ | % | 4.0~9.0 | 琼脂糖凝胶电泳法 |
| 4 | β球蛋白（β-G） | β-G | 9.5 | | % | 6.0~12.0 | 琼脂糖凝胶电泳法 |
| 5 | γ球蛋白（γ-G） | γ-G | 20.9 | ↑ | % | 10.0~19.0 | 琼脂糖凝胶电泳法 |

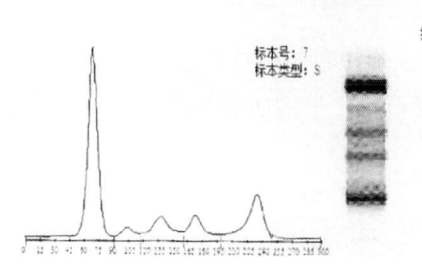

结果解释：血清蛋白电泳可见M蛋白区带，占比为17.1%。

图1-11 血浆蛋白电泳

缗钱状。骨髓增生大致正常，内有少量单克隆增生的浆细胞，刚果红染色（-）。

2021年骨髓穿刺检查提示幼稚浆细胞占0.5%（0.104%±0.16%），成熟浆细胞占4.0%（0.71%±0.42%），与2014年相似。

5. 其他化验

（1）血红蛋白68 g/L，红细胞2.62×10$^{12}$/L，平均红细胞体积、平均红细胞血红蛋白浓度、平均红细胞血红蛋白量均正常。白细胞及血小板正常。

（2）铁离子4.0μmol/L，不饱和铁结合力40.0μmol/L，总铁结合力44.0μmol/L，转铁蛋白饱和度9.1%，转铁蛋白1.99g/L可溶性转铁蛋白受体1.01mg/L。

（3）红细胞沉降率：66mm/1h；自身抗体16项（-）；抗中性粒细胞胞质抗体1∶20U/ml，抗中性粒细胞胞浆抗体均正常。

（4）高敏肌钙蛋白0.030ng/ml，前脑利尿肽601.90，两项均轻度升高。

【诊断及后续处理】

诊断：①大动脉炎，V型，全主动脉干及分支多处狭窄合并多支冠状动脉严重狭窄、不稳定型心绞痛；②主动脉瓣重度狭窄及中度关闭不全；③升主动脉根部主动脉窦炎症伴血栓形成；④左肾动脉严重狭窄并高血压；⑤慢性贫血（慢性病贫血+铁缺乏）；⑥意义未明的单克隆丙种球蛋白症。

患者转归：按大动脉炎常规治疗方案，给予甲泼尼龙40mg+0.9%氯化钠100ml每日1次，静脉滴注；环磷酰胺0.4g+0.9%氯化钠250ml，每2周1次，静脉滴注。2021年9月7日出院，继续以上治疗及门诊随访。

2022年10月9日再次入院复查，于同年10月21日行冠状动脉造影+经皮冠状动脉支架植入+经皮主动脉瓣植入，顺利完成手术，于2022年11月1日出院。出院后用阿司匹林+氯吡格雷双联抗血小板及口服泼尼松和环磷酰胺等治疗，继续门诊随访。

【病例讨论】

1. 关于大动脉炎（takayasu arteritis，TA） TA是一种累及主动脉及其主要分支的慢性炎性疾病，其病理学特点是管壁发生自身免疫炎症，导致管腔狭窄或闭塞，部分患者可出现动脉瘤或夹层。大动脉炎的心脏损害可达8.6%,其表现多样,累及瓣膜、心肌、冠状动脉,亦可继发于大动脉炎相关的高血压或肺动脉高压。心脏受累是大动脉炎预后不良的主要因素之一。其中,大动脉炎引起的瓣膜病变往往需要在内科治疗基础上联合手术治疗。

(1)大动脉发生狭窄的机制:T细胞、B细胞和单核细胞/巨噬细胞侵犯动脉壁,产生巨细胞和内弹力膜碎片,释放生长因子,导致血管壁水肿、细胞外基质沉积和成纤维细胞增生,侵犯血管内膜。

(2)大动脉发生扩张的机制:淋巴细胞和单核细胞侵犯动脉壁,单核巨噬细胞释放大量有毒的活性氧和基质金属蛋白酶引起动脉中层退化、平滑肌细胞死亡、中层变薄、弹性组织破坏减弱,最后导致血管扩张。

(3)目前用于大动脉炎生物治疗的主要作用靶点和新的治疗药物:不同的药物和治疗靶点可对大动脉炎患者进行前瞻性分层和个体化联合治疗。

(4)TA的临床分型:1994年对TA的国际会议分型根据涉及的主动脉系统的范围将TA分为临床5型(图1-12)。

2. TA合并心脏瓣膜病变　TA可波及心脏瓣膜。北京安贞医院2012年1月～2015年1月收治TA患者116例,其中合并心脏瓣膜受累且临床资料完整患者共22例(19.0%)。其中主动脉瓣关闭不全患者11例(50%);主动脉瓣狭窄患者1例(4.5%);二尖瓣关闭不全患者1例(4.5%);二尖瓣狭窄患者1例(4.5%)。另7例为多瓣膜病变[主动脉瓣关闭不全伴二尖瓣、三尖瓣关闭不全者3例(13.6%);主动脉瓣关闭不全伴二尖瓣关闭不全2例(9.1%);主动脉瓣关闭不全伴主动脉瓣狭窄1例(4.5%);二尖瓣关闭不全伴三尖瓣关闭不全1例(4.5%)]。

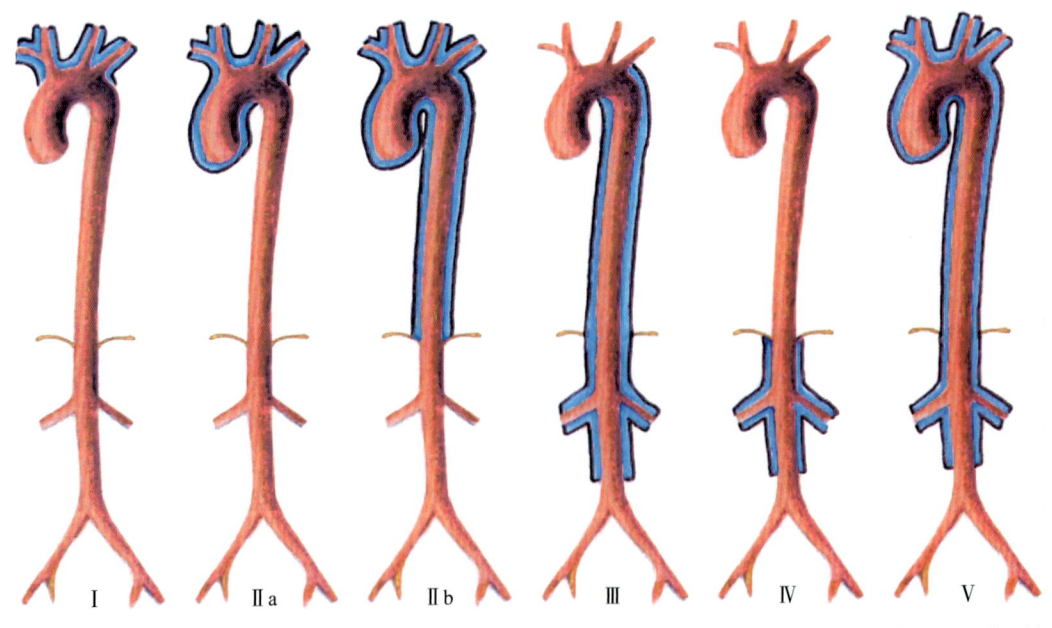

图1-12　TA的临床分型。Ⅰ型:仅涉及头臂干;Ⅱa型:涉及头臂干及升主动脉;Ⅱb型:涉及头臂干、升主动脉和降主动脉;Ⅲ型:涉及降主动脉至肾动脉水平;Ⅳ型:仅涉及腹主动脉及肾动脉;Ⅴ型:涉及从头臂干和全主动脉干

病理学改变：瓣膜以纤维性增生、黏液样变、玻璃样变为主，部分有炎症细胞浸润；主动脉壁的病理学改变显示内膜增厚，纤维化、玻璃样变性，可伴钙化、脂质沉积，中膜平滑肌细胞减少、纤维化，弹性纤维减少、变平，断裂，部分见管壁淋巴细胞浸润。

在TA合并的瓣膜病变中，以主动脉瓣关闭不全最常见，发生率为7%～34%，且多继发于升主动脉扩张或升主动脉瘤。北京安贞医院的数据也显示，绝大多数TA合并瓣膜病变的患者存在主动脉瓣关闭不全，且其中多合并升主动脉根部扩张。因此，主动脉瓣关闭不全的发生原因主要是升主动脉根部扩张牵拉瓣环。

约20%的TA患者需接受手术治疗，最常见的病因是继发于主动脉根部扩张的主动脉瓣反流。理想状态下应将风湿病情缓解后再行手术治疗。疾病活动期行手术治疗容易发生吻合口异常。但是出现严重症状的情况时（如血流动力学异常），即使在大动脉炎活动期也需要行紧急手术。

3. TA累及冠状动脉　TA累及冠状动脉尚未被充分描述。Yuan SM等收集了近20年59个报道共114例涉及冠状动脉的TA病例，冠状动脉病变的分布见图1-13。

当TA处于稳定状态时，冠状动脉支架植入术的预后和冠状动脉搭桥术是相似的，当患者处在炎症活动状态时，必须进行冠状动脉重建，选择冠状动脉搭桥术是理想的；或者，可先行药物治疗，待病情稳定后再行冠状动脉支架植入术。近期的资料提示，两种介入方法在TA患者中都有很高的失败率，死亡率达3%～21.0%。由于TA损害动脉壁的中层，故应用动脉桥有争议，静脉桥10年的存活率达80%。

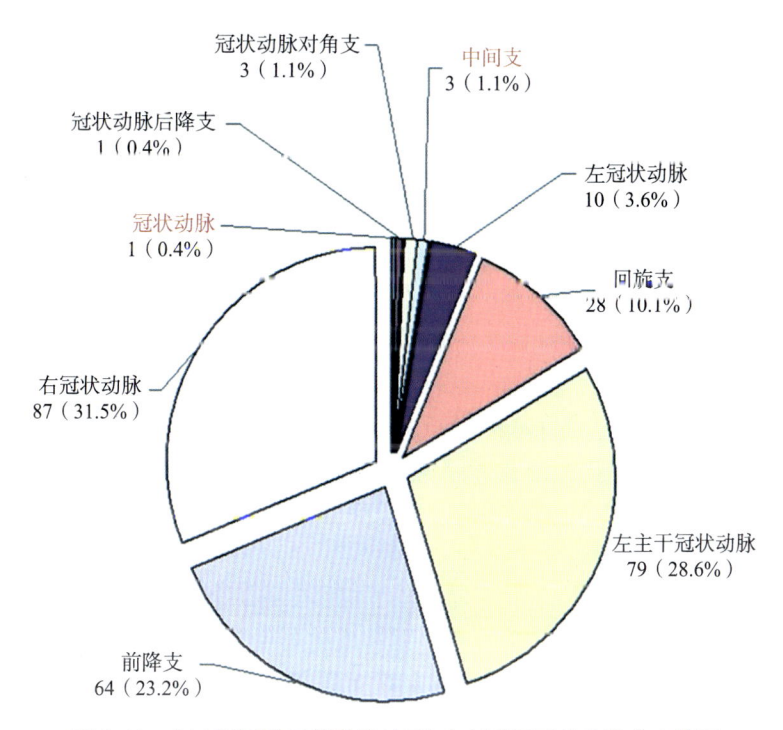

图1-13　114例累及冠状动脉的TA患者受累冠状动脉分布情况

4. TA合并贫血　炎症性贫血（anemia of inflammation，AI）又称慢性病贫血（anemia chronic disease，ACD），见于长期免疫激活的患者，包括感染自身免疫性疾病和癌症，还包括慢性肾病、心力衰竭、慢性肺病和肥胖。炎症诱发的细胞因子和铁稳态的主调节器——铁调素，阻止肠道铁的吸收，使铁贮留在网状内皮细胞，导致铁限制性红细胞的生成；此外，红细胞半衰期缩短抑制红细胞生成素对贫血的反应，以及红细胞被炎症介质分化进一步形成疾病特异性方式的AI。尽管AI的诊断是一种排除性诊断，但对同时存在铁缺乏AI患者的诊断更为困难。

针对AI，确定了两种治疗途径：补充铁和应用红细胞生成刺激剂。输血仅在危重情况下进行。近期证据表明：限制输血的使用，特别是在有急性出血的危重患者中，与自由输血相比，限制输血组死亡率很低。有关AI指南对输血的建议中提出"less is more"（少即是多）。贫血的鉴别见表1-1。

表1-1　不同原因贫血的鉴别

| 类型 | 特点 |
| --- | --- |
| 1.缺铁性贫血 | 铁减少、转铁蛋白增加、铁蛋白减少、细胞因子正常 |
| 2.慢性病贫血＋缺铁性贫血 | 铁减少、转铁蛋白减少、铁蛋白减少、细胞因子增加 |
| 3.慢性病贫血 | 铁减少、转铁蛋白减少/正常、铁蛋白正常/增加、细胞因子增加 |

5.关于浆细胞增多　B淋巴细胞受到病因刺激促使骨髓产生异常浆细胞，从而产生异常单克隆免疫球蛋白。但本例没有发展为特殊淀粉样变或多发骨髓瘤等病症，属于免疫系统对某些病因的反应。血液科对本病的诊断为"意义未明的单克隆丙种球蛋白病"，即血清M蛋白＜3g/dl，骨髓淋巴浆细胞＜10%，无淋巴增殖导致的临床表现。本例基本病变为大动脉炎，是导致免疫系统反应的病因，应继续跟踪骨髓的变化。

6.关于TA的诊断　到目前为止，尚无统一的TA诊断标准。最常用的诊断标准是1990年的美国风湿病学会标准：①40岁以前发病；②间歇跛行；③脉搏减弱；④两上肢收缩血压相差＞10mmHg；⑤锁骨下动脉或主动脉区闻及杂音；⑥血管造影证明主动脉、主动脉分支、上下肢大动脉近段狭窄或闭塞。存在以上6项中的3项提示TA，需与其他血管炎相鉴别。

2014年日本有关学会提出TA的诊断标准：①由DSA、CTA、MRI血管造影证明主动脉、主动脉分支、上下肢大动脉近段狭窄或闭塞；②年轻时发病；③存在炎症标志物；④除外动脉粥样硬化、炎性腹主动脉瘤、血管性白塞综合征、梅毒性主动脉炎、巨细胞动脉炎、先天性血管异常和真菌性动脉瘤。

为了早期诊断TA，Nazareth R等提出以下提示TA的危险信号，包括颈动脉痛、高血压、心绞痛、眩晕和晕厥、间歇跛行，无脉或脉弱上肢血压差异（＞10mmHg）、动脉杂音、主动脉根部不全，有学者建议加上红细胞沉降率增快。

（1）药物治疗是基础，最有效的药物仍为皮质类固醇，要同步应用免疫抑制剂，非生物性免疫抑制剂有甲氨蝶呤、咪唑硫嘌呤、来氟米特、麦考、霉酚酸的吗啉基乙基酯和环磷酰胺。

临床经验还表明，生物制剂，如抗肿瘤坏死因子制剂托珠单抗利妥昔单抗可用于难治病例。但目前尚无应用这些药物的随机对照的临床试验。

（2）血管介入治疗或外科治疗：在TA慢性阶段，当血管损害不能通过药物治疗逆转时，需采取介入或外科的治疗方法。任何影响器官或肢体的严重缺血，如肾动脉狭窄所致的高血压、冠状动脉引起的心肌缺血或肢体间歇跛行，采用血管内介入，如球囊成形、支架或外科搭桥可能使患者获益。这些治疗应在全身炎症控制后进行。

【诊断及反思】

1.最后诊断　大动脉炎，V型，全主动脉干及分支多处狭窄合并：①多支冠状动脉严重狭窄，不稳定型心绞痛；②主动脉瓣重度狭窄及中度关闭不全；③升主动脉根部主动脉窦炎症伴血栓形成；④左肾动脉严重狭窄并高血压；⑤慢性贫血（慢性病贫血＋铁缺乏）；⑥意义未明的单克隆丙种球蛋白症。

2.诊断根据　①31岁发病；②CTA证明主动脉及分支多部位狭窄；③主动脉听诊1区及双颈部收缩期杂音；④炎性指标：红细胞沉降率增快，贫血；⑤无动脉粥样硬化及白塞病征象。

3.经验教训

（1）患者于2007年发病，经过两家大型教学医院以及风湿科和血液科多次住院诊治，直到2021年，历经14年才确诊。主要原因是患者突出的表现是严重冠状动脉阻塞性病变，多年来对患者进行冠状动脉搭桥、球囊扩张和冠状动脉支架植入，不断处理冠状动脉再狭窄，直到2021年出现主动脉瓣重度狭窄，进行了全主动脉CTA才恍然大悟。

（2）虽然我们认识TA，但我们看到的常是典型的TA，表现为发热、红细胞沉降率增快、无脉和高血压等。此患者无发热，以典型心绞痛发病，冠状动脉严重病变，防碍了临床医师的广深思考。

（3）一直以来，患者免疫固定球蛋白电泳可见异常单克隆抗体条带：IgG｜Kappa增多，加上红细胞沉降率增快，考虑有风湿病和血液病情况，但缺乏跨学科术研究，故一直悬而未决，从而忽略了最根本的大动脉炎。

【总结】

对每个患者做出准确诊断是临床医师最重要的职责。诊断过程犹如刑侦破案一样，要仔细寻找线索，全面分析，不能有疑点，避免一叶障目，以偏概全。本例患者31岁即发生心绞痛和冠状动脉主干病变，又是女性，无高血脂或糖尿病等动脉粥样硬化危险因素，这就是疑点，如在首次住院时冠状动脉搭桥术后就能进行主动脉CTA，则可避免以后一系列的误导。

【区文超教授点评】

这是一个很有教育学习意义的病例。当今亚专科越来越细化，专科医师容易先入为主，形成思维定势而陷入诊断误区。本病例表现为典型的劳力型心绞痛，冠状动脉造影显示严重冠状动脉狭窄，患者无发热表现，诊断上容易单纯考虑为不稳定型心绞痛。但结合患者为青年女性，没有常见的冠心病危险因素，除了考虑冠状动脉病变之外，还应警惕系统性红斑狼疮、TA等非动脉粥样硬化病因的可能。该病例诊治过程历经14年，最后确诊并经有效治疗后病情稳定，既有教训也有经验可借鉴。

TA是一种慢性进行性非特异炎性疾病，常累及冠状动脉开口，一般较少累及冠状动脉中远段，其中大部分以主干病变为主，通常认为是主动脉根部的炎症延伸所致。正如本例患者的治疗结果，大动脉炎累及左主干的治疗无论选择冠状动脉搭桥术还是经皮冠状动脉支架植入都将面临短期内血管再狭窄的问题，即使是使用新一代的药物洗脱支架也未能有效降低再狭窄的发生率。因此，除非紧急手术，介入治疗或冠状动脉搭桥术宜选择在全身炎症控制之后进行，早期使用糖皮质激素联合免疫抑制剂积极治疗可以改善患者预后。

# 病例3 孤立的左束支传导阻滞

【病例简介】

男性，1965年出生。1999年（时年34岁）下半年起时感胸闷、心悸、无力；否认当时有发热、呼吸道及消化道症状。1999年12月28日动态心电图示间歇性孤立的左束支传导阻滞（left bundle branch block，LBBB），同期酶学检查：谷草转氨酶50U/L、肌酸激酶123 U/L、乳酸脱氢酶259U/L等均未见明显升高（但当时未能做血肌钙蛋白测定）。2003年心电图仍显示为间歇性LBBB。2004年以来转为持续性LBBB，QRS时间140～150ms（图1-14）。无

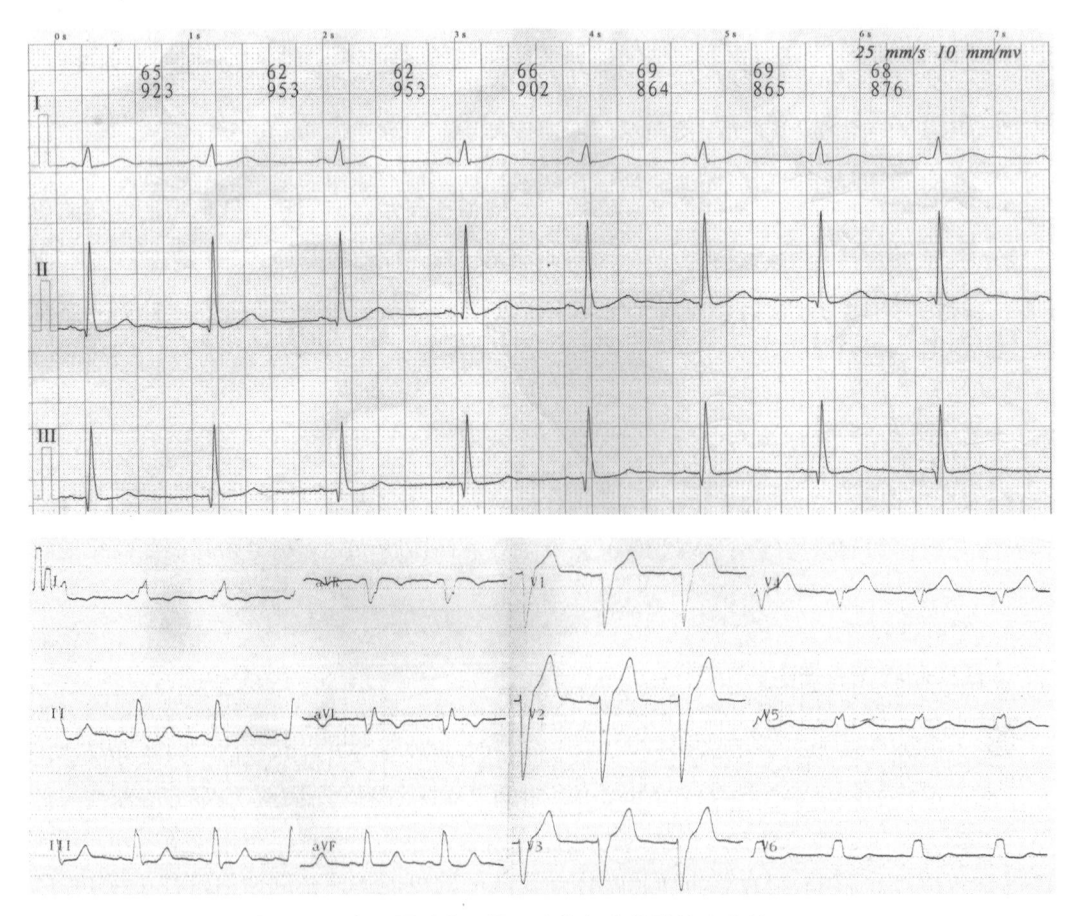

图1-14 上下图对比，提示为快频率依赖性完全性LBBB

高血压、糖尿病及高血脂等心血管危险因素。

2000年4月27日，平板运动心电图试验（＋）：Ⅱ、Ⅲ和aVF导联ST水平下移≥2mm，运动中出现LBBB；同年4月19日行踏车 $^{201}$Tl心肌灌注显像正常，超高速CT，即电子束CT，总积分2分，未行冠状动脉造影。2010年3月24日行腺苷 $^{99m}$Tc MIBI检查，静息和腺苷负荷后均提示间隔区灌注缺损，与2000年比较有明显进展（图1-15），同期冠状动脉CTA结果正常（图1-16）。随访至2015年4月多次心脏超声均未见室壁运动异常，左心室射血分数（left ventricular ejection fraction，LVEF）63%，同期前-脑利尿肽测定也都正常。

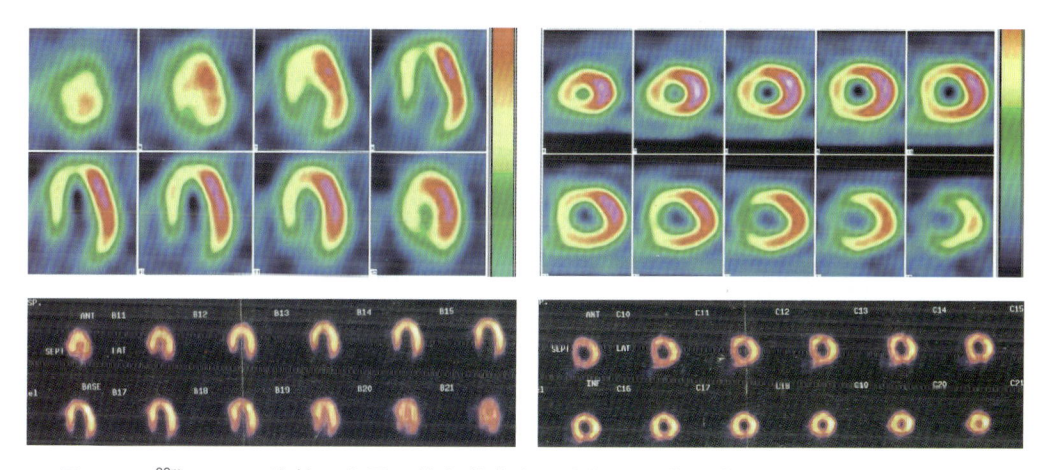

图1-15　$^{99m}$Tc MIBI比较：上图：静息状态左心室间隔区灌注缺损（2012-12-12）；下图：静息状态左心室心肌灌注正常（2000-01-25）

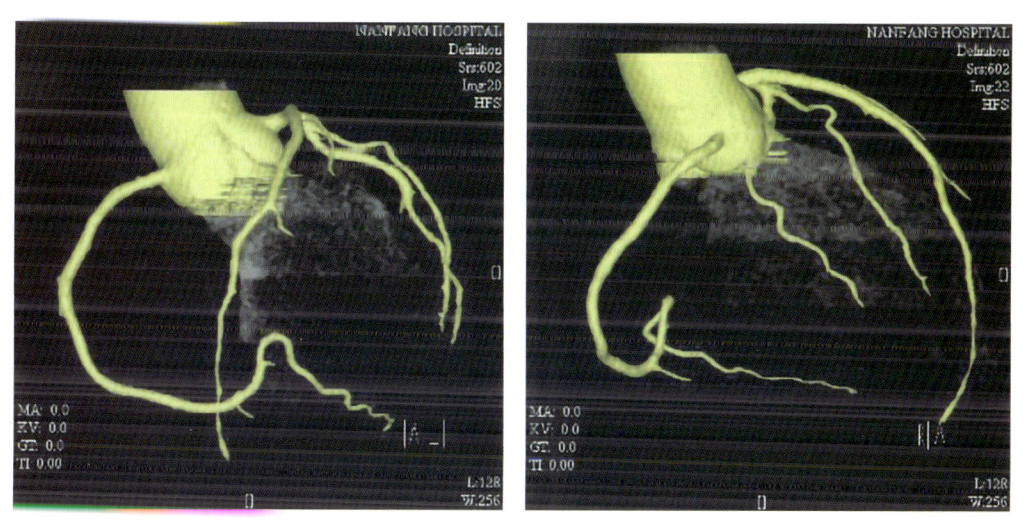

图1-16　冠状动脉CTA显示左、右冠状动脉充盈正常

2017年3月26日，CMR提示心底部室间隔前壁、下间隔壁（2和3段）、前侧壁（6段）内膜下低灌注带，未见延迟强化。左心功能分析：左心室舒张末容积133.2ml，收

缩末容积73ml，LVEF 45%，每搏输出量60ml（图1-17）。2019年南方医院超声心电图检查提示各房室腔大小正常，心室运动不协调，二尖瓣、三尖瓣轻度反流，LVEF 59%。

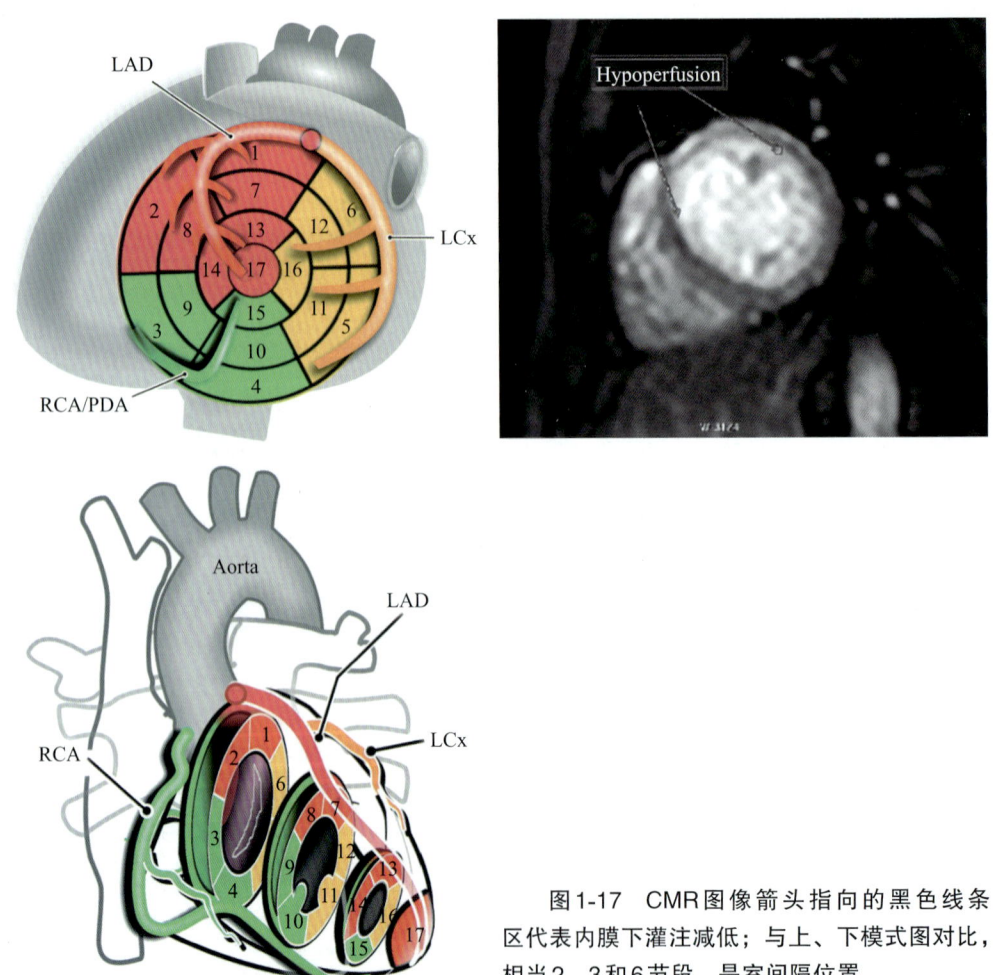

图1-17 CMR图像箭头指向的黑色线条区代表内膜下灌注减低；与上、下模式图对比，相当2、3和6节段，是室间隔位置

【2022年7月随访记录】

1.心电图 2022年7月21日心电图仍为LBBB，与以前相仿（图1-18）。

2.生活质量 近6个月来患者自行安排以下力量训练方案。第1天：练胸。①30kg杠铃卧推，每组12个，6组；②2×12kg哑铃仰卧起坐，每组12个，6组；③俯卧撑，每组20个，6组。第2天：练背。①30kg高位下拉，每组12个，6组；②25kg直臂下拉，每组12个，6组；③12kg哑铃单臂划船，每组12个，6组。第3天：股四头肌。①40kg直腿上举，每组12个，6组；②腘绳肌，25kg小腿弯举，每组12个，6组。第4天：腹肌。卷腹，每组20个，6组；腿上举，每组20个，6组。第5天：原地慢跑15 000步。如此循环。锻炼过程中，每组动作基本是做到力竭，心脏无任何不适。

3.心脏磁共振 对比前片（2017-03-27）：扫描示心脏位置及大小未见异常。各心

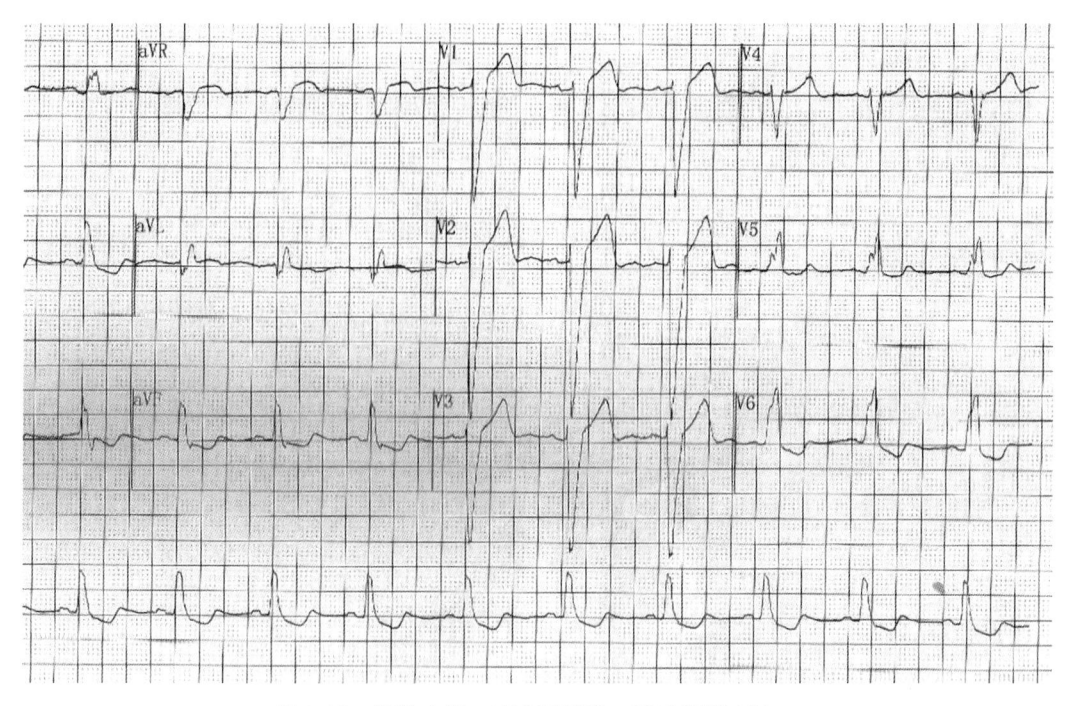

图1-18　窦性心律，LBBB图形，QRS间期144ms

房及左心室结构及心肌信号未见异常，二尖瓣活动度尚好，可见少许反流血液信号，大致同前。左心室流出道、右心室流出道及四腔心位置显示三尖瓣、主动脉瓣及肺动脉瓣活动度尚好，未见反流血流信号。延迟扫描未见心肌的异常强化。

左心室功能参数：左心室室壁运动不协调，左心室间隔壁与侧壁收缩节律不一致，呈逆向运动；左心室舒张末期容积为120.3ml，收缩末期为53.5ml，LVEF为56%，每搏输出量为66.8ml。

心包光滑，未见明显增厚及渗出。心脏收缩及舒张功能未见明显受限。灌注成像显示左心室心肌及右心室心肌现未见明显的低灌注区。

4. $^{99m}$Tc-MIBI静息心肌血流灌注断层显像（图1-19）　在空腹静息状态下，静脉"弹丸式"注射显像剂，于30min后进食高脂餐，3h后进行心肌门控断层显像。左心室心肌垂直长轴、水平长轴及短轴各断层面影像清晰。在静息状态下，于心尖部、间隔心尖段、下间隔中段见明显稀疏影，余左心室心肌节段未见明显异常稀疏影。右心室心肌未见明显显影。心肌门控断层显像示左心室大小、形态正常，左心室间隔心尖部、前间隔中段、下间隔中段见室壁运动减弱，余左心室心肌各节段室壁运动未见明显异常。左心室功能定量分析示：舒张末期容积96ml，收缩末期容积45ml，LVEF 53%。

诊断意见：①心尖部、间隔心尖段、下间隔中段见明显稀疏影，提示以上部位血流灌注降低，不除外与完全性左束支传导阻滞有关，建议行心脏运动负荷断层显像；②左心室收缩功能正常，左心室间隔部、前间隔中段、下间隔中段见局部室壁运动轻-中度减弱。

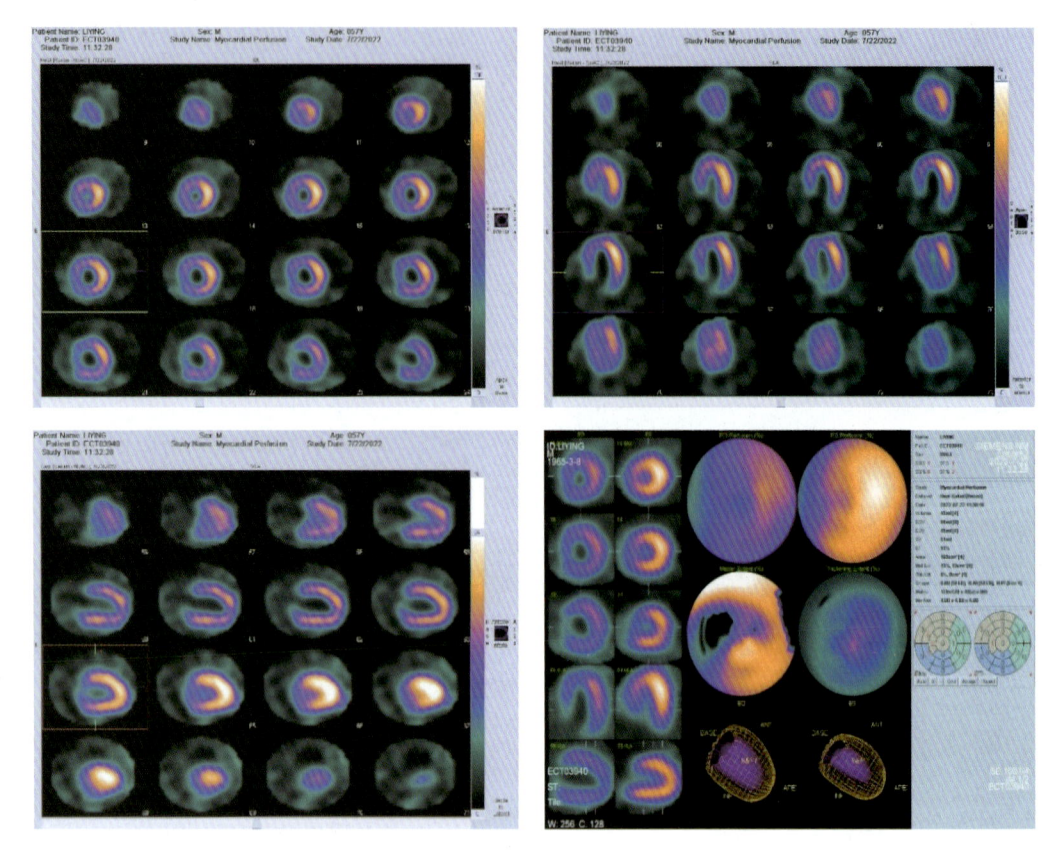

图1-19 左心室心肌短轴（左上）、垂直长轴（左下）、水平长轴（右上）提示心尖部、间隔心尖段、下间隔中段见明显稀疏影，说明以上部位血流灌注降低。靶心图（右下）示间隔区血流灌注减低，同图1-15

5.超声心电图　各房室腔不大，主动脉及肺动脉内径不宽，室间隔与左心室后壁不厚，室间隔见"抖动征"，左心室室壁运动欠协调。房室瓣及半月瓣结构正常，启闭自如，二、三尖瓣轻度反流，左室射血分数55.84%。

6.其他　动态血压值在正常范围，动态心电图除左束支传导阻滞外没有其他心律失常。前-脑利尿肽24pg/ml，糖化血红蛋白6.3%，空腹血糖6.39mmol/L，甘油三酯2.06mmol/L，高密度脂蛋白1.41mmol/L，低密度脂蛋白3.54mmol/L。

【病例讨论】

LBBB常见于器质性心脏病，偶然也见于无症状且心脏健康的人。在一个随机855名男性人群随访30年的结果表明，50岁者有1%出现LBBB，80岁者有17%出现LBBB。另一个随机研究表明，中年男性有0.48%，女性有0.28%出现LBBB。孤立性LBBB是指心电图表现为完全性LBBB，临床无症状，专科检查也未发现有任何心血管病因，故又称特发性LBBB。孤立性LBBB约占整个LBBB病因的12%（图1-20）。

1.左束阻滞与心血管功能　左束支阻滞引起电机械功能异常，与窦性心律伴室内传导正常者相比，左束支阻滞患者存在明显的心脏电与机械功能异常，在心室水平引起

3个不同步。

（1）左、右心室不同步：正常时，窦性激动经房室结、希氏束下传时，最早的心室除极为室间隔除极，该除极向量从左后指向右前，在V1导联形成r波。激动随后沿左、右束支下传使左、右心室迅速除极。心室的最后除极部位为心底部，该除极向量向左、向上、向后。但左束支阻滞时，室间隔初始除极方向与正常相反，其从室间隔的右侧面下部穿过间隔，激动从右向左后传导，使右心室游离壁与室间隔同时除极，而左心室游离壁随后才除极，结果原本左、右心室同步除极的情况变为右心室比左心室提前50～100ms除极。左束支阻滞时，经红细胞标记的放射性核素显像显示，原本同步除极的左、右心室，变为右心室领先除极，出现左、右心室电与机械活动的不同步。

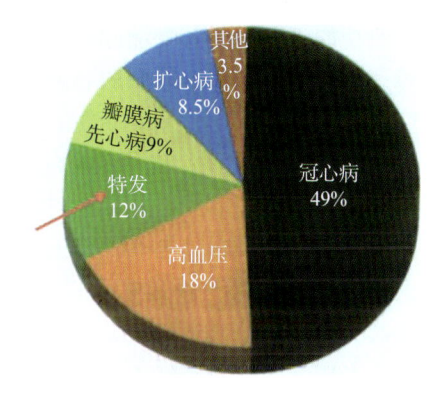

图1-20 左束支传导阻滞的病因分布

（2）左心室游离壁与室间隔不同步：左束支阻滞还能引起室间隔与左心室游离壁的不同步。此时，室间隔与右心室游离壁同步除极与收缩，随后，室间隔的电活动才缓慢传导并激动左心室。显然，室间隔的电与机械活动都比左心室游离壁明显提前，而且电激动的扩布与传导并不通过束支和浦肯野纤维，这种心肌间的缓慢传导使左心室游离壁的电活动显著推后。结果，当左心室游离壁除极与收缩时，室间隔已先期收缩完毕，使左心室原本的球形收缩变为局部游离壁收缩，引起左心室收缩功能明显下降。此外，左心室收缩伴室内压升高时，甚至还将不收缩的室间隔推向右心室侧而膨出，造成左心室收缩期室间隔的矛盾运动。

（3）左心室游离壁不同部位的不同步：左束支阻滞引起心室水平的第三个不同步为左心室游离壁不同部位的失同步。左束支阻滞时左心室最后除极部位为基底部的侧后壁，该部位恰好是左心室后乳头肌及邻近部位，其最后除极时能产生下述两个功能性障碍与血流动力学的不良作用。

1）二尖瓣后叶脱垂：左束支阻滞时，左心室基底部的后侧壁最后除极，使左心室后乳头肌的电与机械活动严重推迟，并引起功能性二尖瓣后叶脱垂。这是因左心室收缩时，迅速升高的室内压犹如一股强风欲把左心房、左心室之间的二尖瓣前叶和后叶吹向左心房，但同时左心室前、后乳头肌的收缩把腱索拉紧，防止二尖瓣前、后叶被吹入左心房。其结果是，两股方向完全相反的力量最终使收缩期二尖瓣瓣叶恰当关闭。但左束支阻滞时，左心室后乳头肌的机械收缩姗姗来迟，使左心室内压升高并达峰时，后乳头肌收缩及牵拉二尖瓣后叶的力量远未到位，结果二尖瓣后叶脱垂到左心房，引起二尖瓣功能性反流及相应的血流动力学改变。

2）室内分流：与上述机制相同，左束支阻滞引起左心室后乳头肌功能不全时，还能引起左心室的室内分流。正常时，左心室不同部位的除极起步时间有前有后，即室间隔先除极，心室体部再除极，心室底部最后除极。心室各部位前后开始的电活动将使相应部位心肌收缩的起步时间也先后有别。但室内传导正常时，各部位心肌收缩却同时达峰，即各部位心肌收缩同时达峰，并使室内压达峰而冲开主动脉瓣射血。左心室后乳头肌功能不全时，其收缩起步与达峰时间严重滞后，当左心室内压达峰并向主动脉射血时，左心室基底部侧后壁的心肌尚未收缩，因而形成该部位的低压区，并与左心室高压区形成明显的压力阶差，使左心室腔内高压区除了向主动脉射血外，还沿腔内压力阶差向左心室侧后壁形成室内分流。久而久之，左心室基底部的侧后壁因室内分流而向侧后方向膨出，逐渐形成心力衰竭时的球形心。

2. 左束支阻滞引起心肌病　左束支阻滞引起心脏电与机械功能不同步，引起血流动力学障碍的不良作用长期存在时，势必不断损害患者的左心室收缩与舒张功能，进而引起心室扩张与心功能下降。Ozdemir等应用超声心动图和冠状动脉造影等技术研究了孤立性左束支阻滞对心功能的影响。结果发现，与对照组相比：①左束支阻滞患者的左心室等容收缩时间推后并延长，这是主动脉瓣推迟开放的结果；②左心室收缩时射血时间延长，以及室间隔运动的不协调，使LVEF值降低；③主动脉瓣和二尖瓣的延迟开放使左心室等容舒张时间推后，使左心室舒张期的有效充盈时间缩短；④二尖瓣的关闭延迟还使左心室舒张末压升高。总之，左束支阻滞时左心室电活动的延迟将使主动脉瓣和二尖瓣开放与关闭延迟，这些异常都能损害患者的左心室收缩与舒张功能。此外，左束支阻滞时，室间隔的不协调收缩对左心室功能也将产生严重影响。

3. 各种影像技术证明孤立性LBBB对心脏的病理生理学影响

（1）无效的室间隔收缩：LBBB时，左心室收缩不协调，最早是室间隔收缩，将血液推向尚处于充分扩张的左心室侧壁，左心室侧壁收缩时又猛力将血液推向已伸展和顺应的室间隔，使之向右心移位，最后待左心室游离壁收缩时，才使血液推向主动脉。故在左心室收缩过程中，失去了重要的室间隔的助力。图1-21表明从压力-应变环显示室间隔无效的收缩。

（2）室间隔低代谢：对孤立性LBBB患者行氟脱氧糖正电子发射检查，观察心肌糖代谢情况。结果表明左心室侧壁摄取糖最多，呈红色；而室间隔部位摄取糖最少，呈绿色（图1-22）。由此理解许多孤立性LBBB患者有室间隔灌注减少，可能的理由是心肌微循环的自动调节，由于室间隔的工作减少，代谢的需求低，故灌注减少。

（3）异常的室间隔运动：如图1-23所示，左心室射血前，应变测定提示室间隔最先收缩时的缩短率，待左心室侧壁收缩时，血液反弹使室间隔伸张，失去在收缩末期的缩短作用；M型超声显示出室间隔在收缩期早期缩短，后期伸张的"隔闪"现象。

（4）心尖摇摆：在等容收缩期，心尖被早期室间隔和右心室游离壁的收缩向右拉动；在收缩后期被强有力的侧壁收缩又被拉回（图1-24）。

（5）二尖瓣关闭不全：LBBB是二尖瓣关闭不全的独立原因，有多个原因导致瓣叶对合不良：①正常乳头肌收缩早于左心室壁，乳头肌和腱索紧拉住二尖瓣，防止左心室收缩时瓣膜翻向左心房，LBBB时失去这个功能；②减少收缩早期左心室与左心房的压力阶差；③乳头肌移位，瓣膜关闭时接触面减少（图1-25）。

4. 孤立性LBBB的预后　孤立性LBBB患者通常有很好的耐受性，LVEF在数十年中可稳定保持在较低的正常范围；但正常的LVEF不代表正常的收缩功能。研究提示，心肌总长度应变率（GLS）反映左心室收缩功能较LVEF敏感，无症状且LVEF正常的患者GLS可不正常。当遇到急性血压升高情况时，LVEF会比正常人明显减低，说明后负荷耐力下降。

第1章 不寻常的心血管病症

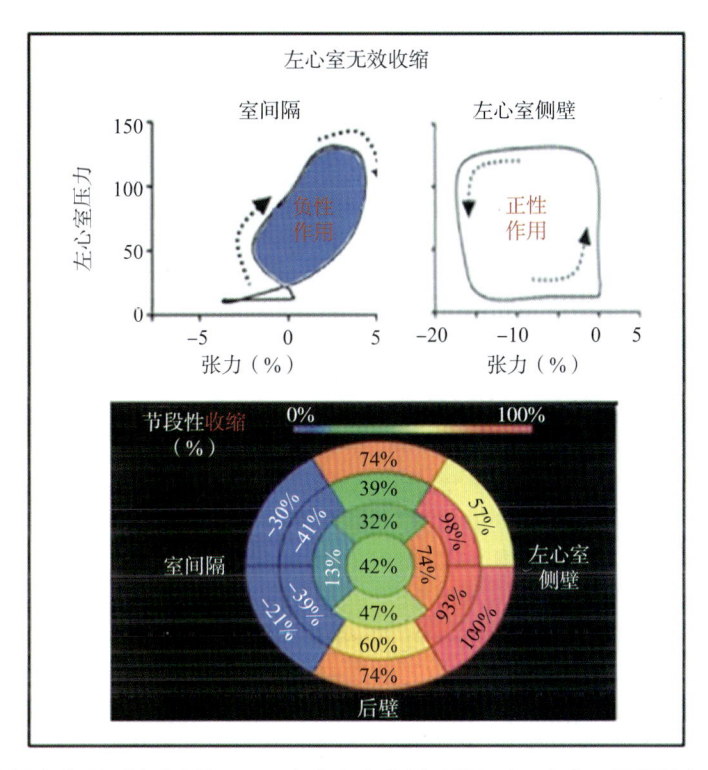

图1-21 上图右表明1例孤立性LBBB患者左心室侧壁的压力-应变环呈逆钟向旋转，说明收缩期正向给力；上图左表明室间隔的压力-应变环呈顺钟向旋转（蓝色区域），说明收缩期负向运动。下图说明此患者左心室收缩时，各节段所提供的收缩率的比例，蓝色区域代表室间隔在左心室收缩中几乎不起作用

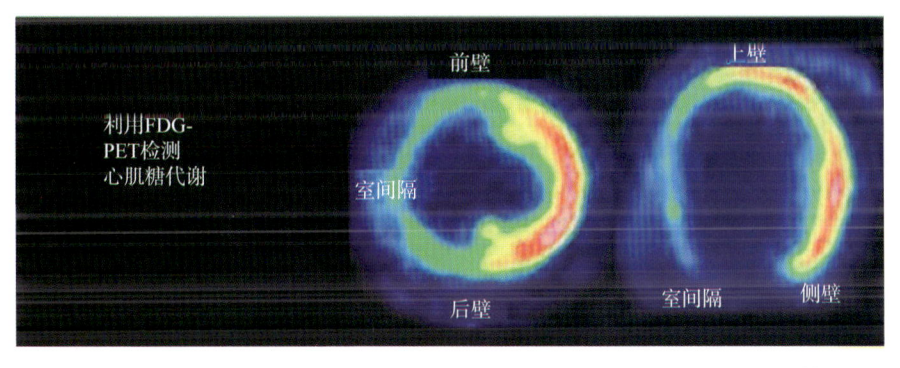

图1-22 孤立性LBBB患者FDG-PET检查结果：左心室短轴（左）及左心室长轴（右）均显示侧壁摄取糖最多，表明代谢增强（红色），室间隔摄取糖最少，代谢低下（绿色）

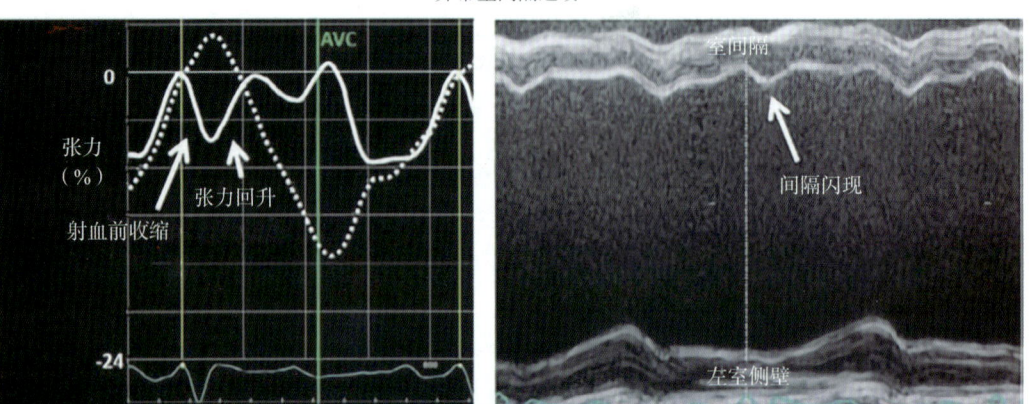

图1-23 提示左心室收缩期异常的室间隔运动：左图为心肌应变率测定结果，实线为室间隔应变曲线，左侧箭头显示射血前的缩短率，右侧箭头显示左心室侧壁收缩时被反弹向相反方向的伸展运动，虚线代表侧壁的应变率。右图为M型超声，显示室间隔在收缩期的"隔闪"现象

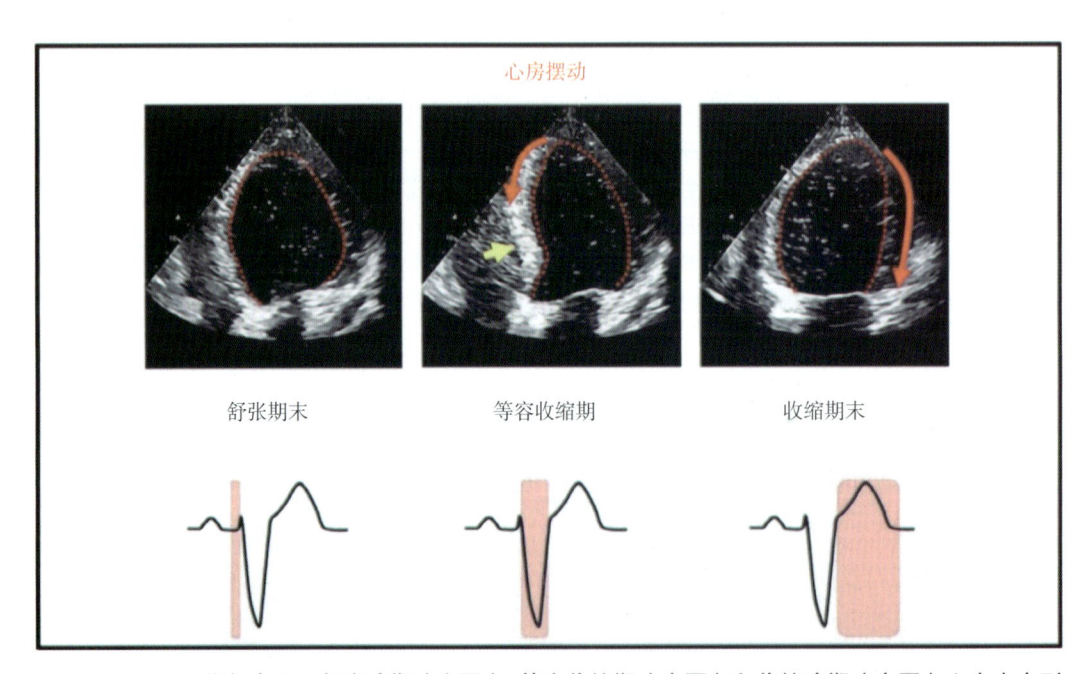

图1-24 二维超声显示舒张晚期（左图）、等容收缩期（中图）和收缩晚期（右图）心尖由右到左的摆动

一项对100例孤立性LBBB患者的回顾性分析表明，在平均4年的随访中，有36%的患者出现LVEF＜45%。另一项回顾性分析对1436例孤立性LBBB伴LVEF36%～50%的患者，观察研究显示，其预后较对照组差，死亡率较高。因此，对此类患者应加强随访，当有左心扩大或LVEF明显下降的证据时，CRT是第一线治疗。研究者未说明此类患者发生心脏重构和心功能下降的危险因素，高血压可能起到重要作用。

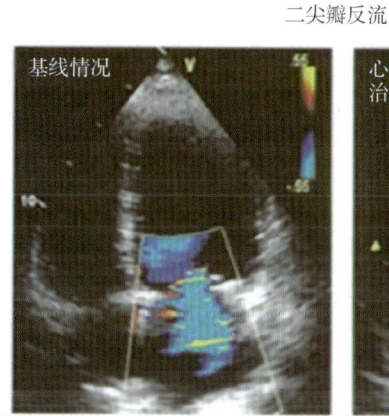

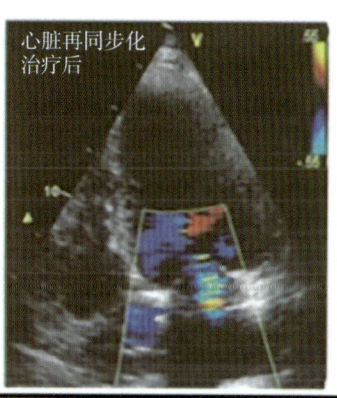

图1-25 左图提示1例孤立的LBBB患者超声显示的二尖瓣反流,此例患者经心脏同步化（CRT）治疗后（右图）二尖瓣反流明显减轻

LBBB发生阻滞部位对左心功能有显著影响。虽然心电图上都表现为LBBB,孤立的LBBB,即除了LBBB外,心脏是正常的患者,LVEF表现正常或轻度减低而伴有LBBB的心力衰竭患者,则LVEF减低非常显著,说明心肌功能是影响收缩功能的主要因素。

【反思】

2013年我们曾在《中国医学论坛报》报道了本例患者,当时认为核素心肌灌注扫描提示的室间隔灌注缺损是本例患者LBBB的病因和病变部位,推测为局灶性心肌炎所致；由2000年的室间隔灌注正常到2012年的室间隔灌注缺损代表病变的进展。今天看来,这个认识是缺乏证据的。

首先,2017年CMR同样证实室间隔灌注减少,但没有晚期钆增强现象,说明室间隔没有纤维化和瘢痕,不支持局灶性心肌炎,而灌注降低是一种功能改变。其次,近年来应用各种心脏影像技术,对LBBB影响心脏功能有了深刻的认识。如以上病例讨论中提示,LBBB患者心脏收缩期室间隔的异常运动导致无效的工作和低代谢及低灌注,故室间隔灌注减少是LBBB的结果。

至于孤立性LBBB的成因及导致预后不良的危险因素目前还不清楚,不同患者的个体差异很大。本例患者1999年发现LBBB至今已23年,2022年7月随访结果,CMR和超声均提示LVEF在正常范围,心脏各个腔径均不扩大,前-脑利尿肽不升高。今后还应继续随访观察,还要注意动脉粥样硬化的一级预防。

【总结】

LBBB是一个心电图诊断,但孤立性LBBB却是一个临床诊断。由于LBBB对心脏有重要的病理生理影响,故在讨论中用了较大篇幅来说明这些具体机制。

孤立性LBBB虽然少见,但要引起临床重视。随访中除应用超声心动图外,还应进行CMR检查,因为CMR评价左心功能较超声更为精确,且CMR上是否存在晚期钆增强往往是心肌有无器质性病变的证据。

室间隔血流灌注减少是LBBB的结果,但不是LBBB的病因。

**【伍卫教授点评】**

1. 孤立性左束支阻滞　左束支是心脏房室之间的重要传导束。左束支从希氏束分出时呈粗大、扁宽状，再以瀑布样发出分支。其传导能力强，不轻易发生完全性阻滞。一旦发生，患者几乎都有明显的心血管病因。因此，绝大多数左束支阻滞LBBB患者均伴有心血管病。不过，以目前一般检测手段仍不能发现约10%患者的器质性心血管病而诊断为孤立性或特发性完全性LBBB。孤立性完全性LBBB患者通常不伴有明显的血流动力学异常，也无明显的体征和症状，多数在体检中发现。孤立性LBBB属于慢性单侧束支阻滞，曾经一度被认为是一个单纯的心电图经典概念，如无症状，无须接受治疗。

本病例分析的孤立性LBBB，又可称为特发性LBBB。发现LBBB之前无心血管疾病。

2. 左束支阻滞的心电图诊断标准及临床意义　完全性LBBB传统的心电图诊断标准为：①QRS波时限≥0.12s，左胸V5、V6导联的QRS波增宽并伴R波切迹，V1导联的QRS波或为QS波，或在r波后有深而宽钝的S波；②伴继发性ST-T改变。目前认为，按照临床应用的这一传统心电图标准诊断LBBB的患者中，有部分可能为假性LBBB，即左束支传导并未完全丧失，仍然残存一定的传导功能。这些患者左束支的传导尚存在，只是传导的起始或速率比右束支滞后40ms以上时，则产生LBBB心电图表现。有学者统计，约有30%患者左心室肥厚伴左前分支阻滞而导致心电图出现这样的改变，但实际并不存在左束支传导功能的完全丧失。

为此，2011年Strauss提出真性LBBB的新概念，即在原心电图诊断标准的基础上又提出3条新标准。①QRS波时限：男性≥140ms，女性≥130ms；②QRS波形态：V1导联的QRS波呈QS形或r波振幅<1mm而呈rS形，aVL导联的q波振幅<1mm；③QRS波伴有切迹或顿挫：在Ⅰ、aVL、V1、V2、V5、V6等导联中至少有两个或两个以上导联存在QRS波的切迹或顿挫。真性LBBB的诊断一旦成立，则提示患者左束支的传导功能完全丧失，否则，左束支仍残存传导功能。

本病例男性，出现LBBB的心电图特点为：①QRS波时限140~150ms；②QRS波形态：V1导联的QRS波呈rS形，r波振幅<1mm，但aVL导联的q波振幅仍>1mm；③QRS波伴有切迹或顿挫：在Ⅰ、V5、V6导联存在QRS波的切迹或顿挫。因此，本病例可符合真性LBBB。

如前所述，真性LBBB提示患者左束支传导功能完全丧失，这意味着患者容易发生Ⅲ度房室传导阻滞。此外，真性LBBB将使原已存在的器质性心脏病患者的心功能进一步受损，进而发生心力衰竭或原有心力衰竭加重。即使患者为孤立性LBBB，亦可能发生LBBB性心肌病。

3. 左束支阻滞性心肌病　完全性LBBB对人体血流动力学不良影响的程度不尽相同，有时影响较轻微，且发展缓慢，不易察觉。LBBB引起的心脏电与机械功能异常，主要是引起心室水平的3种不同步：左、右心室不同步，左心室游离壁与室间隔不同步，左心室游离壁不同部位的不同步。左心室游离壁不同部位的不同步可能导致二尖瓣后叶脱垂和左心室内的室内分流。完全性LBBB引起上述心室水平多重电与收缩的不同步，将使主动脉瓣和二尖瓣开放与关闭延迟，可引起明显的室间隔异常运动，表现为左心室收缩时的不运动或矛盾运动。由于上述对血流动力学障碍的不良作用长期存在，会不断损害患者的左心室收缩与舒张功能，进而引起心室扩张与心功能下降。因此，完全性LBBB会使原已存在的器质性心脏病患者的心力衰竭加重，也使原本不伴心血管病的患者逐渐发生心室重构，心功能下降而发生心肌病与心力衰竭。

孤立性LBBB患者心功能受损，病程的发展存在明显的个体差异，从最初对血流动力学的不良作用发展到心功能不全的时间可能很漫长，极容易使临床产生一种错觉：LBBB本身不会导致任何临床不良后果，而患者的心功能异常是其他心血管病所致，与LBBB并无关联。

LBBB性心肌病的诊断需要满足3项标准：①确诊孤立性LBBB；②逐渐发生心肌病；③纠正LBBB，可以逆转心肌病。

本例孤立性LBBB患者经过长达20多年的随访（1999～2022年），从最初期经动态心电图发现的间歇性完全性LBBB（呈快频率依赖性）（1999～2003年），发展为持续性完全性LBBB（2004年及以后），2015年及以前多次心脏超声均未见室壁运动异常，LVEF 63%。2017年CMR提示心底部室间隔前壁、下间隔壁、前侧壁内膜下低灌注带，LVEF 45%。2019年的心脏超声开始提示心室运动不协调，LVEF 59%。2022年7月CMR提示左心室室壁运动不协调，左心室间隔壁与侧壁收缩节律不一致，呈逆向运动，LVEF 56%。心脏超声提示左心室室壁运动欠协调，LVEF 55.8%。患者坚持一般体能锻炼，仍无明显的临床症状。

上述临床长期随访结果显示，本例孤立性完全性LBBB患者已经开始出现心功能受损的影像学表现，但发展十分缓慢，尚未进展至临床心力衰竭阶段。这一过程符合LBBB性心肌病的发展进程。

4.左束支阻滞的处理原则　目前认为，纠正LBBB对心室不良影响的最佳方法为心脏再同步治疗（cardiac resynchronization therapy，CRT）。符合真性LBBB标准的患者在CRT术后左心室功能改善更加明显。2021年心脏再同步治疗慢性心力衰竭中国专家共识指出：①窦性心律、LBBB，QRS时限≥150ms，尽管接受指南推荐的优化药物治疗，但LVEF≤35%的症状性心力衰竭患者，植入有/无植入型心律转复除颤器（implantable cardioverter-defibrillator，ICD）的CRT（Ⅰ类适应证；证据级别A）。②在上述条件下，如果QRS时限为130～149ms，植入有/无植入型心律转复除颤器的CRT（Ⅱa类适应证；证据级别B）。

近年来提及的希-浦系统起搏中的左束支起搏（left bundle branch pacing，LBBP）可以直接纠正LBBB，改善心功能。

目前还没有关于孤立性LBBB患者临床管理的相关共识或指南。对于LVEF保留或轻度降低的患者，其治疗决策仍然是依据其伴随的心血管病及心功能不全的程度而定。

本例患者虽已出现心功能下降的趋势，但无症状与体征，LVEF在50%左右。因此，尚未达到植入CRT或LBBP的临床适应证。避免过早使用不必要的CRT/LBBP，将最大限度地减少心血管植入型电子器械可能带来的另一种隐患（如感染及其他并发症）。

5.小结　最近10多年已越来越认识到长期的LBBB最终也可导致非缺血性心肌病的发生，即LBBB性心肌病。因此，即使是孤立性LBBB，也已经不再是一个单纯的心电图诊断。已有临床证据表明，CRT及LBBP可以通过改善或纠正LBBB，逆转部分患者的心室重构并恢复其正常的心功能。

LBBB导致左心室收缩不协调或矛盾运动，将损害心室的收缩与舒张功能，同样可引起心肌病。因此，与心律失常相关的心肌病概念再也不局限于快速性心律失常（如长期快速心室率的心房颤动、不恰当的窦性心动过速、频发室性期前收缩等导致的心动过速性心肌病）。这类心肌病目前更多地被称为心律失常性心肌病。

## 病例4　二尖瓣关闭不全患者的经历

【病例简介】

第一次住院（2012-03-28至2012-04-24）。

男性，65岁。从入院前8年（时年57岁）开始，时感心悸及心前区不适，多次在当地医院就诊，发现心尖部有收缩期杂音。症状逐渐加重，1年来出现双下肢水肿、咳嗽及夜间阵发性呼吸困难，遂来南方医院心内科住院。

入院时生命体征正常，自动体位，无颈静脉怒张，双肺呼吸音清晰，心律不整，心尖部可闻及3/6级收缩期杂音，向左腋下传导，肝肋下未触及，双下肢无水肿。心电图提示为心房颤动，X线胸片提示：心脏呈二尖瓣型，双肺清晰（图1-26）；超声心动图提示左房室腔明显扩大，二尖瓣重度反流，LVEF 73%（图1-27）。

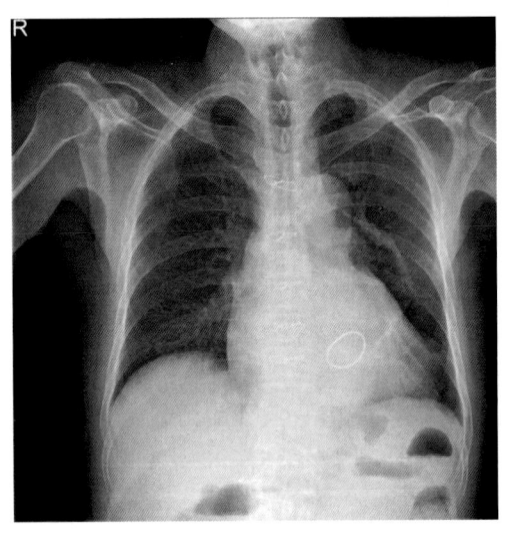

图1-26　心脏呈二尖瓣型，心腰消失，心脏左侧有4弓，第3弓为左心耳（左心房），第4弓向左下延长，提示左心室扩大

主要化验改变：肌酐96μmol/L，尿酸510.3μmol/L，谷丙转氨酶43.9U/L，谷草转氨酶56.4U/L，总胆红素20.4μmol/L，总胆固醇6.41mmol/L，低密度脂蛋白胆固醇3.90mmol/L。

治疗经过：入院后经冠状动脉造影未发现冠状动脉病变。心内科诊断为瓣膜病，重度二尖瓣关闭不全，心房颤动，心功能2级，于2012年4月12日行心外科手术治疗。术中发现及处理：①二尖瓣叶游离缘稍增厚，二尖瓣大瓣中部有一裂隙，瓣环明显扩张，瓣口重度关闭不全。手术缝合二尖瓣的大瓣裂，植入二尖瓣成形环。②三尖瓣瓣叶轻度增厚，前瓣叶发育较差，前、后瓣间存在一较大裂隙，瓣口可通过三横指半，瓣口重度关闭不全。手术缝合前、后瓣裂隙，2-Oprolen线带垫片行Devega成形，环缩三尖瓣口至二横指半。③心脏复跳后为房颤心律，结扎左心耳后转为窦性心律。术后复查超声见二尖瓣及三尖瓣功能明显恢复（图1-28），病情稳定，于2012年4月24日出院。

第二次住院（2022-04-24至2022-04-27）。

患者于2012年手术后症状明显改善，口服华法林3个月。直至2020年又出现胸闷、气促及夜间阵发性呼吸困难；5d前出现柏油样大便，伴头晕气促加重，当地医院查血红

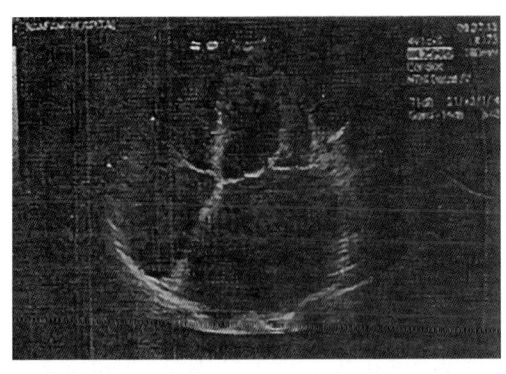

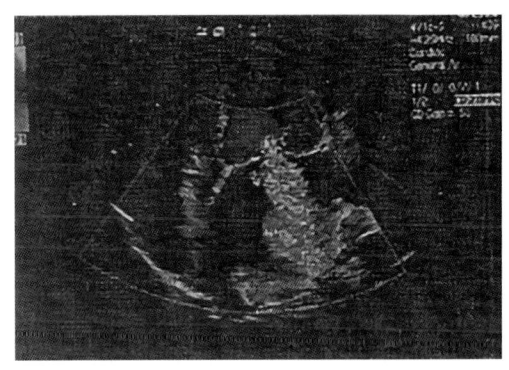

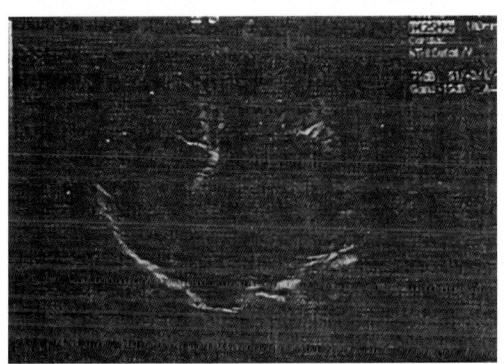

图1-27 经胸2D超声：左房室腔径（mm）明显增大（LA 82，LV 65）；右房室腔径（mm）扩大（RA 45，RV 40）；肺动脉增宽（PA 29mm）；二尖瓣叶回声增强，关闭呈双线（未闭间隙4.1mm），二尖瓣收缩期花色血流反流到左心房顶部，反流面积37.34cm², $V_{max}$ 513cm/s；三尖瓣反流达右心房中上部，反流面积10.49cm²，肺动脉压25.3mmHg。左心室收缩末内径33mm，左心室舒张末内径63mm，LVEF 73%

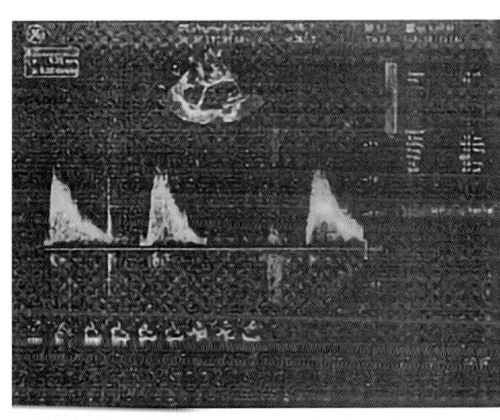

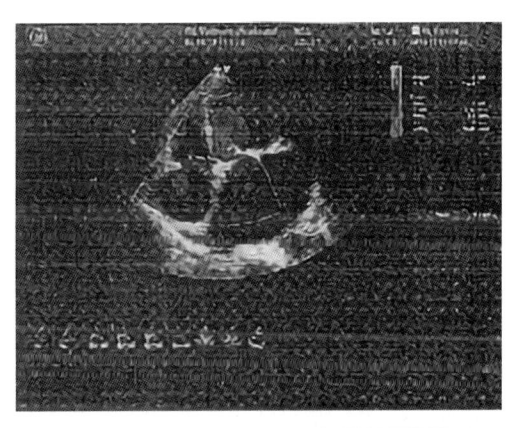

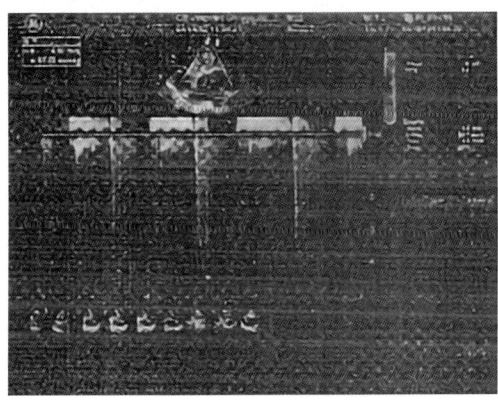

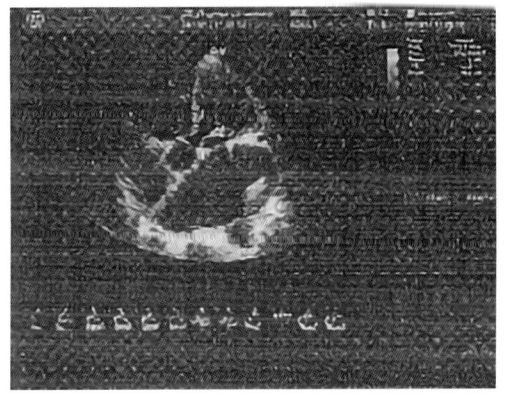

图1-28 经胸2D超声术后改变：房室腔径较术前减小（LA 71，LV 48，RA 48，RV 32，PA 25）；主动脉瓣、肺动脉瓣、二尖瓣、三尖瓣轻度反流

蛋白38g/L，予以输血，营养心肌等治疗，未见好转，转到南方医院急诊科。急诊科血红蛋白54g/L，X线胸片示心脏扩大，呈肺水肿征（图1-29），予以输血、质子泵抑制剂方案，急诊胃镜提示十二指肠多发溃疡及慢性胃炎伴糜烂，未见活动性出血。病情稳定后转入心内科冠心病监护单元（coronary care unit，CCU）。

转入CCU后患者生命体征正常，贫血外貌，巩膜黄染，颈静脉显著怒张，胸部正中长条手术瘢痕，双肺下部散在水泡音。心律不整（房颤），心率69次/分，心尖部3/6级收缩期杂音向左腋下传导，胸骨左缘第4～5肋区及剑突下收缩期杂音。肝在肋下及剑突下约5cm处触及边缘，肝区有压痛，双下肢静脉扩张，伴凹陷心水肿。

主要化验：血红蛋白59～64g/L，谷丙转氨酶14U/L，谷草转氨酶36U/L，白蛋白28.5g/L总胆红素59.4μmol/L，肌酐142μmol/L，尿酸542μmol/L，肾小球滤过率41.62ml/min，高敏肌钙蛋白T 0.035ng/L，前－脑利尿肽883.60pg/L。

X线胸片提示心脏扩大及肺水肿（图1-29），超声心动图提示左心房及右心房极度扩大，伴重度二尖瓣及三尖瓣反流（图1-30），心电图为心房颤动，腹部超声提示肝静脉扩张，腹水。

**【最后诊断及转归】**

最后诊断：①瓣膜病，先天性二尖瓣及三尖瓣裂隙，二尖瓣重度关闭不全及三尖瓣重度关闭不全，瓣膜成形术后复发；②慢性心房颤动；③心力衰竭Ⅳ级，心源性肝硬化，低蛋白血症；④慢性肾功能不全3期；⑤十二指肠溃疡并上消化道大出血后贫血。

患者二、三尖瓣成形术后10年，二尖瓣及三尖瓣反流复发，加上持续心房颤动，使双心房极度扩张，心力衰竭明显加重，需要再次进行瓣膜替换手术治疗，但遗憾的是患者拒绝了再次手术，出院继续药物治疗。

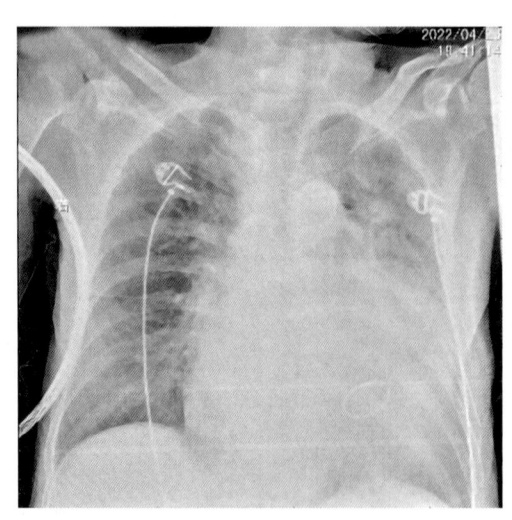

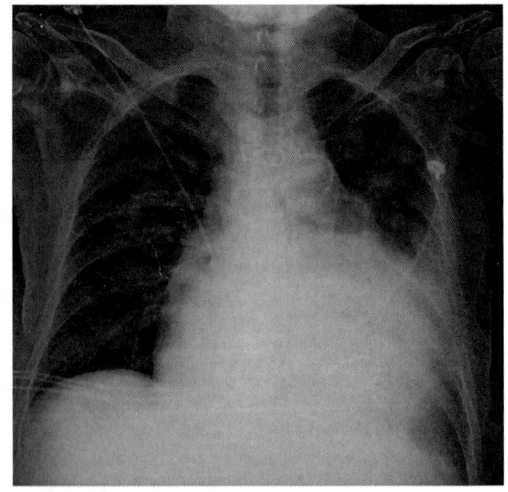

图1-29 左图为急诊室X线胸片，心脏极度扩大，左心缘显示不全，右心缘向右扩大。双肺门扩大，双肺渗出性病变伴胸腔积液，左上肺密度增高阴影。右图见肺部渗出明显吸收

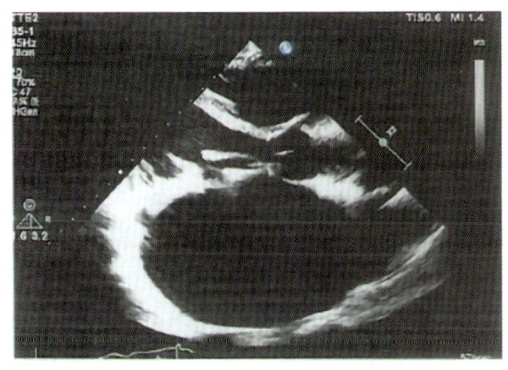

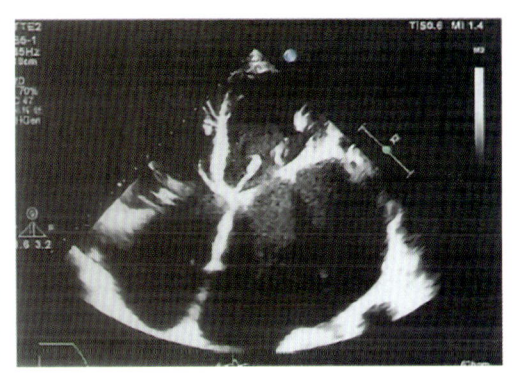

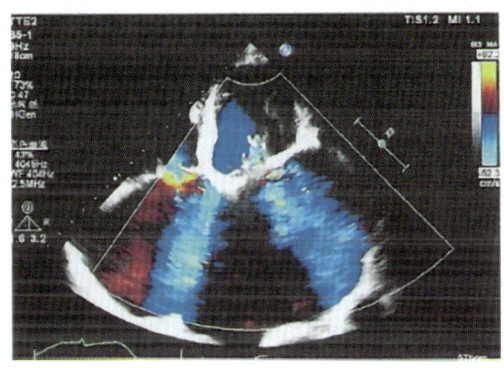

图1-30 经胸2D图像提示：心房径（mm）极度扩大；LA 102, RA 72, LV 51, RV 39；二尖瓣环回声增强（人工环），二、三尖瓣收缩期闭合间隙均为1.6mm，多普勒提示二、三尖瓣均为重度关闭不全，反流面积各为29.1cm$^2$、23.7cm$^2$，肺动脉压29mmHg，左心室收缩末内径37mm，左心室舒张末内径66mm，LVEF 56.28%

【病例讨论】

1. 原发性二尖瓣关闭不全

（1）原发性二尖瓣关闭不全（mitral regurgitation，MR）的原因及机制：二尖瓣关闭不全的原因分为原发性和继发性，前者指瓣叶或瓣下装置本身异常，后者为功能性的，即瓣膜结构正常，因左心室或左心房病变使瓣膜坏扩张。①原发性MR最常见的病因为瓣膜黏液变性导致的瓣膜脱垂，其临床谱由最初的纤维弹性缺失，形成薄的瓣叶及局部脱垂，发展到Barlow综合征，即瓣膜弥漫性增厚，形成多余的瓣膜，可使腱索断裂导致连枷样瓣膜活动和严重的MR。②原发性MR还可见于瓣膜穿孔和先天性瓣膜裂隙，裂隙可深达瓣膜环，裂隙瓣膜的形态和运动可能正常，但血液可通过裂隙反流损害瓣膜。③风湿病、药物、放射线和结缔组织导致的瓣膜损害使瓣膜边缘和瓣下装置增厚，限制了瓣膜活动。④老年性MR是由于瓣膜环钙化，由后瓣环延伸到瓣膜基底和瓣下装置。据统计，二尖瓣脱垂占60%，风湿性瓣膜病变占15%，瓣膜环扩张引起的继发性二尖瓣关闭不全占20%。

（2）原发性MR的自然病史：未经治疗的严重原发性MR，HYHA心功能分级为Ⅰ～Ⅱ级者每年死亡率为4.1%，Ⅲ～Ⅳ级者为每年34.0%；与EF≥60%比较，EF<60%者10年存活率显著降低。此外，心源性猝死是一种灾难性结果，约占死因的1/4。虽然有症状的严重心功能不全的MR患者预后很差，但在一个多中心研究中，有一个亚组的严重MR患者完全无症状，心功能正常，5年联合终点（心房颤动、心力衰竭、心血管死亡）的发生率为42.8%。

经过手术（成形或换瓣）治疗的严重MR患者，症状普遍改善。但这些患者的预后取决于残余的左心室功能，如手术前的EF＜60%，以及左心室收缩末内径＞40 mm的严重MR患者，说明其左心室功能衰竭已达到不可逆阶段，是独立预测术后死亡率的指标。

二尖瓣成形术是治疗严重MR患者的革命性进展，伴随较低的术后死亡率和较高的长期存活率和生活质量；与换瓣手术相比，较少发生心内膜炎和抗凝导致的出血并发症。对保留左心室功能的严重MR患者，成功的成形术可获得极佳的临床后果。因此推荐对LVEF≥60%和左心室收缩末内径＜40mm的不伴严重症状的严重MR患者早期进行成形手术治疗。

2.继发性二尖瓣关闭不全

（1）继发性MR的病因及机制：继发性MR不是瓣膜本身的病变，而是由心房和心室的病变所致。由心室病变所致的MR包括缺血性和非缺血性两种，具有相似的发生机制：①心室扩大，使乳头肌向侧方移位，导致对瓣膜的牵拉力异常。正常收缩期乳头肌对瓣膜的牵拉是垂直方向，以防止瓣膜脱向心房，乳头肌移位后，改变了正常的垂直拉力。②心房和心室扩大使瓣膜环扩大，增加有效反流口面积，加剧了瓣膜的对合不良。③心室收缩力减退，削弱了收缩期的闭合张力。④经常合并的左束支阻滞，心室和乳头肌收缩不同步，进一步加剧MR。⑤严重的左心房扩大（常因持续房颤所致）引起瓣膜环扩大和心房重构（心房功能性MR），左心房后部扩大除牵拉后部房室环，还牵拉二尖瓣后瓣。⑥下壁心肌缺血致下壁运动减弱，牵引后瓣向下，形成后向的反流束（图1-31 3b）。

（2）继发性MR的自然病史：继发性MR既反映基本心脏的功能，同时又是致心力衰竭的原因。研究表明，无论缺血性还是非缺血性，任何程度的继发性MR都有不良预后。有报道，当缺血性心肌病的反流口面积≥0.2 $cm^2$时即预示不良预后，而原发性MR的反流口面积≥0.4 $cm^2$才预示不良预后。

缺血性继发性MR，如果有存活心肌，应进行冠状动脉搭桥术或经皮冠状动脉重建。对低LVEF患者，冠状动脉搭桥术可独立改善患者的长期预后和全因死亡率，尽管对MR的改善不确定。行冠状动脉搭桥术的同时是否要对瓣口进行修复的问题尚存在争议，有报道，68%的患者仅进行冠状动脉介入，随访2年后，MR的程度减轻。

对于有症状的严重缺血性MR，对药物治疗效果不佳的患者可考虑进行瓣膜手术，换瓣优于修复。与换瓣相比，瓣膜修复手术有较高的2年复发率（58.8% vs. 3.8%），且生活质量较差，有较高的心力衰竭住院率。但是，对于有经验的医师，患者没有下基底部动脉瘤，左心室内径不太大，且能同时解决瓣下装置对瓣膜的牵拉时也可以进行瓣膜修复术。

近期研究证明，经导管二尖瓣钳夹术和外科手术的死亡率没有明显差异，并且术后1～5年随访期间，两组因二尖瓣功能障碍需再次手术率均较低。COAPT随机对照试验在继发性二尖瓣反流中验证了经导管二尖瓣钳夹术（MitraClip）的有效性。COAPT试验将合并心力衰竭的严重继发性二尖瓣反流患者随机分为接受最佳药物治疗或最佳药物治疗联合MitraClip治疗组，结果显示最佳药物治疗联合MitraClip治疗可显著改善继发性二尖瓣反流患者的生活质量、死亡率及再住院率。药物联合MitraClip治疗组术后3年随访期间的累积住院率较单纯药物治疗组降低，且心力衰竭住院的相对风险降低51%，死亡相对风险降低33%。

3.二尖瓣关闭不全分类法　图1-31及表1-2提示二尖瓣关闭不全的分类法（卡彭蒂埃分类法）及发生机制。认识二尖瓣关闭不全的基础病因非常重要，因为不同的病因选择不同的治疗方法。如二尖瓣脱垂应选择外科二尖瓣修复治疗；而继发性二尖瓣关闭不全因房室环扩张引起，首先应选择药物治疗原发病，包括心室同步化及经导管介入（二尖瓣钳夹）。

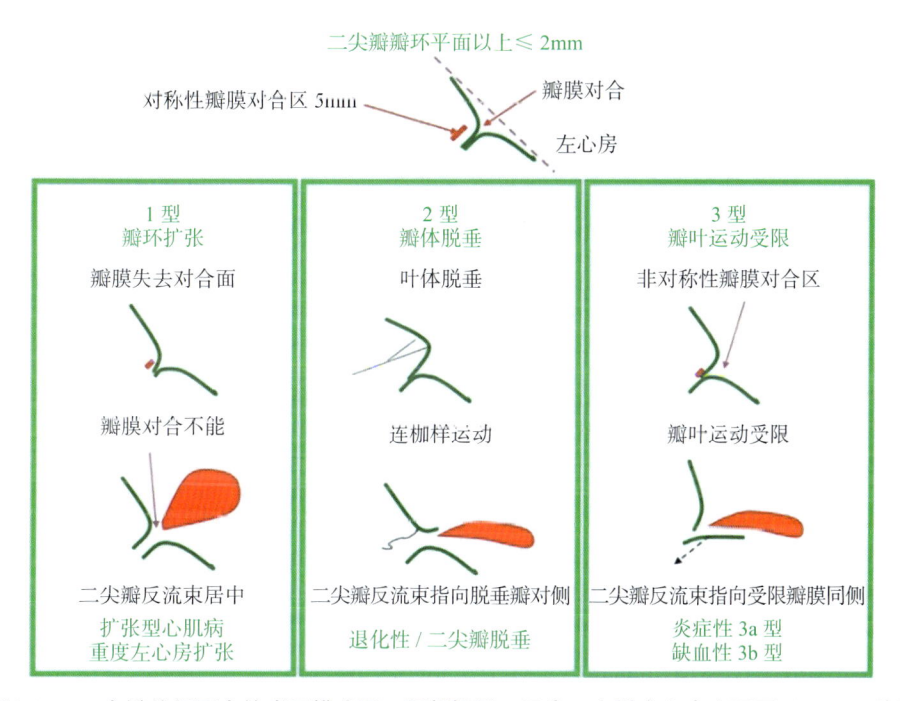

图1-31　二尖瓣关闭不全的成因模式图。顶部提示：正常二尖瓣在左房室环下≤2mm，前后瓣膜对合面长为5mm。二尖瓣关闭不全有3种类型：1型，瓣环扩张，致瓣叶不能对合，反流束居中，常见于扩张型心肌病。2型，瓣膜脱垂，瓣体超越房室环进入左心房，脱垂瓣膜呈连枷样运动，反流束与脱垂瓣膜方向相反。3型，瓣叶运动受限，瓣叶对合不对称，反流束与受累瓣膜同向：3a.炎症性，3b.缺血性

表1-2　卡彭蒂埃（Carpentier）二尖瓣关闭不全（MR）分类

1型MR：正常瓣膜运动

最常见的原因为二尖瓣环扩张，常为左心室扩张所致，近年来认识到左心房扩张（常伴有心房颤动）也是瓣环扩张的主要原因。1型MR偶见于瓣膜穿孔，由感染性心内膜炎或医源性外科手术引起

2型MR：过度的瓣膜运动

2型MR继发于瓣膜脱垂，严重的MR可继发于急性心肌梗死的机械并发症，由于乳头肌断裂出现急性严重的MR

3型MR：瓣膜运动受限

3a：收缩期和舒张期均受限，常继发于瓣膜增厚和融合，虽然典型的病因是风湿性的，但炎症后和放射治疗后纤维化也是其病因

3b：仅收缩期受限，瓣膜结构正常。由于左心室病变，使瓣膜受牵制在左心室，如下侧壁心肌缺血，使二尖瓣后瓣在收缩期受牵制而与前瓣不对称对合；也可见于扩张的左心室使双瓣膜收缩期活动受限而对合面减少

**【诊治反思】**

患者从57岁开始有心悸，在当地医院就诊时发现心尖部收缩期杂音，结合后来手术发现二尖瓣及三尖瓣有裂隙，故患者应该是由原发性瓣膜病导致的MR，冠状动脉造影正常，说明患者系非缺血性MR，属于卡彭蒂埃分类法2型。

患者于2012年首次住院时距离发病已有8年（65岁），超声发现二尖瓣的MR已达重度，左心房内径高达82mm，反流束直抵心房顶部，反流束居中，说明患者又符合继发性MR，卡彭蒂埃分类法1型。同时伴有持续心房颤动，加重心房扩张及房室环扩大。出现夜间阵发性呼吸困难说明左心功能不全。

患者在此次住院中接受了瓣膜成形手术，包括缝合瓣膜裂隙、植入人工左心房室环、收缩右心房室环、结扎左心耳。术后症状明显改善，但患者一直没有随访，直到2020年（术后8年），心悸、气促症状复发，患者又拖延复诊，直至出现上消化道大出血，才于2022年4月24日来院急诊。

再次住院发现患者的MR复发，二、三尖瓣的反流束均达房顶，左、右心房极度扩张，分别达102mm和72mm，二、三尖瓣收缩期不能充分对合，闭合间隙达1.6mm。患者出现肺水肿、大的淤血肝和下肢水肿等充血性心力衰竭征象，同时有肾功能不全，患者已处于瓣膜病晚期。

患者初次就诊时虽已属后期，但经过瓣膜修复和房室环成形，使病情稳定了8年实属不易。为什么MR会复发？考虑的理由为：①瓣膜裂隙虽经过缝合，但有裂隙的瓣膜是病变的瓣膜，日久是否会发生退变？②成形后残余的左心室还可能会继续重构，影响左心室和乳头肌的收缩合力和瓣膜的对合？③极度扩大的左心房形成对肺静脉回流的阻力，加重大、小循环淤血？

患者如接受再次手术，更换瓣膜是否会缓解症状？首次手术是否应采取瓣膜置换而不是成形？诸多问题有待更多的临床实践和学术交流来解决。

**【总结】**

1. 二尖瓣装置是一个与周围解剖有复杂的相互影响的动态结构，装置和周围解剖的任何成分损坏都会导致二尖瓣关闭不全。

2. 二尖瓣关闭不全是最常见的瓣膜病，发生率随年龄增长而增加，因此，需要住院或手术的二尖瓣关闭不全患者数量在未来会显著增加。

3. 未经治疗或延误治疗的严重二尖瓣关闭不全预后不良；早期认识、进行病因分类和介入治疗会取得极佳的效果。

**【郑少忆教授点评】**

我对这个病例印象非常深刻，也是临床上较为常见病例，终究是讨论有关二尖瓣关闭不全患者手术策略选择，二尖瓣成形术或二尖瓣置换术患者手术后管理问题。

1. 单纯从手术策略选择来看，我们更愿意考虑二尖瓣反流是心房性还是心室性原因造成的关闭不全。回顾患者第一次手术前的资料，我们可分析患者二尖瓣瓣叶本身可能存在发育问题，加之长期心房颤动造成左心房、左心室明显扩大，而导致该患者的二尖瓣反流可能是多因素的。

2. 从第一次手术记录来看，术中采用修补裂缺+植入瓣环方法，术后超声提示手术效果良好，左心房、左心室明显缩小，术后短期手术效果良好。因此，可以认为当初手术策略是正确的，但是该患者术前持续性心房颤动，单纯结扎左心耳是无法恢复患者窦性心律的，而且患者术前左心房明显扩大，即使行射频消融术恢复窦性心律可能性也不大。因此，在设计患者手术策略时候也需要考虑心律失常这个方面。

3.目前有研究表明，无论何种原因导致左心室内径超过65mm，都可能存在不可逆损害。该患者虽然术后围手术期左心室短时间能缩小，但是10年后心脏超声发现左心室明显扩大。患者之所以再次出现严重二尖瓣关闭不全，是因为第一次二尖瓣人工瓣环固定，因此可以分析第二次二尖瓣反流原因是Carpentier Ⅲb型，因为左心室扩大，二尖瓣腱索过度牵拉，二尖瓣瓣叶无法正常对合导致，由此可以认为，该患者术后出院仍然需要长期服用ACEI/ARB、ARNI、螺内酯、β受体阻滞剂等药物改善左心室重构，根据心室扩大情况，必要时可加用达格列净。

4.患者消化道出血，多因心力衰竭导致胃肠道淤血，以及患者服用抗凝药物和（或）抗血小板药物导致。此类患者二次传统开胸手术风险较大，但可采用经心尖或经股静脉Valve-in-ring手术策略，通常可以获得良好的手术效果。患者第二次住院期间行心脏超声检查左心室收缩末径37mm，前-脑利尿肽883.60pg/L，因此评估患者左心室功能尚可，推荐积极外科干预。

【郑华教授点评】

本例患者第一次因为功能性二尖瓣反流行外科修补裂缺+植入二尖瓣瓣环方法，术后瓣膜反流程度较前明显减轻，房室腔径较术前也明显减小，可见这次手术即刻取得了非常好的效果，但是术后8年再次复发，心脏结构出现明显恶化，左心房及右心房极度扩大，伴重度二尖瓣和三尖瓣反流，心功能也明显下降，伴有明显的体循环淤血和肺水肿。其实，在临床上这类患者并不少见，外科瓣膜术后复发，二次外科手术风险极高，绝大多数患者会选择内科治疗，但由于心脏重构和结构的改变，药物治疗也仅能缓解部分症状，整体效果和远期预后仍不理想，如何制订这类患者的治疗策略，远期预后如何改善，是目前心内科和心外科医师都非常关注的问题。

既往症状性重度二尖瓣反流主要依赖外科手术治疗，但部分患者无法耐受外科手术。随着近年来二尖瓣关闭不全介入治疗技术的发展，这一部分高危患者的介入手术治疗成为现实。相对于仅适用于部分患者的外科手术及仅能暂时缓解临床症状的药物治疗，经导管缘对缘修复术有着非常明显的优势，例如无须体外循环，可实时反流评估，瓣膜夹可重复定位，住院时间较短等，因此，微创二尖瓣缘对缘修复技术也逐渐由外科高危逐渐向中低危人群过渡。目前，MitraClip是应用最为广泛的经导管二尖瓣缘对缘修复器械，多项临床研究也相继证实了经导管二尖瓣缘对缘修复技术的有效性和安全性。多中心随机对照试验EVEREST Ⅱ以退行性、非风湿性MR患者为研究对象，大部分为二尖瓣脱垂的患者，结果显示MitraClip可明显减轻MR严重程度，改善左心室功能。其5年的随访结果进一步证实了MitraClip的长期安全性及有效性；MitraClip组和外科手术组的死亡率无明显差异，并且术后1~5年随访期间，两组因二尖瓣功能障碍需再次手术率均较低。2023年3月ACC大会上公布的COAPT试验的最终5年结果显示，MitraClip联合最佳药物治疗与单独药物治疗组相比，可显著改善继发性二尖瓣反流患者的生活质量、死亡率及再住院率。因此，基于新近众多临床研究的结果，欧洲心脏病学会和美国心脏协会发布的心脏瓣膜病管理指南均进行了更新，对于继发性二尖瓣反流经导管二尖瓣缘对缘修复治疗推荐等级提升至Ⅱa。

因此，对于该患者术后8年复发的理想的治疗策略应该是：首先，优化药物治疗方案，这是后续任何治疗策略的基石，尤其是在患者可耐受程度下的，指南推荐沙库巴曲缬沙坦、SGLT2抑制剂等新型抗心力衰竭药物；其次，是在优化药物治疗的基础上，争取进一步行食管超声评估二尖瓣的解剖形态，评估是否合适行经导管缘对缘修复术。遗憾的是患者没有选择进一步干预。对于严重二尖瓣关闭不全患者，最优化的药物治疗远远不够，需要从源头上阻断瓣膜反流的机械障碍，减轻肺静脉逆流和房室的重构，经导管缘对缘修复将是未来这类患者的最佳选择。

# 第2章

# 心房性心肌病

心房性心肌病这一诊断名称在临床上很少应用。实际上，它包括双心房扩大、二尖瓣和三尖瓣关闭不全。心房的病变既可以是原发性的，也可以是继发性性的；与之相关的心房颤动既可以是致心房病变的原因，也可以是心房病变的结果；同样，脑卒中的发生可以是心房颤动的结果，也可以是心房性心肌病的致高凝状态直接导致的。了解了这些概念可使临床诊断的思路更清晰。如病例1，开始就孤立地诊断为瓣膜病和心房颤动，实质上是原发性心房性心肌病。病例2是典型的继发性心房性心肌病。病例3一开始就表现为双心房增大和交界性心律，但直到安装双腔起搏器时发现心房没有应激时医生才恍然大悟。

## 病例1 原发性心房性心肌病

【病例简介】

女性，53岁。因腹胀、气促和下肢水肿1周，于2021年4月15日入当地医院。出院诊断：①心律失常，心房扑动（图2-1）；②瓣膜病，重度三尖瓣关闭不全。

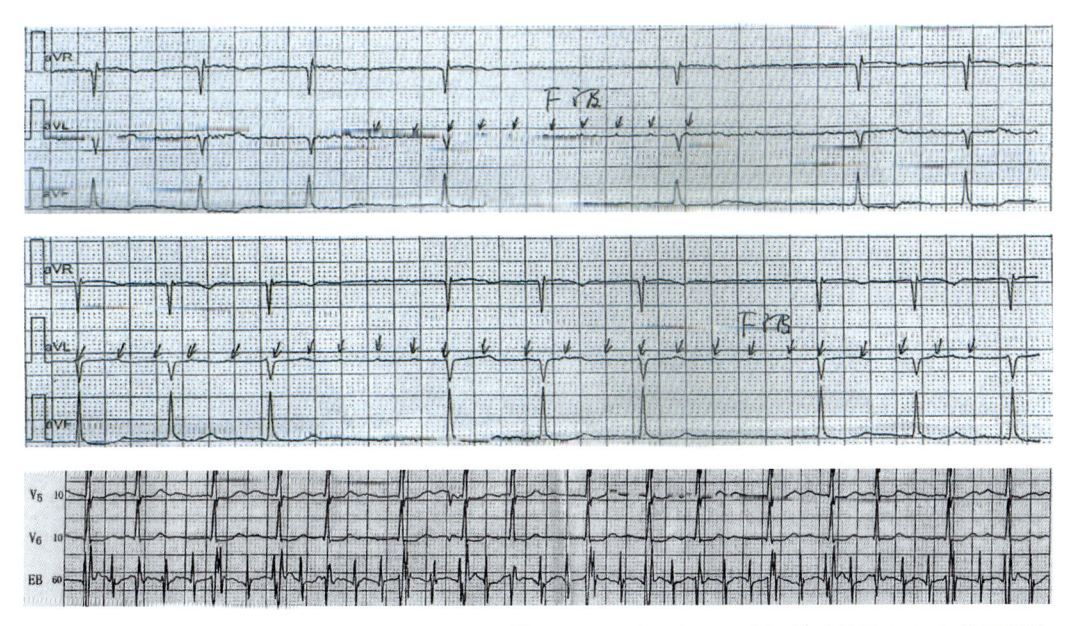

图2-1 心电图P波显示不清，R-R间距不等。上图及中图提示可疑F波（箭头标记）伴不同比例的房室传导。下图第三行为食管导联证实为F波

因症状无改善，于2021年6月17日来南方医院心内科诊治。在门诊不同时间有3次血压超过160/90mmHg，最高达179/76mmHg。一般情况良好，颈静脉无明显怒张，双肺听诊清音，心律整齐，无心杂音。肝触诊不满意，下肢微水肿。异常的化验指标：空腹血糖6.57mmol/L，糖化血红蛋白6.4%，超敏C反应蛋白3.42mg/L（＜3.0）。心功能、肝功能、肾功能均正常。

心电图提示P波显示不清，R波规律，需鉴别窦性心律和心房扑动，经食管导联记录，证实为窦性心律（图2-2）。同期动态心电图全程为窦性心律，房性期前收缩7423个/24小时，有31阵房性心动过速（图2-3），无心房颤动及心房扑动。

心脏超声提示右心房（RA）显著扩大，左心房（LA）、右心室（RV）增大（图2-4），重度三尖瓣关闭不全，同期腹部超声提示3支肝静脉及下腔静脉肝后段内径增宽（图2-5）。冠状动脉CTA提示左冠状动脉主干末端有钙化斑块，轻度狭窄；左前降支中段非钙化斑块轻度狭窄，其余冠状动脉正常。肺动脉增强CT未见肺动脉栓塞征。CMR提示双心房增大，右心房增大显著，右心室稍增大。左、右心室未见低灌注区，晚期钆成像未见增强（图2-6）。

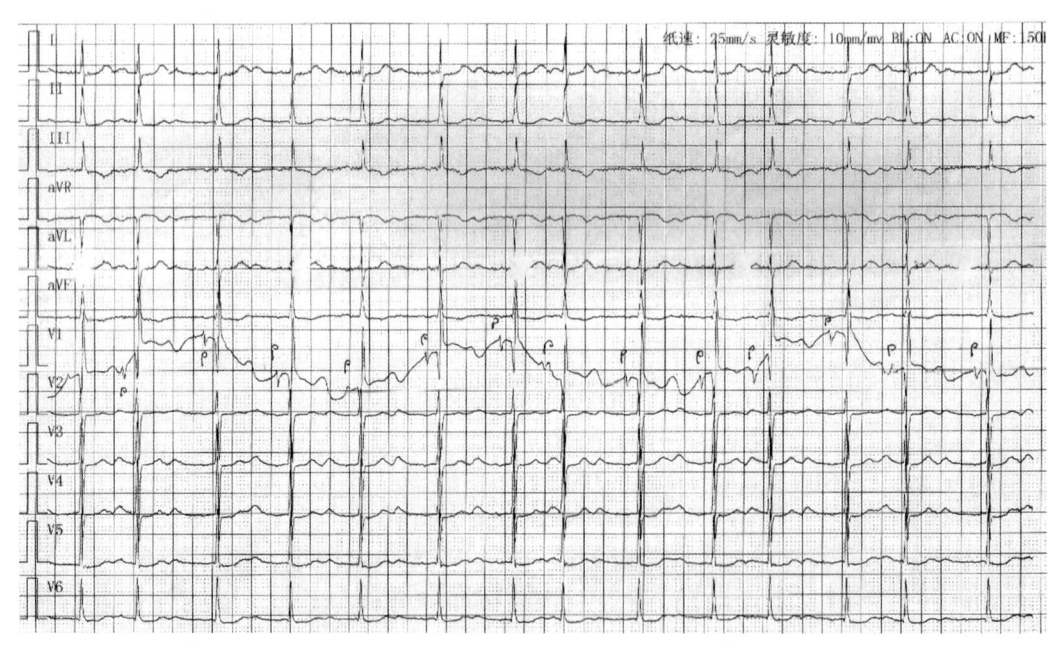

图2-2 食管导联心电图证明为窦性心律，频发房性期前收缩

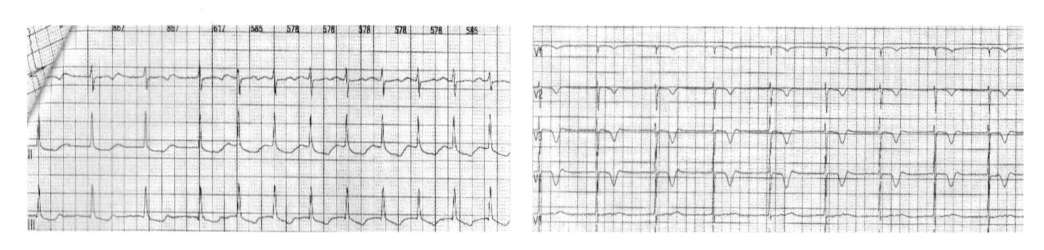

图2-3 动态心电图提示频发房性期前收缩及房性心动过速（左），心前导联T波倒置（右）

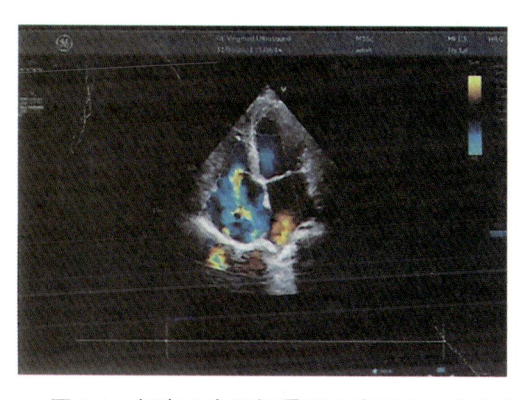

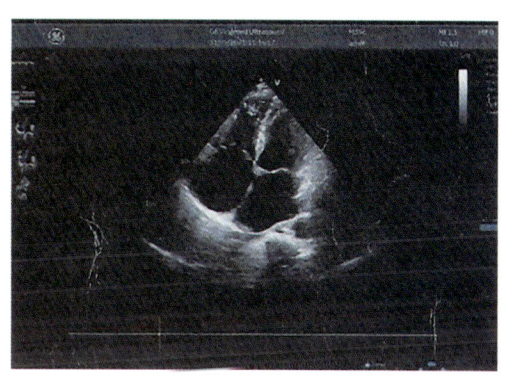

图2-4 超声心电图提示双心房扩大，右心房扩大为主（右心房52mm，左心房47mm），双心室均为40mm，三尖瓣重度反流，肺动脉平均压28mmHg

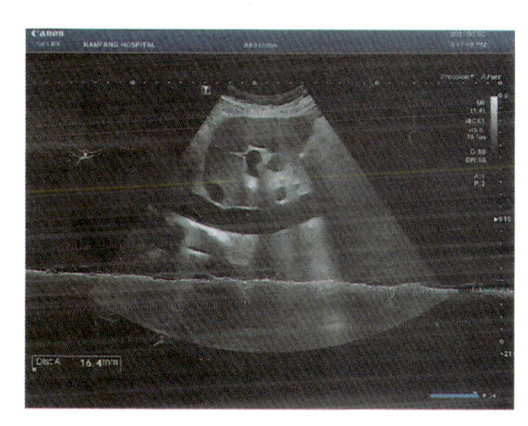

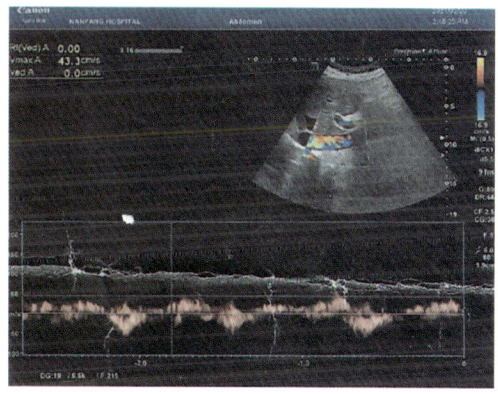

图2-5 三支肝静脉及下腔静脉肝后段内径增宽（2.2cm）

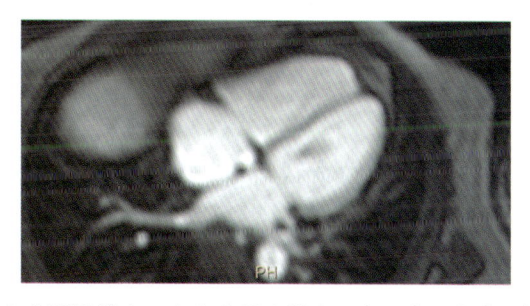

图2-6 左心房及右心房明显增大，右心室轻度增大，左、右心室未见低灌注区，未见晚期钆增强现象

2021年6月21日行右心导管压力测定、心内电生理检查及心脏病损腔内射频消融术。在RA、RV、肺动脉（PA）及LA连续记录压力曲线，计算各部位收缩压平均值（图2-7）。结果提示：RA收缩压平均值24.63mmHg，明显高于正常；RV和PA收缩压平均值分别为31.82mmHg、31.42mmHg，处于正常高限；LA最高收缩压平均为19.22mmHg，较肺毛细血管楔压4～12mmHg稍高。

RV程序刺激，出现反复房性心动过速（AT）发作，在RA高位间隔处测到碎裂电位，在此处进行消融，AT终止。经程序刺激及异丙基肾上腺素静脉滴注，未再能诱发出AT，手术成功。

双极RA电解剖扫描图（EAM）（图2-8）提示右心房游离壁侧有大片低电压区（红色），代表心房基质的纤维化病变。

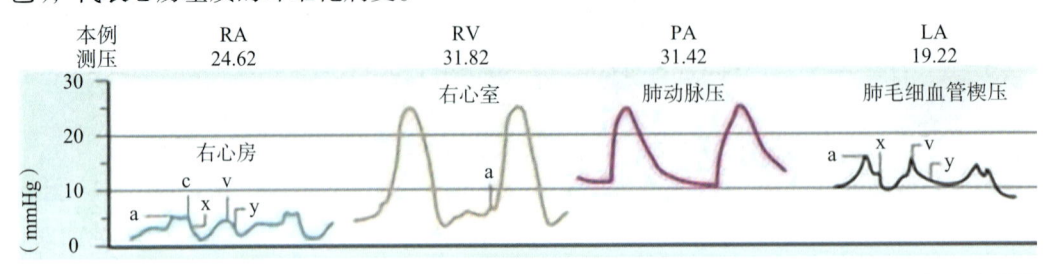

| 部位 | 压力 | 平均值（mmHg） | 范围（mmHg） |
| --- | --- | --- | --- |
| 右心房 | a波 | 6 | 2～7 |
|  | v波 | 5 | 2～7 |
|  | 平均 | 3 | 1～5 |
| 右心室 | 收缩压 | 25 | 15～30 |
|  | 舒张压 | 4 | 1～7 |
| 肺动脉 | 收缩压 | 25 | 15～30 |
|  | 舒张压 | 9 | 4～12 |
|  | 平均 | 15 | 9～19 |
| 肺毛细血管楔压 | 平均 | 9 | 4～12 |
| 左心房 | a波 | 10 | 4～16 |
|  | v波 | 12 | 6～21 |
|  | 平均 | 8 | 2～12 |

图2-7 导管压力测定。最上一行自左至右分别代表本例右心房、右心室、肺动脉、肺毛细血管楔压（左心房压）测值；中间图形自左至右分别代表正常RA、RV、PA、肺毛细血管楔压（LA压）图形；下表为各部位正常测值

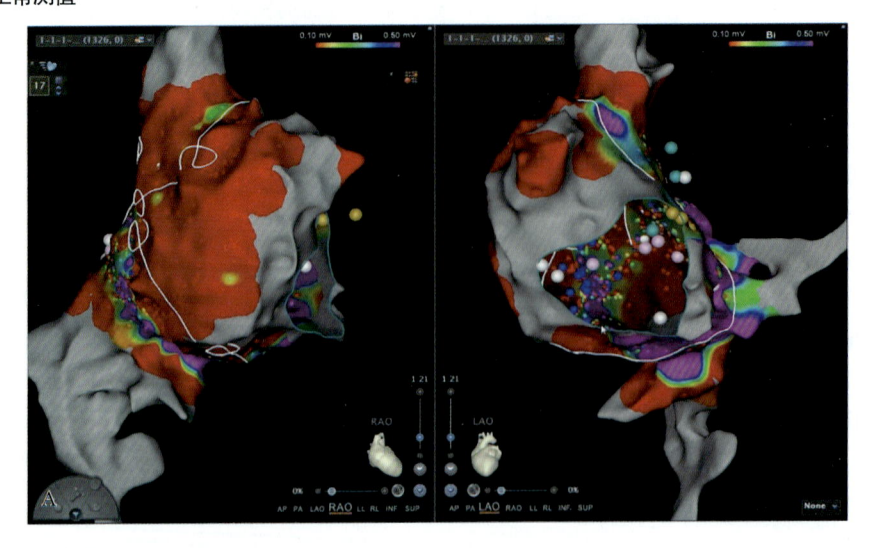

第2章 心房性心肌病

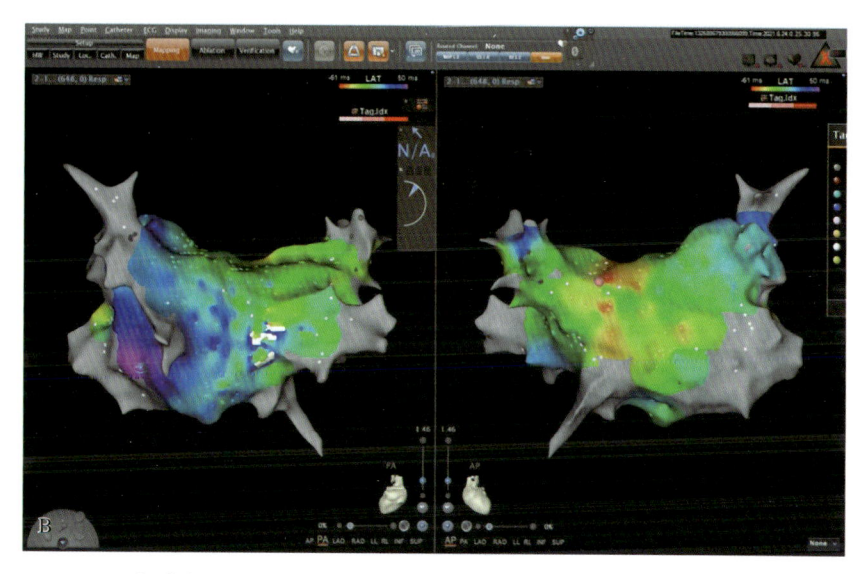

图2-8 A.RA双极电解剖图，提示游离壁大片低电压区（红色），正常电压区为紫色；B.正常LA的电解剖图

【最后诊断】

1.原发性心房性心肌病。双心房增大，三尖瓣关闭不全（重度），房性心律失常（频发房早、房速、阵发房扑），心功能NYHA Ⅱ级（轻度大循环淤血）。

2.高血压病2级。

3.糖耐量受损（IGT）。

【治疗措施】

1.房速射频消融。

2.针对高血压及IGT的药物治疗。

【病例讨论】

1.对心房性心肌病的认识过程　最早发表的研究是在1972年，Nagle RE等报道了一个家族综合征，全部涉及心房和房室传导系统；兼有异位的室上性节律和房室阻滞，最后发展为心房静止。1997年，Doug Zipes第一次将心房颤动（AF）与心房性心肌病联系，2012年，Kottkamp H表明，特殊的"心房纤维化心肌病"是所有形式AF的共同的病理基础；是由原发心肌病过程引起的，独立于心律失常。2017年，国际上多个学会成立工作组，一起制定了有关心房性心肌病的共识（2017）。

2.对心房功能的认识　心房细胞（心肌细胞和非心肌细胞成分，如纤维母细胞、内皮细胞和神经）对病理性刺激迅速和广泛的反应，同时对一些遗传因子敏感。反应包括心房的心肌细胞肥大和收缩功能异常，心肌细胞离子通道和传导功能的致心律失常改变，纤维母细胞增生、过度再生和致血栓形成改变。因此，心房功能明显影响心脏功能、心律失常的发生和卒中风险。心房的解剖见图2-9。

3.心房性心肌病的定义　工作组对心房性心肌病提出定义：任何影响到心房结构的，收缩性的或电生理的改变，导致相应的临床表现的疾病。许多病症（如高血压、心力衰竭、糖尿病、心肌炎或老年人和内分泌异常）会引起心房性心肌病。多方证据表

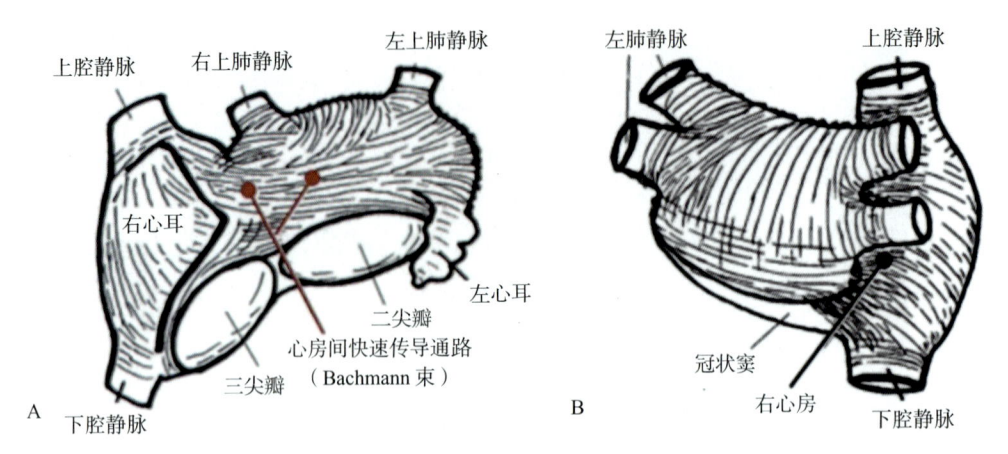

图2-9 心房前面（A）和后面（B）解剖示意图

明：心房性心肌病可能是卒中的独立危险因素。最极端的可能性是：脑卒中不足由AF本身引起，而是AF相关联的心房性心肌病所致（图2-10）。

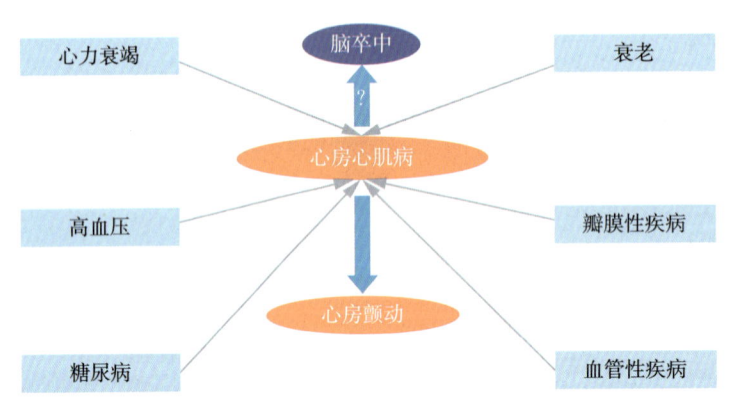

图2-10 临床预测AF的卒中风险

4.心房性心肌病的组织学和病理生理分类（欧洲心律失常学会）共分为4类。Ⅰ类，原发性心肌细胞为主；Ⅱ类，原发性纤维母细胞为主；Ⅲ类，混合性心肌细胞＋纤维母细胞；Ⅳ类，原发性非胶原沉积（图2-11）。

以上Ⅰ～Ⅳ级分类并非疾病的进展过程，而是不同病因、不同时段、不同心房部位的4类组织学改变（图2-11，图2-12）。

5.ECFEM分类法 图2-13。

6.影像诊断

（1）超声心动图

1）LA形态和大小。推荐应用LA容积指数，正常为34ml/m$^2$，为LA是否增大的临界值，男女一致。

2）多普勒测定LA功能。①A峰：舒张期LA收缩速度；②心房收缩时血液到肺静脉的分流速度。

第2章 心房性心肌病

主要心肌细胞依赖性（Ⅰ型）

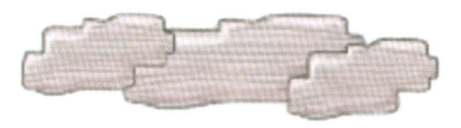

- 孤立性心房颤动
- 遗传性疾病
- 糖尿病

主要成纤维细胞依赖性（Ⅱ型）

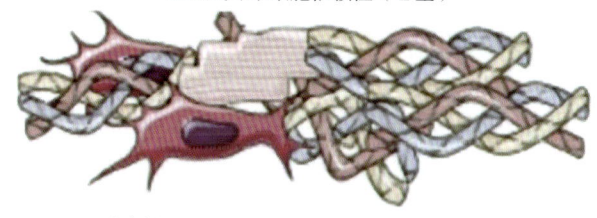

- 衰老
- 吸烟

混合性心肌细胞-成纤维细胞依赖性（Ⅲ型）

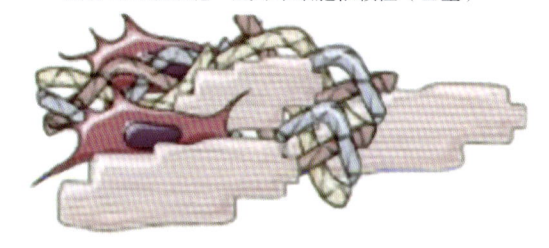

- 充血性心力衰竭
- 瓣膜性疾病

主要非胶原性沉积（Ⅳ型）

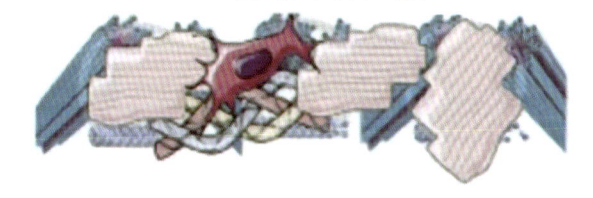

- 孤立性心房淀粉样变
- 肉芽肿病
- 炎性渗入
- 鞘糖脂

图2-11 心房性心肌病的组织学分类

|  | 欧洲心律协会评分（EHRAS）分级 ||||
|---|---|---|---|---|
|  | Ⅰ | Ⅱ | Ⅲ | Ⅳ |
| 心房心肌病分类 | 心肌细胞 | 纤维化 | 纤维化+心肌细胞 | 非胶原性渗透 |
| 孤立性心房颤动 |  | √ | √ |  |
| 心房淀粉样变 |  |  |  | √ |
| 肌肉萎缩症 | √ | √ | √ | √ |
| 充血性心力衰竭 |  | √ | √ |  |
| 阻塞性睡眠呼吸暂停 | √ | √ |  |  |
| 心房颤动介导的心肌重塑 | √ | √ |  |  |
| 药物介导的 | √ | √ |  | √ |
| 心肌炎 |  |  | √ | √ |
| 衰老 |  | √ |  |  |
| 血压增高 | √ | √ | √ |  |
| 肥胖 |  |  | √ | √ |
| 糖尿病 | √ |  | √ | √ |
| 瓣膜性心脏病 | √ | √ | √ | √ |

图2-12 不同病因致AF的组织学基础

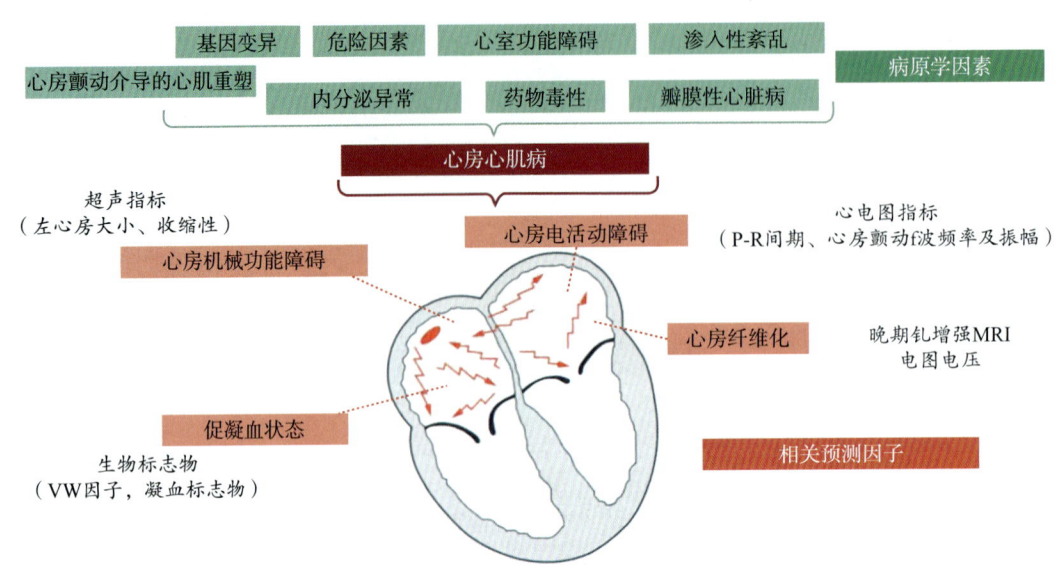

图2-13 ECFEM分类法（包括病因、致凝、纤维化、电生理、机械功能）

本图根据心房性心肌病的关键因素和组成构成一个临床的分类系统。分类中指出了病原学因素，同时有特殊的治疗和预后意义。此外，心肌病的关键结果，如心房机械功能障碍、致凝状态、电紊乱和纤维化等考虑为主要并发症，如卒中和心房颤动的进展原因。我们命名这个分类为ECFEM（代表病因、血凝、纤维化、电紊乱及机械指标），这种分类有利于临床处理的决策

3）新的超声指标：应变和应变率，提供早期LA功能受损。对RA的评估资料较少。

（2）心脏CT

1）评估LA容积：与3D及CMR相当。LA容积和几何不对称提示导管射频消融后提供窦律的可能性；LA根部的形态由平变凹预示进行AF消融的患者没有肺静脉基质。

2）消融前诊断血栓的敏感性和特异性分别为96%和92%，阳性预测值为41%，阴性预测值为99%；当进行延迟成像时诊断准确率达99%，特异性为100%。

3）心脏CT常用于射频消融前的电解剖图的整合。

4）提供准确的肺静脉解剖信息。

（3）CMR：①CMR是评估心房容积和形态的金标准；②增强CMR用于评估心房纤维化；③诊断心房纤维化：15%心房纤维化（10%心房面积）为Ⅰ级，69%心房纤维化（≥30%心房面积）为Ⅳ级；④预测窦房结功能不全、肺静脉周围的瘢痕。

（4）电解剖扫描系统：电解剖扫描系统是标准的侵入性表达心房性心肌病基质特征的方法。应用各种技术，这些系统可以很快地用3D方式复制出心房解剖特征。肺静脉解剖变异包括共同开口或另外的静脉。可视的软件允许精确地测量心房间距（atrial distanc）和大体的容积资料（gross volumetric data）。静脉内径的测量可能因为扭曲而不理想。

心房解剖的影像可以通过以前获得的CMR或CT，或实时对比成像，或心内超声增强。

电解剖（EAM）可以对心房的解剖进行复制，还可以通过单极和双极信号振幅资

料的地理显示以及其他心房表明的特征来评估心房的基质（atrial substrate）。

低电压、电静止、分段（fractionation）、双电位（double potentials）与基础心房纤维化、外科补片或瘢痕相关联；同样的方式，心房电的活动可以成像，用以评估局部传导速度的改变，可导致心律失常和支持AF的永存。

电解剖扫描（EAM）用于心房性心肌病伴有窦房结病变、风湿性MS、房间隔缺损、心力衰竭、睡眠呼吸暂停低通气综合征和老年人的电解剖基质成像。它是一种有力的研究工具，增加我们对阵发性和持久性AF患者和不能启动肺静脉窦隔离（PV antrum isolatio）患者心房基质的了解。

7. 心房性心肌病的治疗

（1）上游治疗：针对导致心房心肌病的病因治疗。

（2）继发性治疗：针对心房纤维化的治疗如下。①心房纤维化通过引起心肌细胞间距的增加，心肌纤维侧-侧电偶联紊乱，导致电扩布异常和各向异性增加，从而引起心房颤动的发生及维持；②心房纤维化瘢痕的消融：用CMR上的晚期增强（LGE）指导瘢痕均质化消融，低电压区消融。

【总结】

1. 证据表明，心房性心肌病是心房颤动相关卒中的独立贡献因素，也是心律失常进展的决定性因素。

2. 左心房影像技术的进展，有利于确定患者处于高危心血管和脑血管状态，不论他们是否患有心律失常。

3. 经常筛查AF和根治AF有益于减少心房纤维化。

【吴书林教授点评】

该病例诊断可考虑心房心肌病。其诊断依据如下。

1. 房性心律失常：频发房性期前收缩、房性心动过速、阵发性心房扑动。
2. 双心房增大：心脏超声、磁共振、心脏二维电标测证实。
3. 三尖瓣重度关闭不全。
4. 高血压2级和糖耐量受损（IGT）。

心房心肌病可分为原发性和继发性，以继发性多见。原发性心房心肌病基因改变主要与NPPA基因、MYL4基因、SCN5A基因有关。继发性病因较多，主要包括高血压、瓣膜病、心力衰竭、糖尿病、睡眠呼吸暂停低通气综合征、心房淀粉样变、肥胖、遗传性肌营养不良、心肌炎、心房颤动等。

心房心肌病治疗主要是上游治疗和对症治疗。上游治疗主要是通过减轻心房肌的炎症、氧化应激及RAAS系统的激活，来减少心房肌纤维化或延缓其纤维化的过程。主要治疗药物包括ACEI、ARB、盐皮质激素受体拮抗剂（MRAs）、他汀类、多聚不饱和脂肪酸（PUFA）及糖皮质激素。对症治疗又分为卒中预防（抗凝）、节律治疗（导管或外科消融、抗心律失常药物）和心室率控制。

该病例讨论充分。由于心电三维标测发现右心房有大片瘢痕，可以考虑长期抗凝治疗。

## 病例2 继发性心房性心肌病

【病例简介】

男性，76岁。从2018年（73岁）起逐渐出现胸闷、气短，去当地医院就诊发现有心房颤动，予以地高辛及华法林长期口服。2020年反复出现双下肢水肿，间断应用利尿药，于2021年8月5日来南方医院心内科门诊就诊，8月6日收入院进一步诊治。

高血压史30余年。最高收缩压达220mmHg，一直服用降压药物，血压基本稳定。糖尿病10余年，用二甲双胍及阿卡波糖（拜糖平），血糖基本控制。2011年及2019年分别有两次轻症"脑卒中"发作，主要表现为口角歪斜及流涎，曾用阿司匹林，未留后遗症。

入院时一般情况正常，生命体征稳定，血压149/80mmHg。体位自如，颈静脉无怒张，心律不整，心音正常，无心杂音，双肺清音，肝脾肋下未触及，双下肢无水肿。

心电图提示为房颤节律，下侧壁导联ST段呈轻度下斜型下移（图2-14）。经胸心脏2D超声（图2-15）提示室间隔增厚（IVSd 13mm），左、右心房明显扩大，伴二尖瓣重

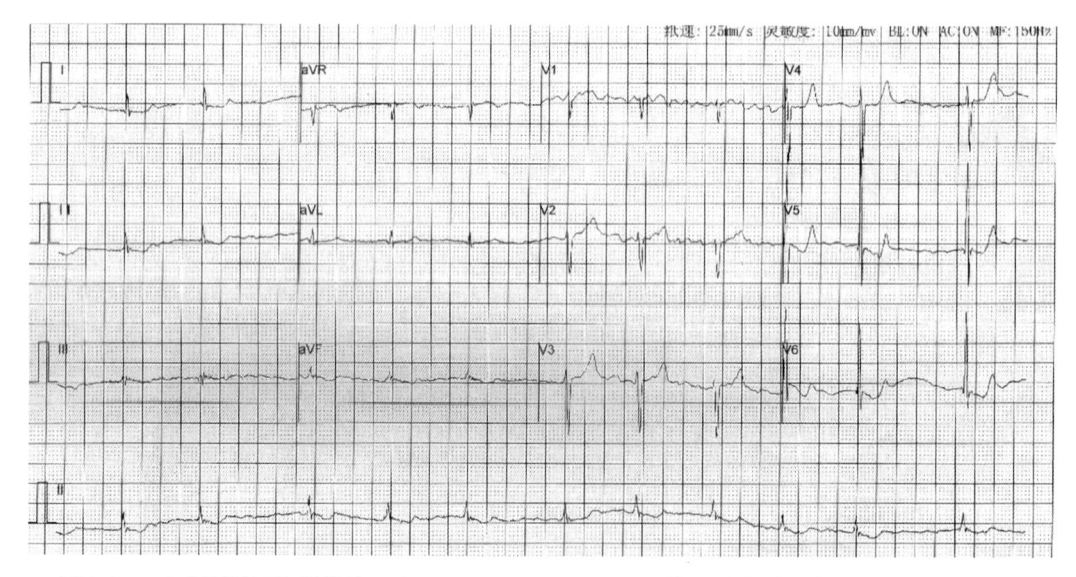

图2-14 心电图提示房颤节律，Ⅱ、Ⅲ、aVF、V5、V6导联ST段轻度下斜型下移伴T波双向

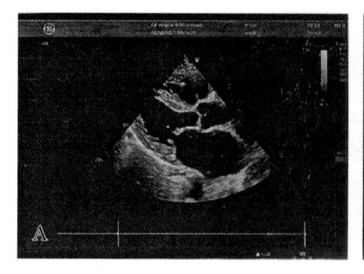

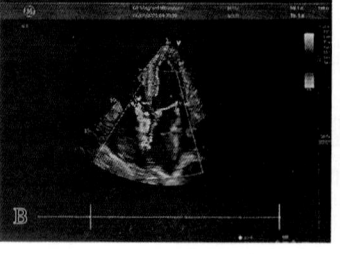

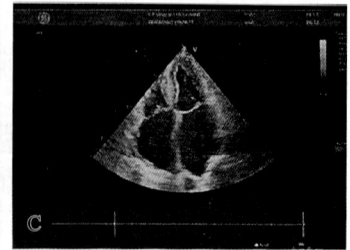

图2-15 经胸心脏2D超声。A.左心室长轴切面，提示左心房（LA）扩大（53mm）；B.心尖4腔心切面，提示二尖瓣三尖瓣重度反流（MI, TI）；C.心尖4腔心切面，提示双心房增大（右心房51mm），双心室不大

# 第2章 心房性心肌病

度反流（反流面积14.86cm²）、三尖瓣重度反流（反流面积10.42 cm²），肺动脉压力轻度升高（PG 46mmHg），LVEF 56.53%

第一次动态心电图（2021年8月7日，图2-16）提示：全程为心房颤动，平均心率为49次/分，有430次2.0s的R-R间期，最长的R-R间期为3.35s，有1个阵发性室性心动过速（3个QRS）发生在11∶53。动态心电图诊断：①房颤节律伴缓慢心室节律，提示有二度及高度房室传导阻滞（AVB）；②偶发室性期前收缩及短阵室性心动过速（VT）；③心率增快时伴广泛导联缺血型ST-T改变。

第二次动态心电图（2021年8月12日，图1-17）提示：全程仍为心房颤动节律，平均心率较前增快（75次/分），＞2.0s的R-R间期明显减少，全程仅12次，且集中在夜间，最长的R-R间期为2.24s，较前次明显好转，说明前次的心动过缓与服用β受体阻滞剂及地高辛有关。在凌晨3∶48，出现快速心房颤动，伴广泛R波向上导联ST段水平型缺血型下降（图2-17），aVR导联ST段抬高。

2021-08-11行冠状动脉造影，未见＞50%的冠状动脉狭窄，CMR检查发现双心房增大（LA 52.9mm，RA 42.5mm），伴二尖瓣及三尖瓣反流；左心室基底段、间隔壁、下壁及侧壁有心肌中层及外膜下延迟强化（LGE）（图2-18），左室射血分数50%。

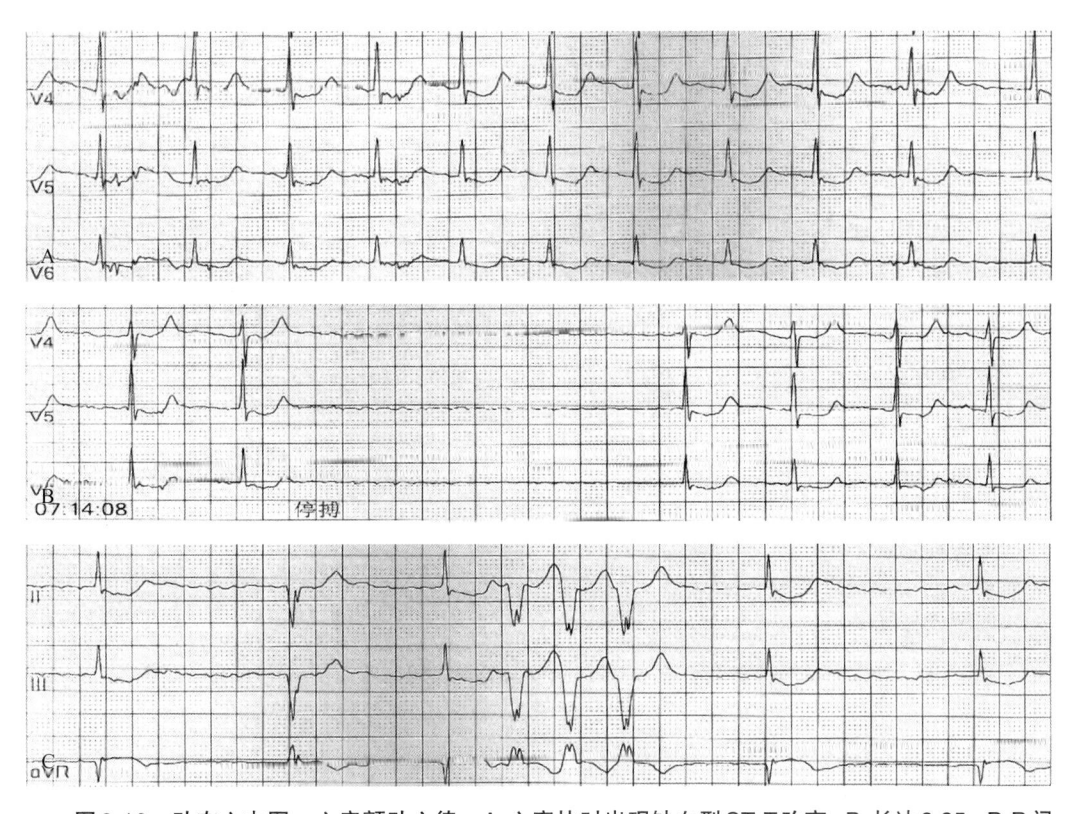

图2-16 动态心电图：心房颤动心律。A.心率快时出现缺血型ST-T改变；B.长达3.35s R-R间期；C.短阵VT

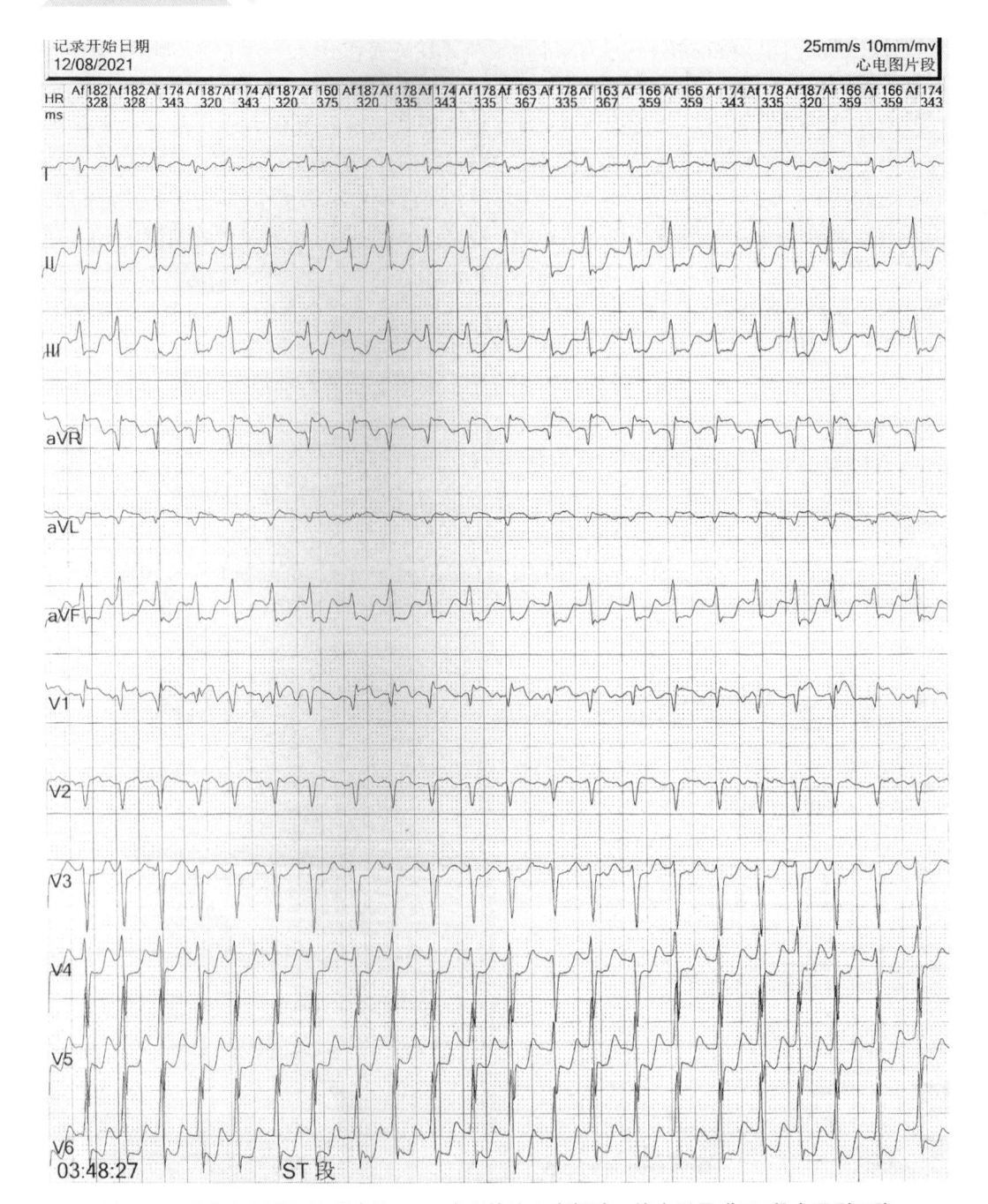

图2-17 动态心电图记录到凌晨3：48出现快速心房颤动，伴广泛导联ST段水平型下降

化验检查：多次高敏肌钙蛋白T均有轻度升高（0.044 ng/ml、0.043 ng/ml、0.049 ng/ml）；前-脑利尿肽入院时为3432pg/ml，治疗10d后降至613.3pg/ml；免疫固定蛋白电泳阴性，Kappa轻链及Lamada轻链均为阴性。肾功轻度受损：肌酐119μmol/L、胱抑素-C 1.81mg/L、尿酸455μmol/L；尿蛋白/肌酐比值3.37（0.00～0.25）。糖化血红蛋白7.4%。

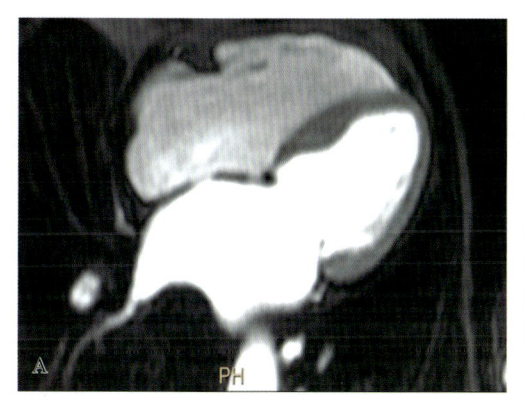

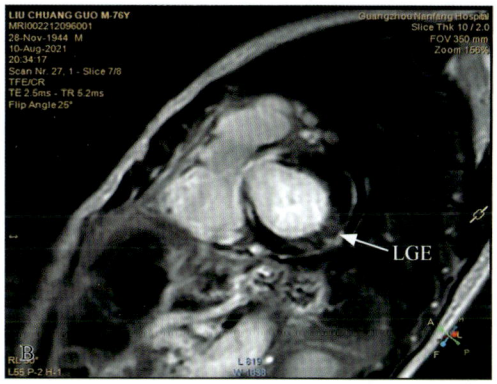

图2-18 CMR。A.提示左、右心房扩大；B.提示左室间隔心肌中层及侧壁外膜下LGE（箭头）

【最后诊断】

①继发性心房性心肌病：双心房扩大、二尖瓣及三尖瓣重度关闭不全、慢性心房纤颤、心房功能不全；②高血压3级，轻度左心室肥厚；③2型糖尿病；④冠状动脉微血管功能不全；⑤轻度肾功能减损，微量白蛋白尿；⑥心功能2～3级。

【病例讨论】

1. 心房扩大的鉴别诊断　右心房扩大常由于先天性心脏病（如房间隔缺损、三尖瓣下移畸形引起），左心房扩大常由于二尖瓣狭窄及关闭不全引起，双心房扩大常因限制型心肌病引起。本例超声心电图检查未发现先天性心脏病及瓣膜病；免疫固定蛋白电泳未发现特殊球蛋白，CMR未提示有心肌病变及心尖闭塞，故可排除心肌淀粉样变等限制型心肌病。故本例的双房增大为心房肌病变所致。

2. 关于心房肌病变　心房肌受许多心脏的和非心脏疾病的影响，在某些方面，较心室肌更为敏感。心房激活除通过三条结间通道外，还通过心肌细胞，因此，心房肌上任何结构上的改变都会引起明显的电生理紊乱。此外，心房细胞（心肌细胞和非心肌细胞成分，如纤维母细胞、内皮细胞和神经）对病理性刺激迅速和广泛的反应，同时对一些遗传因子敏感。反应包括心房的心肌细胞肥大和收缩功能异常，心肌细胞离子通道和传导功能的致心律失常改变，纤维母细胞增生、过度再生和致血栓形成改变。因此，心房功能明显影响心脏功能、心律失常的发生和脑卒中风险。

3. 心房肌病变的发生机制（图2-19）　引起心房肌发生重构的机制有3个方面。

（1）心血管疾病是引起心房肌重构的主要原因（图2-19中的红色区域）：本例长期患高血压及糖尿病，导致左心室肥厚及左心室舒张功能减退，左心室舒张期充盈压升高，使心房压力升高；此外，高血压及糖尿病引起的冠状动脉微血管功能不全更加重对左心室的舒张功能损伤。

（2）心房颤动引起的心房重构（图2-19的蓝色区域）：心房肌病变（重构）会引起房颤（AF）发作，开始AF发作为阵发性，逐渐转为持久性AF，而AF本身又导致心房重构。AF持续时间越久，心房肌的重构越严重。

（3）年龄相关的AF重构（图2-19的灰色区域）：随年龄增长，心房心室肌的退行性改变也参与了AF的发生和持续。

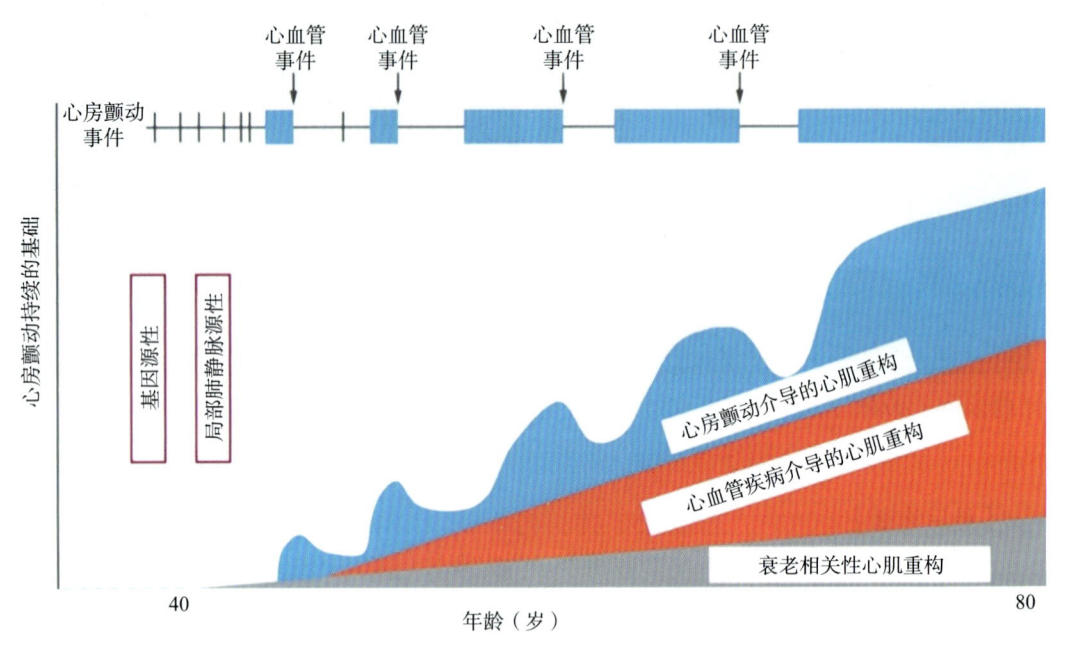

图2-19 心房肌病变的发生机制

4.本例患者的治疗 由于发生AF的时间已经多年,心房显著扩大,说明心房肌纤维化严重,AF射频消融的成功率和维持率很低,故采取抗凝治疗以预防栓塞事件。

主要治疗方案是针对原发的心血管病,即高血压和糖尿病。应用最佳的药物治疗方案,如诺欣妥、达格列净、DPP-4等新药。

【总结】

本例是由长期高血压及糖尿病导致继发性心房性心肌病,以及由此引起的心房颤动和重度二尖瓣、三尖瓣关闭不全。多种病因及病理生理改变综合在一起,互相促进,加上冠状动脉微血管功能不全,构成一种复杂的临床表现。早期发现和控制高血压和糖尿病是心血管医师永远要记住的职责。

【吴书林教授点评】

该病例为心房心肌病(继发性)。患者由于长期高血压和糖尿病导致慢性心房颤动,最后导致心房心肌病,双心房扩大,重度二尖瓣与三尖瓣关闭不全。Mark J.Shen,Rishi Arora,José Jalife提出心房心肌病分期(类同于心力衰竭分期)。该患者属于D期。临床上只能抗凝、控制心室率和针对高血压、糖尿病等治疗。心房心肌病分期见图2-20。

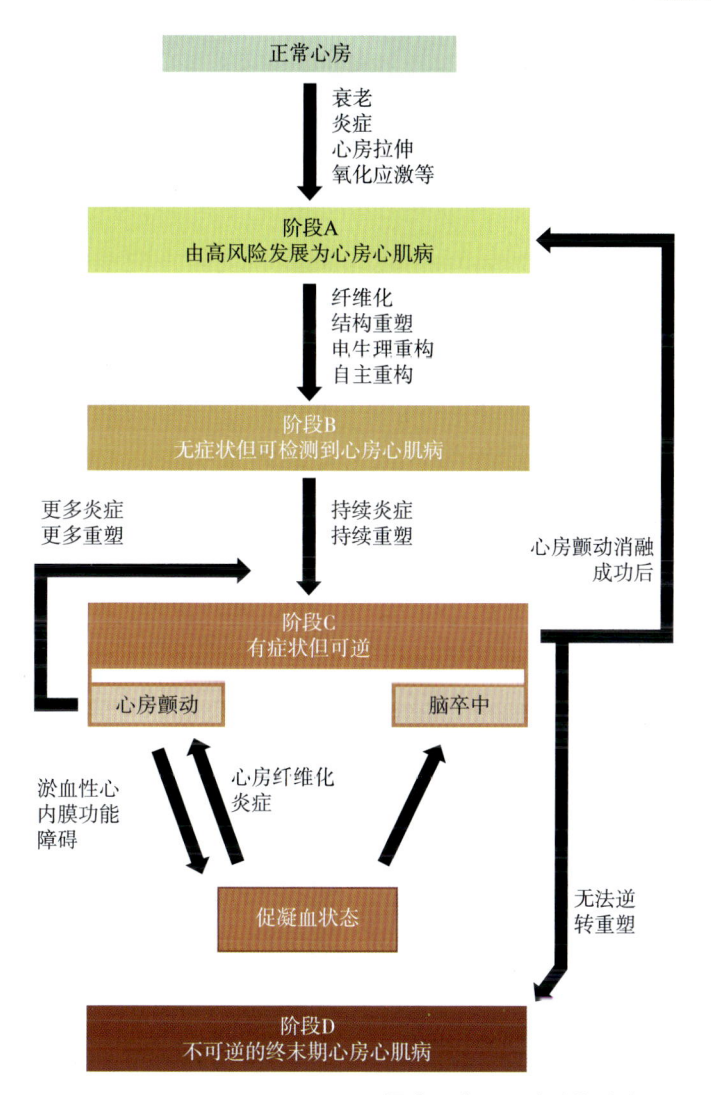

图2-20  Mark J.Shen，Rishi Arora，José Jalife提出心房心肌病分期（类同于心力衰竭分期）

# 病例3  心房静止

【病例简介】

女性，29岁。因体检发现双心扩大，要求进一步明确诊断，于2022年6月17日入住南方医院心内科。

入院时一般情况良好，自由体位，生命指标正常。右颈动脉搏动增强，呈正性搏动，心界不大，心律缓慢规整，心率42次/分，胸骨左缘第3～4肋间可闻及3级收缩期吹风样杂音，双肺呼吸音清晰，肝不大，下肢不肿。

心电图各导联均未见P波，呈交界性逸搏心律（图2-21）。X线胸片提示右心房及右心室扩大（图2-22）。超声心电图提示双心房扩大，右心室扩大，重度三尖瓣关闭不全，LVEF 63%（图2-23）。肝内血管正常。

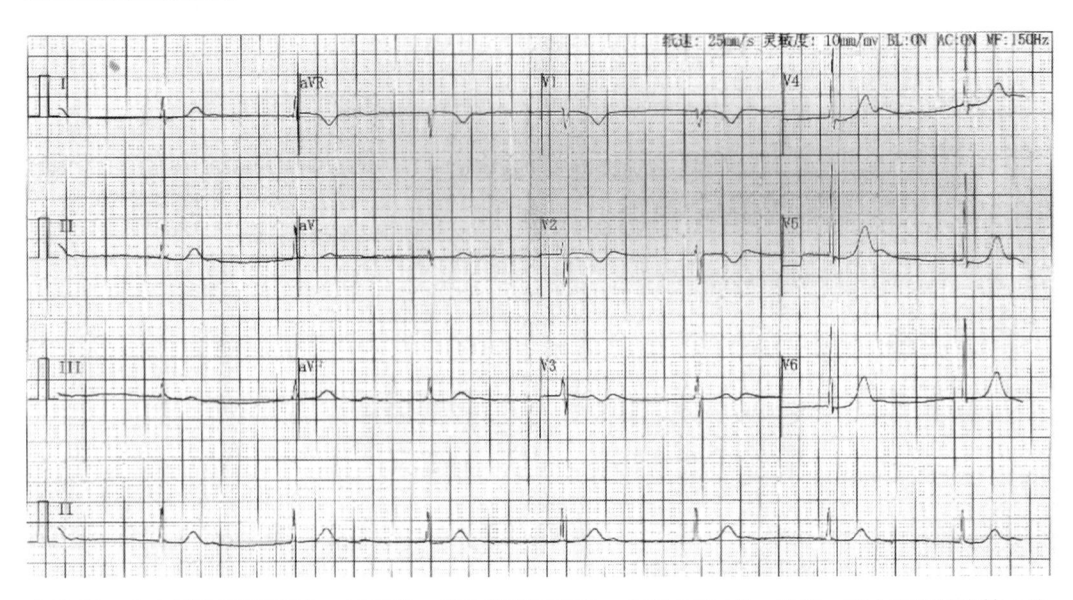

图 2-21　心电图提示P波消失，无F波，QRS波时间正常，心率42次/分，规律，符合交界性逸搏心律

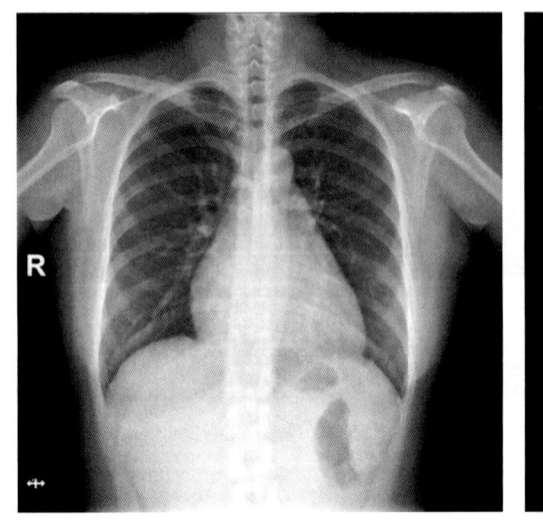

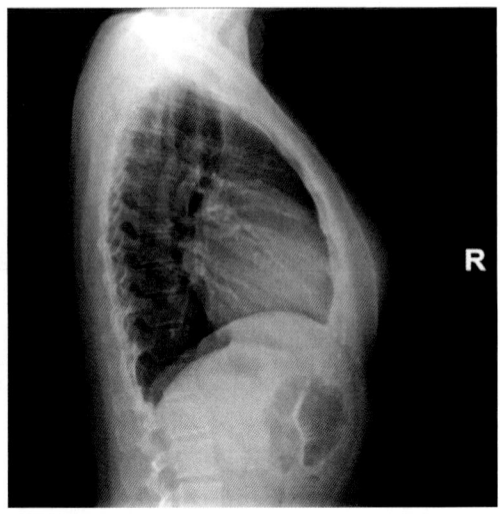

图 2-22　后前位X线胸片提示双肺清晰，心脏右缘向右扩展，左侧位心前无间歇，符合右心室、右心房增大。因未吞入钡剂，未能显示左心房是否向后扩大

主要化验结果：高敏肌钙蛋白0.015ng/ml，前-脑利尿肽98.45pg/ml，自身抗体16项均呈阴性，蛋白电泳正常，糖化血红蛋白6.0%，24h尿蛋白定量0.16mg/24h，24h尿微量白蛋白定量12ng/24h，尿$\beta_2$-微球蛋白0.09mg/L，尿轻链正常。血尿常规正常，肝、肾功能正常，甲状腺功能正常。

心脏磁共振：①右心房、右心室增大，右心室肌呈乳头状网格状增粗，心肌未见明显延迟强化；②二尖瓣、三尖瓣、肺动脉瓣反流，以三尖瓣为著；③心包少量积液；④左心功能分析示左心功能未见明显异常，右心室射血分数减低，每搏输出量未见明显减低。

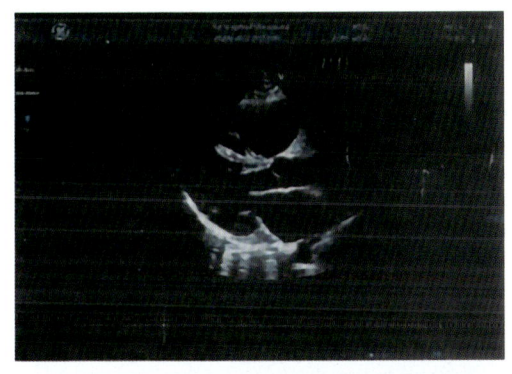

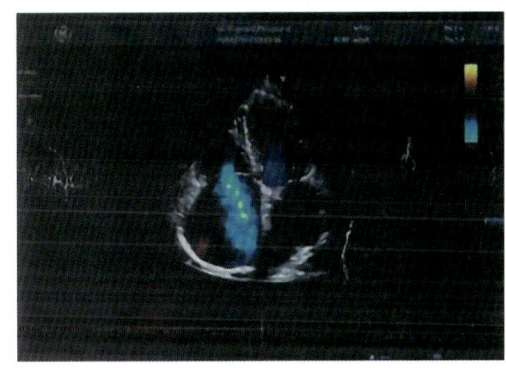

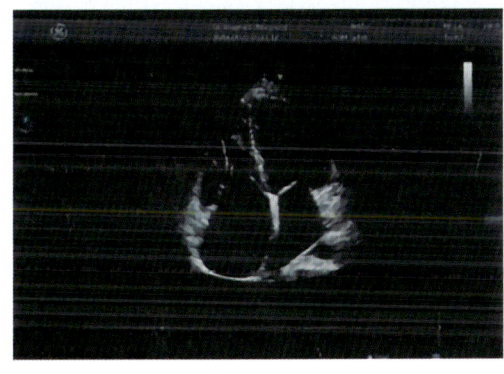

图2-23 经胸2D超声提示双心房及右心室扩大：右心房57mm，左心房47mm，右心室42mm，左心室46mm，可见三尖瓣重度关闭不全

冠状动脉及肺动脉CTA未见异常；肺静脉CT未见异常。右心导管检查提示右心系统各部位血氧和压力均正常（表2-1）。

表2-1 右心导管检查结果

|  |  | 血氧饱和度（%） | | 压力（mmHg） | |
| --- | --- | --- | --- | --- | --- |
|  |  | 吸氧前 | 吸氧后15min | 吸氧前 | 吸氧后15min |
| 上腔静脉 |  | 67.6 |  |  |  |
| 下腔静脉 |  | /6 |  |  |  |
| 右心房 | 右心房上 | 72.0 |  | 8/0/4 |  |
|  | 右心房中 | 74.6 |  |  |  |
|  | 右心房下 | 74.4 |  |  |  |
| 右心室 | 流入道 | 76.8 |  | 34/ 3/9 |  |
|  | 右心室中部 | 77.1 |  |  |  |
|  | 流出道 | 74 |  |  |  |
| 肺动脉 | 主肺动脉 | 76.4 |  | 27/5/12 |  |
|  | 左肺动脉 | 76.3 |  |  |  |
|  | 右肺动脉 |  |  |  |  |
| 股动脉 |  | 98.5 |  |  |  |
| 左心室 |  |  |  | 102/-1/27 |  |
| 左心房 |  |  |  |  |  |

**【永久起搏器植入】**

2022年6月29日,为患者安装永久起搏器。穿刺两处左锁骨下静脉,经8F鞘管放置主动电极至右心室心尖部,经7F鞘管放置被动电极至右心房心耳部。用起搏分析仪测得心室电极起搏阈值为0.4V,阻抗为738Ω,R波振幅为4.2mV。心房电极起搏无反应,多次调整心房电极位置均未见心房起搏,考虑患者心房静止。遂于心室单腔起搏(图2-24)。起搏器安装后,患者病情稳定,于2022年7月2日出院。

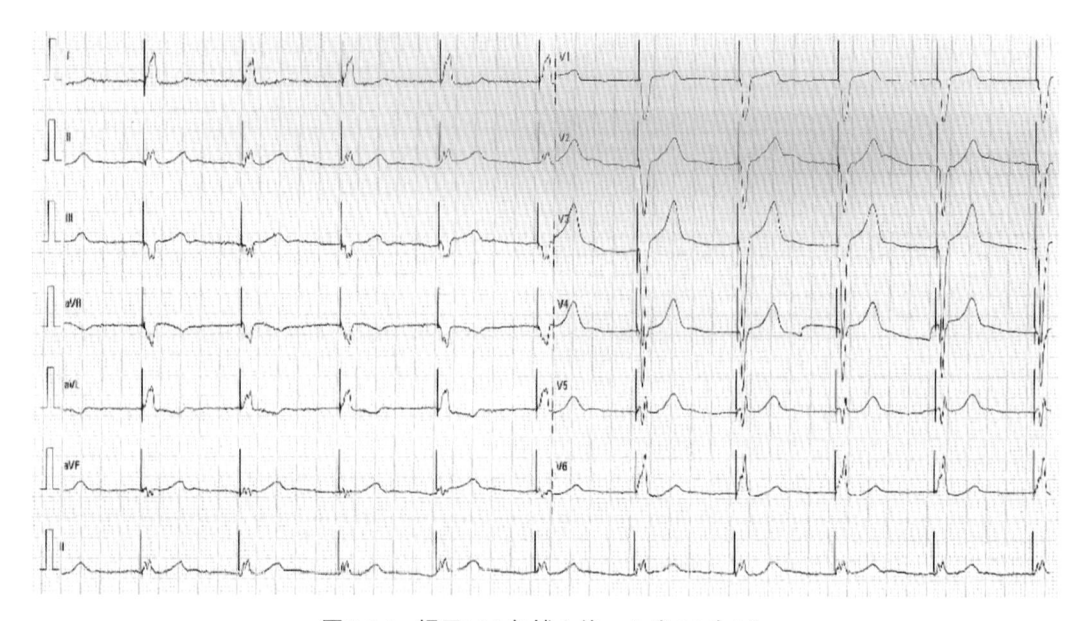

图2-24 提示VVI起搏心律,心率60次/分

**【最后诊断】**

1.持久性心房静止,伴双心房扩大,重度三尖瓣关闭不全。
2.交界性逸搏性心律。
3.心功能Ⅰ级。

**【病例讨论】**

1.关于心房静止(atrial standstill,AS) 1971年,Rosen等提出心房静止是一种心律失常,特点是心房缺乏电和机械活动。心电图表现在任何导联缺乏P波,同时有一个起源于交界区或心室的、缓慢和规律的逸搏心律和接近正常的QRS综合波。

AS可以是暂时的或永久的。暂时的AS是心肌梗死、心肌炎、高血钾、洋地黄或奎尼丁过量的并发症;持久的AS伴随长期进展的心脏病、神经肌肉疾病和心脏淀粉样变。此外,文献描述了出现在家族性AS病例的,编码心脏钠通道α亚单位的*SCN5A*基因突变。

AS可以是特发性的,散在的或家族性的;或继发于Ebstein畸形(三尖瓣下移畸形、肌营养不良症(X连锁)、家族性少年型肌萎缩症和淀粉样变。特发性家族性AS是遗传性的,如作为常染色体显性状遗传,外显率可变。至今,仅有少数家族性原发性病例的报道。在每一个家族中,影响的成员数量少,而且限于同一代人。最近,有心脏钠

通道基因 *SCN5A* 突变伴随 40 个多态性中两个连接蛋白的罕见基因型报道。

心房性心肌病是一种进展性心肌病，是由于心房肌肉破坏被纤维组织取代。英国施普林格西班牙猎犬和古英国牧羊犬有先天倾向患此病，但其他纯种和混种犬也会受到影响。三条患持久性 AS 犬的尸解显示：最显著的肉眼所见是双心房扩张和变薄；组织病理显示广泛心房肌肉被脂肪或纤维组织取代，与心房性心肌病一致。主要的病变在上半心房，外层和中层心肌较内层心肌受累严重，推测病变是从心房上部进展到下部，从外部进展到内部。

接近 50% 的原发性持久性 AS 患者会出现亚当斯-斯托克斯发作（心源性脑缺血综合征）。心房肌肉的瘫痪伴随心房扩张、二尖瓣及三尖瓣关闭不全和血栓栓塞并发症。针对以上情况，治疗上要抗凝、利尿、血管扩张剂和植入起搏器。

2.对本例患者的思考　最初纳入思考的关键病症是双心房增大和三尖瓣重度关闭不全。患者没有高血压，没有二尖瓣和主动脉瓣病变，没有冠心病，没有糖尿病，没有甲状腺病，没有自身免疫性病变，没有房间隔缺损等先天性心脏病，没有左心室心肌致密化不全，也没有淀粉样病变和限制型心肌病证据，因此排除了左心病变对右心的影响。其次，患者既没有肺部病变，也没有肺动脉高压，又排除了肺和肺血管病对右心的影响。于是，问题就集中在考虑原发于右心系统的病症。患者没有三尖瓣下移畸形，没有异常肺静脉引流，也不支持心律失常源性右心室心肌病（ARVC），而且，右心病变为什么左心房增大？正在一筹莫展、茫无头绪时，电生理医师在安装起搏器时的一个重要发现："心房没有电活动也没有机械活动，心房静止了"，让我们豁然开朗，原来患者所患的就是持久性心房静止。

持久性心房静止是心房性心肌病的一种类型，过去没有诊断过，文献上也主要是病例报道。但心房静止是一种进展性心肌病，会导致系统性动脉栓塞和心力衰竭。我们给患者加用了抗凝剂利伐沙班和预防心肌重构药物，并加强随访，如瓣膜关闭不全持续加重致心功能减退，要考虑瓣膜手术问题。同时，要对其亲属进行筛查和对患者进行基因监测。

【总结】

心房性心肌病表现为双心房增大、二尖瓣及三尖瓣关闭不全，多有房性心律失常。有原发性及继发性两类。本例患者的房性心肌病表现应为原发性持久性心房静止、交界性逸搏性心律，实为一种少见类型。

【彭健教授点评】

本例患者为年轻女性，以心动过缓、心房扩大为主要表现，检查发现交界性逸搏心律，右心房明显扩大，三尖瓣重度反流，但不合并有肺动脉高压、高血压及左心系统明显病变。考虑原发性三尖瓣反流或心房心肌病可能，同时突出表现为起搏器植入术中发现心房静止，心房广泛瘢痕病变，心房心肌病诊断基本成立，其病因多考虑先天遗传因素，预后多取决于心肌病变的进展及三尖瓣等心脏瓣膜反流程度的变化。

心房心肌病是指影响心房结构、收缩或电生理特征，并导致心房重塑、传导异常等相关临床表现的一种疾病。高血压、糖尿病、高龄、心力衰竭等均可导致或加重心房心肌病。根据病理生理特点，将心房心肌病分为以下 4 类（EHRAS 分类）：①以心肌病变为主；②以纤维化病变为主；③同时存在心肌病变和纤维化；④以非胶原纤维浸润为主

（伴或不伴心肌改变）。常可合并有房性心律失常。

心房静止是心房电活动及机械活动消失，表现为心电图上P波消失，伴有交界性或室性逸搏心律，心脏超声检查可发现心房活动消失。根据病变范围可分为完全性或部分性心房静止，根据持续时间可分为间歇性或持续性心房静止。药物中毒（如洋地黄/奎尼丁中毒）、缺氧、急性心肌梗死可引起间歇性心房静止。持续性心房静止多伴有广泛的心房纤维化病变，多见于心房心肌病的一种少见表现。对于这部分患者的起搏治疗，先行电解剖标测明确心房残存且存在与房室结传导心肌有助于心房电极的植入，对于完全性心房静止或残存心肌与房室结无电传导的心房静止患者，选择VVI起搏。本例患者诊断明确，治疗上予以起搏治疗，兼顾栓塞预防、利尿等治疗，系统全面，实为一个罕见病例。

# 第3章

# 冠心病的特殊类型

　　冠状动脉循环每一个部分的结构和（或）功能改变都会形成冠心病，每一个部分改变的程度不同从而构成形形色色的临床表现。本章列举了8种类型的冠心病：病例1为冠状动脉微血管病，兼有微血管功能性及结构性改变，表现为心肌局灶性不对称肥厚、水肿、纤维化及微梗死，临床表现为无冠状动脉阻塞性病变的慢性冠脉综合征。病例2为缺血性心肌病，由于多支冠状动脉闭塞性病变导致前壁心肌梗死、心尖室壁瘤、继发性重度二尖瓣关闭不全、阵发性心房颤动、慢性左心衰竭，急性肺水肿及心力衰竭Ⅳ级；病例3为表现变异型心绞痛的冠状动脉痉挛患者，戒烟、钙拮抗剂和硝酸酯类药物治疗有效，但4年后症状复发，复发因素不确定。病例4为笔者首次遇到的年轻女性，无任何危险因素突然出现左主冠状动脉口急性闭塞。病例5为一例复杂冠心病在介入后出现医源性广泛前壁心肌梗死。病例6为一例28岁的年轻患者，患三主支冠状动脉严重病变，且主要病变都发生在三主支的分支，使三主支的下游稀疏荒凉，无法放支架或搭桥；在此基础上，患者很早就出现因冠状动脉供求矛盾引起的心绞痛和心肌梗死。病例7为主动脉夹层动脉瘤Benten手术后左主干CTO病变的处理。病例8描述了急性下壁心肌梗死合并左心衰竭。总之，本章内容概括了冠心病的方方面面，值得我们认真阅读。

## 病例1　不寻常的冠状动脉微血管病

### 【病例简介】

　　女性，58岁。约自2010年（时年45岁）以来，每年有1～2次心前区压榨样疼痛，不伴出汗，1min左右自行缓解，胸痛发作与劳累及情绪无关。2014年为此进行冠状动脉CTA及平板心电图检查，均无异常发现。

　　1年来时有腹痛、便次增多、头晕、胸闷等症状，未予特殊处理，为进一步诊断，于2021年10月11日入住内科病房，完成消化及心血管系统检查。

　　无高血压、糖尿病、吸烟、饮酒、心律失常及感染病史。

　　入院后生命体征平稳，查体无特殊阳性体征。平静心电图提示普遍导联T波低平或倒置，动态心电图无明显心律失常，但心率增快时出现缺血型ST段下移（图3-1）。

　　实验室检查：①主要阳性结果。一周中3次高敏肌钙蛋白值均升高（0.026ng/ml、0.020ng/ml、0.030ng/ml）；两次前-脑利尿肽（pro-BNP）值均增高（898.30pg/ml、832.40pg/ml）。②常规血液检查项目。血、尿、便常规，肝功能，肾功能，甲状腺功能，血糖，血脂，电解质，白蛋白，球蛋白等结果均正常。③其他特殊血液检查项目。红细胞沉降率、类风湿因子、C反应蛋白、免疫固定蛋白电泳、自身抗体16项、抗中性粒细

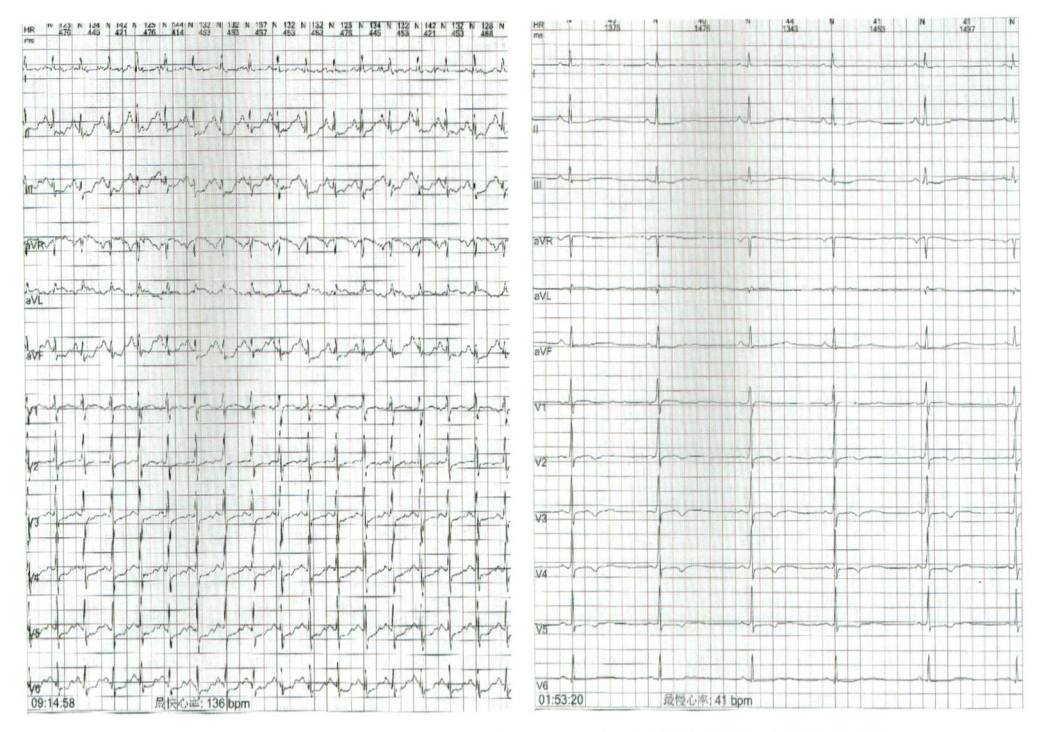

图3-1 心率增快时广泛导联ST段呈水平型、近似水平型、下斜型下移

胞胞质抗体、易栓因子、雌激素等结果均正常。④尿常规。24h尿蛋白及尿微量蛋白定量均正常。

超声心电图：各房室腔不大，室间隔中段增厚（左右径14mm，前后径13.7mm），左心室心尖部稍变薄。左心室侧壁心尖段收缩期可见矛盾运动，EF 68.75%。

腺苷超声负荷试验：负荷前左心室心肌灌注不良，呈不规则分布，负荷后，由于腺苷的扩张微血管床和充血效应，使负荷前的左心室不均匀灌注得到改善，但左心室侧壁心尖段仍无造影剂充填，呈灌注缺损，提示该区微血管阻塞（microvascular obstruction，MVO）现象（图3-2，箭头所指）。

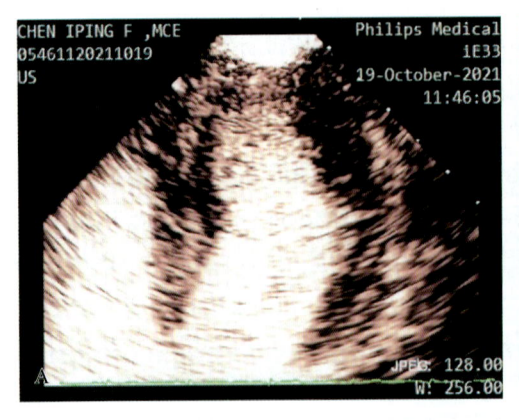

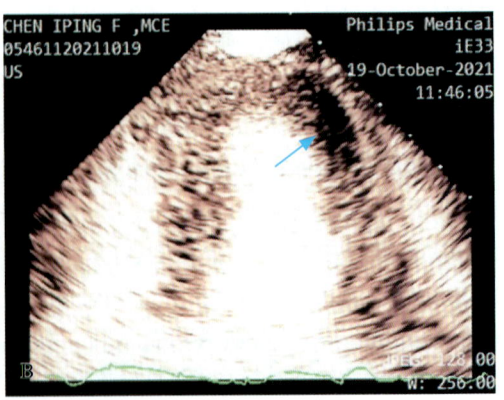

图3-2 超声腺苷心肌灌注显像。A.腺苷注射前；B.腺苷注射后

CMR检查：左心室前壁、间隔壁、下壁心肌不均匀增厚，最厚处舒张末期厚约16.4mm。上述增厚心肌内可见多发斑片状T₂WI稍高信号影，DWI可见斑片状高信号影，提示炎症及水肿，左心室射血分数59%。心肌灌注成像显示左心室心肌及右心室心肌对比剂首次通过时未见明显的低灌注区，延迟扫描见左心室可见多发斑片及条状高信号延迟强化，多位于心肌中部及少数的心外膜下区，延迟强化心肌体积约占总体积的15%，相应区域T₂ mapping值及T₁ mapping值升高（定量指标，指细胞外容积增大）（图3-3）。

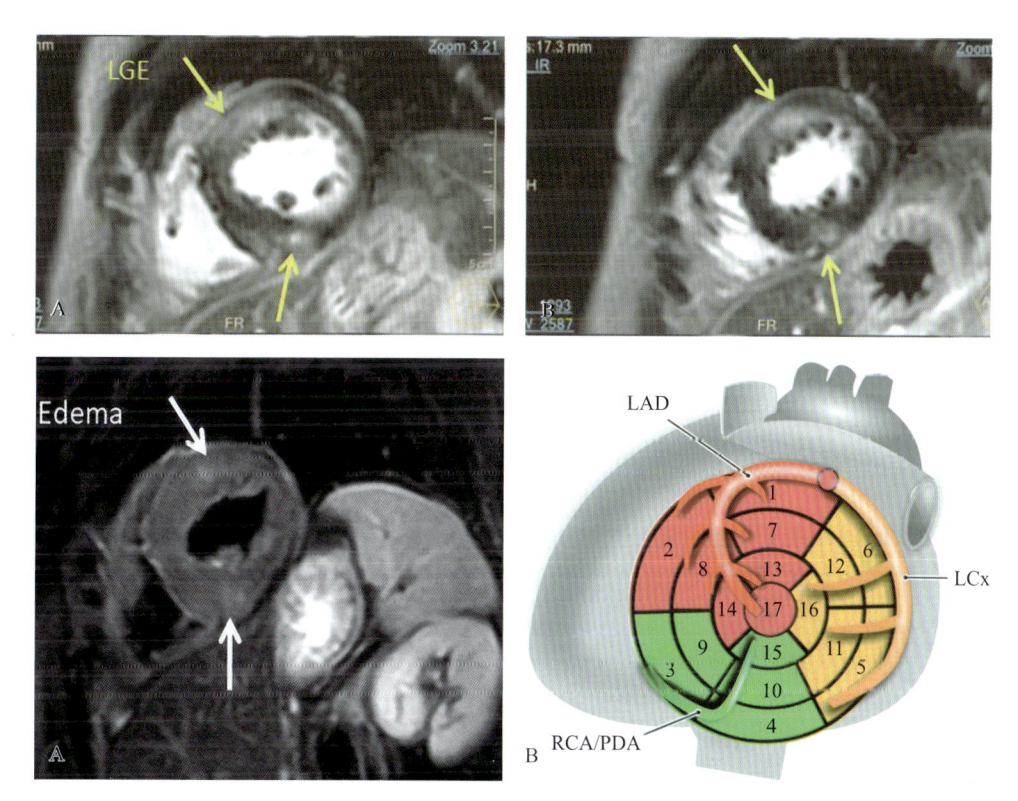

图3-3 CMR。A.提示左心室心肌不均匀增厚；B.箭头提示晚期钆增强（纤维化或瘢痕）

冠状动脉CTA检查：2014年及本次住院，两次冠状动脉CTA检查均未发现有冠状动脉狭窄病变。

【随访】

患者于2022年8月22日（出院后10个月）返院复查，出院后一直服用尼可地尔、曲美他嗪（万爽力）及他汀类药物，自述胸痛消失，动态心电图提示心率增快时ST段缓慢升高型下降。高敏肌钙蛋白仍为0.029ng/ml，前-脑利尿肽仍为936.30pg/ml，经胸超声仍提示左心室近心尖侧壁有反常运动，但心肌声学造影提示静息心肌灌注较前改善（图3-4）。

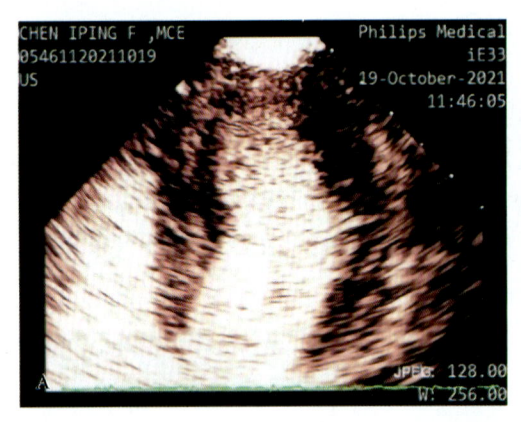

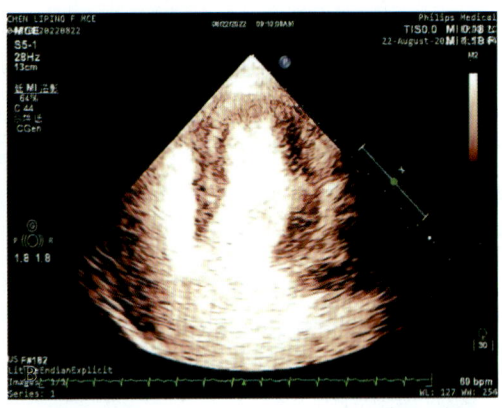

图3-4 静息左心室声学造影。A.心肌广泛灌注减少；B.灌注改善，心尖左侧仍有局限性灌注缺损

【诊断分析】

本例临床表现的主线应为慢性心肌缺血致左心室重构。慢性心肌缺血的根据为：①胸闷胸痛10年余；②心电图有心率加快时的ST段缺血性下移；③心肌有可逆性灌注缺损及微血管闭塞性（MVO）心肌梗死；④左心室心尖区有固定的反常运动。左心室重构的证据为：左心室呈不均匀增厚伴增厚区灌注减低、炎症、水肿和瘢痕形成，伴前-脑利尿肽慢性升高及肌钙蛋白T轻度稳定性升高，但左心室射血分数正常。

慢性心肌缺血由3类原因构成，一是心外冠状动脉病变，二是各种病因的心脏病所致的微血管功能不全，三是无冠状动脉阻塞性病变的慢性心肌缺血（INOCA），又称微血管心绞痛或X综合征。本例于2014年及2020年两次冠状动脉CTA检查均正常，且：①不支持急性心肌炎：无感染病史；CMR为不均匀的心肌肥厚及炎性反应，与一般病毒性心肌炎均匀性心肌受累不同。②不支持应激性心肌病，无心尖球形症。③无高血压、糖尿病、心动过速、乙醇、药物影响及瓣膜疾病。

目前诊断：①无冠状动脉闭塞性慢性冠状动脉综合征；②射血分数保留的心力衰竭，心功能NYHA Ⅱ级。

欧洲2020年有关微血管心绞痛的诊断标准有4点：①有心肌缺血症状。②无阻塞性冠状动脉病变。③有心肌缺血的客观证据。④有冠状动脉微血管功能损伤证据。a.冠状动脉血流储备（CFR无创或有创测量）＜2.0；b.乙酰胆碱试验复制出缺血症状及心电图改变，但心外冠状动脉正常；c.异常的冠状动脉阻力：IMR（阻力指数）≥2.5或HMR（充血状态下的微血管阻力）≥1.9。

本例患者虽临床高度拟诊INOCA，但缺乏CFR及IMR测定，无微血管功能受损的直接证据，有关的检查方法将在本病例讨论中陈述。

【病例讨论】

1.无阻塞性冠状动脉病变心肌缺血的机制

（1）心外冠状动脉痉挛或心外冠状动脉伴深而长的心肌桥导致的心肌缺血。

（2）冠状动脉微血管性心绞痛：冠状动脉微血管指心肌内的前小动脉和小动脉。由微血管痉挛、内皮功能不全和小动脉重构（内皮增厚、平滑肌细胞增生、血管周围纤维化）引起。表现有两种形式。①结构性病变：静息时心肌血流可能正常，但负荷后血管不能扩张，血管阻力增大，致冠状动脉储备（CFR）下降，引起心肌缺血及心绞痛；②功能性病变：静息时心肌血管已尽可能扩张，心肌血流正常或增多，负荷后毛细血管床不能进一步增募，致CFR下降，引起心肌缺血及心绞痛，但血管阻力正常（图3-5）。

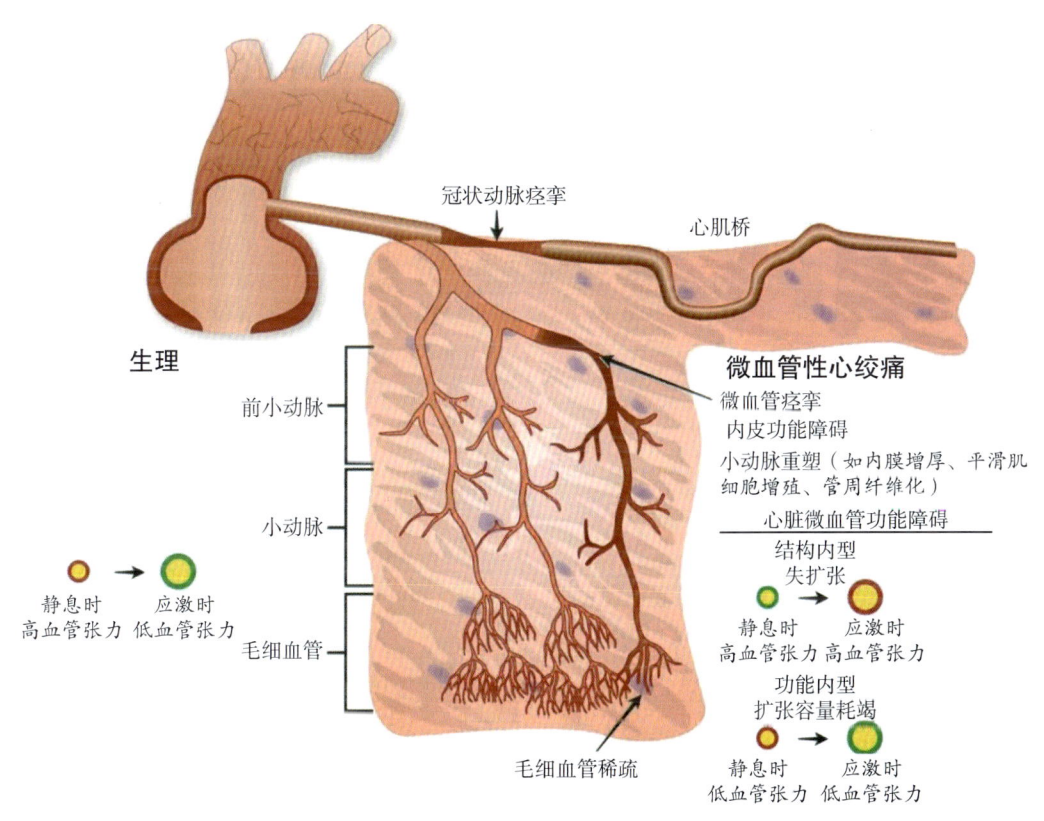

图3-5 无冠状动脉阻塞性病变时引起心肌缺血的机制

2.如何评估冠状动脉微血管病

（1）测量冠状动脉微血管阻力：通过有创方法，应用冠状动脉内压力导丝及多普勒血流导丝或具有温度感受的导丝来推演计算出IMR（微血管阻力指数）和HMR（充血状态的微血管阻力），正常IMR/HMR应<2.5/1.9。

（2）测量冠状动脉血流储备（CFR）：在不具备心外冠状动脉病变的情况下，CFR≤2.0是冠状动脉微血管功能异常的重要证据。CFR可通过上述有创方法及无创影像技术测得。标准的无创影像方法包括正电子扫描（PET）、磁共振（MR）、单光子扫描（SPECT）及CT灌注成像等技术，测定腺苷负荷前后的心肌血流比值。

（3）临床上对胸痛患者可首先用冠状动脉CTA筛查，无阻塞性冠状动脉病变的胸痛患者要通过负荷试验，除外冠状动脉微血管病变。负荷试验检出的可逆性心电图缺血性改变、室壁运动异常、心肌灌注异常可间接反映CFR改变。常用方法为平板/踏车运动心电图负荷试验、负荷超声心动图及心肌声学造影。负荷试验阴性的病例指南建议进一步用乙酰胆碱（ACH）试验，以除外痉挛性冠状动脉病变。如ACH引起心肌缺血，而心外冠状动脉正常，代表微血管痉挛。

超声增强造影（MCE）是唯一能在床旁实现心肌灌注成像的方法，具有无射线、价格低廉和易于反复进行的优点，近年研究表明其结果与磁共振等标准影像技术有很好的一致性（图3-6）。

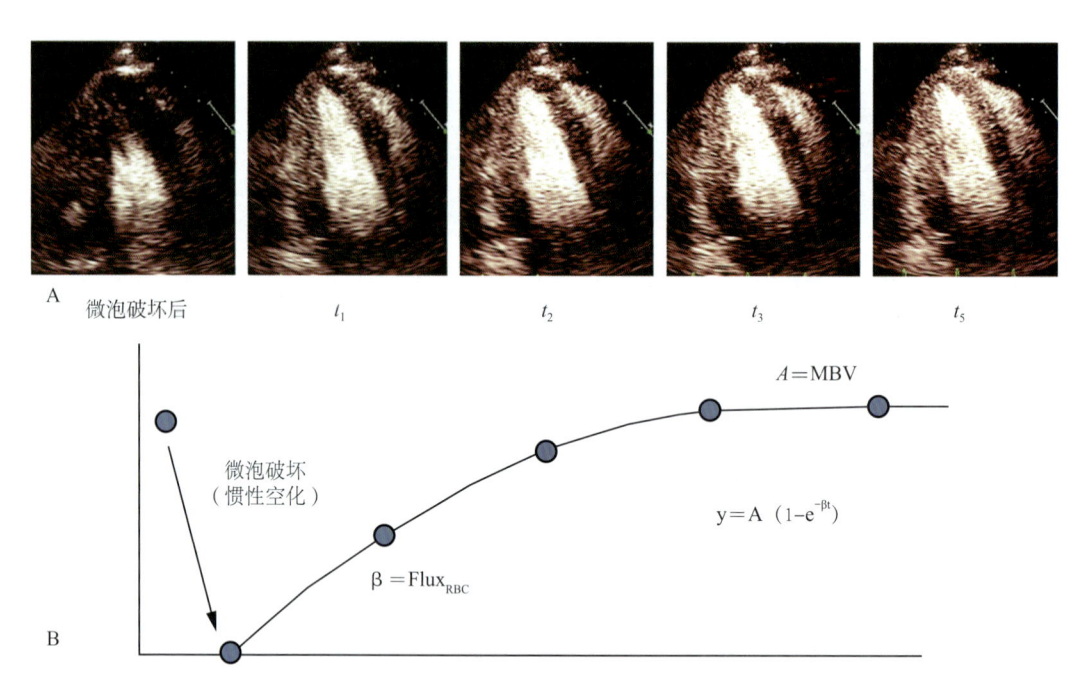

图3-6　A左.左心室声学造影后，发射超声波将心肌中的微泡破坏，使心肌显示完全黑暗；A.$t_1$～$t_5$，间隔不同时间，超声造影剂在心肌中复现，逐渐达饱和状态，可衍生出B图反映血流的曲线

**3.关于微血管病的预后和治疗**　目前认识到，缺乏心外冠状动脉功能改变的心绞痛并不是一种良性状况。Shimokawa等完成了一项国际性多中心研究，对686例微血管性心绞痛患者进行3年随访，出现主要不良心血管事件（MACE）为每年7.7%，主要是不稳定型心绞痛（占MACE的81%），发生心血管死亡和非致命心肌梗死的比率分别为每人每年1.0%及0.5%。研究还表明，微循环心绞痛多发于妇女，但男、女患者有相似的MACE发生率。

2018年一项随机临床试验发现：根据冠状动脉内试验［冠状动脉血流储备（CFR）、微循环阻力和乙酰胆碱试验］定制的治疗方案与传统非定制的药物治疗相比，使心绞痛明显减少。

如患者CFR＜2.0，或IMR（微血管阻力）≥25U，同时乙酰胆碱激发试验阴性，则适合应用β受体阻滞剂、ACE抑制剂和他汀类药物，同时生活方式治疗，减轻体重。如患者乙酰胆碱试验诱发心电图改变和心绞痛，且缺乏心外冠状动脉的明显病变，则诊断为微血管痉挛，按血管痉挛的方案处理。

目前尚缺乏有循证医学证据的有效药物治疗方案，一般采用防治动脉粥样硬化的药物，其中尼可地尔对微血管心绞痛常可获得较好的疗效。本例患者无高血压和糖尿病等心血管危险因素，给予他汀类药物、尼可地尔、阿司匹林及万爽力治疗观察。

【总结】

1.慢性冠状动脉微血管病不一定是良性病变：本例为不常见的慢性微血管功能不全，观察10个月高敏肌钙蛋白及前-脑利尿肽始终有升高，且有心肌水肿、低灌注及微梗死。Claudio等证明（Christine Pacheco Claudio et al.Clinical Cardiology，2018，41：185-193）当CFR＜2.0时，年主要不良心血管事件（MACE）较CFR≥2.0者明显为多（$P<0.0001$）。

2.冠状动脉微血管病变可分布广泛，不按心外冠状动脉走行范围，本例的病变涉及前降支、右冠及旋支的广泛节段，且LGE不一定分布在内膜下。

3.微血管病变可兼有功能性及结构性改变，前者表现为可逆性心肌缺血（ST-T改变，心肌灌注，室壁运动）；后者可表现为心肌局灶性不对称肥厚、水肿、纤维化及微梗死，各个区域微血管病变程度可不一致。

4.虽然文献中对冠状动脉微血管病的诊断建议有创性定量手段，如压力温度导丝、冠状动脉内多普勒血流测定等方法，但由于价格昂贵和有创性，临床多难以完成。建议对可疑冠状动脉微血管病例先采用平板心电图试验、动态心电、心肌声学造影及心脏磁共振等定性手段来评估，必要时进一步应用有创定量方法来鉴定。

5.由于对CMD的认识和经验不足，需要在今后的临床实践中考验当前的认识水平，并尽可能用一些有创的检测手段来对比。

【查道刚教授点评】

这是一个十分有趣的病例报告。女性，45岁，偶发心前区绞榨样疼痛，持续约1min自行缓解，超声心动图见节段性室壁运动异常、CMR见延迟强化，提示有心肌梗死，结合冠状动脉CTA未见心表大冠状动脉异常，故临床诊断无冠状动脉阻塞性病变的慢性心肌缺血（INOCA）没有问题。

INOCA包括冠状动脉痉挛性心绞痛、微血管心绞痛两种类型。前者可以表现为心表大冠状动脉痉挛或微血管痉挛两种形式。该患者在无症状的情况下行心肌声学造影见心肌灌注缺损，故暂不考虑冠状动脉痉挛性INOCA。如果能完善乙酰胆碱试验，则能进一步排除冠状动脉痉挛因素。有趣的是，与急性心肌梗死不同，该患者心肌声学造影的灌注缺损类似于应激心肌病患者的微循环障碍，在腺苷负荷试验后，心肌灌注缺损范围减小，提示其存在某种特殊类型的冠状动脉微血管病变。

虽然从病例报告中我们不知道该患者体型情况，但对于中青年女性而言，室间隔中段厚度左右径14mm、前后径13.7mm，显然是应该引起重视的问题。该患者在10个月的随访期间，见持续低水平的肌钙蛋白升高，说明存在持续性心肌损害的可能。因缺乏其他证据，故难以做出"心肌炎"的诊断。但如果在10个月后复诊时能复查CMR，并发现心室壁水肿消失、室壁肥厚减轻，会不会有利于"心肌炎"的诊断呢？

该患者无关节肿痛、肌肉酸痛等症状，红细胞沉降率不快，自身抗体16项、类风湿因子及抗中性粒细胞胞质抗体阴性，可初步排除常见的结缔组织病。但对于中青年女性，有持续性的不明原因的心肌损害，最好能在2～3个月后复查前述结缔组织相关指标，以排除假阴性的可能。

淀粉样变也是浸润性心肌病变常见原因之一。该患者免疫固定蛋白电泳阴性、24h 尿蛋白及尿微尿蛋白定量均正常，可初步排除轻链型心肌淀粉样变。但不能排除另一种常见的心肌淀粉样变的可能，即甲状腺素运载蛋白淀粉样变性（ATTR型）。在条件允许的情况下，行骨示踪剂心脏闪烁成像将有助于相关疾病的诊断与鉴别诊断。

Fabry病也称弥漫性躯体性血管角皮瘤、神经酰胺三己糖苷沉积病或Anderson-Fabry病，是一种X连锁遗传的糖脂贮积病。该病是由于溶酶体酶α-半乳糖苷酶A活性缺乏，导致全身多种细胞的溶酶体中神经酰胺三己糖苷蓄积。Fabry病可发生若干模式的左心室肥厚和重构，包括向心性、不对称性及偏心性肥厚。最常见的模式是早期向心性重构进展为向心性肥厚。约5%的病例发生非对称性间隔肥厚。某些重度心脏病病例因纤维化引起基底后壁变薄，所以间隔可能呈不对称性肥厚。酶替代治疗可以改善Fabry病的病程，进而改善预后，因此早期诊断显得非常重要。故对于所有不明原因的左心室肥厚或心肌病，尤其是肥厚型心肌病或限制型心肌病，均应注意排查Fabry病的可能。在典型受累男性中，使用白细胞进行α-Gal A检测的敏感性和特异性接近100%，但该检测只能识别不到50%的女性携带者。对编码α-Gal A或GLA的基因进行突变分析则是确认男性或女性Fabry病诊断的金标准。

总之，该患者冠状动脉微血管病变原因不明。临床医师多做一些相关鉴别诊断，则多一分明确病因的可能。此外，密切随访也是获得最终诊断的重要途径之一。

## 病例2　1例缺血性心肌病患者的进展过程

【病例简介】

男性，73岁。于2012年（时年63岁）6月在洗澡时突发胸痛，急诊就诊于某医院，诊断为冠心病，植入2枚支架（具体不详）。病情稳定后出院。4年后，2016年夏天，在公园散步时感胸痛，再次到该医院诊治，再次植入冠状动脉支架2枚（具体不详），病情稳定后出院。有高血压及糖尿病史20年。时隔8年，直至2020年，患者又出现劳力性胸痛，含服硝酸甘油片可缓解。胸痛发作逐渐频繁，出现夜间胸痛发作，遂于2020年11月15日来南方医院心内科住院。

当时生命体征平稳，体检双肺底可闻及细湿啰音，双侧足背动脉未触及。动态血压提示平均收缩压145mmHg，最高收缩压165mmHg。平静心电图为窦性心律，心前导联R波无递增，均为rS型，主波向上的导联T波均低平（图3-7）。动态心电图有阵发心房颤动。X线胸片提示双肺渗出性改变，心影扩大，主动脉扩张，主动脉结向左突出，见弧状钙化影（图3-8）。

2020年心脏超声提示：①心脏扩大（mm）：左心室53，左心房61，右心室32，右心房45，肺动脉26；②广泛心尖区室壁变薄，收缩期无运动，下壁运动减弱；③二尖瓣、三尖瓣、主动脉瓣中度反流；肺动脉收缩压34mmHg。

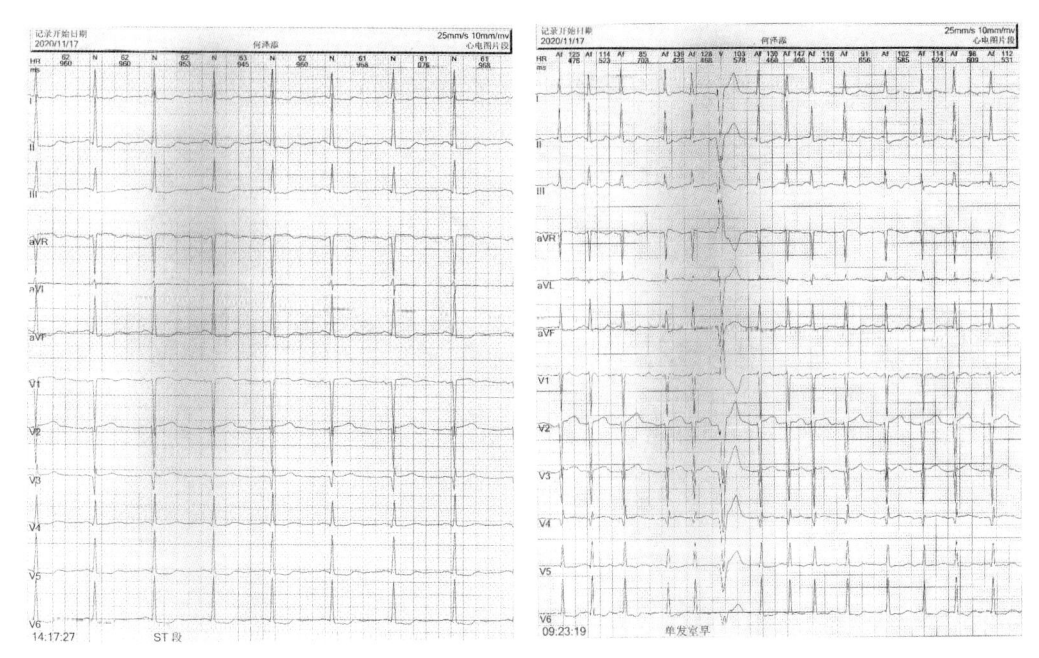

图3-7 2020年11月15日,首次入住南方医院心电图:左图为窦性心律,陈旧前壁心肌梗死伴广泛ST-T改变,右图为快速心房颤动及室性期前收缩

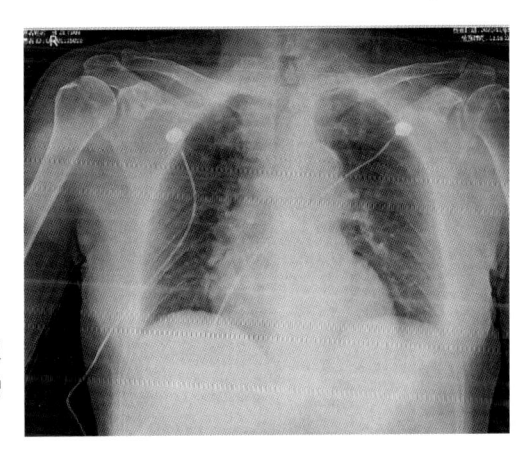

图3-8 X线胸片提示:双肺渗出性病变,双肺门较浓影,心影扩大,主动脉扩张,主动脉结增宽,见弧形钙化影

2020年冠状动脉造影提示左前降支冠状动脉(LAD)完全闭塞,未见支架影,左旋支冠状动脉(LCX)优势,有植入支架影,右冠状动脉(RCA)细小,造影后于LAD内序贯植入支架3枚,LAD血流恢复(图3-9)。

2020年主要化验改变:血红蛋白89g/L,肌钙蛋白T 0.401ng/L,前-脑利尿肽5125.00pg/L,肌酐220μmol/L,尿酸494μmol/L,高密度脂蛋白胆固醇0.88mmol/L,甘油三脂1.74mmol/L,低密度脂蛋白胆固醇2.58mmol/L,糖化血红蛋白7.7%。

2020年11月15日首次南方医院心内科住院行LAD重建,病情稳定后,于2020年11月23日出院。出院带药:硫酸氢氯吡格雷(波立维)、利伐沙班、氯沙坦钾(科素亚)、美托洛尔、阿托伐他汀、依折麦布、苯磺酸氨氯地平、利格列丁及胰岛素。

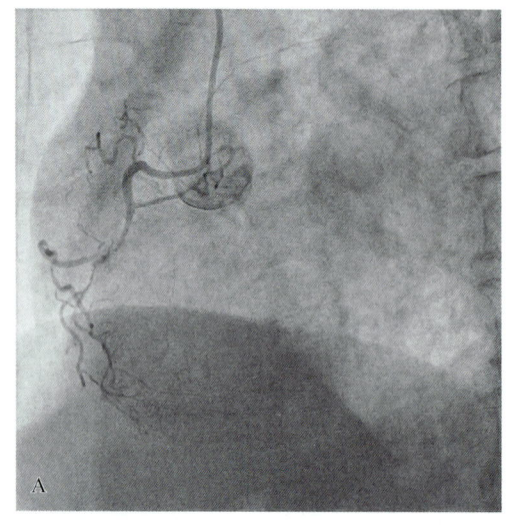

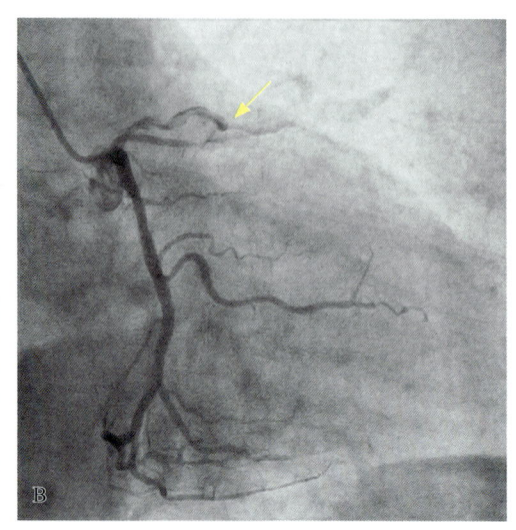

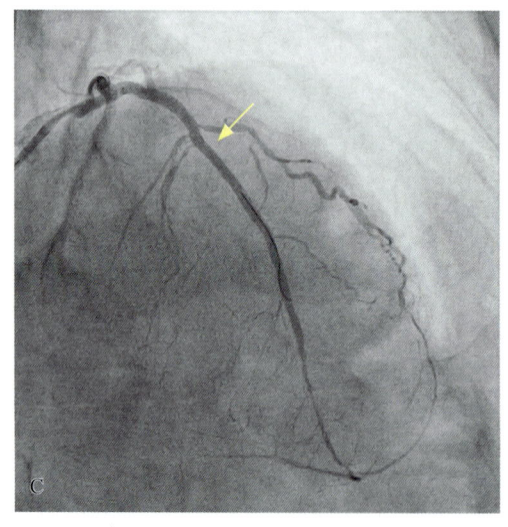

图3-9 冠状动脉造影。A.RCA细小；B.LAD近段完全闭塞（箭头所指为残端）；C.LAD重建后心律恢复

2020出院后，至2022年5月，共有10次在南方医院各科因心力衰竭及动脉粥样硬化并发症住院，多次发生急性肺水肿（图3-10）。2021年9月13日，在心血管外科行经心尖主动脉瓣植入术，经过顺利。同步冠状动脉造影提示LAD及LCX支架通畅，LAD远段有一处急性狭窄，用药物球囊扩张。

2022年1月因言语含糊在外院做头部CT，提示双侧额顶叶、半卵圆中心放射冠和侧脑室旁多发缺血、变性灶。双侧颈内动脉和椎动脉硬化，经内科治疗，言语恢复。同期查肌红蛋白＞900μg/L，前-脑利尿肽＞35 000pg/L。

2022年3月1日，腹主动脉及双下肢动脉CTA提示：腹主动脉及双侧髂总动脉、髂内动脉、髂外动脉严重动脉粥样硬化，并钙化斑块、混合斑块及斑块表面溃疡；左髂内动脉严重狭窄，右髂内动脉几乎闭塞。双侧股深、股浅动脉及以下动脉多发狭窄、闭塞病变。考虑全身情况，未予以处理。

第3章 冠心病的特殊类型

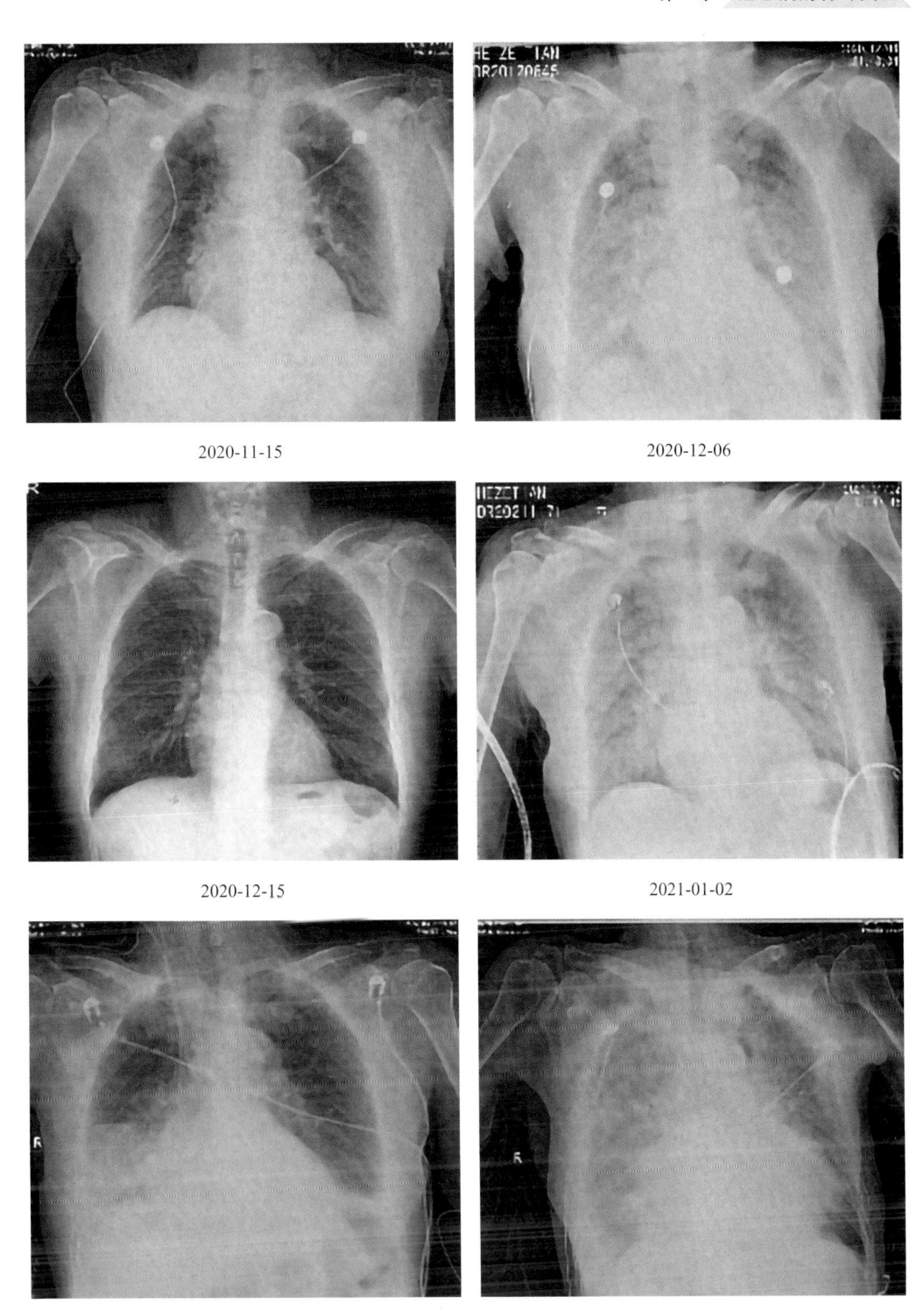

2020-11-15

2020-12-06

2020-12-15

2021-01-02

2021-09-16

2022-02-11

2022-03-08　　　　　　　　　　　　　　2022-05-08

2022-05-19　　　　　　　　　　　　　　2021-05-23

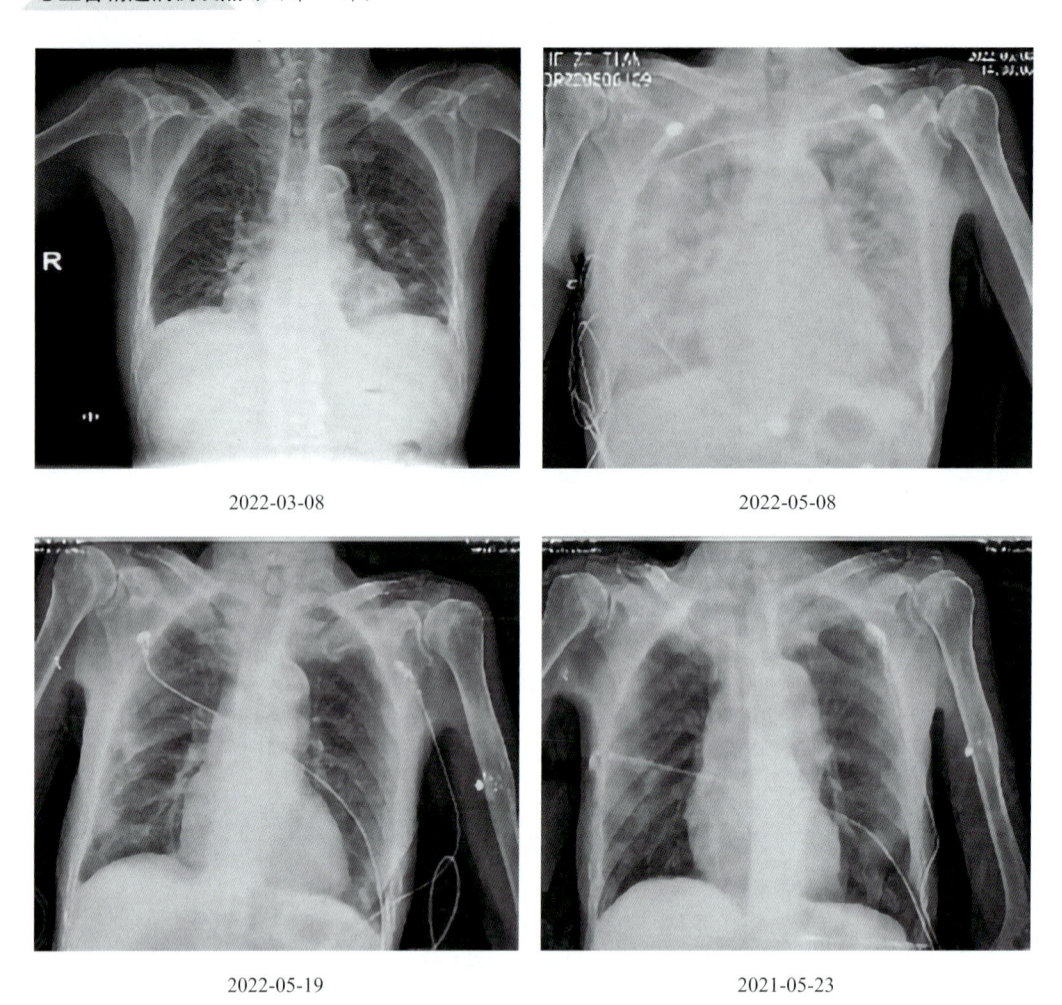

图 3-10　2000—2022 年，反复发作肺水肿住院变化

2000—2022 年多次心脏超声提示左心功能逐渐减退，由无运动发展到矛盾运动，心肌呈现室壁瘤样；同时，二尖瓣关闭不全由轻度发展到重度；经过主动脉瓣置换，在重度二尖瓣关闭不全的情况下，左心室射血分数仅有 47.56%（图 3-11）。虽经强化药物治疗，肺水肿有所好转，前-脑利尿肽有所下降，但肾功能逐渐恶化、胃动力减退、嗜睡，呈恶病质状态（图 3-12）。

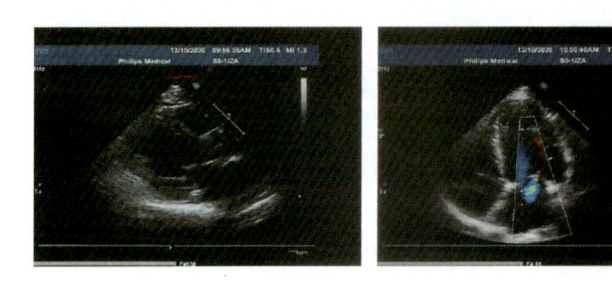

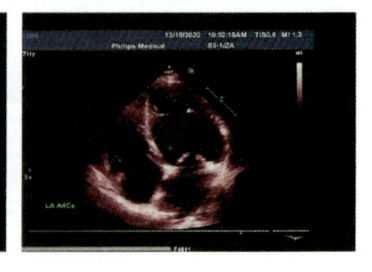

2020-11-16 日，二尖瓣、三尖瓣、主动脉瓣均有中度反流，EF 50.83%

第3章 冠心病的特殊类型

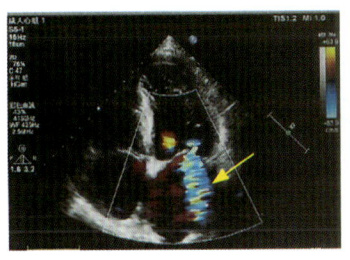

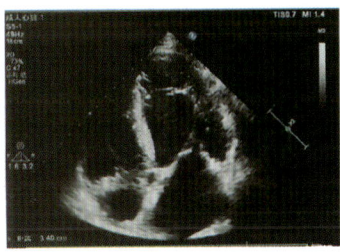

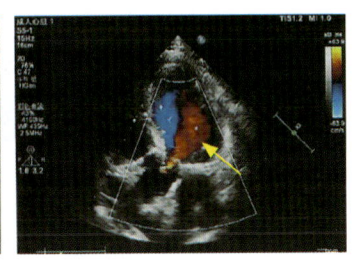

2021-03-06，二尖瓣重度反流（左图箭头提示），主动脉瓣中度反流（右图箭头提示），EF53.47%

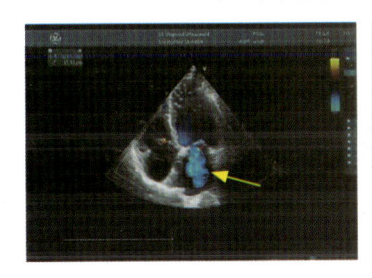

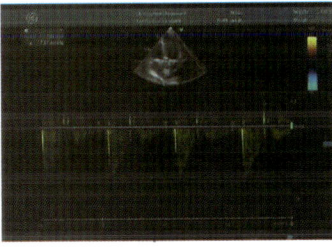

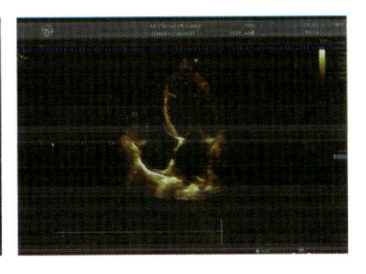

2022-05-17，主动脉瓣置换后，仍有重度二尖瓣反流，EF 47.56%

图3-11 2000—2022年心功能及心瓣膜变化

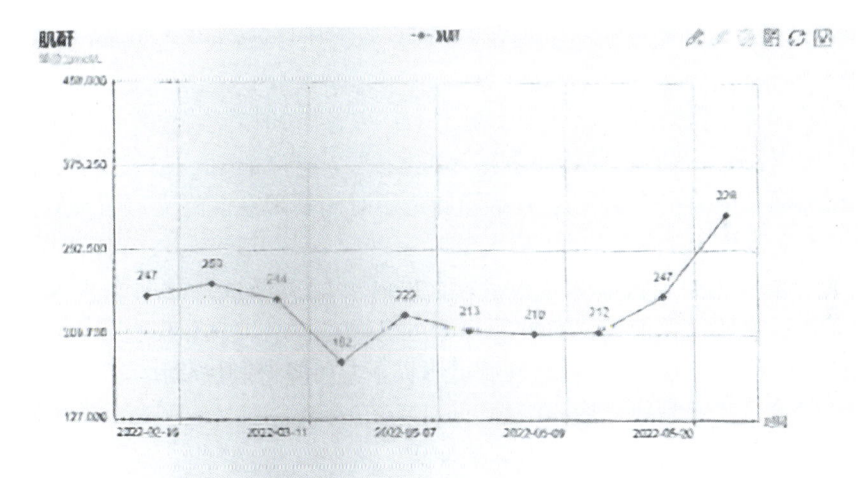

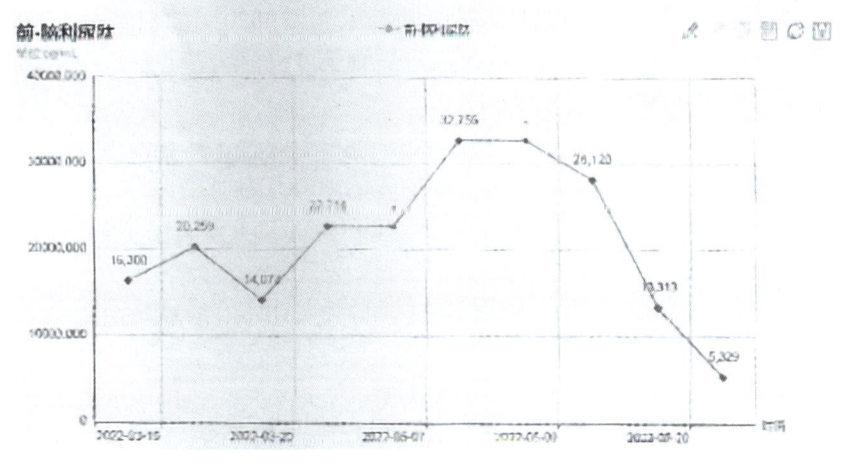

图3-12 历年肌酐和前-脑利尿肽变化

**【最后诊断】**

1. 代谢综合征　高血压、2型糖尿病、高脂血症、高尿酸血症。
2. 缺血性心肌病　①多支冠状动脉闭塞性病变，前壁心肌梗死，心尖室壁瘤；②继发性二尖瓣关闭不全（重度）；③阵发性心房颤动；④慢性左心衰竭，急性肺水肿，心功能Ⅳ级。
3. 双下肢动脉粥样硬化　双侧髂总动脉及以下各级动脉多发闭塞性病变，双下肢缺血。
4. 脑动脉粥样硬化　双侧额顶叶、半卵圆中心放射冠和侧脑室旁多发缺血、变性灶。
5. 主动脉硬化　主动脉纡曲、扩张，伴主动脉瓣退行性变，主动脉瓣中度关闭不全。
6. 慢性肾功能不全　肾功能3期。

**【病例讨论】**

1. 对本例10年诊治过程的反思　此患者从2012年因胸痛就诊，到2022年，历经10年，共住院12次，先后植入冠脉支架7枚并行主动脉瓣置换，但最终发展到前壁心肌梗死、左心室心尖室壁瘤、继发性二尖瓣重度关闭不全、反复急性肺水肿、阵发心房颤动和慢性肾功能不全。同期出现双下肢严重动脉粥样硬化，多处闭塞性病变，致双下肢缺血。

（1）对高血压、糖尿病和高血脂等心血管危险因素防治不得力：患者在首次胸痛发作前20年即有高血压和糖尿病，可直到2年前，收缩压还能高达至200mmHg以上，糖化血红蛋白还高达7.7%。

（2）冠心病首诊医院对患者处理情况不明：患者于2012年在洗澡时突发胸痛，应该为急性冠脉综合征，首诊医院给患者植入2枚支架，4年后又植入2枚支架，患者后来证明是前壁心肌梗死，但在2020年冠状动脉造影时未发现左前降支冠状动脉有支架植入，只见左旋支冠状动脉内有至少2枚支架。

（3）关于本病例的冠状动脉介入治疗：患者于2020年11月15日首次来南方医院心内科住院时已有陈旧性前壁心肌梗死，超声提示左心室前壁心肌变薄，收缩期无运动，心电图示前壁R波无递增。冠状动脉造影提示左前降支冠状动脉完全闭塞（CTO）。因患者有心绞痛，说明是梗死后心绞痛，应该还有存活心肌，故开通前降支冠状动脉是正确的。但意想不到的是从此心力衰竭加重。从2021年1月起，几乎每月住院1次，每次住院都出现急性肺水肿（白肺），前-脑利尿肽由2020年的5125ng/L升至2022的13 837～32 758ng/L，且二尖瓣由中度反流进展到重度反流。左心室室壁运动由收缩期无运动发展至矛盾运动和室壁瘤形成。

为什么重建了左前降支冠状动脉血流后心功能没有改善，且频发出现急性肺水肿？考虑的可能因素为：①前降支冠状动脉支配的领域大部分为梗死心肌，开通血管不但无益，反而可能对残存的心肌造成再灌注损伤；②严重的二尖瓣关闭不全易诱发肺水肿；③因肾功能减损，限制了一些药物的应用。

（4）关于本病例的瓣膜置换：本病例的主动脉瓣关闭不全应该是由于主动脉中层硬化、纡曲扩张和主动脉瓣退行性变的综合结果，与冠心病无直接关联；且患者的主动脉关闭不全始终是中度。相反，患者的二尖瓣关闭不全逐渐加重，由中度进展到重度，与左心功能的恶化密切相关。因此，当患者心力衰竭加重后，应该首先处理主动脉瓣关闭不全还是首先处理二尖瓣关闭不全的问题，值得商榷。

（5）缺乏对患者诊治的综合考量；10年来，患者在外院住院2次，南方医院住院10次，住院的科室除CCU和心内科外，还有心外科、肾内科和老年科。即使在CCU住院，也是由不同的医疗组来管理，缺乏前后连续的思路和统筹的治疗方案。

2.关于对缺血性心肌病患者冠状动脉重建的目前观点

（1）缺血性心肌病的概念：缺血性心肌病是射血分数减少的心力衰竭最常见的原因。发生机制是由于既往的急性心肌梗死，或者是由于未被认识到的急性冠脉综合征事件使收缩功能隐袭性的进行性下降。因此，缺血性心肌病是指因基础冠心病导致慢性左心室收缩功能不全的心力衰竭综合征。最主要的损害心肌收缩功能的病理生理基础是兼有纤维化性瘢痕和存活的但功能低下的心肌。存活心肌指顿抑或冬眠的心肌，这些心肌在冠状动脉重建后可恢复收缩功能。

因此，识别存活心肌是近10余年来受到关注和研究的领域。综合临床研究表明，只有具备足够数量存活心肌的患者，搭桥手术才能使之获益；相反，如果患者没有存活心肌，冠状动脉重建不能给患者带来好处，甚至有害。

（2）什么是存活心肌：存活心肌是指可逆性的缺血性功能不全，包括顿抑心肌和冬眠心肌。顿抑心肌通常发生于急性心肌梗死（AMI）经即刻再灌注治疗后，左心室心肌有短暂的功能不全（图3-13A）。冬眠心肌是在左心室心肌严重缺血的情况下，心肌适应性的降低功能，与供应减少的血流相匹配，避免心肌坏死。当冠状动脉血流重建后，心肌功能可恢复（图3-13B）

当存在严重冠状动脉狭窄时，静息心肌血流可能正常，但冠状动脉储备减低，每当

图3-13 心肌顿抑和心肌冬眠的发生机制模式图。A.心肌顿抑指遭受短暂心肌缺血后，心肌出现可逆性收缩功能不全。如AMI后很快恢复心肌血流：冠状动脉血流突然中断（蓝线）心肌功能立即遭到损害（红线），如在数分钟内冠状动脉血流恢复，顿抑心肌可在几天或几周后恢复功能；B.冬眠心肌指慢性心肌缺血时，心肌收缩减低与血流减少相匹配，这种调节性的机制是为了避免心肌缺血，以慢性损害左心收缩功能为代价。成功的冠状动脉重建使血流恢复后，冬眠心肌可在数周至数月后恢复其收缩功能

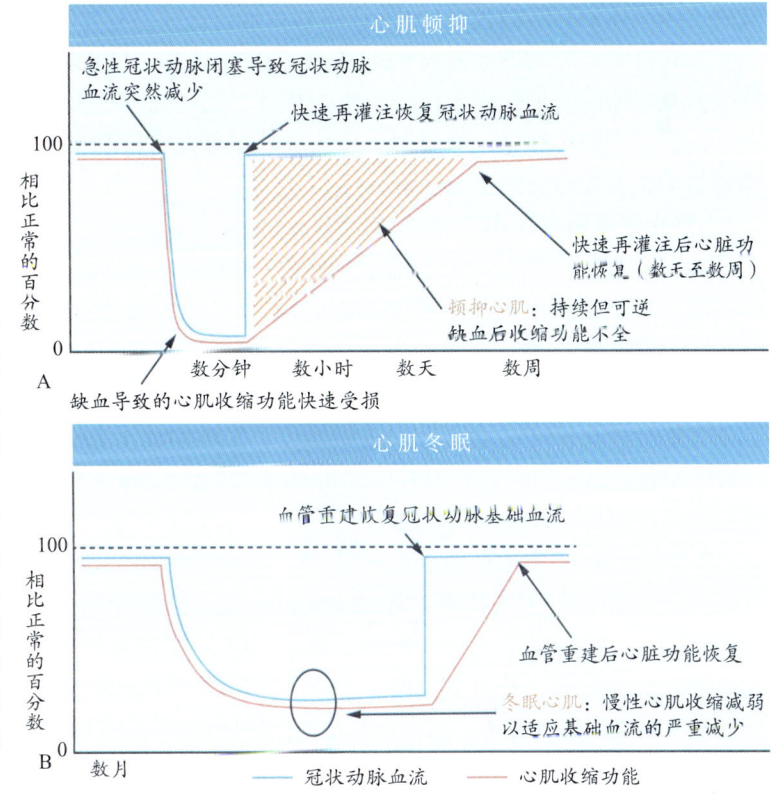

氧求超过冠状动脉储备时就会导致心肌缺血，每次心肌缺血都会导致短暂心肌功能损害（心肌顿抑），如反复发作心肌缺血，血流永远不能恢复到正常状态，则形成慢性左心室功能不全。成功的冠状动脉重建，使冠状动脉血流储备恢复，增加氧需时不再引起缺血，存活的心肌可恢复正常功能。

（3）评估存活心肌的方法：无创的评估技术已进展到准确评估是否有存活心肌，以及存活心肌的范围。目前临床实践有4种方法：①单光子发射计算机断层成像（SPECT）；②多巴酚丁胺超声心电图；③正电子发射计算机体层扫描（PET）；④心脏磁共振（CMR）。值得注意的是各种方法评估的生理基础不同，结果也可能不一致。例如，SPECT判定存活心肌只要求细胞膜的完整性；而多巴酚丁胺超声则要求心肌收缩装置能对正性刺激起反应。

（4）应用心肌存活性信息的当代理念：基本的活性理论"功能异常但存活的心肌，在血管重建后可以恢复收缩功能"的理念仍然有效，但其推论："没有足量的活心肌不能从外科血管重建后获益"的理念不适合用于所有的患者。这些患者需要深思熟虑和个性化的处理，不能教条式的应用。决定："搭桥或不搭桥"是二元的，但通过考虑许多因素后作出的决定不是二元的。

最主要的是，所有缺血性心肌病患者的左心室功能不全，不论是否进行血运重建，按照指南给予药物治疗都是可以获益的。图3-14详细说明应用心肌存活性信息的概念框架。

【总结】

1. 本例描述了系统性动脉粥样硬化心血管病（ASCVD）在一位患者身上的存在和发展，深刻体会到防治ASCVD的任重和道远。

2. 缺血性心肌病的患者常同时伴有心肌瘢痕和心肌冬眠（存活心肌），冠状动脉重建改善心功能的效果取决于存活心肌的数量，同时处理严重的二尖瓣关闭不可能有益。

3. 治疗冠心病的每一种类型，包括急性冠脉综合征和慢性冠脉综合征，每一个环节都要给予患者按指南规定的药物治疗。

【周忠江教授点评】

1. 该病例是一例由多种传统危险因素（高血压、高血脂、糖尿病）管理不善，并发症不断进展，导致出现多血管床ASCVD事件，最终发展到靶器官严重损害并出现功能衰竭的真实临床病例，笔者系统地观察了20余年疾病发展历程，直至出现晚期并发症（脑梗死、心肌梗死合并二尖瓣关闭不全及晚期心力衰竭、严重外周血管病），充分展示了动脉粥样硬化疾病的危害性和进展轨迹，生动印证了1991年著名学者Dzau和Eugene Braunwald提出的心血管事件链（cardiovascul continuum）概念，本病例极具临床指导和教育意义，值得广大临床医师深刻反思。

2. 本病例再次警示患者和临床医师，心血管疾病传统危险因素控制多么重要，且看此患者2020年的生化检查，尿酸494 μmol/L，高密度脂蛋白胆固醇0.88mmol/L，TG 1.74mmol/L，低密度脂蛋白胆固醇2.58mmol/L，糖化血红蛋白7.7%。此患者冠状动脉粥样硬化病变弥漫，斑块负荷重，多支病变同时合并前降支闭塞，多次出现ACS事件，先后多次行PCI血运重建，植入7枚DES；按照2018美国ACC血脂指南、2019欧洲ESC血脂指南界定的（极高危）定义和2019中国胆固醇教育计划（CCEP）首次提出的"超

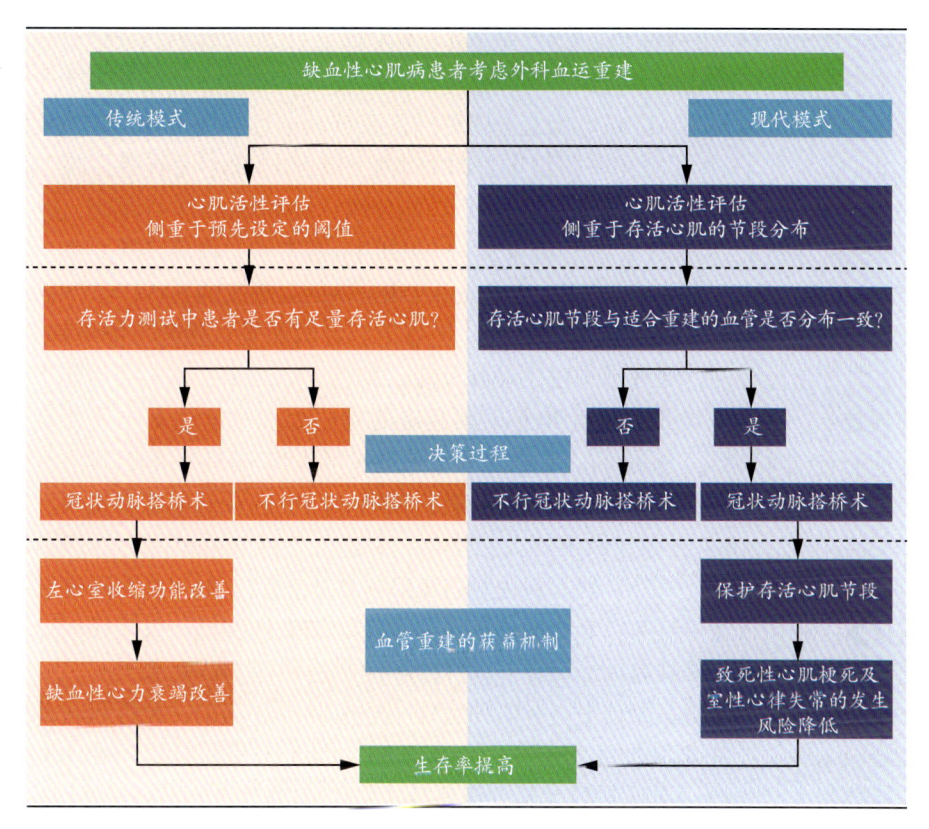

**图 3-14　应用心肌存活性信息的概念框架**

传统模式（图左侧）对缺血性心肌患者搭桥的决定是基于心肌活性的二元评估，仅当患者有足够量的活心肌才考虑外科血管重建。取得的良好的结果与左心室收缩功能改善和心力衰竭减轻相关。现代模式（图右侧）是基于评估出的活心肌是确定要血管重建的供应区心肌；搭桥获益的机制是减少致命的心肌梗死和室性心律失常的危险

高危"概念，该患者 LDL-C 应该及早降低至 1.0 mmol/L（Ⅱb 推荐），并终身维持；调脂手段包括强化他汀类药物，联用胆固醇吸收抑制剂和 PCSK9 抑制剂；在 LDL-C 达标的前提下，重视高甘油三酯血症（高 TG）残粒脂蛋白胆固醇剩留风险管理，可以考虑二十碳五烯酸 EPA（IPE 2g 2次/天，Ⅱb 推荐）；血压管理方面，按照相关指南血压应持续稳定达标（≤130/80mmHg），此患者在服用降压药情况下，动态血压检查示平均收缩压 145mmHg，收缩压高达 165mmHg，应该重视排除有无继发性高血压，特别时原发性醛固酮增多症筛查，此患者在 20 年的高血压治疗史当中，未筛查原发性醛固酮增多症，实属遗憾。血糖管理方面，糖化血红蛋白首先应控制于 7%，在糖尿病发病早期可以降至 6.5%，在不出现低血糖的情况下，糖化血红蛋白甚至可以接近 6.0%；在降糖管理方面，未看到新型的可以改善心血管结局的降血糖新药（SGLT-2 抑制剂、GLP1 RA）的使用，反映当前临床实践与指南推荐之间的差距，也提示心血管医师及糖尿病医师应相互加强交流，学习新知识，紧跟药物研发新进展。其他剩留风险（residual risk）管理，还包括在抗栓方面使用强效的双联抗血小板药物（阿司匹林＋替格瑞洛，发生心房颤动前选用，心房颤动后 DAT 治疗选择波立维＋NOAC）；在炎症干预方面，

应考虑给予秋水仙碱（0.5mg 1～2次/天，Ⅱb类推荐）。

3.关于瓣膜损害的处理，应积极处理重度二尖瓣反流，经皮二尖瓣钳夹术（TEER）适用于外科手术高危、GDMT抗心力衰竭无好转的重度功能性或退变性二尖瓣关闭不全患者（Ⅱa推荐）。该患者2020—2022年2年时间内，反复10次心力衰竭住院，修复二尖瓣关闭不全可以缓解症状，降低NYHA心功能分级，提高6min步行距离，改善生活质量，相关临床研究COAPT亚组分析显示：MitrialClip钳夹术，可降低死亡率。当前雅培公司的MitrialClip已发展到第四代，Edwards Lifescience's研发的PASCAL产品已进入临床使用，两个产品有相似、比肩的疗效和优势（后者的前景、优势可能更好）。该患者在心外科诊治过程中，处理了中度主动脉反流，曾行TAVR术，本人认为此举有失偏颇，较为勉强，因为TAVR术是近20年发展起来的专门处理重度主动脉狭窄且外科手术高危的一种"颠覆性"新技术，是重度主动脉狭窄（AS）外科手术极高危、高危的首选，Ⅰ类推荐适应证。随着临床研究的推广，TAVR向中危及低危患者拓展。在处理主动脉关闭不全（AR）方面，欧美相关指南尚未推荐。TAVR可以用于处理主动脉关闭不全，但属超适应证；另外，经心尖途径行TAVR更为不妥，RCT临床研究已进行经心尖途径及经股动脉途径行TAVR术的远期预后对比，结果证实经心尖途径较经股动脉途径增加死亡率，此患者可选择经锁骨下动脉或颈动脉途径行TAVR术。

4.此患者进展至晚期心力衰竭，有多种病理生理机制参与其中，包括冠状动脉阻塞导致的心肌缺血，心肌细胞梗死和凋亡，心室重构、纤维化及室壁瘤形成，多瓣膜病变及功能障碍（二尖瓣、主动脉瓣、三尖瓣反流）和心律失常（心房颤动）。起始心力衰竭治疗时强调早期给予规范、足量、优化的GDMT药物治疗（β受体阻滞剂、ARNI、MRA及SGLT2i），尚可考虑可改善症状，改善生活质量，减少心力衰竭住院的新药维奥西瓜（2.5mg，1次/天，最大剂量10mg，1次/天）。器械治疗方面：推荐积极处理心房颤动，多个临床研究证实心力衰竭合并心房颤动，经导管射频消融心房颤动恢复窦性心律，可极大改善心力衰竭结局，术后心功能改善，生活质量提高，住院减少，生存增加，死亡率降低。2020 ESC房颤指南推荐：在选择性的房颤合并射血分数降低性心力衰竭（HFrEF）患者中，应考虑行导管消融以提高生存率和减少心力衰竭住院（Ⅱa类推荐，B级证据）；当房颤患者有心动过速性心肌病可能，应行心房颤动导管消融，以逆转左心室功能不全（Ⅰ类推荐，B级证据）。该患者2020年心脏超声提示心脏扩大，左心房内径已达61mm，此时消融左心房，恢复窦性心律的可能性已大为降低，手术成功率下降且术中并发症风险增加，此时心房颤动射频消融已为时过晚。瓣膜病的处理，应优先处理重度二尖瓣关闭不全。可以预见，此患者心力衰竭将持续进展，预后堪忧，在国内尚可做的是植入ICD，防止SCD。纵观此患者已进展至恶化性心力衰竭，且2年内多次发生肺水肿，先后住院10次，按照2022 AHA/ACC/HFSA美国心力衰竭指南定义，该患者已进入晚期顽固性心力衰竭阶段，心脏移植已不是首选，唯有左心室辅助装置，尤其循证研究（MOMENTUM 3）证实的HeartMate 3左心室辅助装置可为患者带来最后希望和选择；MOMENTUM 3研究入组2200例晚期心力衰竭患者，比较第三代磁悬浮轴流泵HeartMate 3与心脏移植心血管结局，该研究2019年发表2年随访结果，80%患者存活，2022年发表5年随访结果，60%以上心力衰竭患者健康存活，此新一代的左心室永久辅助装置临床疗效等同与心脏移植，且不需要长期抗感染、抗免疫反应治疗。国内两款同类型长期左室辅助装置［重庆永仁心（Everheat-VAD）及CH-VAD］正在紧锣密鼓地研发中，期待国产心室辅助系统尽快进入临床，造福广大终末期心力衰竭患者。

5.此患者糖尿病20余年，已出现大血管并发症（脑梗死、心肌梗死及PAD）和微血管并发症（糖尿病眼底病变、糖尿病心肌病及糖尿病肾脏病），至2020年血肌酐已升至220μmol/L，估测eGFR已低至30ml/（min·1.73m$^2$），纵观患者用药，仅有氯沙坦。目前临床研究证实糖尿病-糖尿病肾脏病（DKD）-心力衰竭，互为因果，恶性循环，形成代谢紊乱-心力衰竭-肾衰竭的"三魔咒"，既往改善肾功能的药物为RAAS抑制剂（包括ACEI和ARB），近年研究显示ARNI、SGLT-2i、GLP1 RA及新一代MRA非奈列酮，可显著改善肾功能，是后RAAS时代保护肾脏功能的新选择。"三联治疗"即包括血管紧张素转化酶抑制剂或血管紧张素受体阻滞剂、非甾体类MRA和SGLT2抑制剂，用于降低与2型糖尿病相关的CKD成人患者的肾脏和心脏损害，开启了糖尿病肾脏病管理的新时代。我国约有1.3亿例糖尿病患者，其中90%以上为2型糖尿病。在2型糖尿病患者中慢性肾脏病（CKD）患病率约为22%。盐皮质激素受体（MR）过度激活是导致糖尿病患者肾脏病进展和心血管受损的关键驱动因素。对于2型糖尿病合并CKD成人患者，新型非甾体类盐皮质激素受体拮抗剂（MRA）非奈利酮在降低严重心、肾不良事件方面发挥关键作用。FIDELIO-DKD、FIGARO-DKD和FIDELITY试验结果表明，与安慰剂相比，非奈利酮可显著降低2型糖尿病合并CKD患者的心血管复合终点和肾脏终点风险。结合此患者，在改善肾功能方面，在钾离子-结合剂的保护下，可以启动ARNI，同时联用SGLT2抑制剂，同时使用非奈列酮。

6.关于缺血性心肌病的血运重建：缺血性心肌病治疗包括基础优化药物治疗及血运重建（CABG或者PCI），关于血运重建的获益、时机及策略仍充满争议，也是当前及未来的研究热点。目前现状总结如下：①既往观察性临床研究支持缺血性心肌病血运重建（pre-CABG/pre-PCI）前评估存活心肌，并以此作为血运重建依据。②近期临床研究未能证实存活心肌指导的血运重建带来获益，2022 ESC大会公布的缺血性心肌病血运重建临床研究（REVIVED）显示，慢性冠脉综合征合并缺血性心肌病患者，进行血运重建与优化药物治疗相比，未能改善生存、降低死亡率，甚至PCI组未见左心室EF值改善，本研究均评估了存活心肌，但评估存活心肌对研究结果没有影响。由于近年新型心力衰竭治疗药物的研发和上市，如ARNI、SGLT-2抑制剂极大改善了心力衰竭预后，故当前对于缺血性心肌病，当患者以心力衰竭为主要临床表现且无急性缺血时（无心绞痛发作、ECG缺血改变即肌钙蛋白变化），强调予以积极抗心力衰竭治疗，血运重建可以暂缓。③当前欧美血运重建指南仍然继续支持评估存活心肌。④缺血性心肌病血运重建需考虑多重因素，包括年龄、合并症、缺血状态、生存时间及心力衰竭严重程度，存活心肌评估在部分有选择的患者当中可能有实际需要和帮助。⑤当前缺血性心肌病血运重建指南推荐：a.美国ACC/AHA指南，对于缺血性心肌病合并多支血管病变，CABG为Ⅰ类推荐（B级证据），PCI未予推荐，仅作为外科手术高危之候选；b.欧洲ESC指南，对于缺血性心肌病合并多支血管病变，CABG为Ⅰ类推荐（B级证据），对于缺血性心肌病合并1支或者2支冠状动脉病变，PCI为Ⅱa（C级证据），对于3支血管病变，PCI仍可考虑。

## 病例3 冠状动脉痉挛及房室传导阻滞

【病例简介】

男性，55岁。于2018年3月初（时年51岁），每于凌晨出现胸痛、头晕及冷汗，持续约20min，自行缓解。其间去当地医院行心电图检查，提示Ⅱ、Ⅲ、aVF、V5及V6导联ST段弓背状抬高。因症状持续，于2018年3月6日入住南方医院心内科。入院当日行冠状动脉造影，提示冠状动脉四主支均无狭窄，诊断变异型心绞痛出院。嘱戒烟，给予阿司匹林、合贝爽、万爽力和立普妥等治疗。无高血压及糖尿病病史，有多年吸烟史。

4年后，于2022年8月5日凌晨，无明确诱因，又出现胸痛症状伴大汗，自服硝酸甘油可缓解，外院动态心电图提示有间歇Ⅱ度房室传导阻滞伴Ⅱ、Ⅲ、aVF导联ST段抬高，因症状持续于2022年8月11日再次入住南方医院心内科。入院后一般情况良好，生命体征正常，查体无特殊发现。于8月13日及15日各有一次心绞痛发作，伴不同程度的房室传导阻滞（AVB）（图3-15）。动态心电图未见心律失常及缺血发作，动态血压提示昼夜平均血压均正常。

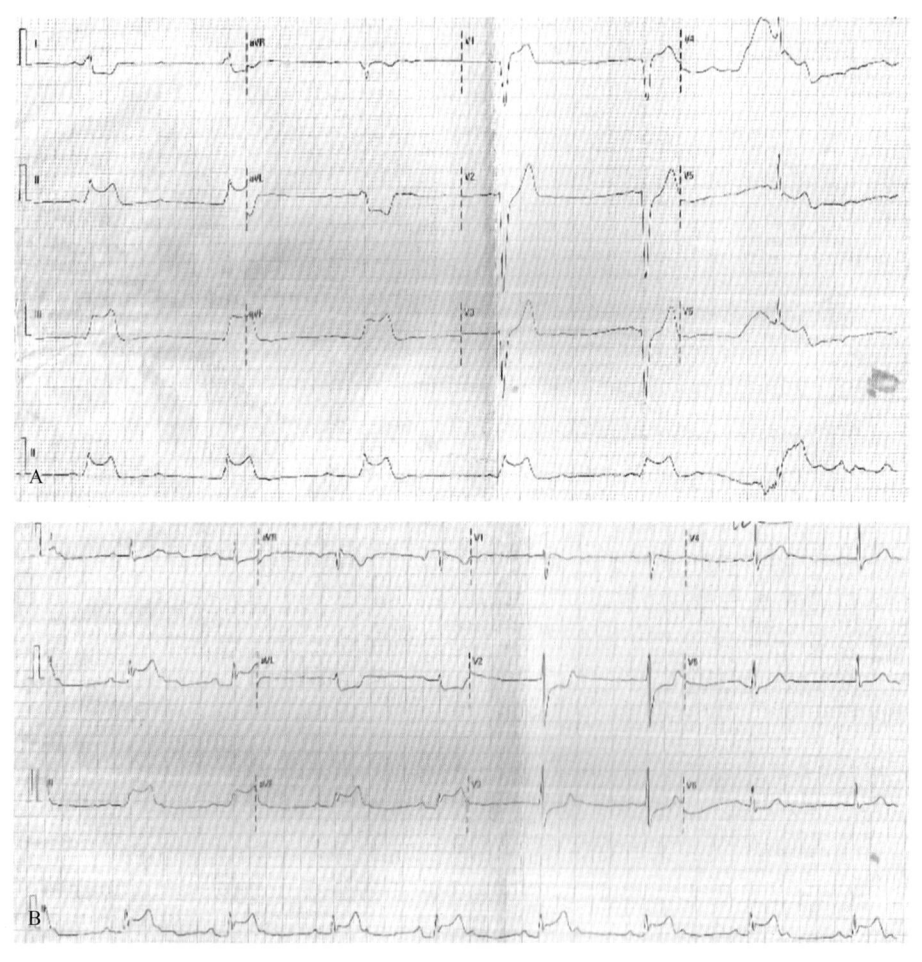

图3-15 提示窦性心律，Ⅱ、Ⅲ、aVF导联ST段抬高，伴Ⅱ度（A）及Ⅲ度AVB（B）

心脏超声提示各腔经无扩大，左心室壁增厚，室壁运动无异常，LVEF 60.46%。于2022年8月16日行冠状动脉造影及右冠状动脉腔内超声（IVUS）检查（图3-16）。冠状动脉左主干（LM）、左前降支（LAD）、左旋支（LCX）及右冠状动脉（RCA）未见病变，血流均为TIMI 3级。RCA内IVUS检查结果：远段管腔径3.5～4.5mm，近段管腔径4.5～5.0mm，中段管壁见局限脂质斑块，斑块负荷38%，局部管腔面积16.13mm$^2$。过程中未有冠状动脉痉挛。

主要化验检查：高敏肌钙蛋白0.009ng/ml，前-脑利尿肽33.07pg/ml，总胆固醇2.86mmol/L，高密度脂蛋白胆固醇0.89mmol/L，低密度脂蛋白胆固醇1.60mmol/L，糖化血红蛋白6.0%。肝、肾、甲状腺功能，血、尿、便常规均正常。

患者已戒烟4年，入院后于8月13日及8月15日各有一次心绞痛发作，心电图见Ⅱ、Ⅲ、aVF导联ST段抬高，伴三度及二度AVB，经静脉滴注硝酸甘油及阿托品静脉注射，分别于20min及10min缓解。继续应用合贝爽、尼可地尔、亚硝酸异戊酯、波立

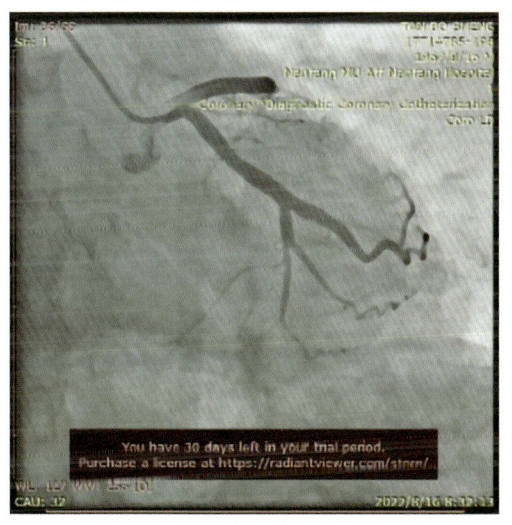

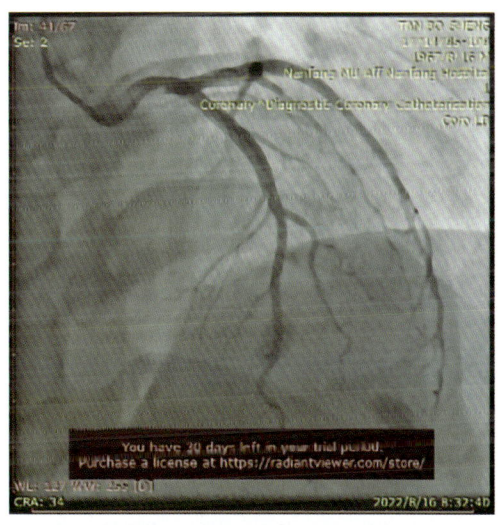

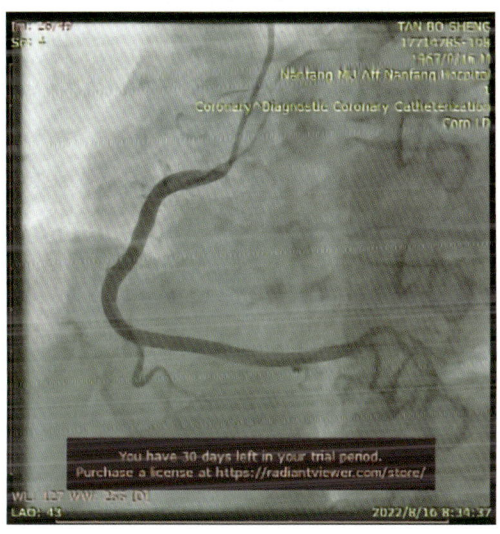

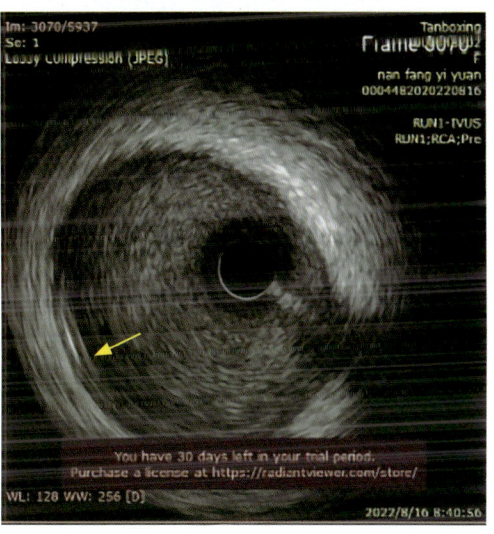

图3-16 冠状动脉造影提示LM、LAD、LCX、RCA未见病变，RCA内壁局部脂质斑块

维、瑞舒伐他汀及万爽力，心绞痛症状未在发作，与2022年8月20日出院，继续门诊观察。

【最后诊断】

1. 冠心病，变异型心绞痛。
2. 发作性Ⅱ度及Ⅲ度房室传导阻滞。
3. 心功能NYHA Ⅰ级。

【病例讨论】

（一）对冠状动脉痉挛的当前认识

冠状动脉痉挛（CAS）是一种可逆性血管收缩，由自发的血管平滑肌高收缩性和血管壁的高张力引起；使正常的或动脉粥样硬化的冠状动脉变窄，损害心肌血流。目前将之归于冠状动脉非阻塞型心肌梗死（MINOCA）范畴。

CAS患病率在不同种族和国家之间差异很大，但它仍是各国非阻塞性冠状动脉病变的缺血性心脏病的主要原因。估计CAS占心绞痛的50%，占急性冠脉综合征（ACS）的57%。男性多于女性，年龄多在40～70岁，日本人占24.3%，其次为中国台湾人，占19.3%，高加索人占7.5%。

CAS发作的时间长度不同使临床表现有很大的差异，从无症状事件到ACS（不稳定型心绞痛、非ST抬高心肌梗死、ST抬高心肌梗死），直至心源性猝死。然而，短暂发作的安静的缺血是心绞痛和胸痛发作的2倍，是CAS最常见的表现形式。长时间发作的CAS加速动脉粥样硬化进展，同时通过激活血小板促使血栓形成。CAS发作常有昼夜变化特点，表现规律地休息时发作，或半夜到凌晨5:00之间发作，或在轻微的活动时发作。这可能是CAS的病理生理累及自主神经的结果。CAS发作时ST段抬高的心电图改变不如ST段下降改变多见，后者多由于较小的或非弥漫病变的冠状动脉痉挛，或不严重的痉挛所致。此外，CAS发作时可有各种室性和室上性心律失常。

CAS的主要危险因素包括年龄、吸烟、高血压、低密度脂蛋白胆固醇、糖尿病和高C反应蛋白（CRP）。吸烟对较年轻的男性有很大的影响，几种危险因素合并存在会加强诱发CAS效应，使CAS持续，导致恶性循环。糖尿病伴低水平CRP常是女性CAS的促发因素。CAS的诱发因素包括长期精神应激、清晨轻微运动、暴露在冷的环境、缺镁、瓦氏动作、饮酒；应用可卡因、拟交感神经或副交感神经阻滞剂、β受体阻滞剂或服用抗胆碱酯酶剂、芬特明及通过血管收缩激活血小板药物（血栓素和血清素）等均可诱发CAS。另外，应激事件后的酒精摄入能在数小时内诱发CAS。

冠状动脉痉挛的确切病理生理机制尚不清楚，但目前认为是由多种因素引起，包括自主神经系统、内皮功能不全、炎症、氧化应激、平滑肌高反应、动脉粥样硬化、血栓和遗传因素相关。

（二）关于CAS的诊断试验

诊断CAS的过程是从获得详细病史开始的，不仅要知道疼痛的方式，还要知道伴随的疾病状态。通过过度换气引发了症状时，要观察在同步进行的超声心动图上有没有心肌缺血证据。影像同样能有力地指出CAS的存在，如在冠状动脉造影中，当症状发作时，20%的大血管CAS在OCT（光学相干断层成像术）上显示存在斑块腐蚀和血栓附着。

关于诊断标准，仍处在变动的状态，如COVADIS组建议："硝酸酯有反应的心绞痛""短暂的缺血性心电图改变"和"在激发试验中有＞90%的冠状动脉心狭窄"作为主要诊断标准。但CASPAR研究应用血管造影冠状动脉狭窄75%作为阳性标准；Sueda等提议对可疑CAS的年轻妇女，在右冠状动脉内注射乙酰胆碱（ACH）时要应用较推荐最大剂量75μg更为大的剂量，左冠状动脉内注射ACH时，应用100μg更为合理。一般认为，冠状动脉弥漫性收缩＜90%要比局灶性收缩＞90%对血管动力学的限制更大。

冠状动脉造影时的激发试验是诊断CAS的金标准。如果有慢血流现象，就没有必要做激发试验，因为本身就已经提供了诊断。当存在有固定的高度狭窄病变时，也很少再做激发试验。临床可疑CAS诊断时，冠状动脉造影提示的"固定的"狭窄应行冠状动脉内注入硝酸甘油。因此，激发试验的主要指征为：高度可疑CAS的患者，具有明显正常的冠状动脉循环。

两种广泛应用的激发剂仍为麦角新碱和ACH。麦角新碱通过激活α-肾上腺素能受体和5-羟色胺2受体引起血管强烈收缩，可以静脉注射和冠状动脉注射诱发CAS。ACH逐渐增加注入左及右冠状动脉的剂量，为预防出现房室传导阻滞，可放置临时起搏导管。在进行激发试验前24h停用钙拮抗剂，以免出现假阴性结果。

### （三）关于CAS的药物治疗进展

1. 避免用于CAS的药物

（1）阿司匹林：阿司匹林属于非甾体抗炎药（NSAID），不可逆乙酰化环氧合酶（COX）-1和-2，因而选择性抑制血小板内血栓烷-A2（TxA2）的形成，TxA2在血小板的激活、聚集和凝块形成中起重要作用。由于循环中的血小板没有能力形成新的COX，故阿司匹林对血小板的生物化学作用是终身的。

抑制COX还会抑制前列环素形成，反过来增加血管的紧张性，特别是在应用高剂量阿司匹林时更明显；当给予高剂量阿司匹林达4g/d时，会增加CAS患者心绞痛的频度。即使小剂量阿司匹林也可诱发CAS，甚至导致严重的心血管事件。故对孤立的CAS患者应避免常规应用阿司匹林及其他同类药物。

（2）β肾上腺素受体拮抗剂：$β_1$和$β_2$肾上腺素受体参与心肌的变时性/变力性及血管平滑肌松弛，这些作用可被不同特性的β肾上腺素受体拮抗剂阻断。$β_2$肾上腺素受体拮抗剂（如非选择性β肾上腺素受体拮抗剂普萘洛尔）可加剧CAS，通过$β_2$肾上腺素受体被抑制，使α肾上腺素受体激活，导致冠状动脉收缩。有报道，对一些多支冠状动脉CAS患者，在给予β肾上腺素受体拮抗剂后病情加剧。此外，β肾上腺素受体拮抗剂对CAS不仅是无效的治疗，当与非二氢吡啶类钙拮抗剂联用时，可导致严重的缓慢性心律失常，故应避免如此应用。

（3）预防性抗偏头痛药：如选择性5-羟色胺受体激动剂舒马坦（sumtriptan），有加剧CAS发作的作用，故不建议给这些患者同时应用

2. 核心的预防治疗药物——钙拮抗剂，有机硝酸酯　目前对大多数患者，选择预防

CAS药物为一系列L型钙通道拮抗剂，作用为抑制跨膜的钙进入血管平滑肌和心肌；但通常二氢吡啶（例如氨氯地平或硝苯地平）会引起心动过速和踝部水肿，而非二氢吡啶，如维拉帕米和地尔硫䓬较为耐受。

这些药物经过长期仔细评估（主要是蒙特利尔研究组）研究表明，地尔硫䓬、维拉帕米和硝苯地平在抑制自发的CAS和麦角新碱诱发的CAS两方面均有几乎相等的效果。还有研究表明地尔硫䓬对慢血流现象有效。进一步研究表明，CAS患者自发的心绞痛发作频率与麦角新碱激发试验容易诱发CAS的程度有直接关系。相似的表现为频发和严重的CAS很少对一种钙拮抗剂治疗有满意效果。对此类患者，最好选择联合应用二氢吡啶和非二氢吡啶拮抗剂。

以前曾提到，T型钙通道阻滞剂咪贝拉地尔（mibefradil）对抑制慢血流患者的症状特别有效，但此药可能与代谢的他汀类药物产生有害的相互作用，故至今尚未在临床应用。

长效硝酸酯也广泛被推荐用于CAS治疗；然而，许多患者报告舌下含服硝酸甘油不能控制胸痛，因此考虑，是否长效的硝酸酯会较为有效？我们的经验是硝酸酯治疗只对少数CAS患者有效。

3. Rho激酶抑制剂　近20年对Rho激酶抑制剂在预防CAS的作用进行了大量研究（几乎全在日本）。Rho激酶激活可引发冠状动脉收缩，静脉注射Rho激酶抑制剂可抑制ACH诱发的CAS，但目前尚缺乏应用Rho激酶抑制剂长期预防CAS的研究结果。

4. 乙酰半胱氨酸（NAC）和皮质类固醇　NAC联合小剂量硝酸甘油静脉滴注能很快减轻CAS危象的症状，同时能逆转CAS患者的生物化学异常指标。

有个别报道在急性期应用大剂量皮质类固醇逆转CAS危象，其理论基础是皮质类固醇抑制肥大细胞脱颗粒。

5. 实践证明介入治疗是失败的　个别病例和小的系列研究，探讨了应用支架、搭桥或去神经治疗CAS，但均未取得有效的证据。但偶有报道对有明显症状，且对有机硝酸酯和钙拮抗剂治疗无效的CAS，在冠状动脉痉挛局部紧急植入支架取得成功。

【总结】

1. 本病例为表现变异型心绞痛的冠状动脉痉挛患者，戒烟、钙拮抗剂和硝酸酯治疗有效，但4年后症状复发，复发因素不确定，但2018年首次出院时给予阿司匹林应该避免，本次出院改用了氯吡格雷继续观察。

2. 本次住院复查了冠状动脉造影，同时做了右冠状动脉IVUS，发现右冠状动脉中段有脂质斑块，推测此处病变与冠状动脉痉挛有关，但未能经冠状动脉痉挛诊断试验证实。

3. 对变异型心绞痛患者，在应用一种钙拮抗剂（地尔硫䓬）及硝酸酯基础上症状复发的患者，如未查到其他诱因，是否应联合应用另一种钙拮抗剂，如硝苯地平。

【周忠江教授点评】

1. 冠状动脉痉挛特征　冠状动脉痉挛（coronary artery spasm，CAS）是指冠状动脉收缩，导致管腔完全或近乎完全闭塞，引起心肌缺血，可以表现为短暂无症状，稳定型心绞痛，也可以表现为急性冠脉综合征，持续长时间缺血可导致急性心肌梗死、心室颤动和猝死。1959年Myron Prinzmetal医师首先报道了冠状动脉痉挛引起的心绞痛，其发病机制、临床表现与1772年英国医师William Heberden描述的经典劳力性心绞痛完全不同，前者ST段抬高，后者ST段压低。冠状动脉痉挛与传统动脉粥样硬化危险因素的发生、发展不成比例，痉挛可以发生在心外膜血管，可以单支，也可以多支；可以单处，也可以弥漫多处；冠状动脉痉挛尚可发生于微循环。

2.冠状动脉痉挛发病机制　CAS发病机制复杂，目前认为与自主神经、炎症、氧化应激、内皮细胞功能障碍、平滑肌细胞高反应、基因易感性及不良生活方式相关。基础及临床研究显示：内皮细胞功能障碍和平滑肌细胞高反应性是最重要的发病环节（图3-17示CAS发病机制，图3-18示平滑肌细胞高反应性和内皮细胞功能障碍参与痉挛的发生机制）。

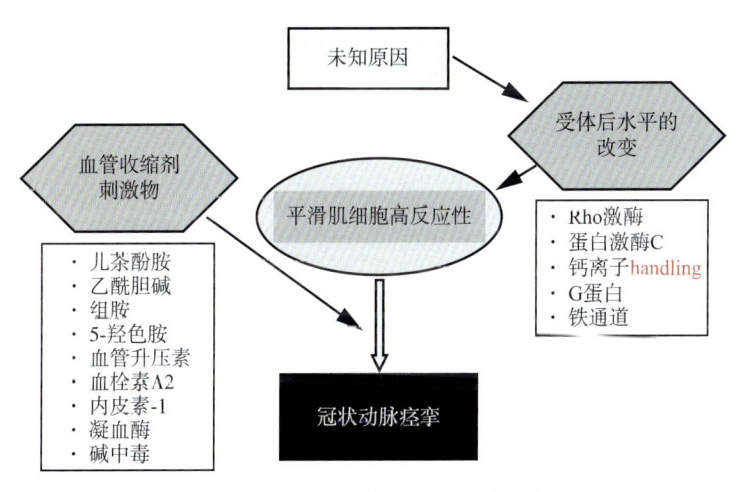

图3-17　冠状动脉痉挛发生机制

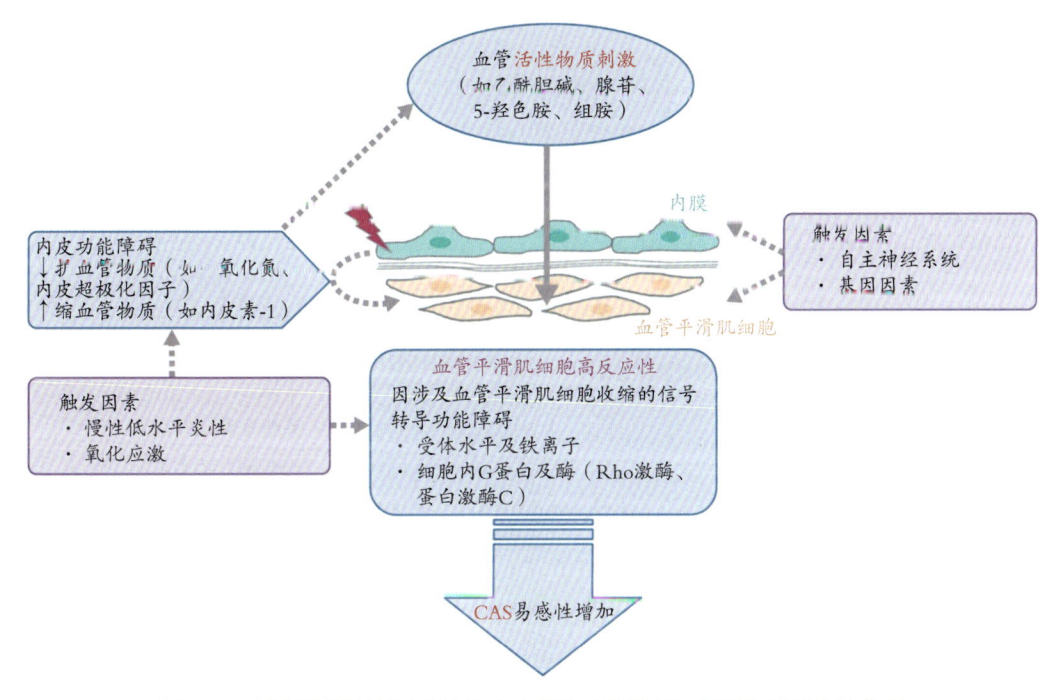

图3-18　平滑肌细胞高反应性及内皮细胞功能障碍与冠状动脉痉挛的关系

3.冠状动脉痉挛风险分层及评估　2013年日本学者Takagi分析了一组冠状动脉痉挛多中心注册资料，1429例CAS患者，中位数年龄66岁，平均随访时间32个月，建立了冠状动脉痉挛风险评分模型。该模型筛选出7个临床变量并予以赋值，借此可预测MACE发生风险（表3-1）。7个主要变量包括院外心搏骤停、吸烟、静息心绞痛、冠脉动脉粥样硬化狭窄、多支血管痉挛、心绞痛发作时ST段抬高、β受体阻滞剂使用史。研究者将"0～2分"定义为MACE事件低危；"3～5分"定义为MACE中危；"≥6分"定义为MACE高危；以此评分定义的低、中、高危人群心血管MACE的发生率分别是2.5%、7.0%和13.0%（$P<0.001$）。该研究对象为日本人群，对于同属亚洲人种的国人，有预测预后和指导治疗参考价值。

表3-1　日本冠状动脉痉挛风险评分系统（JCSA Risk Score）

| 预测因素 | 分值 |
| --- | --- |
| 医院外心搏骤停史 | 4 |
| 吸烟 | 2 |
| 仅有静息时心绞痛 | 2 |
| 冠脉动脉粥样硬化显著狭窄 | 2 |
| 多支血管痉挛 | 2 |
| 心绞痛发作时ST段抬高 | 1 |
| β受体阻滞剂使用史 | 1 |
| 评分 | 0＝14 |

4.冠状动脉痉挛鉴别诊断　鉴于因胸痛行冠状动脉造影有多达50%的患者表现为冠脉痉挛，有必要将CAS与常见的慢性稳定型心绞痛进行鉴别，要点见表3-2。

表3-2　冠状动脉痉挛和慢性稳定型心绞痛相鉴别

|  | 冠状动脉痉挛 | 稳定型心绞痛 |
| --- | --- | --- |
| 胸痛发作 | 少 | 频繁 |
| 年龄 | 年轻 | 年长 |
| 性别 | 女性多发 | 男性多发 |
| 种族 | 日本人群高发 | 非特异 |
| 危险因素 | 吸烟、毒品依赖、酗酒、过度通气、使用β受体阻滞剂 | 传统危险因素 |
| 昼夜节律 | 夜间-凌晨易发 | 无 |
| 劳累/静息发作 | 劳累/静息均可发作 | 劳累诱发 |
| 心电图 | ST段抬高 | ST段压低 |

另外，CAS常有诱因，如酗酒、情绪应激、寒冷暴露、血管收缩诱导剂（β受体阻滞剂、抗偏头痛药物）、兴奋剂（安非他命、可卡因）、化疗药物。

5. 当前冠状动脉痉挛常用药物　长效钙拮抗剂（二氢吡啶类或非二氢吡啶类CCB）、长效硝酸脂、尼可地尔、镁剂抗氧化剂（维生素C、维生素E）、他汀类药物（氟伐他汀）、选择性血栓烷A2合成酶抑制剂、Rho-Rho-激酶抑制剂（法舒地尔）、伊洛前列素和选择性5-羟色胺受体阻滞剂。

6. 顽固性冠状动脉痉挛治疗对策　应强化扩血管治疗（联合足量CCB＋硝酸酯），CCB可尝试地尔硫䓬、硝苯地平、氨氯地平和贝尼地平，荟萃研究表明，贝尼地平能改善CAS临床预后并降低死亡率，国内研究亦显示该药在减少复发和降低心脏事件方面优于传统CCB。疗效欠佳时，可考虑尝试其他药物（如钾通道开放剂尼可地尔、Rho-激酶抑制剂法舒地尔，尚可尝试ACEI、雷诺嗪、吗导敏、内皮素受体拮抗剂和可溶性鸟苷酸环化酶激动剂）；同时避免诱因，特别是严格戒烟、禁酒、避免冷环境等，其中吸烟是我国CAS最重要危险因素，应强化戒烟指导，并防止被动吸烟。控制血压、维持适当的体重，纠正糖、脂代谢紊乱，避免过度劳累和减轻精神压力等。他汀类药物、抗血小板药物、镇静和抗焦虑类药物可起辅助治疗作用。经上述治疗，症状无缓解，病情加重，心绞痛反复发作者，可尝试非药物治疗：①经皮冠状动脉介入治疗，CAS患者原则上不主张介入治疗，个案报告显示，中重度冠状动脉狭窄基础上合并CAS者可能从介入治疗中获益。②CABG：对极个别高危病例，药物治疗无效，冠状动脉痉挛发作时合并致命性心律失常者和致死风险者，在权衡利弊风险条件下，可以考虑外科搭桥治疗。③埋藏式自动除颤起搏器，对于因CAS诱发的持续性室性心动过速或心室颤动等所导致的心搏骤停存活患者中，在规范药物治疗下仍反复发作者，可在进行充分评估的基础上考虑安装埋藏式自动除颤起搏器。曾有18例个案报道接受冠状动脉内放射治疗，症状得以缓解，但由于放射风险及操作并发症，冠状动脉内放射治疗已少有应用。

近20年来，尽管CAS各相关领域研究取得了长足进步和发展，但相较于动脉粥样硬化性冠心病，CAS在发病机制、诊断、治疗及预后等方面仍面临诸多挑战，许多问题尚待探索。

# 病例4　左主干口冠状动脉急性事件

【病例简介】

女性，47岁。于2022年10月22日晚8:00无明显诱因突发左侧胸闷，向左肩及咽部发射，自服普萘洛尔好转。次日凌晨6:00症状复发，急诊就诊于南方医院。13:30首份心电图提示为广泛导联ST段下移，aVR导联ST段抬高（图3-19），当时血压为72/36mmHg，氧饱和度为88%，高敏肌钙蛋白T为0.297ng/ml，诊断"非ST抬高心肌梗死"，Grace评分为160分（140分以上为高危），遂送患者至心导管室行急症冠状动脉造影。

冠状动脉造影提示左主干近开口处重度狭窄（图3-20），前降支血流只有TIMI 1～2级，而且可以看到右冠状动脉提供3级侧支循环倒灌至前降支中远段。左冠注入硝酸甘油后，提示左主干开口重度狭窄，因此快速通过导丝。先是2.0mm球囊扩张开左

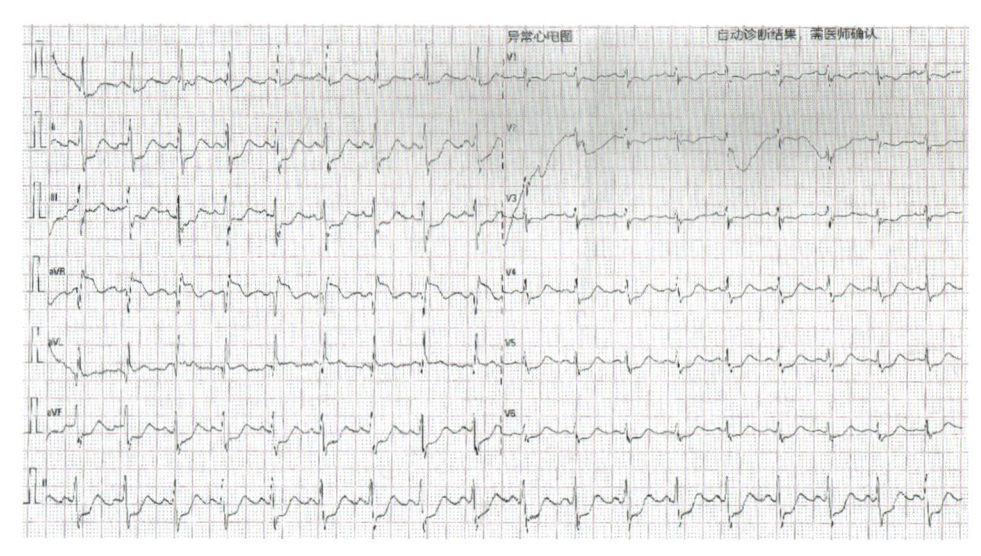

图3-19 窦性心动过速，Ⅱ、Ⅲ、aVF、V4～V6导联ST段水平下移，aVR导联ST段弓形抬高0.3mV

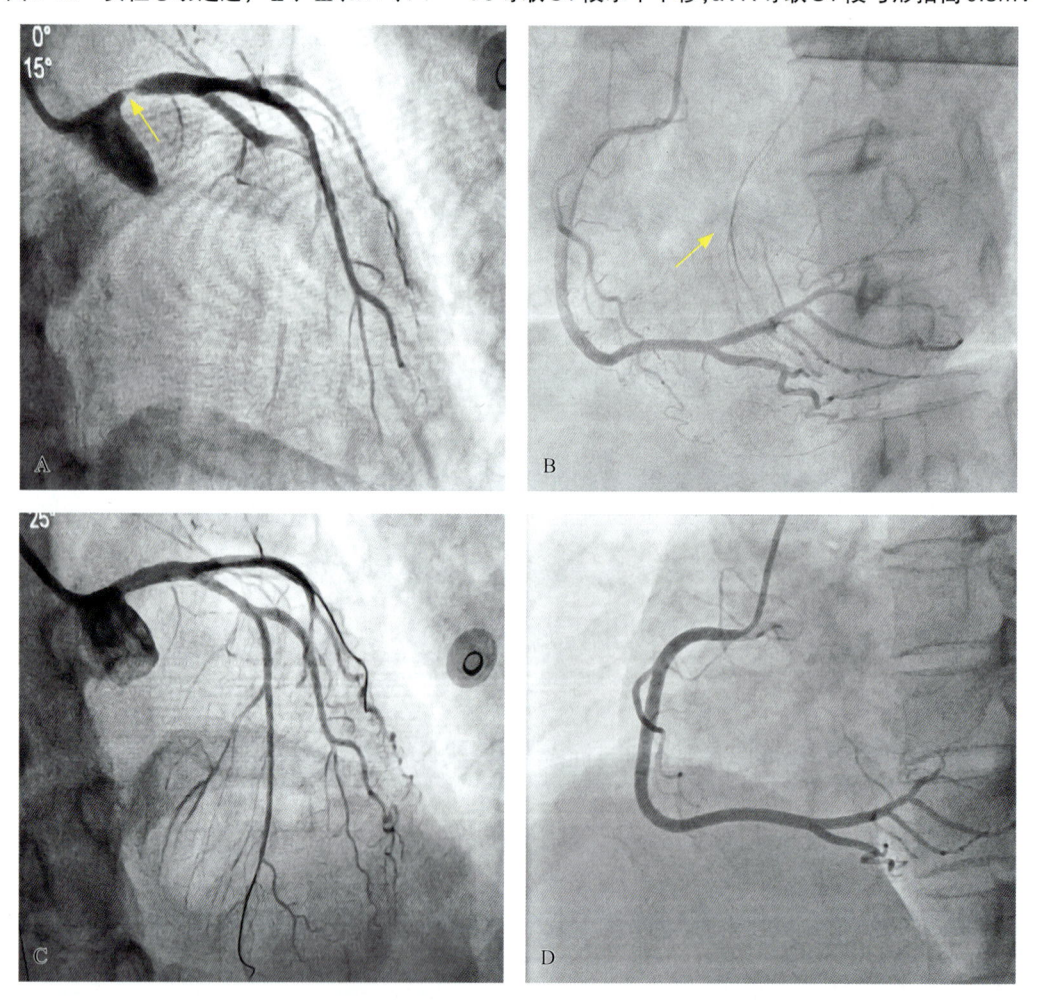

图3-20 A.提示左主干口局限狭窄98%（箭头）；B.提示RCA向LAD发出侧支循环；C、D.提示LAD重建，侧支消失

第3章 冠心病的特殊类型

主干口狭窄，后更换为2.5mm双导丝球囊16～18atm进行扩张（双导丝球囊扩张导致血管夹层概率小一些）。复查造影见左主干狭窄减轻，患者胸痛明显减轻，血压维持在115/75mmHg.。接着做了血管内超声（IVUS）检查（图3-20）。

图3-21提示左主干近开口处的IVUS图像，可以看到血管负性重构，血管直径（MLD）约2.5mm×2.5mm，管腔面积（MLA）5.38mm²，没有明显的动脉粥样硬化斑块形成，未见血管夹层，也未见明显血栓，患者胸痛症状缓解。未植入支架，手术结束，转入CCU。

入住CCU后患者生命体征正常，双肺及心脏体检无特殊发现，心率稍快（101次/分），血压135/80mmHg。当晚心电图的ST段明显恢复（图3-22），X线胸片提示有肺水肿（图3-23）。次日（10月24日），心脏超声提示：左心室下壁基底段、下壁心尖段及心尖部运动减弱；左心房增大（40mm），二尖瓣中重度反流，左室射血分数55.17%。

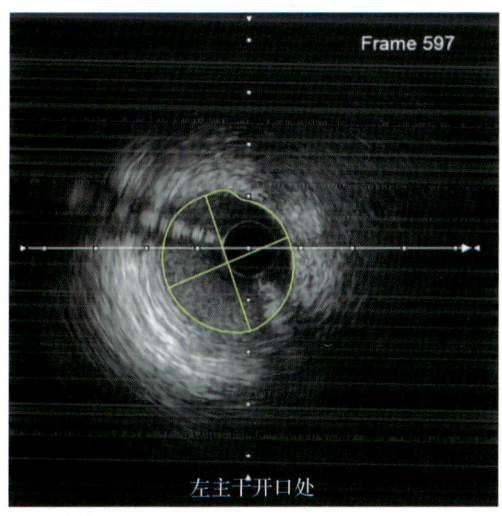

左主干开口处
MLD 2.5mm×2.5mm，MLA 5.38mm²

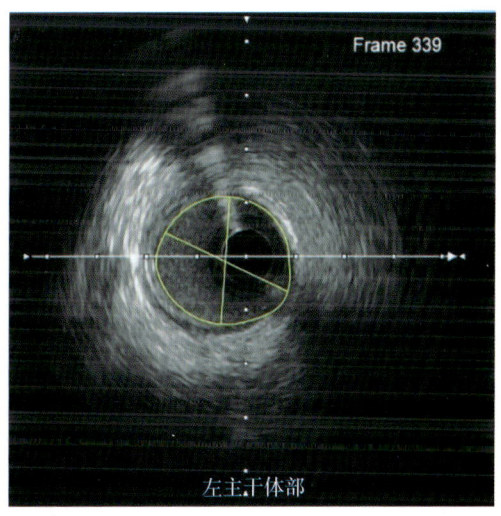

左主干体部
MLD 2.5mm×3.0mm，MLA 5.05mm²

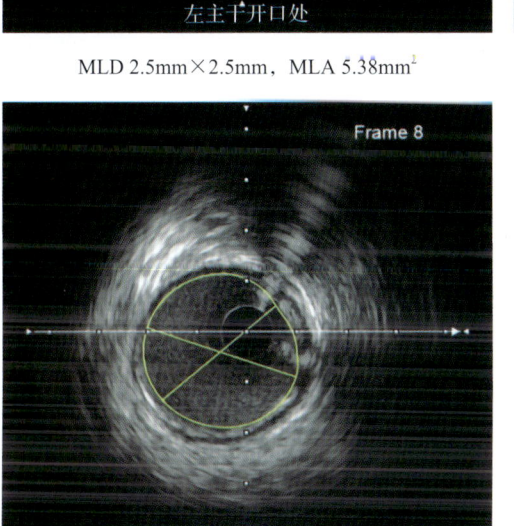

左主干根部
MLD 3.0mm，MLA 7.35mm²

图3-21 左主干冠状动脉血管内超声检查结果（冠状动脉成形术后）

83

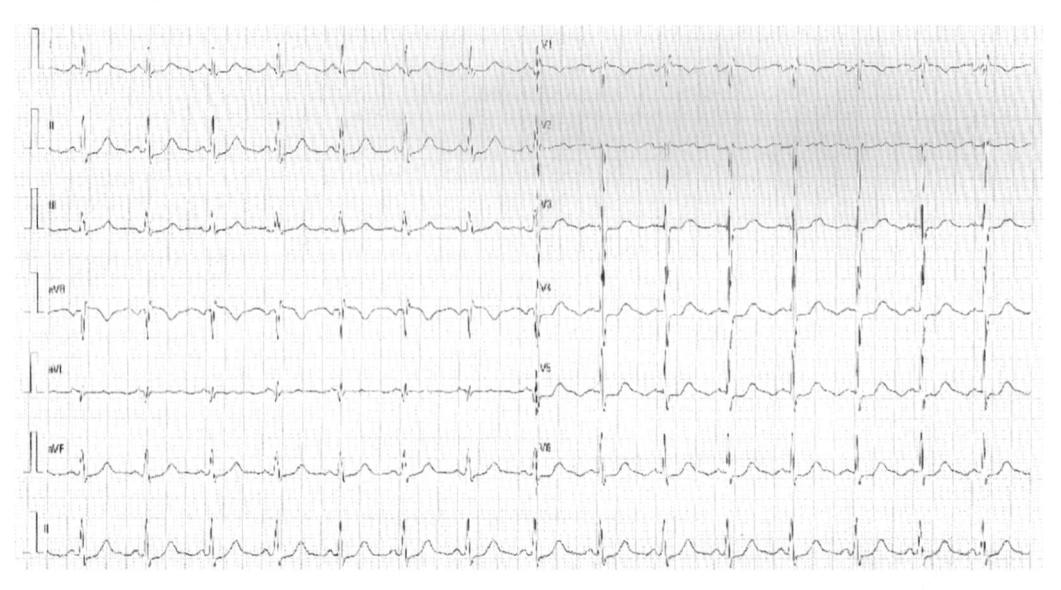

图3-22　手术后当晚（10月23日18：00），ST段明显恢复

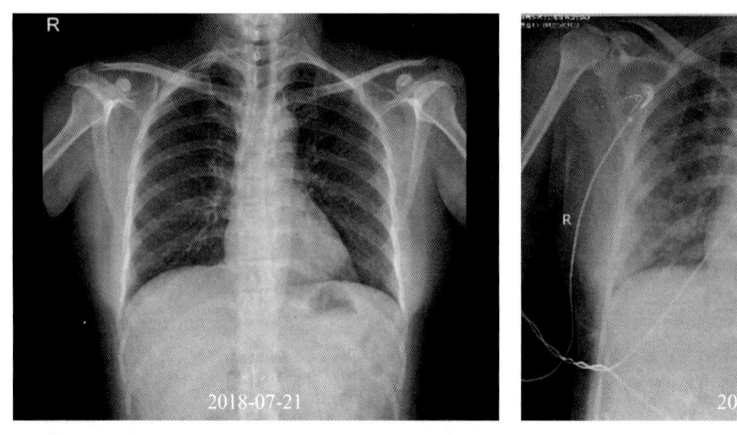

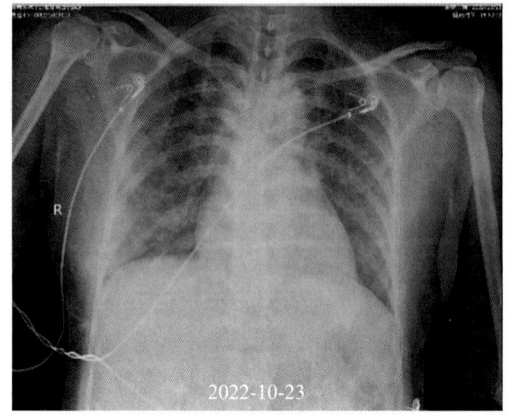

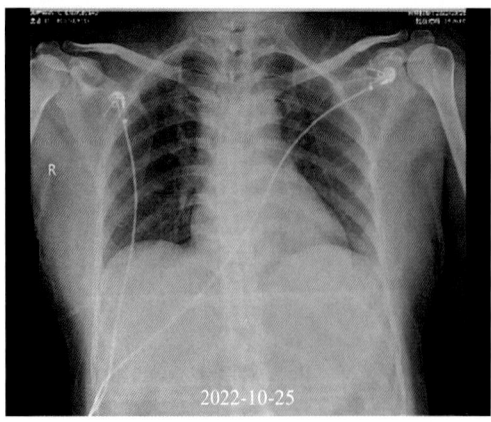

图3-23　2018年X线胸片（左）提示心肺正常；2022年（中）提示心脏扩大，伴肺水肿；2022年（右）肺水肿明显吸收

住院期间相关的化验指标：白细胞计数16.62×10$^9$/L，中心粒细胞总数12.57×10$^9$/L，C反应蛋白8.88mg/L。谷丙转氨酶41U/L，谷草转氨酶128U/L，肌酐54μmol/L。高敏肌钙蛋白T 1.620ng/L，前-脑利尿肽3436pg/L，糖化血红蛋白5.7%，甘油三酯1.73mmol/L，高密度脂蛋白胆固醇1.29mmol/L，低密度脂蛋白胆固醇2.04mmol/L。

自身免疫14项中：抗SCL70抗体（++），抗核抗体（±）。血管炎指标：CANCA、PANCA均阴性。凝血功能：狼疮抗凝物质初筛试验、狼疮初筛/狼疮确认、抗心磷脂抗体、抗β$_2$糖蛋白Ⅰ型IgG、IgA、IgM均未见异常，蛋白C活性无异常。肿瘤标志物：神经元特异性烯醇化酶40.70ng/ml，SCC、AFP、细胞角蛋白19均阴性。

患者住院1周后复查冠状动脉造影正常，无胸痛，肌钙蛋白T及前-脑利尿肽均明显下降（图3-24），常规急性冠脉综合征二级预防药物，于2022年11月1日出院。嘱出院后继续在心内科及风湿科随诊。

出院诊断：急性前壁及下壁心肌梗死；左主干病变；Killip 3级；功能性二尖瓣关闭不全。

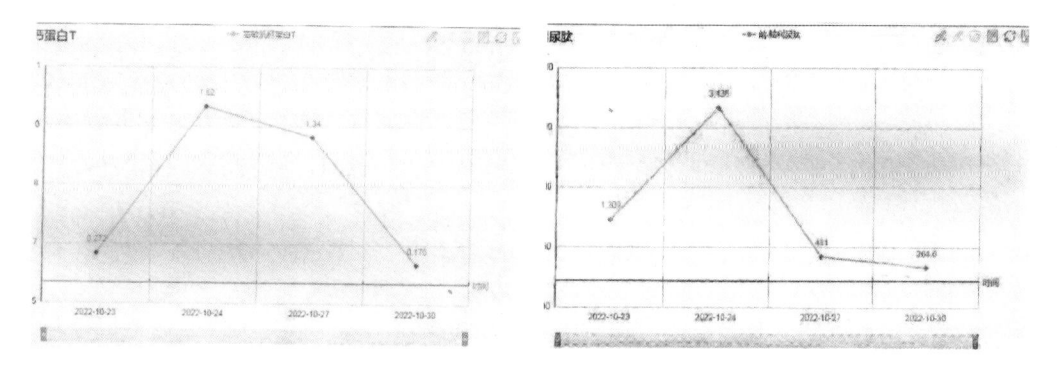

图3-24 住院期间血肌钙蛋白T及前-脑利尿肽恢复情况

【病例讨论】

（一）对本例患者的诊断和治疗思考

本例患者为一位较年轻的女性（47岁，尚未绝经），没有高血压、糖尿病、高血脂、肥胖及吸烟等常见心血管危险因素；在缺乏任何诱因的情况下，突发胸痛，伴血压和血氧下降，心电图提示下壁及前壁导联ST段水平下移，aVR导联ST段弓型上抬，肌钙蛋白和脑钠肽均升高，X线胸片提示肺水肿，符合左主干冠状动脉供区心肌急性梗死。冠状动脉造影提示局限于左主干冠脉口部98%狭窄，球囊将冠状动脉口狭窄扩开后，胸痛立即减轻，心电图和心肌损伤指标逐渐恢复，肺水肿消失，但超声仍提示有左心室下壁及前间隔节段收缩幅度减弱及功能性二尖瓣关闭不全。

本人第一次遇到这样的病例，文献上也未找到类似的病例。分析其发病过程，起病当晚的胸痛曾缓解，次晨又再次发作同样性质的胸痛，冠状动脉口局部未见到斑块，也未见到血栓，应该属于功能性左冠状动脉口局部痉挛；但从凌晨6：00至球囊扩张历经8h，且用硝酸甘油冠状动脉注入无效，又不同于常见的冠状动脉痉挛，使人扑朔迷离。

冠状动脉痉挛的病理生理是复杂的，考虑为冠状动脉血管紧张度自动调节的紊乱，主要是内皮和平滑细胞功能不全导致的血管收缩和血管舒张不平衡所致。患者住院期间自身免疫14项中，抗SCL70抗体（＋＋），抗核抗体（±），应进一步评估有无风湿病的炎性病变。如明确有风湿病，冠状动脉痉挛也可能与之有联系，继续随访。

冠状动脉痉挛急性发作的治疗为舌下含服硝酸甘油，一线的预防药物为长效硝酸酯和钙拮抗剂。钙拮抗剂抑制钙内流到平滑肌，阻止血管收缩和刺激一氧化氮产生，导致血管扩张效应。研究表明，非二氢吡啶类钙拮抗剂，如地尔硫䓬较二氢吡啶类钙拮抗剂效果好，贝尼地平较其他钙拮抗剂效果好。长期硝酸酯治疗会使活性氧增加和内皮功能不全，引起耐药。联合硝酸酯和钙拮抗剂对心血管事件的发生（死亡、心肌梗死、血管重建、反复冠状动脉造影）不优于单独的钙拮抗剂治疗。有些病例，联合非二氢吡啶类和二氢吡啶类钙拮抗剂对减轻症状的严重性有协同作用。在一项随访5年的研究表明，肾素-血管紧张素系统抑制剂对减少心外冠状动脉痉挛的心血管事件有益。他汀类药物对无器质性狭窄的冠状动脉痉挛有益，因为它们可改善内皮功能。值得注意的是β受体阻滞剂通过增强血管收缩反应可加重冠状动脉痉挛，但选择性$β_1$受体阻滞剂，如奈必洛尔（nebivolol）则对冠状动脉痉挛有效。如应用以上一线药物无效，可应用二线的药物，如雷诺嗪（ranolazine）、吗多明（molsidomine）、尼可地尔（nicorandil）、吡格列酮（pioglitazone）、内皮素-1受体拮抗剂波生坦（bosentan）或可溶性鸟苷酸环化酶刺激剂（riociguat）。虽然冠状动脉内注射Rho激酶抑制剂法舒地尔（fasudil）有显著血管效果，但尚无口服的Rho激酶抑制剂。将来应开发针对微血管和局灶/弥漫心外冠状动脉痉挛的靶向钙拮抗剂。

本例患者出院时应用了地尔硫䓬；针对心力衰竭应用了达格列净、诺欣妥和螺内酯；针对动脉粥样硬化应用了他汀、氯吡格雷和阿司匹林。

至于本例患者是否应在左主干开口植入支架或搭桥的问题，指南推荐应根据患者临床特征、并存病和基于冠状动脉造影的病变严重性来选择。本例患者IVUS未发现内膜病变，植入支架反而会损伤正常内膜，故在球囊扩张后未植入支架，加强药物治疗，以观后效。

### （二）关于对左主干冠状动脉病变的重要认识

1. 概况　冠状动脉左主干（LM）病变占冠状动脉造影患者的4%～9%，在冠状动脉右优型的患者，LM提供84%的左心室血流，即左心室大量心肌由左主干冠状动脉供应，故无保护的LM（即无通畅的桥血管提供给左侧冠状动脉）患者死亡的风险增加。

虽然冠状动脉造影仍是评估LM狭窄意义最理想的影像模式，但存在重要的限制；与测定血流储备分数（FFR）比较，应用冠状动脉造影，约1/3的LM被错误分级。因此，了解各种影像技术评估无保护LM病变的权重和限制非常重要。

历史研究表明，单纯应用药物治疗（主要是硝酸酯和β受体阻滞剂）无保护LM病变患者，3年的死亡率约为50%。外科血运重建改善了存活率，因此成为无保护LM病变的主要治疗选择。然而，外科手术的并发症和大隐静脉的变性促使心血管医师寻找其他较少创伤的方法。经皮冠状动脉介入治疗（PCI）的进展，促进其在无保护LM病变的应用，2016年发表的两项随机研究——EXCEL和NOBLE，比较了搭桥（CABG）和PCI在LM病变中的治疗效果，结果证明PCI用于LM的有效性和安全性，两种方法有相似的存活率。因此，PCI技术成为替代CABG另一种治疗LM的方法。

2. LM的解剖和病理生理　LM由左主动脉窦，窦管连接以下发出，止于左前降支（LAD）和左旋支（LCX）分叉处，1/3的患者具有中间支而形成三分叉。LM的平均长度为10mm（2～23mm），内径为3.90mm±0.4mm（女）和4.5mm±0.5mm（男）。LM分为3个部分：口部、体部和根部。口部缺乏外膜层，具有丰富的平滑肌细胞，是冠状动脉最有弹性的组织。这个组织特性可体现在PCI时的特别大的弹力回缩反应。体部和根部与其他心外冠状动脉一样，具有三层结构：内膜、中层和外膜。

LM的血流峰值在舒张期达到200ml/（min·100g），速度为40～60cm/s。在分叉处，剪切力峰值位于隆突处，构成高内皮剪切应力。LM发生动脉粥样硬化部位与血流的动力学相联系，在分叉侧壁与隆突相反的部位容易发生，该处的内皮剪切应力低（图3-25）；相反，隆突处通常不发生病变，可能与高的内皮剪切应力的保护作用能对抗斑块生成有关。LM的长度同样影响狭窄的部位和形态。短的LM（<10 mm），斑块常位于口部，发生于口部和根部的比例分别为55%对38%；长LM的斑块主要发生在根部，发生在根部和口部的比例为77% vs. 18%。口部的病变通常为负性重构，较大的管腔面积，较少钙化。

低剪切应力的作用（图3-25）：①减少一氧化氮和前列环素的产生；②增加内皮素-1的分泌；③促进低密度脂蛋白胆固醇的摄取、合成和扩展；④促进氧化应激和炎症；⑤促进血管平滑肌移位、增生和分化；⑥诱发血管壁和斑块纤维膜的降解；⑦减弱血管壁和斑块纤维帽的细胞外基质的合成；⑧增加斑块新生血管和钙；⑨增加斑块血栓生成。

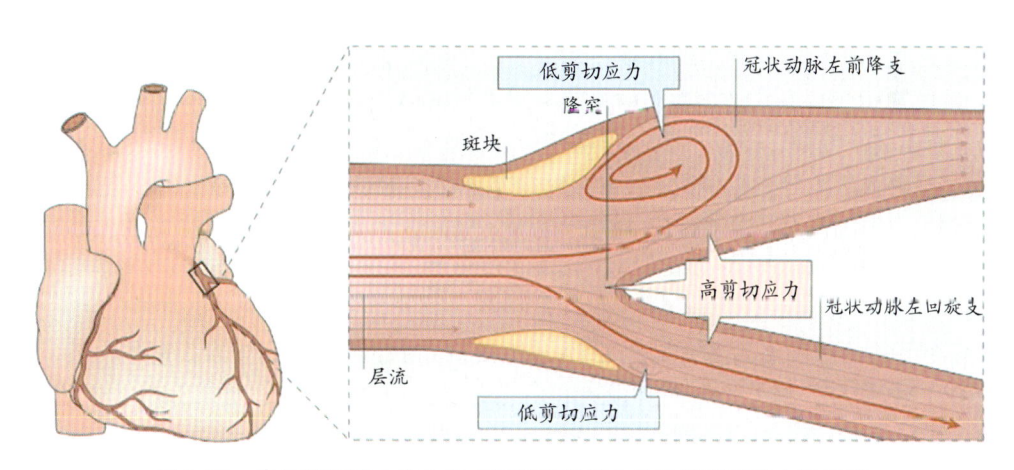

图3-25　内皮剪切应力在左主干冠状动脉发生动脉粥样硬化中的机制

3.左主干病变的诊断

（1）临床评估：①心绞痛发作时，心电图显示下壁和前壁导联的ST段同步下降；②平板运动显示高的Duke平板积分：即在Bruce运动方案第一级或第二级时即发生心绞痛；③$^{201}$Tl核素扫描提示室间隔和前壁摄取均减少；④LM表现为稳定型心绞痛者占47%～53%，不稳定型心绞痛占24%～39%，心肌梗死占15%，安静的缺血占7%。⑤当LM闭塞进行初始的PCI时，临床通常不稳定，需要血流动力学支持，24h死亡率达

70%；⑥急性LM闭塞时，典型的心电图改变是广泛导联ST段水平形下移，在Ⅰ、Ⅱ、V4～V6导联最显著，同时aVR导联ST段≥1 mm，aVR导联的ST段抬高幅度与V1导联ST段抬高幅度相等或更高。

（2）解剖评估

1）冠状动脉造影：是最主要的评估方法，当LM狭窄在50%以上，被认为是血管重建的阈值。研究报道了LM狭窄程度和存活率的关系：当LM狭窄为50%和70%时，存活率比LM狭窄70%以上者明显为高。然而，造影显示的LM有时很难解读，如与远端分支重叠、血管向前缩短、偏心性病变、导管位置、导管诱发痉挛和成角的LM掩盖病变或造成伪像等，混淆狭窄程度的判定。这些情况导致观察者之间和观察者自己有较高的变异性。

2）血管内影像：在决定LM病变的处理方案时必须首先明确LM病变的临床意义，特别对中等狭窄的病变，如狭窄40%～70%，需详细的解剖和功能评估。血管内影像模式，如OCT（光学相干断层扫描），特别是IVUS（血管内超声）在LM评估中起核心作用。IVUS被推荐作为LM病变的诊断和治疗指南。IVUS测出的LM的MLA（横截面的最小管腔面积）＜6.0 mm$^2$一般认为是明显血流限制的切割值。

3）生理功能评估

①FFR（血流储备分数）：一项研究包括152例无保护的LM病例证明，与FFR≤0.80相比，以狭窄≥50%为阈值低估病变的严重性。一项研究包括213例无保护的LM病变，用FFR评估，其中138例FFR＞0.80者延迟了血管重建；78例FFR≤0.80者进行了搭桥手术，5年随访表明，两组的存活率相似（89.8% vs. 82.8%）。

当存在另外的心外冠状动脉狭窄时，解释无保护LM的严重性会受到挑战。目前已公认，冠状动脉树的血管之间存在血流动力学的相互依赖，如中等程度LM病变同时存在下游血管病变时，流经左主干的血流会减少，从而低估LM病变，导致不恰当的延迟LM血管重建。同样，治疗下游血管病变可增加血流，可能掩盖有临床意义的LM狭窄。因此，当解释压力导丝提供的LM参数时应考虑心外冠状动脉病变的互相影响。研究者观察到，下游血管病变影响FFR对中等程度LM病变的测量结果，但影响的振幅很小，FFR变化＜0.05。

②无创性评估：以冠状动脉造影为参照，冠状动脉增强CT（CCTA）对无保护LM病变评估的准确率为97.4%。CCTA还可发现LM起源异常和导管引起的血管痉挛。COMFIRMy研究，对12 086例可疑冠心病患者进行CCTA检查，结果3.5%为阻塞性无保护的LM病变。12.9%为非阻塞性无保护LM病变；不论血管是否阻塞，存在动脉粥样硬化病变者具有不良的预后；5年累计死亡、心肌梗死和血管重建者在非阻塞LM者明显高于正常LM者（$P＜0.001$）。LM病变存在明显的性别差异：存在非阻塞性无保护LM病变的妇女增加死亡、心肌梗死和血管重建的危险（校正HR=1.48，$P=0.005$），而男性则不增加（校正HR=0.98，$P=0.81$）。CCTA还用于评估冠状动脉支架内狭窄（包括金属支架）。因此，CCTA作为LM患者PCI后随访中取代冠状动脉造影的一线方法。近年应用CCTA衍生的FFR（FFR$_{CT}$）已开始在临床应用，与有创的FFR测定有很高的一致性。

4.左主干病变的治疗 目前欧洲和美国指南关于LM病变的治疗：不论解剖的复

杂性，推荐外科搭桥（Class Ⅰ）；两个指南都将高SYNTAX积分列为PCI的禁忌证（Class Ⅲ）。欧洲指南将低SYNTAX积分作为PCI的Class Ⅰ级推荐；中等SYNTAX积分时PCI作为Ⅱa级推荐；美国指南则将以上情况分别给予Ⅱa及Ⅱb级推荐。然而，这些指南公布在EXCEL和NOBLE试验的发表前。目前主张个体化的策略，即根据患者的临床特征和SYNTAX积分综合评估来选择旁路移植术或PCI（图3-26）。

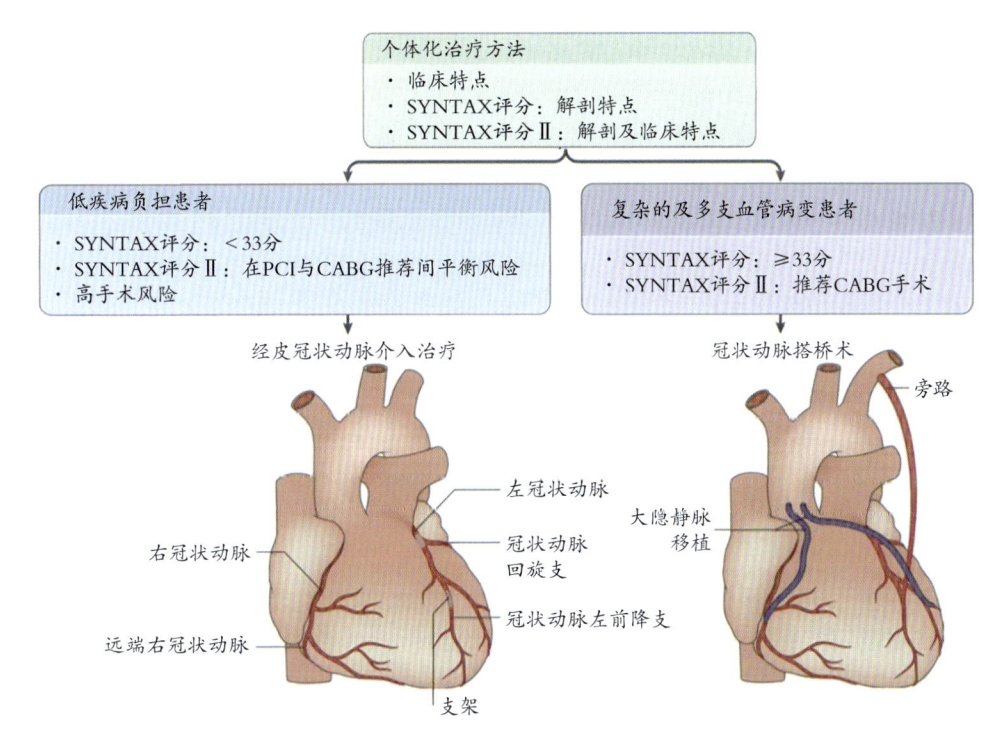

图3-26　左主干冠状动脉病变对旁路移植术或PCI治疗的选择：推荐根据患者临床特征、并存病和基于冠状动脉造影的病变严重性来选择。如患者为孤立的开口部或体部的LM狭窄、SYNTAX积分＜33分和高外科风险者，可推荐PCI。如患者为左主干根部复杂病变、广泛的冠状动脉病变和SYNTAX积分≥33分，选择旁路移植术的风险较小（注：SYNTAX积分是一种根据冠状动脉病变解剖的积分方法，SYNTAX Ⅱ积分：综合SYNTAX解剖积分及临床积分，以低、中、高表示）

【总结】

无保护的左主干病变的处理是采用旁路移植术还是PCI，一直是临床讨论的问题。但本例属于未发现基础病变的左主干口严重狭窄，推测是冠状动脉痉挛，故不涉及介入治疗范畴，而应该采用药物来预防。

对本例患者应加强随访，观察有无短暂心肌缺血发作，必要时做诱发试验。

【杜志民教授点评】

这是一个并非不常见、但确实特殊的、很有代表性、很有教育意义的危重症"左主干急性心肌梗死"成功抢救的病例。

患者女性47岁，夜间10：00突发左侧胸闷，向左肩及咽部发射，次日凌晨6：00症状复发，中午13：30心电图检查提示为"广泛导联ST段下移，aVR导联ST段抬高"，

aVR导联ST段抬高0.4mV，Ⅱ、Ⅲ、aVF、V4～V6导联ST段明显下移，呈典型的"1+6"改变。患者心率约104次/分，节律尚规则，但当时血压为72/36mmHg，氧饱和度为88%处于休克状态。

冠状动脉造影见左主干体部严重狭窄，TIMI血流1～2级，球囊扩张后，恢复TIMI 3级血流，血压随即恢复正常。IVUS检查管腔面积（MLA）5.38mm²，没有明显的动脉粥样硬化斑块形成，未见血管夹层，也未见明显血栓，考虑冠状动脉痉挛。住院期间白细胞计数$16.62\times10^9$/L，中心粒细胞总数$12.57\times10^9$/L，C反应蛋白8.88mg/L。自身免疫14项中：抗SCL70抗体（++），抗核抗体（±）。起病1周后复查冠状动脉造影正常，超声心动图发现中重度二尖瓣关闭不全。射血分数55%。

诊断为急性前壁及下壁心肌梗死；左主干病变；Killip 3级；功能性二尖瓣关闭不全。出院带药包括服用地尔硫䓬等抗冠状动脉痉挛的药物。应该说这个病例的处理是成功的。

有几个问题值得讨论。

1.恐怖的"左主干区域严重缺血的1+6、2+8心电图表现"：aVR导联ST段抬高，前壁和下壁导联ST段下移是最常见的左主干供血区域严重缺血的最常见心电图改变。

（1）左主干次全闭塞的心电图表现：aVR和（及）V1导联ST段抬高，aVR及V1导联ST段抬高，50%～80%的患者会出现左前分支传导阻滞，表现为电轴右偏，40%～50%的患者会出现右束支传导阻滞，部分患者表现出QRS波增宽，即非特异性室内传导阻滞。

（2）左主干完全闭塞的心电图表现：常表现为aVR及V1导联ST段抬高或轻微抬高，前降支及回旋支的对应导联包括前壁导联V2～V4及侧壁导联Ⅰ、aVL、V5、V6均可出现ST段抬高。而削弱了aVR及V1导联ST段的抬高，右冠状动脉对应导联Ⅱ、Ⅲ及aVF导联出现镜像性改变，表现为ST段压低。

（3）aVR导联ST段抬高＞0.05 mV时，诊断急性左主干闭塞的敏感性和特异性分别达90%和63.3%。aVR导联ST段抬高＞0.05 mV，加上V1、V2、V3导联ST段抬高程度＜0.5 mV，诊断急性左主干闭塞的敏感性和特异性分别达90%和86.7%。aVR导联ST段抬高，且aVR导联ST段抬高＞V1导联，及其他导联ST段改变的敏感性和特异性分别为81%和80%，aVR导联ST段抬高＞1.5 mV时，其特异性和敏感性分别达98%和14%。

2.患者的急性心肌梗死应该属于第2型。2018年8月25日，ESC/ACC/AHA/WHF共同发布的第4版心肌梗死全球统一定义，把急性心肌梗死分为5型：1型，心肌梗死为自发性心肌梗死，冠状动脉粥样硬化、斑块破裂、溃疡等导致血栓形成；2型，是继发心肌缺血的急性心肌梗死，由于冠状动脉痉挛、冠状动脉栓塞、低血压、快速或缓慢性心律失常、高血压等所致；3型，是突发心源性猝死，疑似急性心肌梗死诊断；4型，是经皮冠状动脉介入治疗相关的急性心肌梗死；5型，是冠状动脉搭桥术相关的急性心肌梗死。

3.患者左主干狭窄的原因是冠状动脉痉挛，可能导致心源性休克，也有可能在休克状态下发生冠状动脉痉挛。冠状动脉痉挛发生的原因及是否还会反复发生血管痉挛值得关注。患者中年女性，发病突然，粒细胞、抗SCL70抗体、C反应蛋白均明显增加，合并中重度二尖瓣关闭不全、是否存在结缔组织疾病、是否存在血管炎的问题，是否需要针对性治疗需加以认真考虑。

4.应激性心肌病、Tako-Tsubo综合征（也称为"暂时性左心室心尖气球综合征"），病理基础也是冠状动脉持续痉挛，导致局部心肌缺血坏死，甚至心室壁瘤形成，其临床表现及心电图改变酷似广泛前壁急性心肌梗死。通常应激性心肌病为自限性疾病，冠状动脉持续闭塞时间较短，血流恢复后，症状和心电图改变迅速缓解。这个患者是否存在严重神经心理创伤，未见提及。在病情缓解后，加以详细询问排查，有利于解决后续防治问题。

5.休克时特别是低血容量、低血色素的失血性休克时的心电图改变，也可表现为aVR导联ST段抬高、前壁及下壁导联ST1段压低的"1＋6"或"2＋8"改变，这类患者的心电图改变通常在血容量补充、休克改善后逐渐恢复正常。

总之，这个病例病情危重、处理及时，很有教育意义。特别是典型的心电图改变，对诊断及处理策略的选择有重要意义，值得引起重视。

## 病例5  4a型急性心肌梗死

【病例简介】

男性，68岁。两年前开始（时年66岁）出现劳力性胸痛，休息即缓解，未进行特殊诊治。2022年9月某日再次胸痛发作，持续数小时不止，伴头晕及大汗，在当地医院住院，肌钙蛋白增高，行冠状动脉造影，发现四主支冠状动脉严重病变：①左主干（LM）中远段斑块；②左前降支（LAD）近段及中段两处弥漫性狭窄，最窄处达90%，血流TIMI 3级；③左回旋支（LCX）全程斑块，中段次全闭塞，血流TIMI 3级；右冠状动脉（RCA）优势，近中段弥漫性狭窄，狭窄最重处达90%，血流TIMI 3级。选择LCX行冠状动脉支架植入（PCI），术后应用双联抗血小板及冠状动脉二级预防常规药物，病情稳定出院，出院诊断"非SF段抬高心肌梗死"。嘱择期完成RCA及LAD介入治疗。

2022年10月9日入住南方医院心内科。入院时主诉轻微劳力性心绞痛，生命体征稳定，查体无特殊异常体征。高敏肌钙蛋白0.012ng/ml，前-脑利尿肽411.8pg/ml，空腹血糖7.19mmol/L，糖化血红蛋白6.3%。血脂、血常规、肝肾功能、凝血象等均在正常范围。心电图为窦性心律，心率加快时Ⅱ、Ⅲ、aVF导联ST段水平下降（图3-27）。

2022年10月11日行冠状动脉造影，见LM体部明显钙化，狭窄50%；LAD全程弥漫性病变伴钙化，最窄达90%，血流TIMI 3级；LCX近段50%狭窄，中段支架通畅，远段弥漫病变，狭窄50%～70%，血流TIMI 3级；RCA从近段至三叉前呈弥漫性病变，最窄处为90%，后降支细小，弥漫病变，最窄80%，血流TIMI 3级。从三叉至近段顺序植入3个支架，两两重叠2mm，手术顺利（图3-28）。于2022年10月15出院，出院诊断为冠心病，慢性稳定型心绞痛。继续应用阿司匹林及氯吡格雷，嘱1个月后返院处理LAD病变。

2022年11月15日为处理LAD冠状动脉再次入住心内科，入院时生命体征正常，查体无特殊发现。高敏肌钙蛋白0.012ng/ml，前-脑利尿肽411pg/ml。心电图为窦性心律，

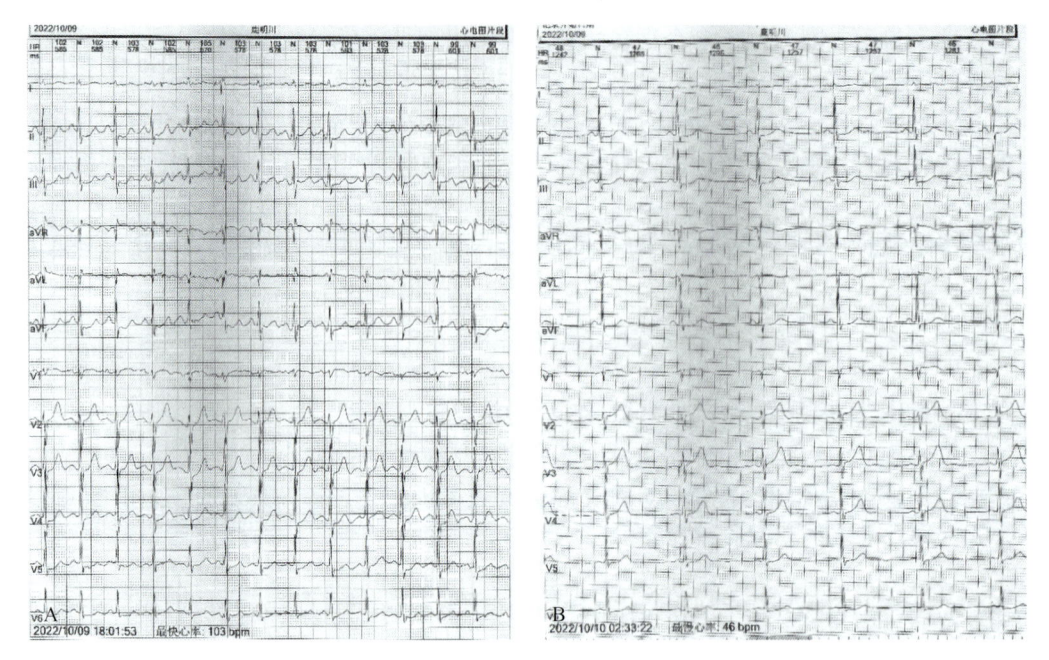

图3-27　窦性心律，心率快时（A.心率100/分左右），心率减慢（B.心率50次/分），心电图大致正常

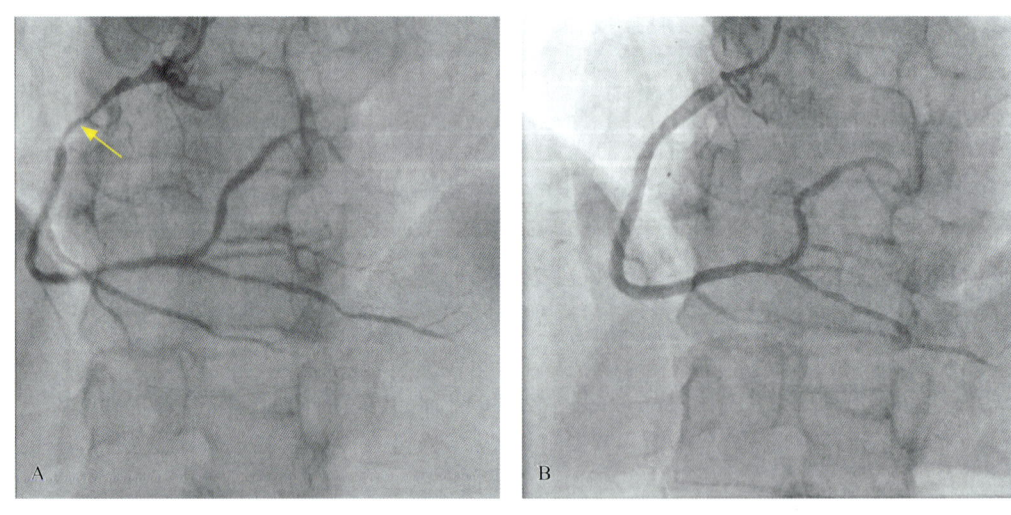

图3-28　RCA支架植入前（A）后（B）对比图

心前导联T波稍高耸（图3-29）。超声心动图提示各房室腔不大，室壁运动正常，左室射血分数57.59%，二尖瓣轻度反流，三尖瓣中度反流。

2022年11月17日行LAD介入治疗，首先冠状动脉造影，见RCA及LCX支架均通畅，血流均为TIMI 3级。LM明显钙化影，狭窄50%，LAD从开口起全程弥漫性病变及钙化，最窄处90%，血流TIMI 3级。第二对角支（D2）粗大，近段狭窄80%，血流TIMI 3级（图3-30）。造影后送入IVUS（血管内超声）至LAD，见全程多段270°环形钙化斑块，钙化负荷最重处达80%，遂启用冠状动脉内旋磨术。

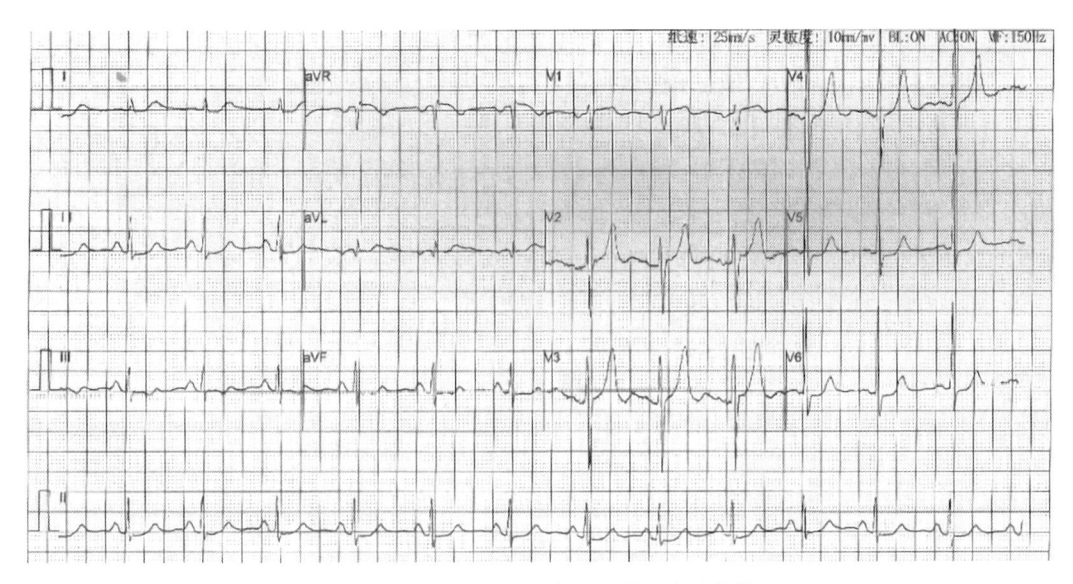

图3-29 窦性心律，先前导联T波稍高耸

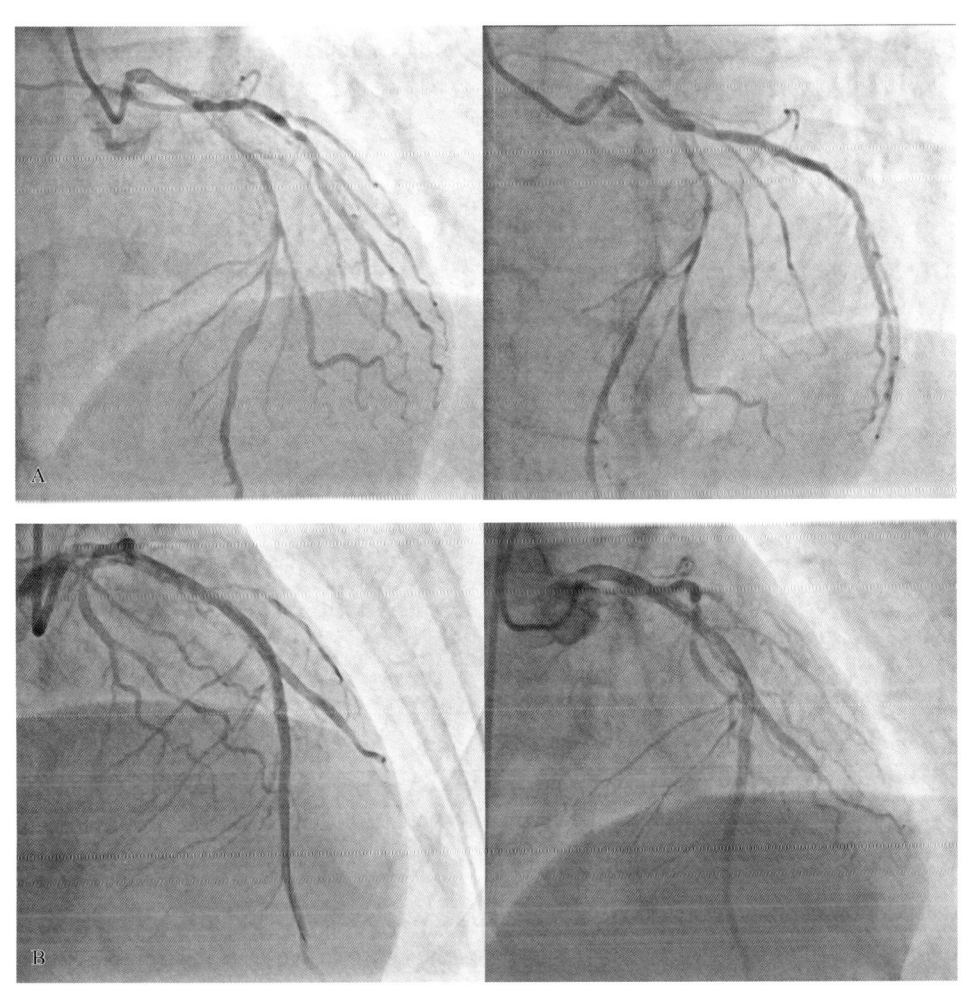

图3-30 LAD介入前（A）及介入后（B）

旋磨结束后用切割球囊从LAD近段至中段进行切割，继用球囊扩张D2开口处狭窄，复查造影见LAD及D2血流均为TIMI 1～2级。在2.75mm×12mm Quantum球囊在LAD中段保护下，于D2开口至近段植入1枚支架，支架突出LAD中段1mm，退出Sion导丝后，用Quantum球囊贴壁支架突出段，从LAD远端至LAD开口顺序植入3枚支架。用Sion导丝穿支架网眼至D2远端，用球囊扩张网眼，用球囊从LM至LAD近段支架后扩张，以及LAD-D2球囊对吻扩张，复查IVUS见支架贴壁良好，无夹层及血栓形成。

复查造影见LAD及D2无复流，多次经冠状动脉硝普钠注入共400μg，尼可地尔共12mg后，LAD及D2血流恢复到TIMI 2～3级。术中患者诉胸痛，血压下降，室性期前收缩及室性心动过速，给予吗啡、间羟胺、利多卡因及可达龙等静脉输入后，生命体征稍微稳定，返回CCU继续去甲肾上腺素静脉滴注，次日予以IABP（主动脉球囊反搏）治疗，3d后血流动力学稳定，拆除IABP。

术后心电图提示广泛前侧壁STEMI（图3-31），肌钙蛋白和前-脑利尿肽指标一过性升高（图3-32）；X线胸片提示心脏扩大双肺渗出（图3-33）；超声心电图提示心尖室壁瘤形成、三尖瓣重度关闭不全及左室射血分数降至34.72%。

术后一周行静息状态超声左心室造影及心肌灌注成像（图3-34），提示左心室前部及心尖区扩张（约占左心室心肌的1/2，），伴无运动及反常运动，心尖部心肌变薄，但心肌（含心尖）有灌注，未见明显灌注缺损。

经强化药物治疗，包括双联抗血小板及新四联抗心力衰竭药物，患者一般状态稳定，各项指标恢复，心电图转为慢性室壁瘤状态（图3-35），于2022年11月26日出院。

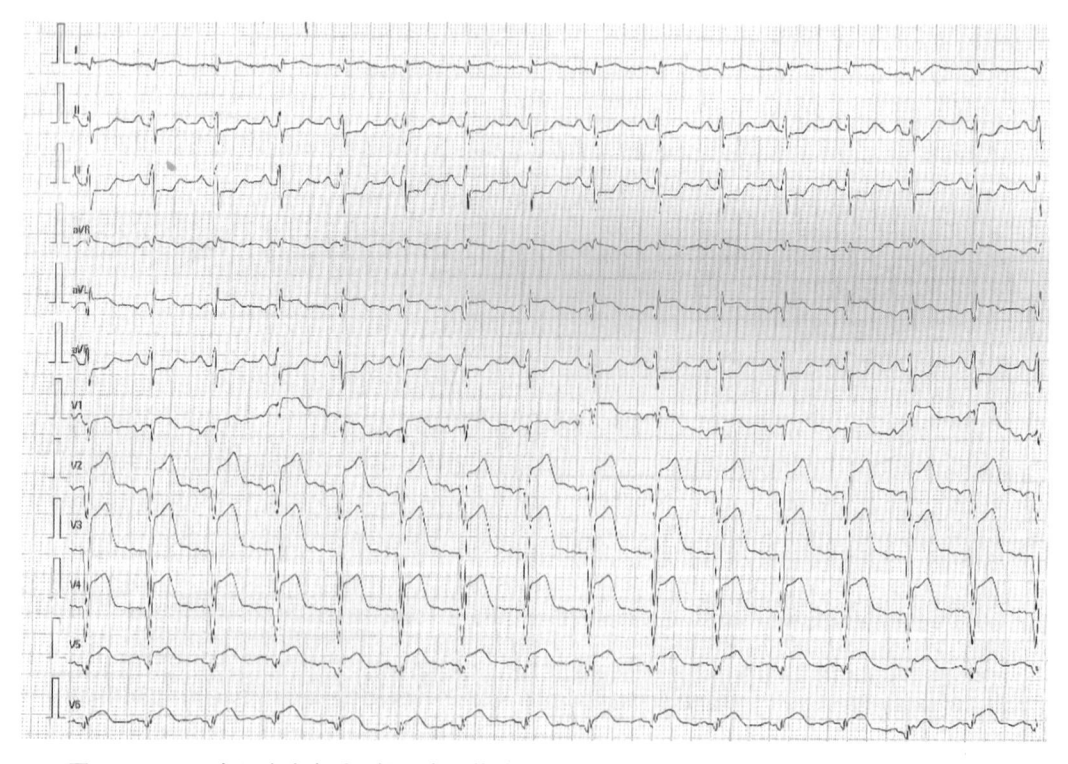

图3-31　LAD介入治疗术后，提示广泛前壁及侧壁导联ST段抬高伴病理Q波；Ⅱ、Ⅲ、aVF下壁导联ST段下降

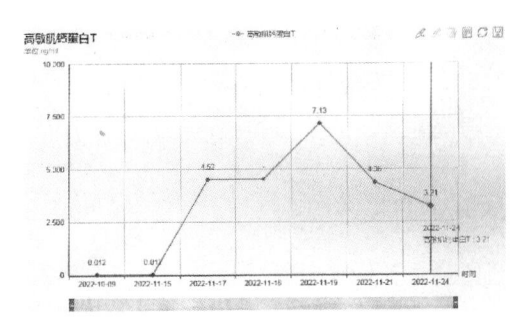

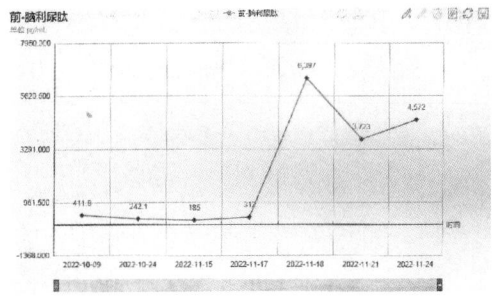

图3-32　术后肌钙蛋白及前-脑利尿肽指标一过性升高

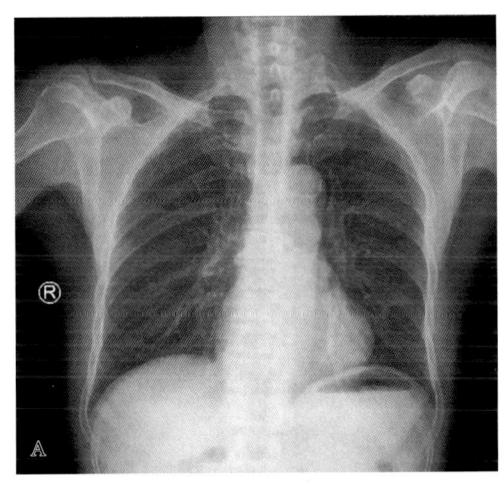

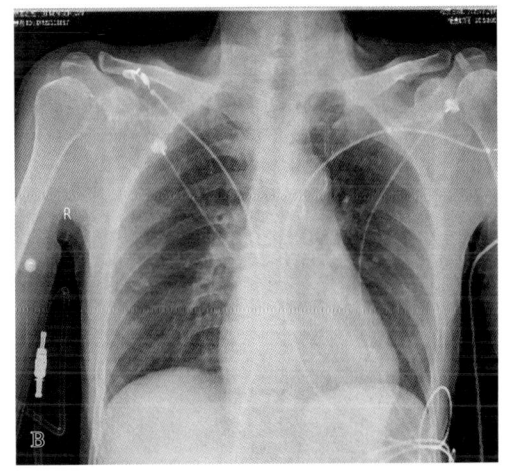

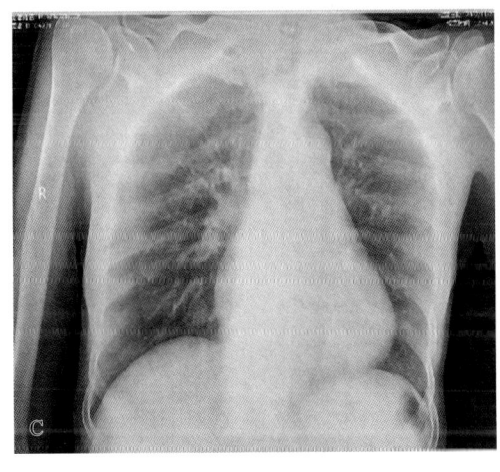

图3-33　A.为LAD介入治疗前；B、C.提示LAD介入术后心脏扩大，双肺渗出

最后诊断：冠心病，多支冠状动脉病变，冠状动脉血管完全支架成形术后，4a型广泛前侧壁ST段抬高型心肌梗死，Killip 3～4级，左心室心尖室壁瘤。

**【急性心肌梗死定义及分型】**

心肌梗死按照全球心肌梗死定义和分型可以分为5个类型。

1型：指的是冠状动脉粥样硬化、狭窄，斑块破裂，导致管腔闭塞，导致AMI。

2型：由于其他原因，如失血、一氧化碳中毒、甲状腺功能亢进、冠状动脉痉挛等原因导致的心肌供氧与需氧失衡，引起的AMI。

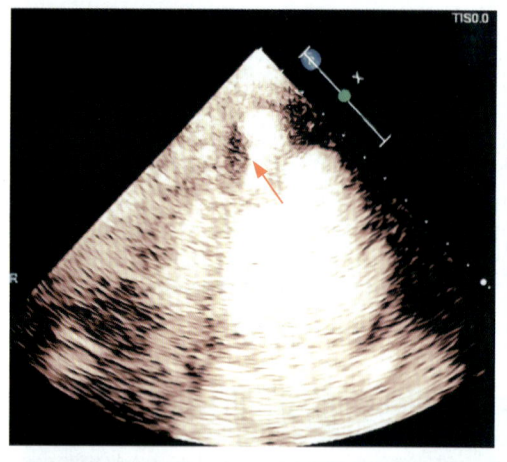

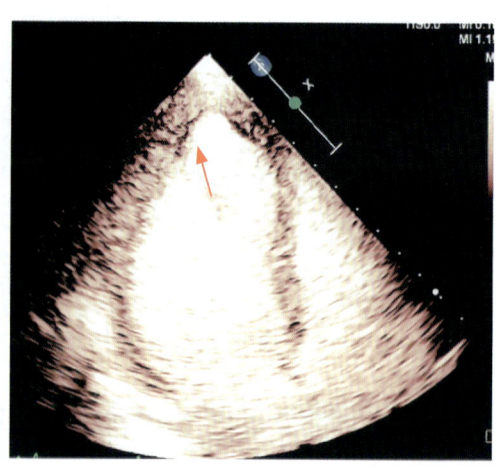

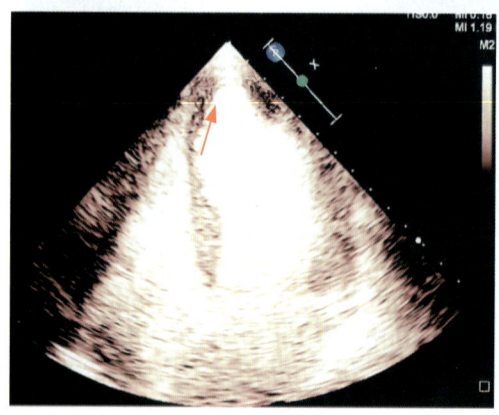

图3-34 左心室声学造影：2腔-3腔-4腔（收缩末），箭头指心尖室壁瘤，心尖灌注稍稀疏

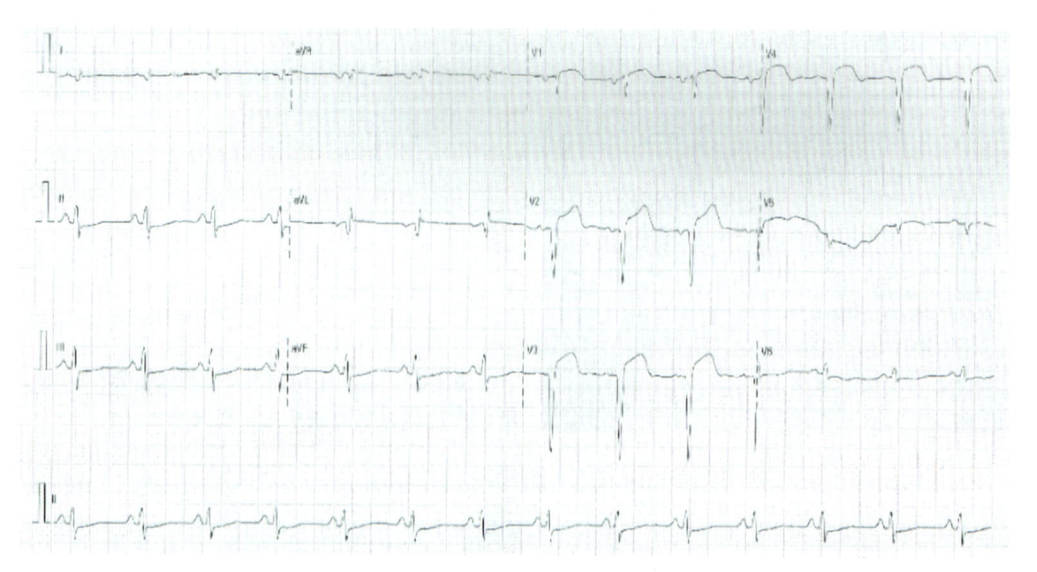

图3-35 出院前心电图：广泛前壁导联呈病理Q波，伴ST抬高，提示室壁瘤

3型：由于心脏缺血事件导致猝死。
4型：由于冠状动脉介入手术（PCI）相关的AMI。
4a：PCI术后≤48h的AMI。

4b：PCI术后冠状动脉内血栓导致AMI。
4c：PCI术后冠状动脉内狭窄导致AMI。
5型：冠状动脉旁路移植相关的AMI。

**【病例讨论】**

**（一）复杂冠心病血运重建策略**

2022年11月，中国循环杂志发表了复杂冠心病血运重建策略的中国内外科专家共识。共识指出：有些患者冠状动脉病变情况复杂，如冠状动脉多支病变和左主干病变，或合并多种疾病，如何由多学科心脏团队共同制订最佳血运重建策略，仍存在决策灰区。

1.证据较为明确的血运重建策略推荐　共识推荐使用SYNTAX评分指导左主干病变、三支病变合并或不合并糖尿病患者血运重建方式的选择。

（1）左主干病变：SYNTAX评分≤22分，冠状动脉搭桥手术和冠状动脉介入治疗均可，同等推荐；SYNTAX评分23～32分，优先推荐搭桥手术；对于外科手术高危人群，介入治疗也是合理的；SYNTAX评分≥33分，推荐搭桥手术，不推荐介入治疗。

（2）三支病变：SYNTAX评分≤22分且不合并糖尿病，介入治疗和搭桥手术均可；如合并糖尿病，优先推荐搭桥手术；SYNTAX评分＞22分，推荐搭桥手术，不推荐介入治疗。

（3）糖尿病：合并糖尿病的冠心病患者，若存在多支血管病变，且预估外科手术风险可以接受，优先推荐搭桥手术。

单纯使用SYNTAX评分可能会忽视临床因素，建议在制订决策时也要考虑临床因素，使用SYNTAX Ⅱ评分、中国冠状动脉搭桥术评分系统（SinoSCORE）Ⅱ评分、美国胸外科医师协会（STS）评分、欧洲心脏手术风险评估系统（EuroSCORE）Ⅱ评分等全面评价。

2.证据有待补充的血运重建策略推荐

（1）合并糖尿病：对于三支病变合并糖尿病的患者，血运重建策略选择证据较为充分，而针对左主干病变合并糖尿病患者的证据尚不充足。对于左主干病变合并糖尿病的择期患者，介入治疗和搭桥的3～5年预后相似，但介入治疗的再次血运重建风险更高。

（2）老年与青年：在老年患者中，与介入治疗相比，搭桥手术与3年全因死亡风险降低相关，应根据老年患者的风险/获益比和预期寿命选择最佳策略。在青年患者中，搭桥手术与介入治疗在38个月全因死亡风险方面相似，介入治疗的主要不良心脑血管事件发生风险更高，主要归因于更高的再次血运重建和再入院风险。

（3）体质指数：在接受搭桥手术的患者中，超重或肥胖与全因死亡风险无显著相关性，但与心源性死亡风险增加显著相关，低体重与全因死亡风险增加显著相关。在接受介入治疗的患者中，超重或肥胖与全因死亡风险降低显著相关，而低体重与全因死亡风险增加显著相关。

（4）外科手术风险：SinoSCORE Ⅱ评分是针对我国患者搭桥手术风险预测的模型，包含年龄、体质指数、外周血管疾病史、慢性阻塞性肺疾病、纽约心脏协会心功能分级、左室射血分数和手术类型等相关临床因素，比STS风险评分和EuroSCORE Ⅱ评分更适合中国人群。

在临床决策中，推荐首选SinoSCORE Ⅱ评分进行搭桥手术风险等级评定（表3-3）。对于手术风险高的患者，应充分结合患者病情和承受能力选择合理的血运重建方式。

表3-3 SinoSCORE Ⅱ评分风险分级标准

| 项目 | 低风险 | 中等风险 | 高风险 |
| --- | --- | --- | --- |
| SinoSCORE Ⅱ评分（分） | 0～3 | 4～18 | ≥19 |
| 围手术期死亡率（%） | <1 | 1～4 | >4 |

SinoSCORE Ⅱ评分：中国冠状动脉搭桥术评分系统

（5）左室射血分数降低：对于左室射血分数降低（≤35%）的患者，搭桥手术远期获益更大，可考虑优先选择搭桥手术。

（6）合并慢性肾脏病：对于慢性肾脏病患者，搭桥在1～5年主要不良心脑血管事件、全因死亡、再次血运重建和心肌梗死发生风险方面均优于介入治疗，但在卒中风险上，两者相似。观察性研究提示，对于非透析慢性肾脏病患者，即估算肾小球滤过率为15～60 ml/（min·1.73 m$^2$），与介入治疗相比，搭桥手术围手术期至术后1年的死亡风险更高，但中长期死亡及终末期肾病发生风险较低。对于终末期肾病患者，搭桥手术的全因死亡和心肌梗死发生风险低于介入治疗。在接受肾移植的患者中，介入治疗和搭桥手术后远期生存结局类似。

（7）合并脑血管病：在有脑血管病病史的患者中，介入治疗和搭桥手术的近远期主要不良心脑血管事件发生风险相似，搭桥手术在远期复合终点事件发生风险方面有获益趋势。

（8）合并心房颤动：目前，在复杂冠心病合并心律失常患者中对比介入治疗与搭桥手术后预后的研究证据非常有限。一项回顾性研究比较了121例接受搭桥手术和301例接受介入治疗的冠心病合并心房颤动患者的3年结局，结果显示，接受介入治疗的患者总生存率明显低于接受搭桥手术的患者，而心肌梗死、再次血运重建和主要不良心脑血管事件发生率均更高。

（9）合并瓣膜病：对于合并瓣膜病的患者，建议根据心脏瓣膜病是否有手术指征来考虑血运重建策略：有指征者首选搭桥手术，无指征者根据患者冠状动脉及整体情况来制订血运重建决策。

共识强调：心脏团队在制订治疗决策时，不仅要对患者不同血运重建方式下的获益与风险评估结果达成基本共识，综合使用必要的评分体系，更要结合患者的一般情况和病变解剖特点，来制订个体化治疗决策（表3-4）。

3.关于完全血运重建的讨论　2018年欧洲心脏病学会血运重建指南首次指出，在制订临床决策时应考虑实现完全血运重建的可能性，选择可达到完全血运重建的治疗方案。但由于介入治疗和搭桥手术的治疗原理差异，两者期望达到的完全血运重建目标不同。随着冠状动脉生理学评估的发展及广泛认可，介入治疗的目标是实现功能学完全血运重建，即所有有缺血或血流动力学证据的病变成功进行血运重建。由于功能学对搭桥手术的指导意义尚不明确，所以搭桥手术的主要目标仍是实现解剖学血运重建，即直径≥1.5 mm且狭窄≥50%的冠状动脉成功血运重建。

表3-4 心脏团队选择复杂性冠心病血运重建方式时应考虑的因素

| 项目 | 倾向于优选PCI | 倾向于优选CABG |
| --- | --- | --- |
| 临床特征 | 存在严重合并症（评分未充分反映）；高龄/虚弱/较短的预期寿命；活动受限及其他影响术后康复的情形 | 糖尿病；左室射血分数下降（≤35%）；存在双联抗血小板治疗禁忌；复发性弥漫性支架内再狭窄 |
| 解剖及技术因素 | 多支血管病变，SYNTAX评分0～22分；由于桥血管质量差或缺失而无法实现外科血运重建；胸廓、脊柱畸形影响外科手术；胸部辐射后遗症；瓷化主动脉 | 多支血管病变，SYNTAX评分>22分；由于解剖因素而无法实现PCI血运重建；严重的冠状动脉病变钙化导致病变部位扩张受限 |
| 需要联合治疗 | − | 升主动脉病变存在手术指征；同期心脏手术 |

PCI.经皮冠状动脉介入治疗；CABG.冠状动脉搭桥术。-.无

共识指出：对于多种并发症和病变复杂的患者，不惜一切代价实现完全血运重建，可能会发生更多的手术并发症及支架再狭窄或桥血管衰败，从而削减完全血运重建的获益。因此，在病变复杂或有多种并发症等情况下，可以考虑由心脏团队综合评估获益和风险后给出"姑息性不完全血运重建策略"。

**（二）关于杂交式冠状动脉重建**

多支冠状动脉病变的杂交式冠状动脉重建（HCR）是联合外科搭桥手术（CABG）和经皮冠状动脉介入（PCI）的一种处理策略。即通过小的胸骨切开将左胸廓内动脉（LIMA）和LAD吻合，以及用PCI来解决LAD以外的冠状动脉狭窄。

CABG或PCI是长期以来的选择问题，它们有各自的长处和短处。选择HCR的目的是面对完全的PCI，联合LIMA与LAD桥接，可以减少围手术期风险。

适合HCR的患者是包括LAD的多支血管病变，其他血管可接受PCI，但对传统CABG受限（钙化的主动脉）、缺乏合适的桥或无保护的左主干冠状动脉（LM）病变不适合PCI。

在临床适应证和程序细节方面，HCR是一个有很多变量和很多挑战的程序，在整个决策和手术过程中，应该有多学科心脏团队的参与。包括但不限于介入性心脏病专家、心胸外科医师、护士、药剂师和物理治疗师。该团队应该通过评分系统来评估患者的并发病、风险因素，例如SYNTAX Ⅱ评分、STS评分或EuroSCORE Ⅱ评分和进行影像学研究来评估患者的冠状动脉解剖学。

HCR的禁忌证：血流动力学不稳定、恶性心律失常、不适合PCI、严重的肺高压或肺功能不全（因LIMA-LAD搭桥手术时需用单肺通气）和严重的肾损伤。

有关HCR的序列问题。

1.一站式HCR 如CABG在PCI之前完成，可在手术室评估LIMA-LAD桥的通畅性；而且，如要进行高危病变的PCI，可以得到LAD的保护。相似情况，如在CABG前的PCI不成功，CABG仍可作为冠状动脉重建的选择。

一站式HCR还能节省费用，减少患者留院的时间和后勤负担。HCR主要的缺点是要有一个具备影像设备的手术室。同时，当在CABG后进行PCI时，因CABG的炎症状态易形成支架内血栓。

2.分期的HCR：CABG前先做PCI  在CABG前做PCI，可以对非LAD的多支血管植入支架，减少之后CABG时的心肌缺血，因此推荐用于严重的非LAD罪恶的病变；同时，CABG可在PCI失败后完成。双联抗血小板治疗可增加CABG围手术期的出血；CABG后的高凝状态（因肝素逆转）可诱发已在位的支架发生血栓。

3.分期的HCR：PCI前先做CABG  主要的好处是LIMA-LAD改善了前壁心肌血供，增加了后续PCI的安全性，但要考虑非LAD的缺血事件；此外，双联抗血小板治疗（DAPT）不增加PCI的出血风险，且在PCI时可见到桥血管，观察其通畅性。值得注意的是对于不稳定的患者，CABG可增加非LAD血管供区的心肌缺血。

4.哪一种序列更合适  目前，有关HCR的最佳序列正在热议中。较少的文献比较CABG在先或PVI在先的序列。在美国，大多数是先行CABG，但最近登记的资料有逆转这种序列的倾向。一般公认为要根据冠状动脉血管病变的部位和严重性来决定序列。稳定的、较少并发症和病变不太复杂的患者可考虑同步HCR。对严重的、复杂的冠状动脉病变可采取分期HCR，权衡每种序列的益处和风险来决定。除了临床结果外，未来还要从基础研究来探讨HCR中内皮反应的差异性，精确了解炎症反应及其变量，可能会更优化HCR的序列。

### （三）对本例患者的处理反省

1.本例患者属于冠心病复杂病变：三支冠状动脉病变弥漫、钙化，最窄处为90%或次全闭塞；但TIMI血流均达3级，LVEF 57.59%；没有梗死心肌，也没有明确的糖尿病及其他并发症，临床表现为慢性稳定型心绞痛。应该采取强化药物及冠状动脉血运完全重建（CABG或PCI）的处理策略。

2.患者未做SYNTAX积分评估，但根据冠状动脉病变，估计在33分以上，按照指南精神，应优先选择CABG，但依照患者的意愿，最终选择了分期PCI方案。在成功重建LCX及RCA后，最后处理LAD，使LAD重建过程有一定的心肌保护。但遗憾的是，经过复杂的操作过程后，使LAD的解剖得以恢复，但却出现了无复流现象，虽经多方紧急处理，但LAD血流仍未完全恢复，导致广泛前侧壁STEMI，LVEF降至34%。

3.回过头来看，如果患者采用CABG路径，或者在LCX及RCA完成PCI后对LAD采用择期LIMA-LAD的微创手术（杂交）；再者，如果在LAD进行PCI前置入主动脉球囊反搏（IABP），同时在操作过程中注意减少LAD阻断的时间，密切观察心电图的缺血情况，是否能避免事件的发生。

【总结】

到目前为止，对复杂冠状动脉病变采取CABG还是PCI治疗的问题仍在热议中，在临床实践中：①充分评估冠状动脉病变和患者的全身情况：结合SYNTAX积分和SYNTAX Ⅱ评分；②充分评估各种治疗路径对患者的获益和风险；③充分遵从指南的提示，因为指南是无数患者经验教训的总结。

【附录】

SYNTAX积分Ⅱ：近年来有若干评分系统问世，针对复杂冠状动脉病变选择CABG或PCI的问题，其中最重要的是SYNTAX积分和SYNTAX积分Ⅱ。SYNTAX积分完全基于解剖特征，以低危（≤22）、中危（23～32）和高危（≥33）来表达。

与SYNTAX积分相比较，SYNTAX积分Ⅱ不仅包含解剖评估，还包含了临床变量（年龄、性别、左室射血分数、血清肌酐清除率、左主干病变、周围血管病变和慢性阻塞性肺疾病）的评估，将这些变量组合，经逻辑公式推算，估计CABG或PCI后4年的死亡率，以供临床抉择。图3-36为SYNTAX积分Ⅱ列线图的床旁应用方案。8个因素的点数可用于预测进行CABG或PCI的4年死亡率。

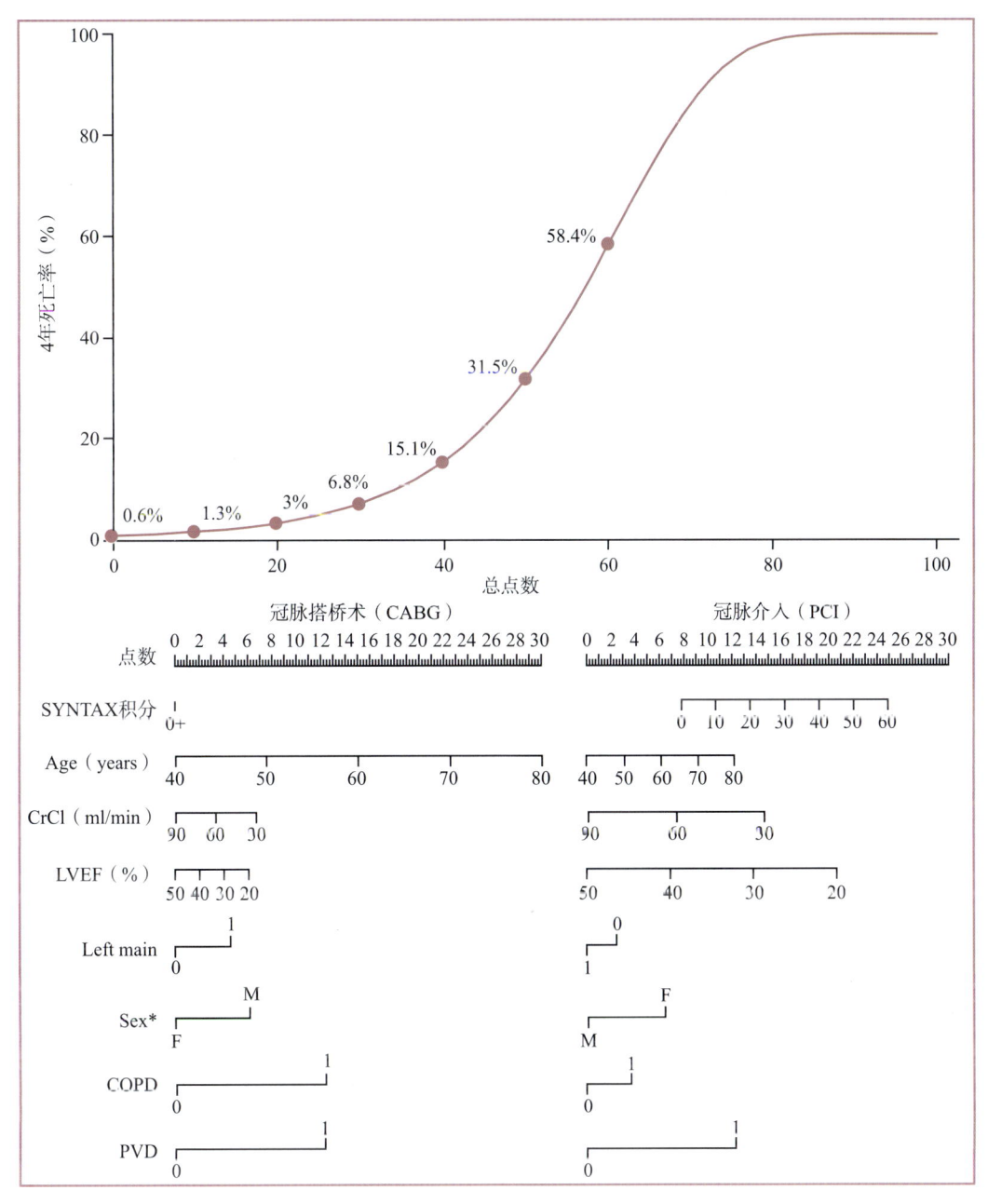

图3-36 SYNTAX积分Ⅱ列线图的床旁应用方案。8个因素的点数可用于预测进行CABG或PCI的4年死亡率。Age.年龄；CrCl.肌酐清除率；LVEF.左室射血分数；Left main.左主干病变；Sex.性别；COPD.慢性阻塞性肺疾病；PVD.周围血管病变

60岁，男性，SYNTAX积分30，LM，CrCl 60（ml/min），LVEF 50%，COPD，如进行CABG为41点（4年死亡率为16.3%）；如进行PCI，SYNTAX Ⅱ 为33点（4年死亡率为8.7%）

**【侯玉清教授点评】**

冠状动脉病变复杂高危且有介入治疗指征的患者（complex high-risk and indicated patients，CHIP）是指病变解剖结构、临床特点和个体条件复杂的冠心病人群。既往国内外对CHIP的治疗均以药物保守治疗为主，但难以达到满意的治疗效果。经皮冠状动脉介入治疗（PCI）随着经验积累及操作技巧、器械的改进，介入治疗指征从最初的简单病变正在逐渐深入，许多CHIP病变甚至既往被认为是介入治疗禁区的病变，目前也已成为心血管介入医师涉足的领域。

本病例是高龄、多支血管病变、多种合并症的CHIP病变患者。三支冠状动脉病变弥漫、钙化，最窄处为90%或次全闭塞；但TIMI血流均达3级，LVEF 57.59%；没有梗死心肌，也没有明确的糖尿病及其他并发症，临床表现为慢性稳定型心绞痛。该患者SYNTAX积分为28分，根据指南精神，应优先选择CABG，但按照患者的意愿，在经过团队充分评估后，选择了强化药物基础上的分次PCI血运完全重建的处理方案。在成功重建LCX及RCA后，为最后处理LAD提供了一定的血流储备和心肌保护。但遗憾的是，处理弥漫长病变的LAD旋磨术中出现一过性的慢血流/无复流不良状况，虽经过多种手段的紧急处理，使LAD的解剖得以恢复，但是冠状动脉血流恢复到2～3级，由于慢血流/无复流导致的心肌损伤仍未能完全恢复，导致广泛前侧壁心肌梗死，LVEF降至34.72%，并出现左心室室壁瘤形成，最终并没有获得理想的临床结局。回过头来看，如果患者采用CABG路径，或者在LCX及RCA完成PCI后对LAD采用择期LIMA-LAD的微创手术（杂交）；再者，如果在LAD进行PCI术前先置入IABP（主动脉球囊反搏），同时在操作过程中注意减少LAD阻断的时间，密切观察心电图的缺血情况，或许能获得不一样的效果。

结合本病例浅谈一下目前对CHIP病变的介入治疗现状及策略选择。对CHIP进行全面、细致、充分的术前评估制订策略是治疗取得成功的先决条件（图3-37）。

1.应全面评估患者的临床特点，包括超高龄、低体重、合并严重心力衰竭（左室射血分数＜35%）、严重瓣膜疾病、慢性阻塞性肺疾病或呼吸衰竭、慢性肾脏病、外周动脉疾病等。上述情况会直接影响介入策略的选择。

2.应细致评估病变冠状动脉的解剖结构，是否涉及无保护左主干、复杂分叉、三支血管病变及桥血管病变、血栓负荷重、严重钙化、严重纡曲成角和慢性完全闭塞病变等。本病例LAD为全程弥漫狭窄伴严重钙化病变，需要特殊技术冠状动脉旋磨才能完成手术，但弥漫长病变，斑块负荷重，且该患者近期持续肌钙蛋白增高多次行介入手术，故PCI及旋磨并发症的发生应得到更积极的预防，而在手术时机选择方面更宜暂时继续强化药物治疗，相对延后介入治疗时机，所有这些术前充分预判对提高手术的安全性和成功率至关重要。

3.复杂PCI有着相对较高的技术"门槛"。需要术者及其团队具备较高水平的操作技巧和丰富的治疗经验，术前应充分权衡利弊，严格掌握PCI适应证。熟练掌握各种复杂病变的分类和各病变类型的治疗方式，制订最优的治疗策略，制订完善的后备手术预案，

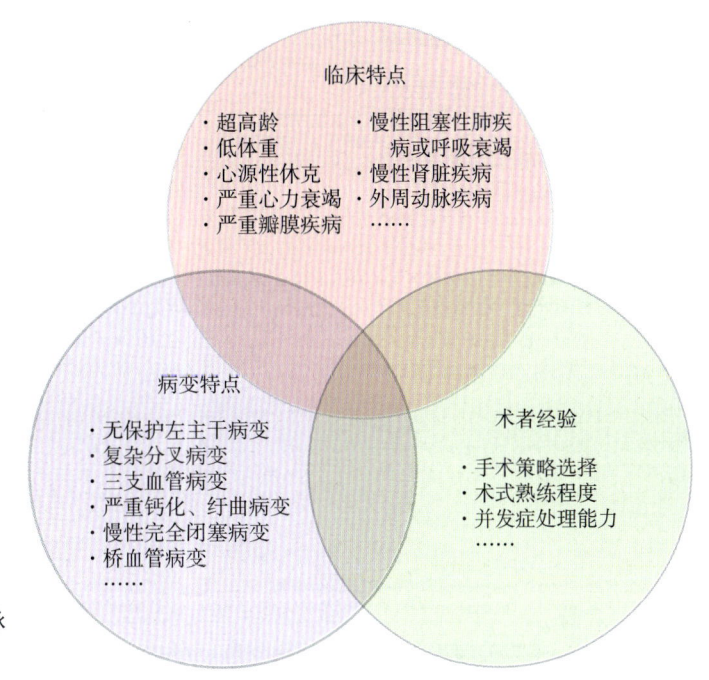

图 3-37 复杂高危冠状动脉病变介入治疗前的评估内容

预防及减少并发症的发生（冠状动脉夹层、穿孔、心脏压塞、急性血栓、无复流等）等。

4. CHIP病变的处理还需要培养团队及多学科、多团队协作的能力，建立规范合理的CHIP操作方案，为提高CHIP患者的治疗成功救治奠定基础。同时掌握临床常用的生命支持手段，包括主动脉内球囊反搏（IABP）、体外膜肺氧合（ECMO）等。

尽管CHIP这个概念已被提出近5年，目前对于全世界心血管医师其治疗仍是最具挑战性的难题，CHIP的治疗风险高、难度大，血运重建的策略需要根据患者具体情况个体化制订，才能达到患者临床获益延长生命及改善生活质量的目的。因此，充分细致的风险评估和术前准备、合理的优化治疗策略，是顺利完成CHIP介入治疗的关键。今后需要该领域高质量、前瞻性的临床试验证据支持，帮助临床心血管医师在诊疗过程中做出最合理的治疗决策。

## 病例6 荒凉的冠状动脉早衰的心

【病例简介】

男性，28岁。从25岁开始出现劳力性胸痛，平地走10m距离即可诱发，但未能就医诊治。6个月前因症状加重，于2022年12月3日就诊于当地医院，发现心电图有ST-T改变，超声提示室壁运动异常，同时肌钙蛋白升高，冠状动脉造影提示为三支冠状动脉病变，遂于2020年12月5日转来南方医院心内科。既往有多年的吸烟史，约15支/天，不成瘾，否认高血压、糖尿病及家族心血管病史。

入院时一般情况良好，生命体征正常。双肺呼吸音清晰，心律规整，心率86次/分，未闻及心杂音，肝不大，下肢不肿。入院心电图为窦性心律，轻度ST-T改变（图3-38）。

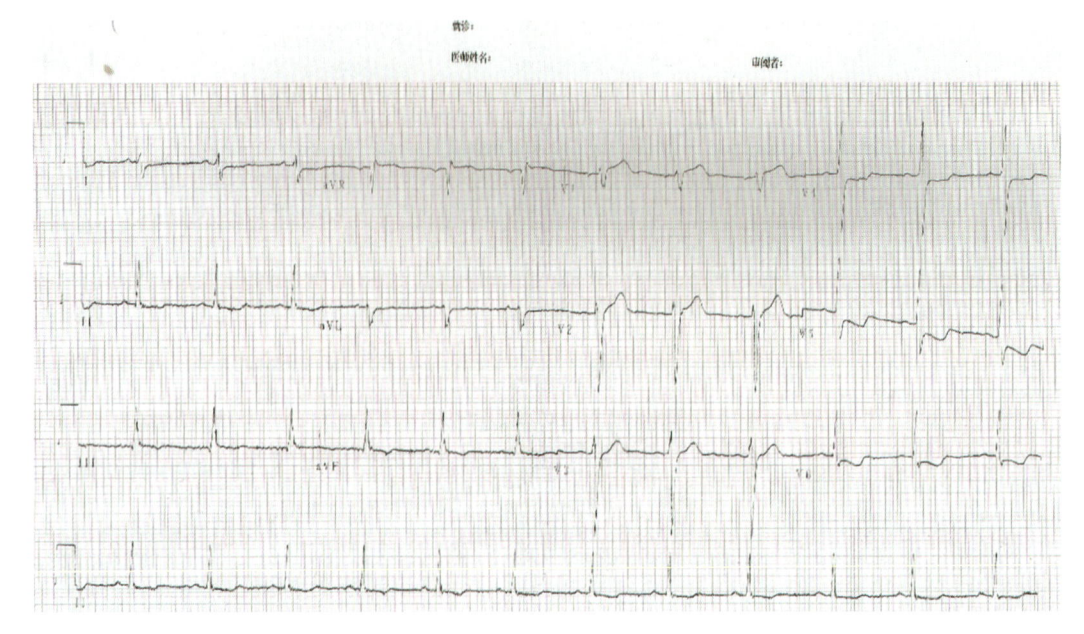

图3-38 窦性心律aVR导联ST段稍抬高，V4～V6导联ST段下斜型下降伴T波不倒置；其余导联T波低平

化验检查：①肌钙蛋白T 0.29～0.227ng/ml，前-脑利尿肽231.00pg/ml；②白细胞12.15×10⁹/L，血红蛋白147g/L，血小板367×10⁹/L；③甘油三酯1.31mmol/L，总胆固醇3.71mmol/L，高密度脂蛋白胆固醇0.90mmol/L，低密度脂蛋白胆固醇2.50mmol/L，脂蛋白a 0.30g/L；④空腹血糖6.98mmol/L，糖负荷后2h血糖8.27mmol/L，糖化血红蛋白7.3%；⑤尿酸465μmol/L。

超声心动图检查：2D超声提示各腔径无扩大，左心室下壁基底段、前壁心尖段及左心室心尖部室壁运动减弱-消失，LVEF 59.69%。心肌声学造影（图3-39）提示该部分心尖灌注缺损。

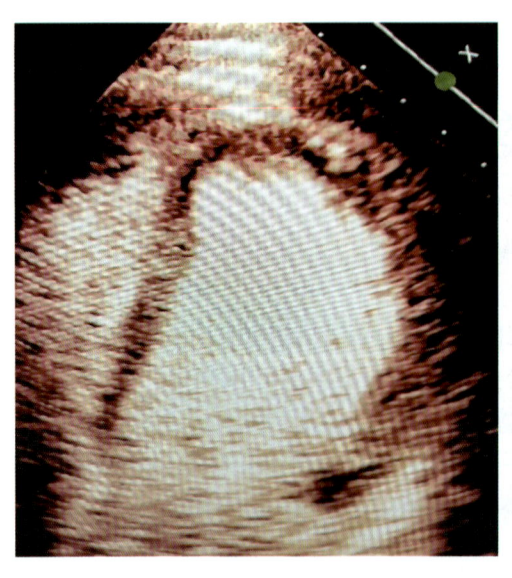

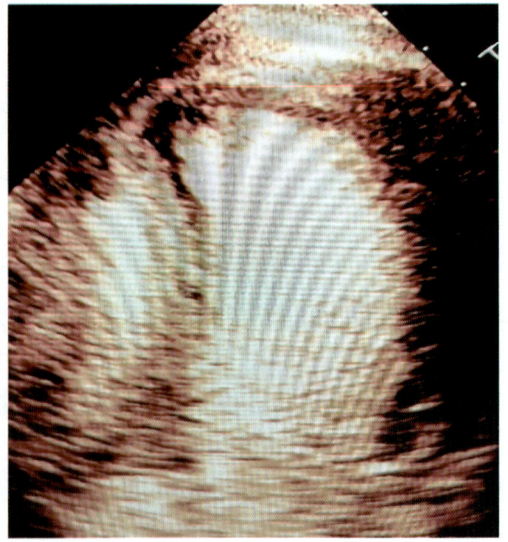

第3章 冠心病的特殊类型

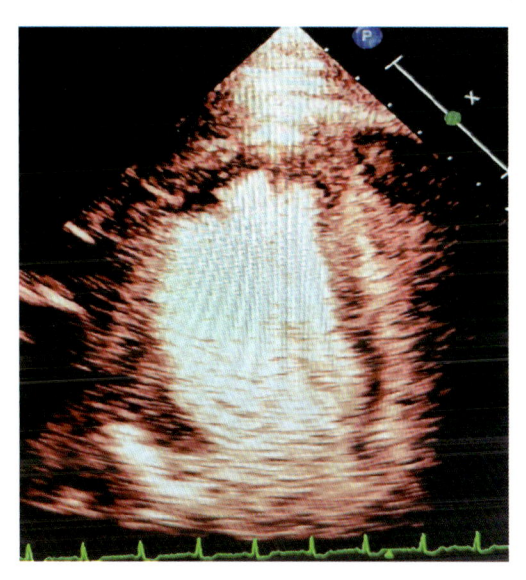

图3-39 心肌声学造影由左至右提示4腔、3腔、2腔切面，心尖区心肌灌注缺损

静息 $^{99m}$Tc-MIBI-SPECT（单光子发射计算机断层扫描）：左心室心尖区充盈缺损，广泛侧壁心肌缺血（图3-40），与心肌声学造影显示的心尖缺损部位一致，同时显示更多的缺血区。

冠状动脉造影：2022-12-12行冠状动脉造影及PCI术。造影见冠状动脉呈右优势型，左主干冠状动脉（LM）未见狭窄，左前降支冠状动脉（LAD）中段弥漫性病变，80%～90%狭窄；远段弥漫性病变，90%～95%狭窄，前向血流TIMI 2级。第二间隔支（S2）近段95%狭窄，前向血流TIMI 2级。可见LAD倒灌至右冠状动脉后降支（PD）和后侧支（PL）的侧支血流（图3-41）。左回旋支冠状动脉（LCX）近段40%狭

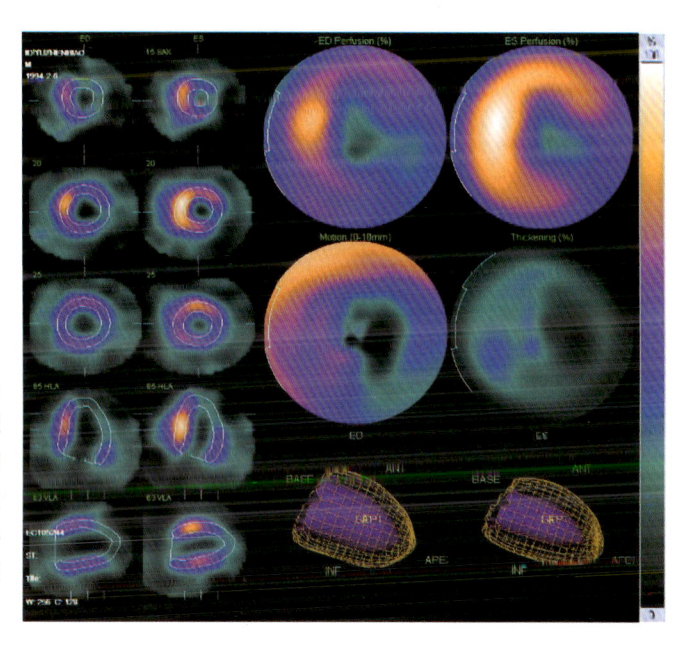

图3-40 $^{99m}$Tc心肌灌注显像：左半图从上到下分别代表左心室短轴、水平长轴及垂直长轴切面的心肌灌注情况，光亮色代表灌注良好，黑色代表灌注缺损；右侧靶心图反映左心室侧面由心尖到心底灌注不良的范围

105

窄，中段至远段弥漫性病变。中段狭窄90%～95%，远段狭窄80%～90%，TIMI血流2级（图3-42）。右冠状动脉（RCA）近段至远段弥漫性病变，近段第一转折处狭窄40%，近段狭窄40%～50%，远段狭窄50%～60%，TIMI血流3级，PD及PL完全闭塞，TIMI血流0级（图3-43），有来自LAD的侧支循环。

冠状动脉药物球囊成形手术：

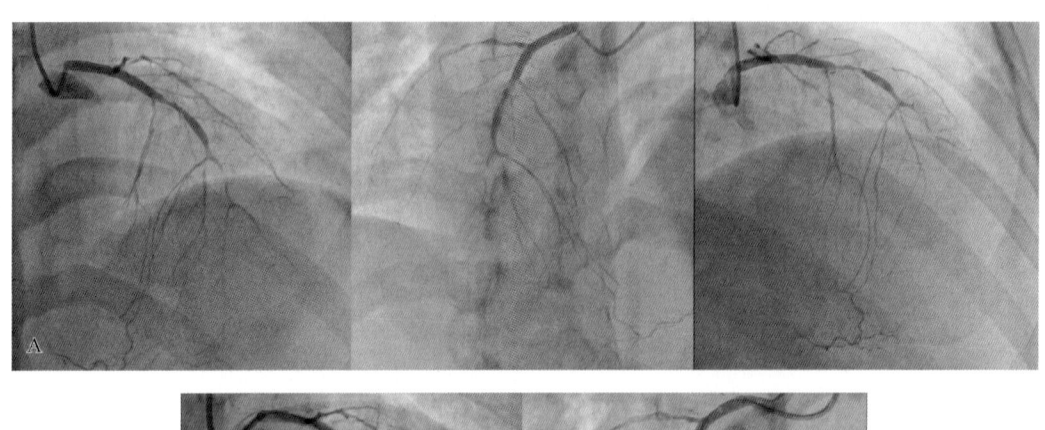

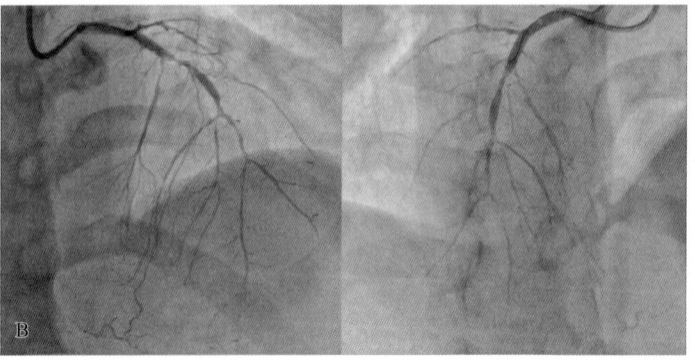

图3-41　A.LAD术前；B.LAD术后

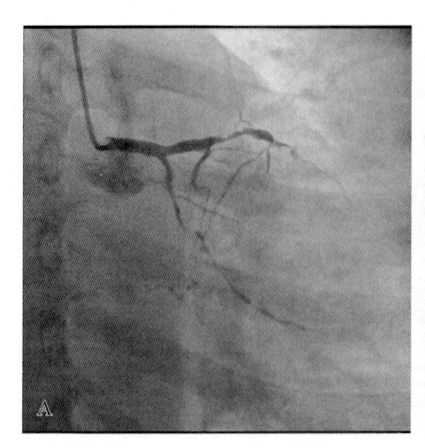

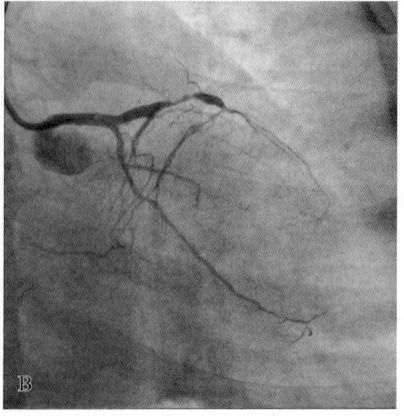

图3-42　LCX术前（A）及术后（B）

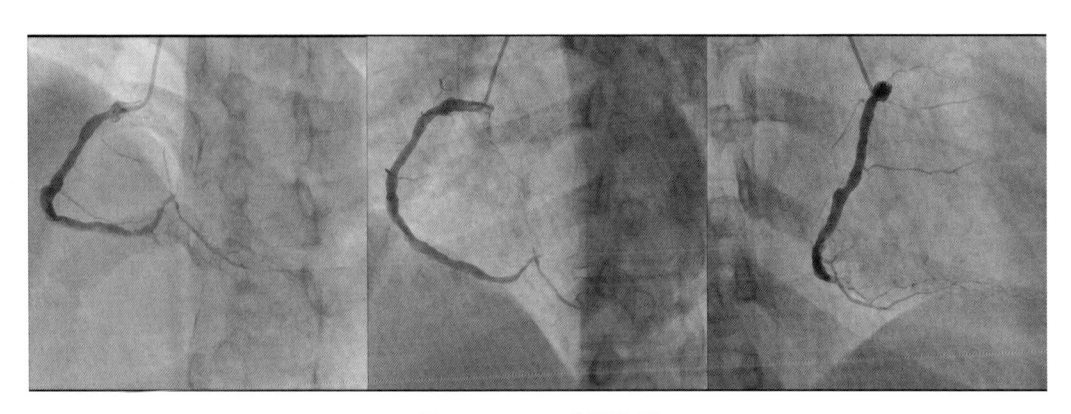

图3-43 RCA造影结果

首先处理LCX病变：经FINECROSS 130微导管送XT-R导丝到LCX中段，反复尝试后通过了LCX中段次全闭塞，送至LCX远段；FINECROSS 130微导管跟进到LCX远段。XT-R导丝更换为DMS002导丝，用2.5mm×12mm灵凤锚定球囊16atm压迫DMS002导丝，退出FINECROSS 130微导管，用1.2mm×12mm Emerge球囊12～20atm预扩张LCX远段至中段的狭窄段。送IVUS Opticress导管至LCX远段检查，见LCX远段管腔直径为2.0mm，远段至中段见弥漫性中重度脂质斑块，最狭窄段面积1.77mm$^2$，斑块负荷60%，近段轻度脂质斑块，LM管腔直径4.0～4.5mm，局部轻度脂质斑块。用1.0mm×9mm ATR球囊6atm于LCX中段全开口持续扩张60s，送2.0mm×20mm贝朗药物球囊7atm于LCX远段至中段持续扩张60s。复查造影见LCX中段至远段残余狭窄<30%，血流TIMI 3级。

继续处理LAD病变：退出LCX内DMS002导丝，送XT-R导丝至LAD中段。顺利通过次全闭塞段并送至远段；经XT-R导丝送Corsair135微导管至LAD远段，XT-R导丝更换为另一条DMS002导丝，退出Corsair微导管，用另一个1.2mm×12mm Emerge球囊12～20atm预扩张远段至中段狭窄段。送IVUS Opticross导管至远段检查，见LAD远段直径2.0mm，远段至中段弥漫性脂质斑块，最狭窄段管腔面积2.83mm$^2$，斑块负荷64%；中段可见一3～9点钟方向180°半圆形钙化环。经Corsair135微导管送XT-R导丝至LAD中段，XT-R导丝更换为SUOHO 03导丝，反复尝试后通过LAD中段第二间隔支（S2），退出Corsair135微导管，用1.2mm×9mm ATP球囊10～16atm预扩张S2开口。复查造影见LAD中段残余狭窄80%，远段残余狭窄<70%，血流TIMI 3级，手术结束。

手术共耗时2小时40分（18：05～20：45），术中患者有一过性胸闷、血压下降和气促，经静脉吗啡、间羟胺和呋塞米处理后好转，术毕安返病房。当晚21：00心电图（图3-44）与术前比较无明显变化，但前-脑利尿肽有一过性升高（分别大达346pg/ml和483pg/ml），X线胸片有轻度肺淤血（图3-45）。

术后继续强化药物治疗方案，包括双联抗血小板、阿托伐他汀、依折麦布及PCSK9、硝酸酯、β受体阻滞剂、秋水仙碱及非固醇抗炎剂等，于2022年12月16日出院。

出院诊断：①急性冠脉综合征，非ST抬高心肌梗死，三支冠状动脉病变，Killip 3级；②高尿酸血症，痛风；③2型糖尿病？

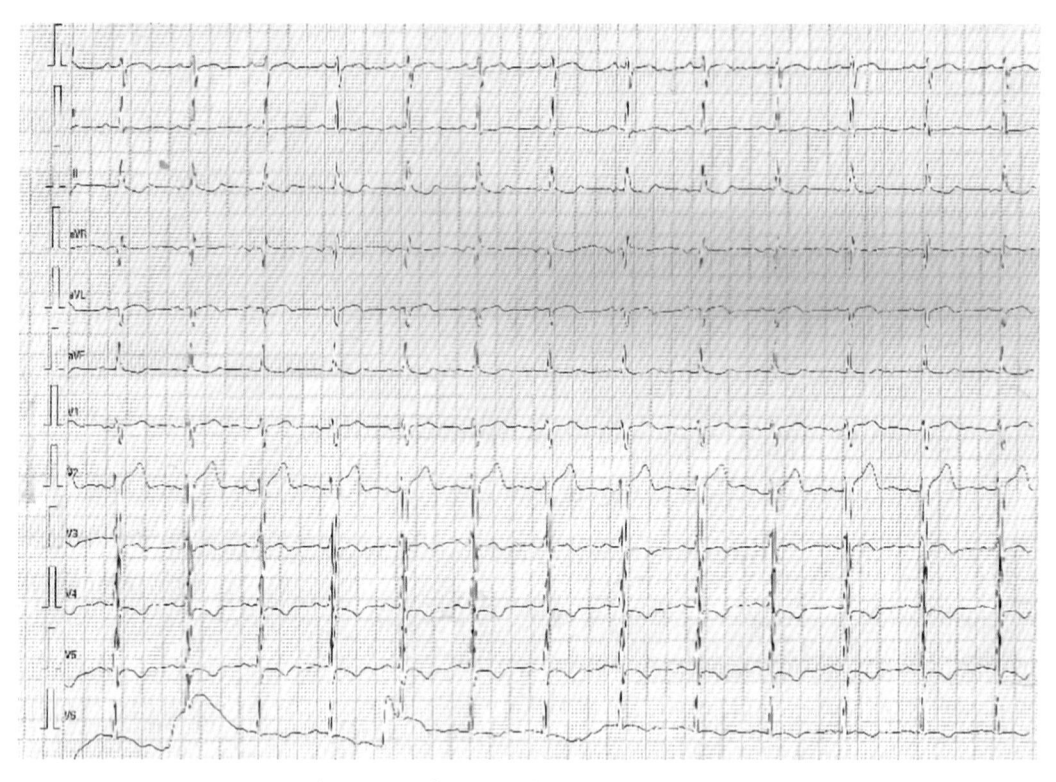

图3-44 术后即刻心电图，窦性心律，V3～V6导联T波倒置

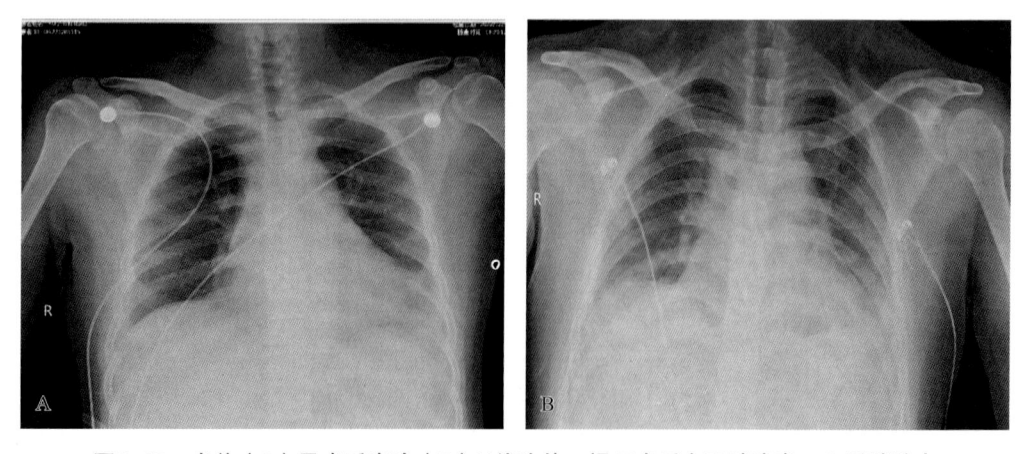

图3-45 术前（A）及术后当晚（B）X线胸片，提示术后有双肺渗出，心影稍扩大

【病例讨论】

1. 本例患者的特点 尽管冠心病是我们最熟悉的病症，但临床上仍常遇到一些特殊情况使人捉摸不透和无能为力。本例患者就属于这种情况：①25岁就有典型心绞痛，没有高血压、糖尿病、高血脂和肥胖等常见心血管危险因素，仅有一般的吸烟嗜好，但却患三主支冠状动脉严重病变，且主要的病变都发生在三主支的分支，使三主支的下游稀疏荒凉，无法放支架或搭桥；②在此基础上，患者很早就出现因冠状动脉供求矛盾引

起的心绞痛和心肌梗死；③虽然静息状态下心功能无明显改变，脑钠肽和左室射血分数均在正常范围，但在冠状动脉造影及冠状动脉内操作过程中出现胸闷、气促和血压下降，术后也有短期肺淤血和脑钠肽升高，说明患者的冠状动脉储备极低，稍有血流阻断就会引起心功能不全。

2. 为什么冠状动脉主支下游血管如此细小稀疏　这正是笔者不解、同时也未能从文献中找到答案的问题。初步想法是：①根据本例冠状动脉IVUS检查，发现LCX及LAD的远至中段均为脂质斑块，且有严重钙化，似符合动脉粥样硬化斑块（AS），但为什么只侵犯三级血管不得而知；②三级冠状动脉的病变是否为另外的原因，如糖尿病性小血管病变？本例患者空腹血糖6.98mmol/L，OGTT 2h血糖8.27mmol/L，糖化血红蛋白7.3%，故应再复查糖化血红蛋白，同时观察眼底血管及血胰岛素水平，如有问题，应尽快加强糖尿病药物的应用。

3. 关于本次冠状动脉介入的策略　个人认为应用药物球囊处理本例的LCX和LAD是非常正确和明智的，术者王前程医师这样解释：选择药球处理出于以下几个方面的考虑：①患者年龄小，冠状动脉病变的原因不是太明确，是否是全身疾病的冠状动脉表现，是否处在活动期不明确；②血管比较小，病变弥漫，回旋支及前降支病变最重处管径2.0～2.5mm，目前最小的支架2.25mm，植入支架面临两个问题，病变比较弥漫，容易发生急性支架内血栓形成，支架远端容易出现夹层，继发血肿造成支架远端闭塞；③手术过程中，球囊扩张后回旋支和前降支都恢复了TIMI 3级血流，IVUS检查未见明显夹层和血肿，预扩张效果良好，药球处理是比较好的选择。

4. 为什么本例心电图看不出心肌梗死　本例手术前后多次心电图均未看出心肌梗死，只有左侧壁导联的ST-T改变，但心肌声学造影和核素扫描均提示左心室心尖梗死，说明本例主要是较大面积缺血，梗死的范围并不大，故静息心功能还维持正常，心电图对小的梗死可能不敏感；同时说明，床旁心肌声学造影是非常重要的评估手段，临床应推广应用。

【总结】

很难得见到像本例这样年轻而冠状动脉的三级血管如此荒凉的患者，我们觉得力不从心，希望在此次处理后，加上强化的药物治疗，能使患者稳定，下一步应考虑患者的心脏移植。

【周忠汀教授点评】

1. 这是一例令人触目惊心的缺血性心脏病年轻病例，患者生理年龄仅28岁，但是其冠状动脉已产生严重动脉粥样硬化并发生急性事件（NSTEMI）；冠状动脉造影示冠状动脉粥样硬化斑块负荷极其严重，已累及冠状动脉全血管树，表现为3支病变，其中LAD远端次全闭塞，LCX及RCA远端慢性完全闭塞（CTO病变）。从冠状动脉造影角度评判：其冠状动脉血管年龄已达80～90岁高龄老人水平，其心血管年龄与自身生理年龄严重不相符。

2. 患者早年长时间的吸烟，当前合并的代谢紊乱（高尿酸、糖尿病），以及可能的血脂异常（高LDL-C、高TG及升高的Apo-B）、不良生活习惯等多重传统危险因素可解释其早发ASCVD事件病因。

3. 近10年来，欧美等发达国家急性心肌梗死发病率已稳步下降，但年轻人心肌梗死（年龄＜50岁）发病率却持续上升，观察性资料显示20%的心肌梗死患者年龄＜50岁，年轻人心肌梗死与青少年时期罹患肥胖、高血压、吸烟、糖尿病等慢性心血管疾病负担持续增加相关。美国社区人群的动脉粥样硬化风险（the atherosclerotic risk in communities，ARIC）流行病学研究显示：年轻心肌梗死（年龄35～54岁）住院率已由1995～1999年的27%增加到2010～2014年的32%。美国另一项专门关注＜50岁的年轻心肌梗死注册研究（YOUNG-MI registry）数据显示：2007～2016年，＜40岁的年轻心肌梗死每年患病率增加1.7%。新近研究提示：吸烟是导致年轻人心肌梗死非常重要的致病因素，烟草可使年轻男性心肌梗死风险增加9倍，使年轻女性心肌梗死风险增加13倍。另一项年龄在18～44岁已罹患心肌梗死的280 736例调查资料显示：吸烟是最常见的危险因素，高达56.8%。导致年轻心肌梗死发生的致病因素还包括家族性高胆固醇血症、炎症及自身免疫病（如类风湿关节炎、系统性红斑狼疮、炎性肠病等）、高Lp（a）及家族基因易感性（polygenetic risk score）。图3-46示年轻人心肌梗死发病机制分析。

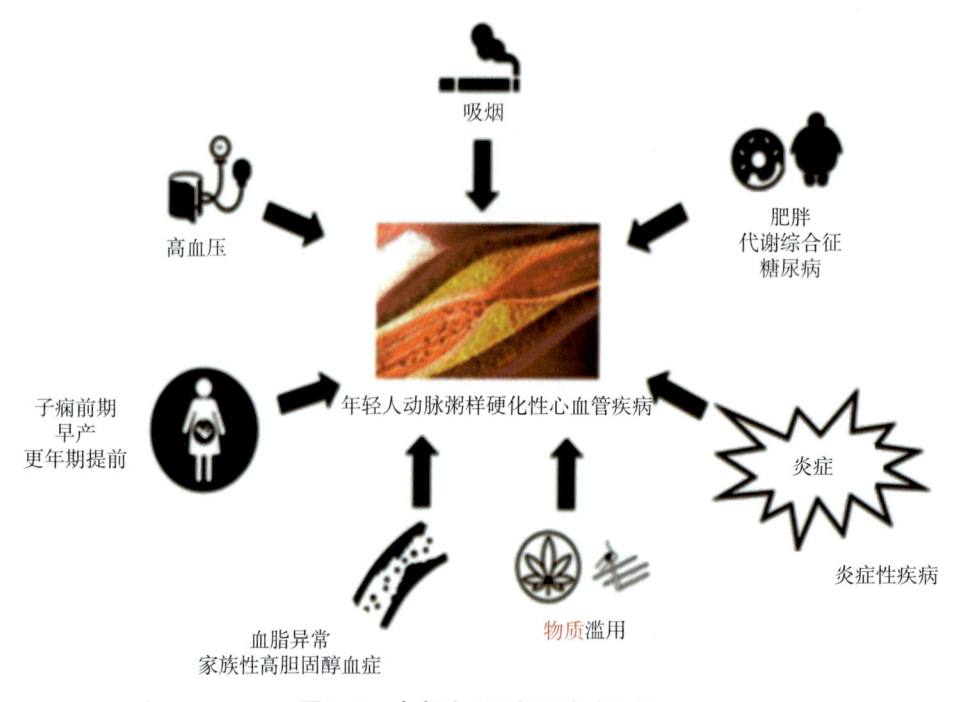

图3-46　年轻人心肌梗死发病机制

4.目前国人年轻心肌梗死的相关研究尚属缺乏，本病例起到警示及启发作用，临床指导作用极大。

5.关于该病例的管理，强调积极的全方位的二级预防干预，具体建议如下。

（1）抗栓：强化的长程DAPT双联抗血小板治疗（阿司匹林联合替格瑞洛，长于12个月）；稳定期时尚可考虑双通道抗栓（阿司匹林联合小剂量利伐沙班）。

（2）血脂管理：LDL-C严格降低至1.0mmol/L，强化他汀基础上，联用胆固醇吸收抑制剂及PCSK9i；监测TG及Lp（a），必要时使用IPE及即将上市的针对Lp（a）的小核酸药物（ASO 或 siRNA）。

（3）控制尿酸：HLA-B 5801 基因监测阴性后，使用别嘌醇。

（4）糖尿病管理：使用新型降糖药 SGLT2i 和或 GLP1 RA。

（5）炎症剩留风险管理：使用秋水仙碱 0.5mg，1次/天，长期使用；期待针对 IL-6 靶点的单抗未来成功上市。

（6）血运重建：争取最大程度的血运重建，新一代的 DES、DEB、旋磨、准分子激光可改善患者预后。

（7）改善缺血症状：曲美他嗪、尼可地尔、伊伐布雷定、硝酸酯、体外反搏、冠状窦堵闭、交感神经结阻滞等姑息治疗。

（8）改善生活方式、康复锻炼、运动、心理指导。

（9）严格戒烟。

（10）预后：尽管上述治疗措施可积极尝试和坚持，鉴于患者冠状动脉粥样硬化斑块大量负荷、管腔严重狭窄以及斑块性质易损，其缺血性心脏病已至晚期，该患者预后较差，再发 AMI、猝死、心力衰竭的风险极高。

## 病例7　Bentall 术后的左主干冠脉 CTO 支架重建

【病例简介】

男性，54 岁。从 2022 年 7 月开始出现劳力性心绞痛，症状逐渐加重，至 2023 年 1 月，轻微动作即感胸痛，当地冠状动脉造影提示左主干冠状动脉完全闭塞，遂于 2023 年 1 月 29 日入住南方医院心内科。

2016 年因主动脉夹层（Debakey Ⅰ型）在当地医院行 Bentall 手术（主动脉瓣置换、升主动脉置换、主动脉弓置换及主动脉带膜支架植入）。有高血压及糖尿病史。

入院后生命体征正常，胸壁可见 BANTALL 手术后瘢痕，心音正常，心律规整，无心杂音，双肺听诊清晰，全身未发现异常体征。

静息心电图见广泛心前及侧壁导联 T 波倒置，心率增快后广泛侧壁导联 ST 段呈下斜型显著下降伴 T 波深倒置，同时 aVR 导联 ST 段抬高，具有左冠状动脉主干闭塞特征（图 3-47）。超声心动图提示左心室前壁及心尖区室壁运动明显减弱，左室射血分数 53.92%。

高敏肌钙蛋白 0.112ng/ml，前-脑利尿肽 960.00pg/ml，C 反应蛋白 11.06mg/L，D-二聚体 1.73μg/ml，FEU 糖化血红蛋白 6.5%。其余检验指标均在正常范围。

【PCI 手术记录】

2023 年 2 月 1 日行冠状动脉造影＋冠状动脉血管超声＋PTCA＋冠状动脉支架植入术。

冠状动脉造影：经右桡动脉用 Tig 造影管及 JR4 行常规体位冠状动脉造影，见冠状动脉分布呈右优型，左主干冠状动脉（LM）体部闭塞，前降支（LAD）血流 TIMI 0 级，回旋支（LCX）血流 TIMI 0 级，右冠状动脉（RCA）未见明显狭窄，血流 TIMI 3 级。RCA 血流倒灌至 LAD 远端（图 3-48）。

PCI：更换 7F 桡动脉薄壁鞘，送 7F LeftBU3.5 指引导管至左冠口，在微导管支撑辅

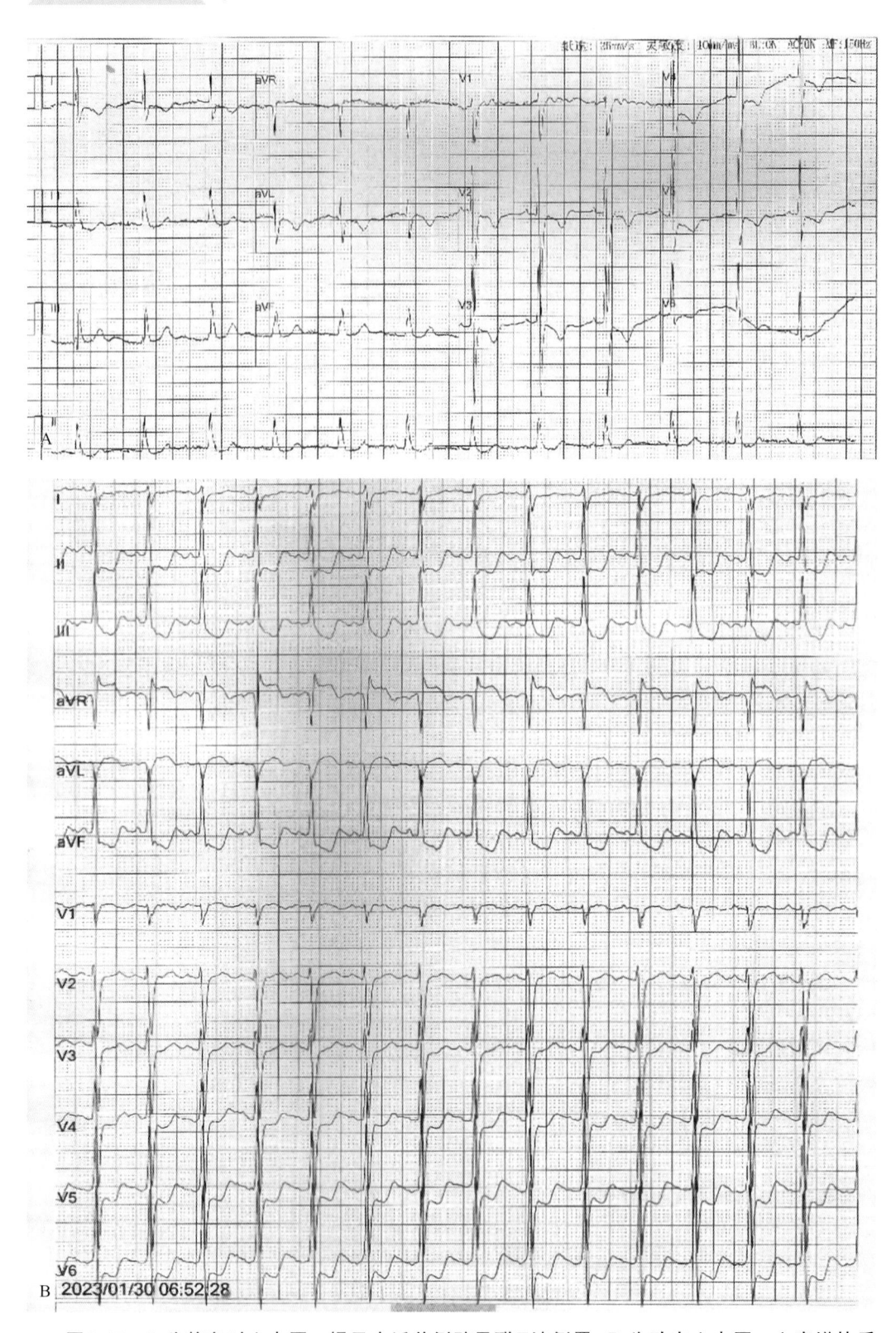

图3-47 A.为静息时心电图，提示广泛前侧壁导联T波倒置；B.为动态心电图。心率增快后aVR导联ST抬高，广泛前侧壁导联ST下斜型下降，提示左主干冠状动脉病变

## 第3章 冠心病的特殊类型

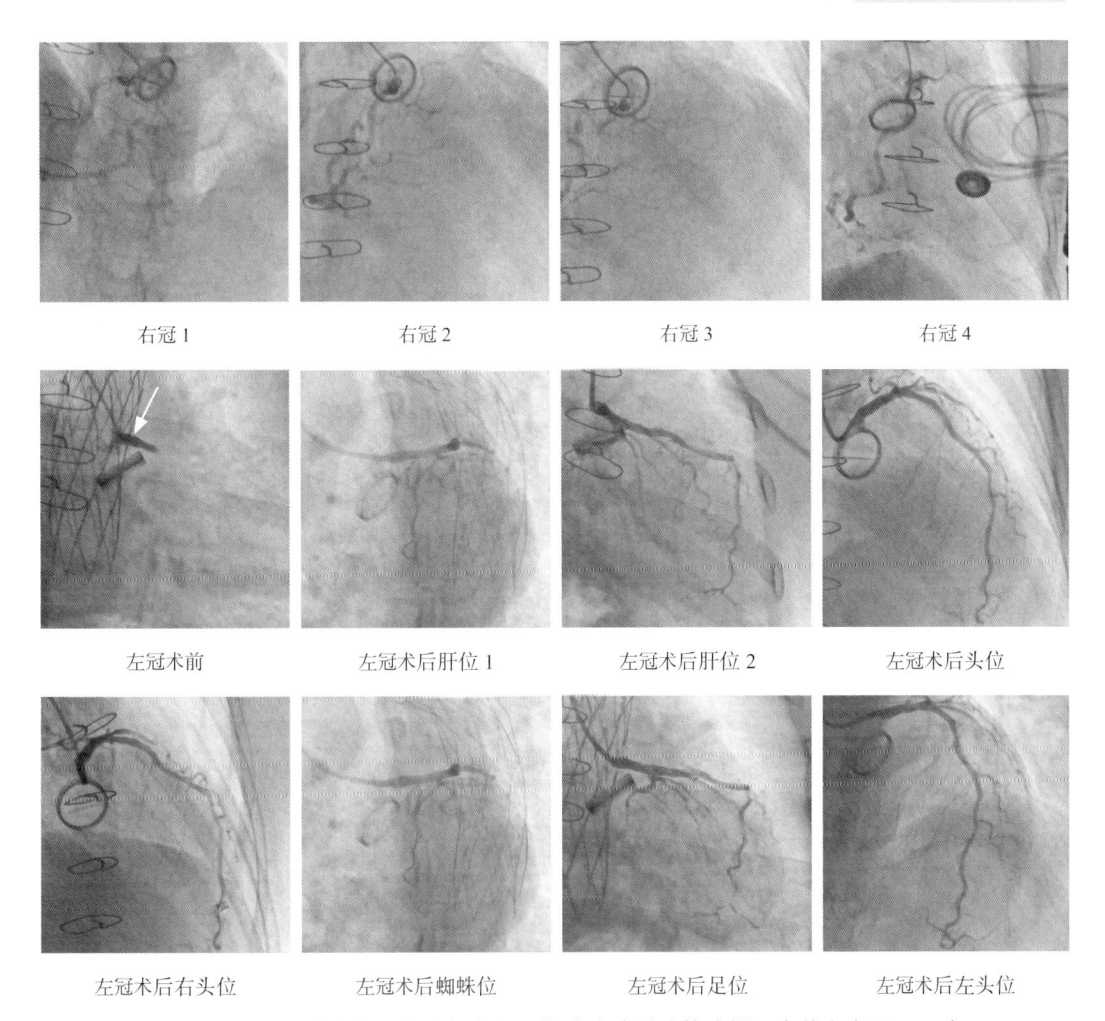

| 右冠1 | 右冠2 | 右冠3 | 右冠4 |
| --- | --- | --- | --- |
| 左冠术前 | 左冠术后肝位1 | 左冠术后肝位2 | 左冠术后头位 |
| 左冠术后右头位 | 左冠术后蜘蛛位 | 左冠术后足位 | 左冠术后左头位 |

图3-48 冠状动脉介入前后各方位冠状动脉造影（箭头提示术前左主干CTO）

助下操控导丝，顺利穿过LM闭塞段至闭塞远段，操控导丝可以无助力进入不同分支血管，间接证明导丝在真腔内，沿Fielder XT-R导丝送微导管至闭塞以远，注射器连接微导管回抽到新鲜血液后经微导管造影，发现微导管在第一对角支（D1）远端。经微导管送入Runthrough导丝，灵凤锚定球囊辅助下退出微导管，Emerge2.0mm×15mm预扩球囊14～16atm在病变部位进行扩张，复查造影提示：LM尾部至LAD开口狭窄约90%，中段局限性狭窄60%，远段局限性狭窄60%，正向血流恢复TIMI 3级；LCX短小，开口狭窄80%，血流TIMI 3级，调整Runthrough导丝至LAD远段，并送另一条Sion导丝至LCX远段，对LAD行IVUS检查提示LAD近段严重狭窄。Emerge2.5mm×15mm预扩球囊10～16atm预扩张LCX开口及近段，于LM-LCX近段贝朗2.75mm×20mm药物球囊（60s；6atm）处理。乐普2.5mm×10mm切割球囊，16atm预扩张LAD-AM病变后，3.5mm×15mm APT后扩球囊扩张LAD-AM病变，于LM-LAD病变部位植入SYNERGY4.0mm×16mm支架1枚（12atm），4.0mm×8mm APT后扩张球囊对支架内进行扩张（16～26atm），复查造影及IVUS，见支架完全覆盖病变，贴壁好，血流TIMI 3级，未见明显夹层及血肿，手术顺利结束。术中血流动力学稳定，患者未诉不适。

**【最后诊断】**

1. 高血压3级，合并 Debakey Ⅰ型主动脉夹层，Bentall 术后6年。
2. 冠心病，不稳定型心绞痛（加重劳力型），左主干冠状动脉完全闭塞（CTO），PTCA＋药物球囊＋冠状动脉支架成形术后。

患者术后胸痛症状消失，按冠状动脉介入后用药方案，以及针对高血压和糖尿病规范性药物治疗，于2023年2月3日出院。

**【病例讨论】**

（一）病变特点

1. 6年前因主动脉夹层（Debakey Ⅰ型），夹层累及双侧髂总动脉和双侧髂外动脉，行Bentall手术（主动脉瓣置换、升主动脉置换、主动脉弓置换）及胸主动脉带膜支架植入。
2. 左主干体部闭塞，闭塞时间约2个月。
3. 右冠术前是心脏唯一供血血管，相对正常，向左冠提供侧支循环。
4. 左、右冠状动脉及头臂干动脉、左颈总动脉、左锁骨下动脉均吻合在人工血管上，解剖结构复杂。

（二）术前应考虑的几个问题

1. 选择PCI还是CABG？
2. 患者曾行开胸大手术，胸腔内各脏器间组织粘连，组织正常位置关系改变，再次开胸手术难度大，风险高，并发症无法预测，开胸CABG手术是否可行？
3. 如果选择CABG，由于胸腔粘连LIMA桥无法使用，静脉桥吻合人工血管是否安全？前降支搭静脉桥再狭窄或闭塞发生率高，是否能保证患者安全和长期获益？
4. 如果选择PCI，患者术中是否需要IABP或ECMO进行血流动力学支持？
5. 如果PCI中给予血流动力学支持，患者既往主动脉夹层累及双侧髂总动脉及髂外动脉是否适合植入IABP或ECMO？
6. 如果术中IABP支持，如何根据主动脉支架大小和膨胀情况选择合适尺寸的IABP气囊？

（三）术前特殊准备

1. 术前完善冠状动脉CTA检查，明确冠状动脉开口位置，冠状动脉开口与人工血管的解剖位置关系，冠状动脉闭塞的长度、解剖结构特点及闭塞以远血管走行情况。
2. 术前完善主动脉及重要分支CTA检查，了解人工主动脉弓与重要分支的结构关系及吻合口情况，了解胸主动脉覆膜支架的情况，了解腹主动脉、双侧髂总动脉、双侧髂外动脉、双侧股动脉情况。
3. 双侧股动脉和股静脉超声，评估股动脉入路的可行性及是否可以置入ECMO。

（四）手术策略及手术要点

1. 优选正向技术开通LM-CTO。

2. 如正向未开通可选IABP或IABP＋ECMO支持下逆向开通。

3. 入路首选右侧桡动脉，7F鞘管，7F指引导管。

4. 造影导丝通过头臂干与人工主动脉弓吻合处时要小心轻柔。

5. 造影导管或指引导管操作要轻柔。

6. 左主干分叉病变尽可能选择简单术式，IVUS指导下选择支架的尺寸，冠状动脉开口禁忌大球囊高压扩张，禁止用切割球囊扩张冠状动脉开口。

【总结】

本例为Bentall术后6年出现左冠状动脉主干CTO病变，从解剖到临床都是一个高危和复杂的情况，没有现成的指南和经验可遵循。术者在充分了解解剖的基础上，建立了手术预案，估计到各种情况，最后获得成功，使患者转危为安。体现了术者的经验和技巧。

【郑少忆教授点评】

这是一例非常有意思的病例，从临床角度来看再次验证主动脉夹层与动脉粥样硬化之间的相关性，动脉粥样硬化仍然是一个不断发展的过程，主动脉夹层患者即使完成人工血管置换，但仍然属于高危人群，需要积极降脂治疗。目前已经有主动脉夹层患者同期伴有不同程度冠心病的报道，部分心脏中心报道发生率高达20%以上，原则上主动脉夹层患者术前应排除冠状动脉需同期处理的可能性。根据患者简短病史可以获知，6年前患者因为A型主动脉夹层接受外科手术，主动脉根部接受Bentall术，即机械瓣主动脉瓣置换和左、右冠状动脉的重新吻合，因为此次患者是2022年7月出现不稳定型心绞痛，因此可以推断6年前左冠状动脉应该为Neri A型或B型，根据PTCA过程，患者此次左主干CTO应该与6年前主动脉夹层相关性不大，所以行Bentall术时左冠状动脉应该是Neri A型，采用是原位吻合方法。本例患者病变为慢性过程，病变过程为缓慢发展，形成R-L侧支血供。此例病变的处理优先选择PTCA方法，如果术中出现循环不稳定，原则上不推荐IABP，ECMO VA辅助是推荐方法。

# 病例8 下壁STEMI并发肺水肿

【病例简介】

男性，63岁。2022年6月8日晚9:00突发胸痛，伴呼吸困难，次日凌晨3:00（胸痛后7h）抵达南方医院急诊科，5min后心电图诊断急性下壁及后壁ST段抬高型心肌梗死（图3-49），7时30分进心导管室，冠状动脉造影发现左主干开口30%~40%狭窄，左前降支（LAD）冠状动脉未见狭窄，血流TIMI 3级，左回旋支（LCX）发育细小，未见狭窄，血流TIMI 3级。右冠状动脉（RCA）中段以下完全闭塞，血流TIMI 0级，经导管抽吸出大量红色血栓，冠状动脉内注入欣维宁后，植入支架两枚（图3-50），8:00手术结束，送入南方医院心内科CCU。患者无高血压、糖尿病及心脑血管病史。

患者入CCU时呈急性病容，强迫坐位，表情痛苦，脉搏90次/分，呼吸32次/分。无颈静脉怒张，双肺可闻及湿啰音，心律整齐，无心杂音，肝不大，下肢不肿。

高敏肌钙蛋白T 0.452ng/ml，前脑利尿肽171.6pg/ml，急诊血气：pH 7.334，$PCO_2$

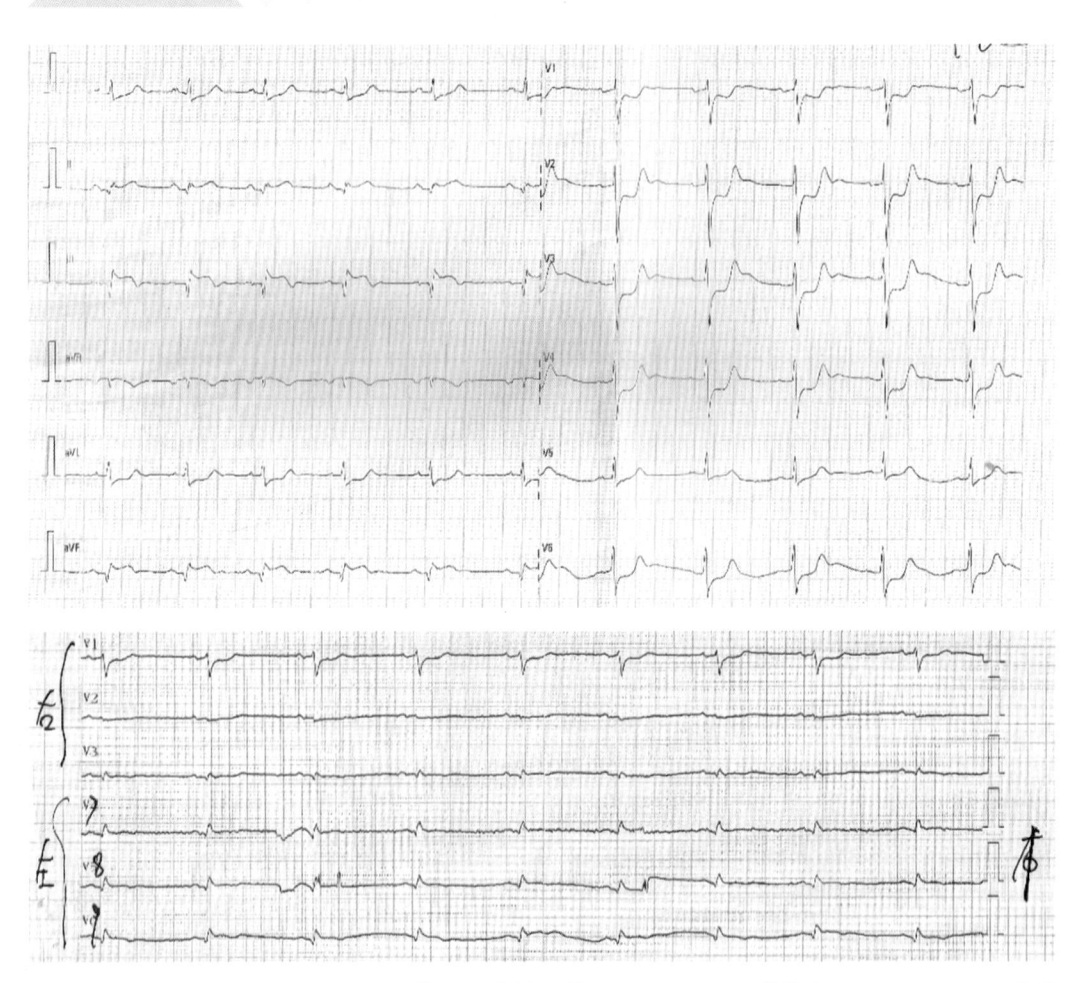

图3-49　2022-06-09　04:00心电图示窦性心律，ST$_{II、III、aVF}$导联抬高，ST$_{V1～V4、I、aVL}$明显水平下移；右心导联ST段无明显偏移，后壁导联V7～V9 ST段抬高，诊断：急性下后壁ST段抬高心肌梗死（STEMI）

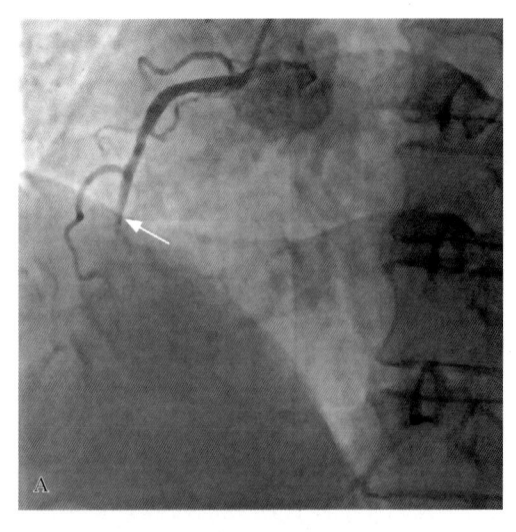

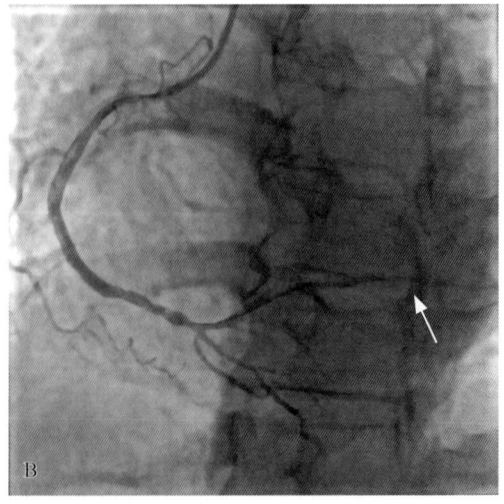

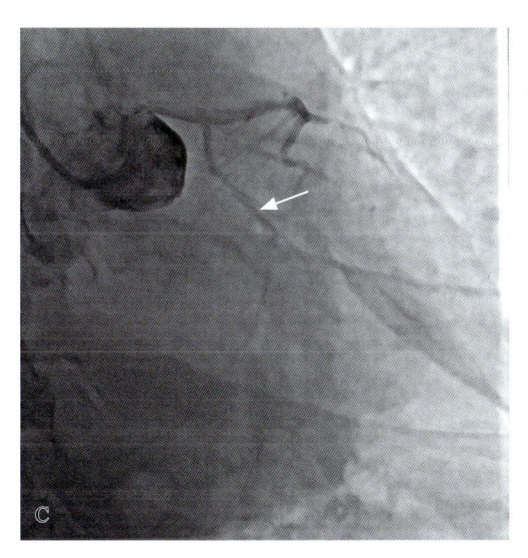

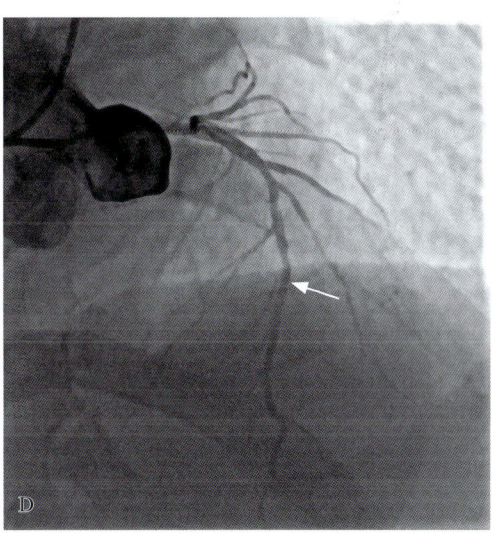

图3-50 冠状动脉造影。A.RCA完全闭塞；B.支架成形后显示极优的RCA；左心室后支直抵左心室侧壁，相对左回旋支细小（C），左前降支冠状动脉正常（D）

33.3mmHg，PO$_2$ 57.33mmHg，乳酸4.0mmol/L，细胞外碱剩余-8.55，提示为低氧血症及轻度代谢性酸中毒。

患者入CCU后持续气促，端坐呼吸，双肺湿啰音，血氧及血压低，高敏肌钙蛋白T由0.452ng/ml增至6.84ng/ml；前-脑利尿肽由171.7pg/ml增至最高达6509pg/ml；糖化血红蛋白6.4%。经无创经鼻高流量氧辅助呼吸、镇静、升压、利尿、螺内酯、ACEI、达格列净、双联抗血小板、强力降脂等治疗，症状仍有反复，且炎症指标明显升高，C反应蛋白由1.57mg/L升至219.32mg/L，降钙素原由0.046ng/ml升至0.407ng/ml。复查X线胸片及胸部CT见双肺大量渗出，考虑肺水肿合并感染（图3-51），给予舒普深及美罗培南等抗生素治疗。同期超声提示双侧大量胸腔积液，6月16日行胸腔穿刺及胸腔积液引流，共引出淡黄色液体1630ml，气促明显减轻。

入院后超声心电图（图3-51）提示：左心房室腔扩大，右心室和右心房不大，左心室后下壁变薄，收缩期运动明显减弱，左心室侧壁基底段运动减弱，二尖瓣中度反流，LVEF 47.45%。

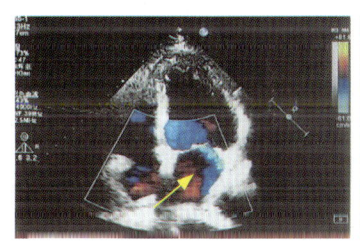

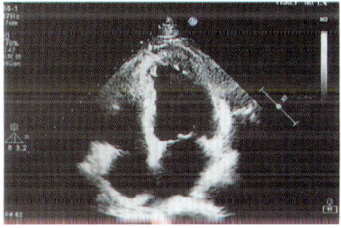

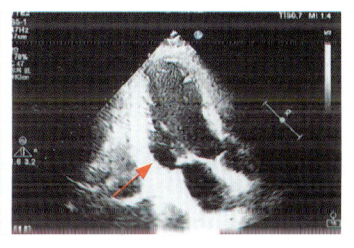

图3-51 经胸2D超声提示：左心室和左心房扩大（LV 54mm，LA 47mm），心尖二腔心（右图）提示左心室后下壁运动减弱（红色箭头），心尖四腔心（左图），二尖瓣前瓣脱垂伴二尖瓣关闭不全（黄色箭头）

X线胸片提示两肺渗出性病变，心影扩大。住院过程中双肺渗出逐渐增多，伴大量胸腔积水（图3-52）。2022-06-16胸部CT也提示双肺严重渗出，可能合并感染（图3-53）。

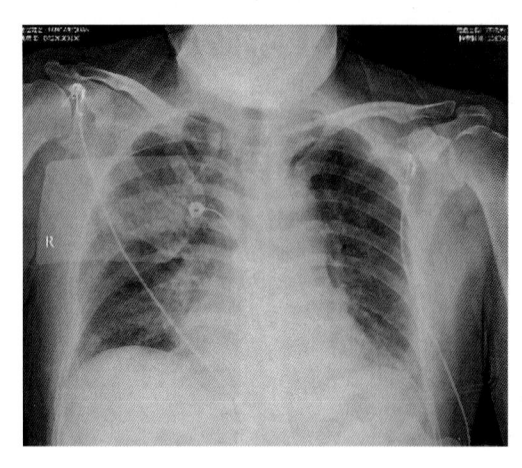

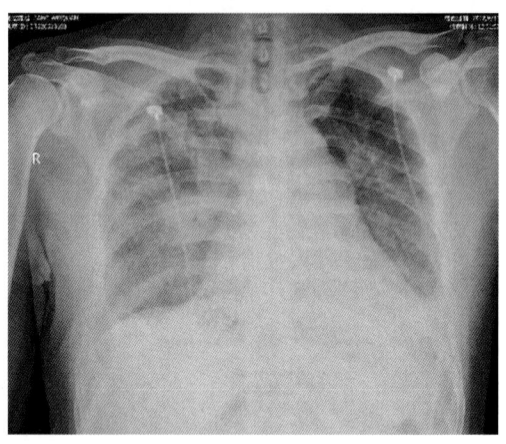

2022-06-09　　　　　　　　　　　　　2022-06-12

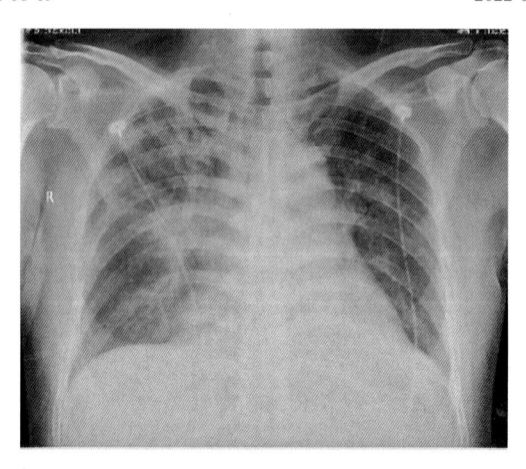

2022-06-22

图3-52　入院后X线胸片示：双肺渗出性病变，2022-06-12渗出加重，伴双侧胸腔积液，肺动脉段突出，心影增大；2022-06-22双肺渗出啰音减轻

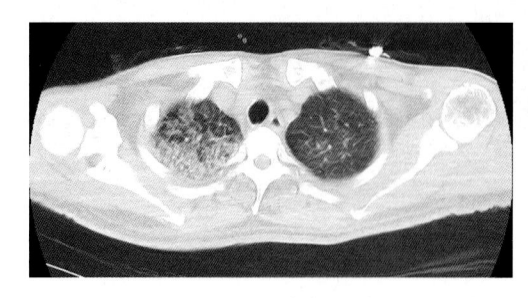

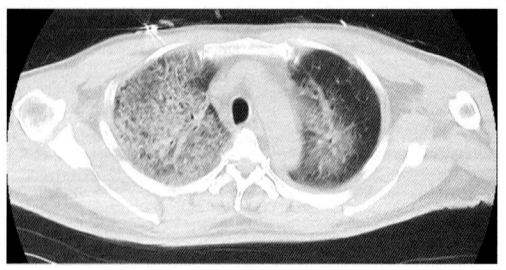

图3-53　2022-06-16胸部CT提示双肺渗出性病变，考虑炎症合并肺水肿可能，双侧胸腔积液，左侧为著伴左肺邻近肺组织不张

第3章 冠心病的特殊类型

患者于2022-06-09日8：00右冠状动脉血流经支架植入已恢复，但术后3.5h及术后13h心电图仍见下壁升高的ST段无明显回落，前壁下降的ST段仍无明显回升（图3-54），说明RCA支配的心肌微血管床血流未恢复，缺血明显。

在持续以上药物治疗下，心功能逐渐好转（图3-55），X线胸片见肺水肿减轻，2022年6月28日复查超声，仍见左心稍扩大，二尖瓣中度反流，LVEF 56.99%，恢复正常，2022年6月30日出院。

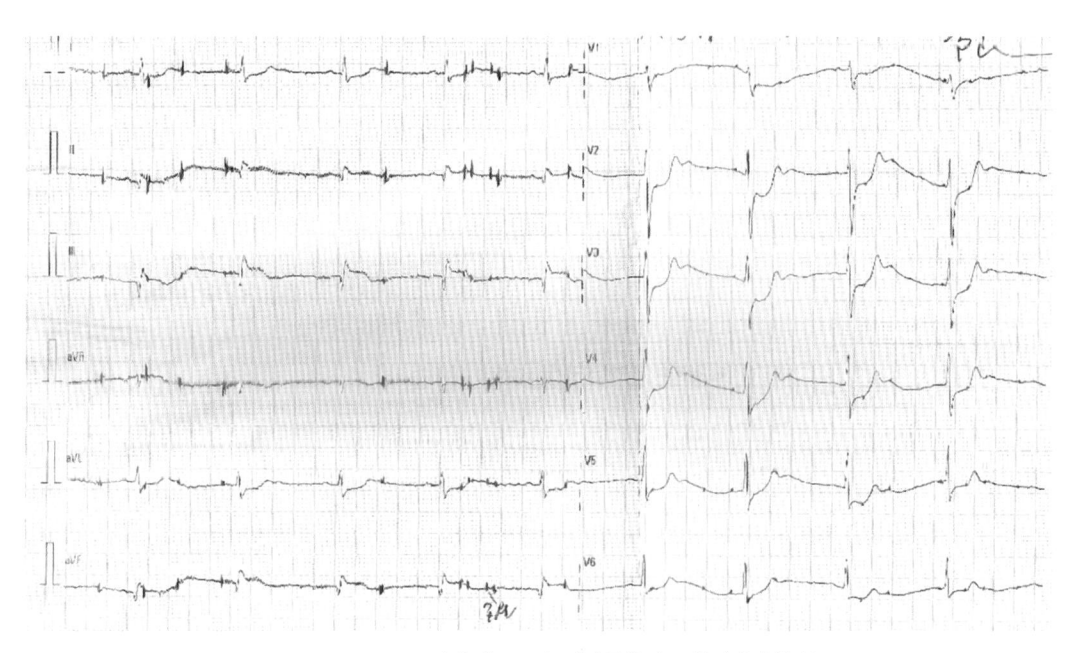

2022-06-09 11：35（术后3.35h）下壁及前壁ST段改变未恢复

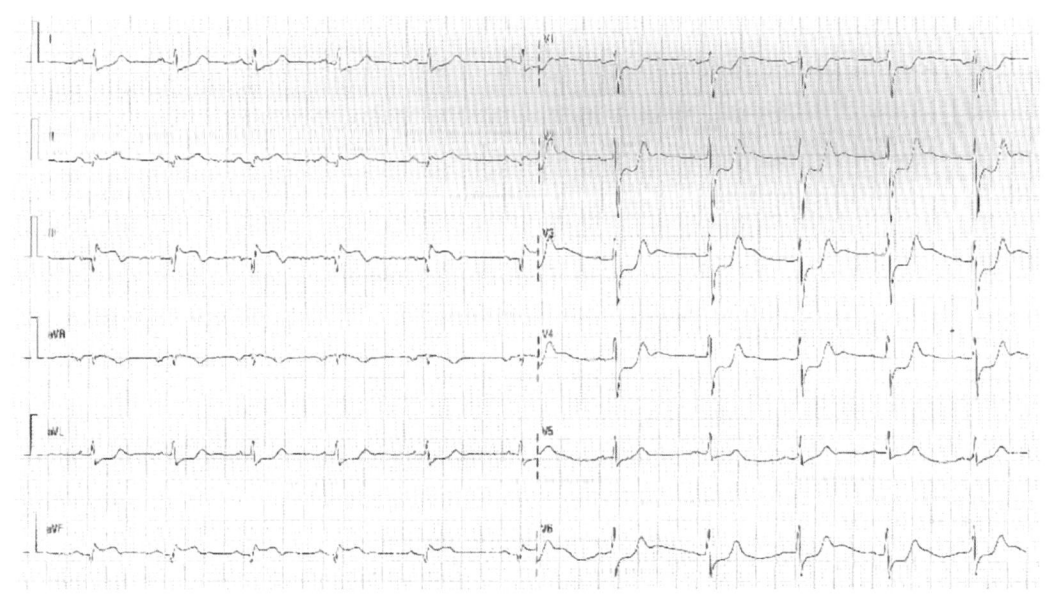

2022-06-09 21：41（术后13h）下壁及前壁ST段改变未恢复

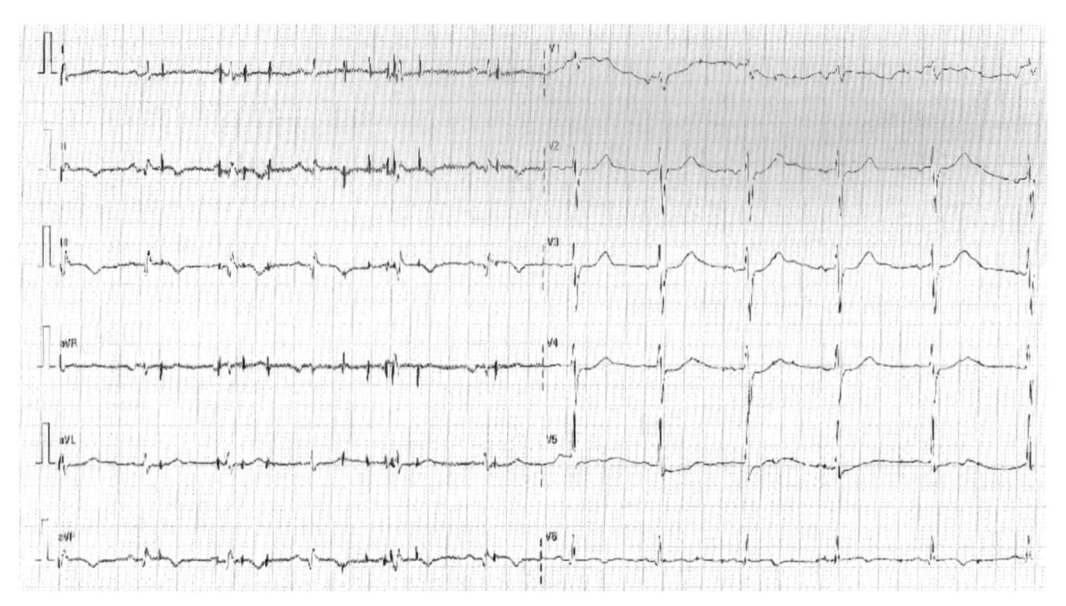

2022-06-16 术后1周，下壁和前壁ST段改变基本恢复

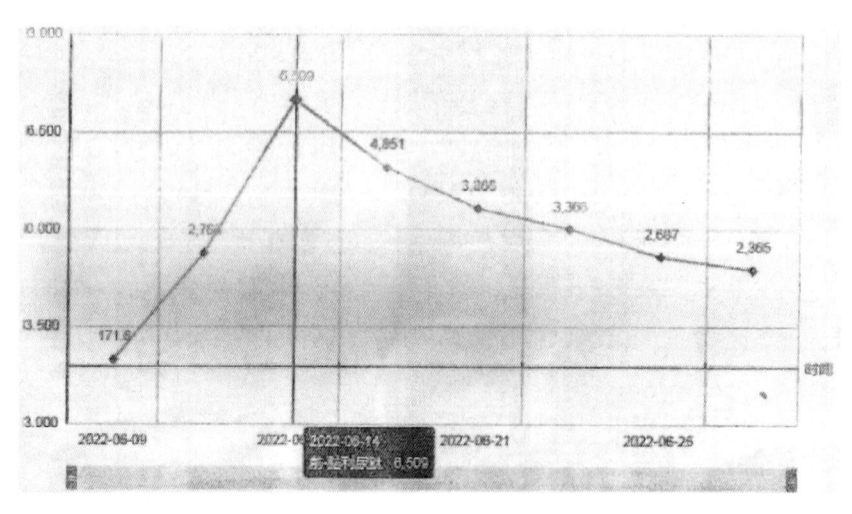

**图3-54 RCA支架再通后心电图变化**

**图3-55 住院期间前-脑利尿肽变化**

【最后诊断】

1.急性下壁及后壁ST段抬高型心肌梗死，Killip Ⅲ级。

2.缺血性二尖瓣关闭不全。

3.2型糖尿病。

【病例讨论】

1.与STEMI相关联的急性肺水肿 如图3-56所示，临床表现ST抬高的急性心肌梗死时，有4种情况单独或合并存在会导致急性左心衰竭及肺水肿。①首先是坏死心肌的范围，一般累及前壁，特别是广泛前侧壁心肌梗死易导致急性左心衰竭。坏死心肌的范围和罪犯血管重建的时间有密切关联;单独下壁心肌梗死较少发生急性左心衰竭,但如果广泛下后壁心肌梗死,特别是右冠状动脉非常优势,累及左心室侧壁时,也可能导致急性泵衰竭。②广泛心肌无复流,代表广泛心肌微血管无灌注,即使心表冠状动脉的血流已达到TIMI 3级,无血流灌注的心肌失去收缩功能。③急性心肌梗死合并机械并发症,特别是急性乳头肌断裂,导致急性二尖瓣关闭不全,可发生急性血流动力学恶化,发生急性肺水肿,同时可兼有心源性休克。④梗死后综合征:本病于1956年由Dressler首次报道。心肌梗死后,抗心肌抗体与坏死的心肌抗原形成免疫复合物,随血液沉积在心包、胸膜、肺泡壁的毛细血管内皮处,进而导致胸膜炎或胸腔积液、心包炎或心包积液、肺炎等。进一步认识到梗死后综合征也可出现于其他存在心肌损伤的情况,如肺栓塞、肺炎、冠状动脉搭桥术后、起搏器植入术、射频消融术后等。故此,有学者对此类心肌损伤后的非特异性炎性反应提出个更加宽泛的概念,即心脏损伤后综合征。

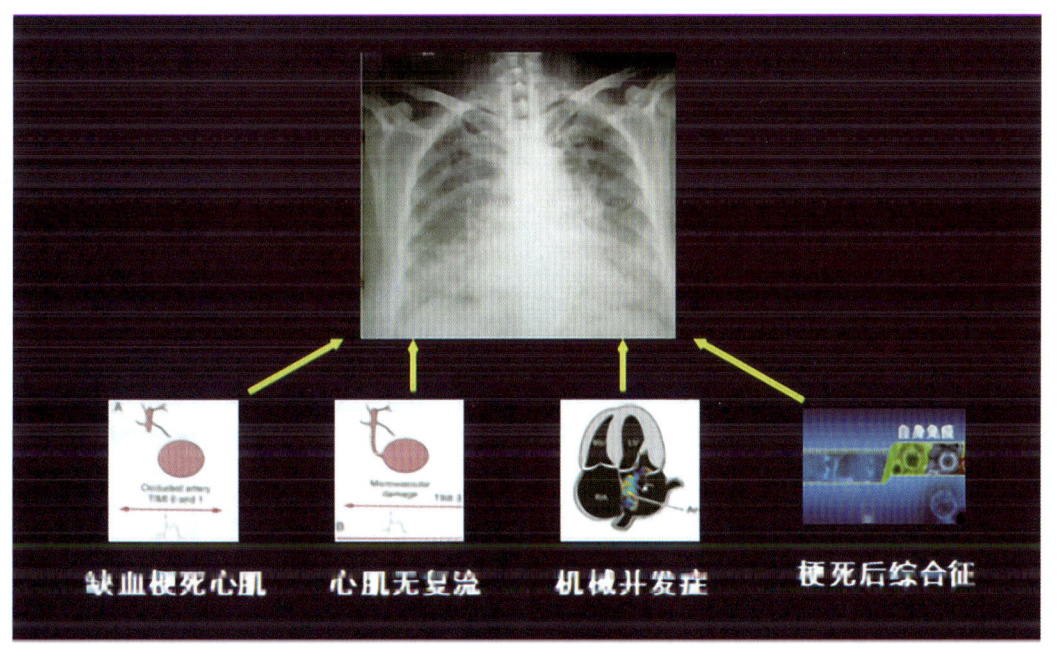

图3-56 STEMI发生急性肺水肿的病因:由左至右:①缺血梗死心肌,因心外及心肌均无血流供应引起;②心肌无复流,指心外冠状动脉血流恢复3级,但心肌无复流;③机械并发症:常为乳头肌断裂导致重度二尖瓣关闭不全;④梗死后综合征

2.本例患者的诊治过程反思 本例患者的诊治过程有以下几点反思:①发病后7h才抵达医院,在医院急诊室又延误了3.5h,冠状动脉造影证明罪犯血管仍全闭,此时已失去STEMI最佳的冠状动脉重建时机;②患者虽为单支右冠状动脉病变,但右冠状动脉非常优势(超右优),所分出的左心室后支直抵左心室侧壁,左回旋支非常细小,故右冠闭塞后,受累的左心室心肌广泛;③右冠血栓负荷重,支架前经导管抽出大量血栓,冠状动脉支架植入后3h抬高的ST$_{II、III、aVF}$仍未降下,且前壁V1~V4导联的ST段仍水平下降接近0.3mV,说明心肌无复流;④患者合并二尖瓣前瓣中度脱垂,说明有缺

血性乳头肌功能不全。

综合以上4个方面的原因，患者在发病早期即出现严重肺水肿，并发大量胸腔积液及肺部感染，经无创经鼻高流量氧辅助呼吸、镇静、升压、利尿、螺内酯、ACEI、达格列净、双联抗血小板、强力降脂、抽胸腔积液及抗感染等措施，病情才逐渐稳定出院。

3. STEMI患者合并急性肺水肿的预后　日本学者发表了有关急性心肌梗死Killip 3级（即有肺水肿）患者的住院死亡率。包括了205例患者，住院中有189例存活，16例死亡，死亡率为7.8%。与死亡相关的因素主要有：①年龄（存活组平均年龄为73.1岁±11.2岁，死亡组平均年龄为83.2岁±6.2岁，$P<0.001$）；②收缩压（存活组为150.0mmHg±31.2mmHg，死亡组为124.8mmHg±25.3mmHg，$P=0.002$）；③TIMI血栓分级≥2在死亡组明显多（56.3% vs. 22.2%，$P=0.005$）。

TIMI血栓分级（TTG）：0级，造影下未见血栓影；1级，可疑血栓，表现为造影下管腔显影模糊、云雾影、病变轮廓不规则或完全闭塞部位突出管腔的平滑新月形，影像提示但无法确诊血栓；2级，明确存在血栓，线性尺寸≤1/2血管直径；3级，明确存在血栓，线性尺寸为血管直径的1/2～2倍；4级，明确存在血栓，线性尺寸≥2倍的血管直径；5级，血栓形成导致完全闭塞。

TIMI血栓分级≥2增加住院死亡率，在原发PCI造影有大量血栓常伴有慢血流，急性心肌梗死时的慢血流预示不良预后。

本例患者的血栓分级应为5级，血栓负荷重是导致无复流的主要原因。虽然经导管抽出了大量血栓，但仍不可避免微血栓栓塞。

【总结】

1. 超右优的右冠状动脉闭塞，即使是单支冠状动脉病变，常因同时合并后壁梗死也会导致急性肺水肿，危及生命；如同时并发缺血性二尖瓣关闭不全，更是促进急性肺水肿的诱因。

2. "时间就是心肌"的理念在临床实践中仍然认识不足、贯彻不力，为追求完美的结果，心血管同仁永远走在路上。

【侯玉清教授点评】

急性心肌梗死是导致心肌梗死患者心力衰竭及死亡的常见病因。据《中国心血管病报告2019》报道，中国冠心病患病人数约1000万例，随着中国人口老龄化的发展，中国城乡患者心血管病死率逐年攀升，城市死亡率116.32/10万，农村死亡率122.04/10万，急诊PCI技术是STEMI患者救治最有效的治疗措施。据中国冠脉介入治疗注册病例统计，2021年全国PCI总数约110万例，STEMI患者占25%，但是由于患者对本病认识不足、转运条件及院内治疗延迟等因素影响，往往失去最佳治疗时机，造成患者心力衰竭死亡或致残率居高不下。

1. 提高对人民群众医学常识宣传力度，增强心肌梗死患者对疾病的认识，坚持就近原则，有胸痛拨打"120"，实现对疾病的早期诊断、早期治疗。

2. 坚持合理规范的救治原则，2017 ESC STEMI急诊PCI开通IRA指南强调：胸痛0～12h（Class Ⅰ），12～48h（Class Ⅱa），＞48h（Class Ⅲa），应做冠状动脉造影，但不建议施行常规PCI开通完全闭塞的IRA（Ⅲ），如果出现持续缺血症状，血流动力学不稳定或危及生命心律失常,无论距离症状发病时间多久,均应尽快开通IRA,实现真正意义上冠状动脉血运重建和心肌细胞水平有效再灌注。

3.冠状动脉无复流是急诊PCI严重并发症,也是导致患者死亡的常见原因。据SrigoLat等报道,高危患者,包括冠状动脉血栓、AMI、溃疡无复流发生率40%~60%。急诊PCI术后,TIMI 3级血流院内死亡率0.7%;TIMI 2级血流为2.9%;TIMI 0级血流为5.4%。随访1年结果:TIMI 0级死亡率16.7%,而冠状动脉3级血流死亡率为5.5%,临床实践证明:急诊PCI及时开通IRA,实现TIMI 3级血流,对患者近期及远期临床预后具有重要的预测价值。

4.冠状动脉无复流高危人群评估:①临床高危危险因素,包括急性心肌梗死、不稳定型心绞痛、心源性休克、糖尿病人群;②血栓负荷,血栓长度＞3倍参照血管直径、闭塞近端血栓长度＞5mm、闭塞近端血栓飘逸,闭塞远端造影剂滞留、IRA直径＞4mm;③技术因素,包括球囊扩张、支架植入、机械旋磨术等,术前及术中规范化操作,对预防无复流发生具有重要指导价值。

5.冠状动脉无复流的防范措施:①药物治疗,包括腺苷、硝普钠、尼可地尔、Ⅱ$_b$/Ⅲ$_a$抑制剂;②高危复合血栓患者,血栓抽吸导管仍然是重要的无复流预防措施;③对各项治疗措施处理,无复流仍不能改善患者植入IABP可以增加冠状动脉灌注压,改善无复流现象仍是一项重要的辅助措施。

6.治疗时间延迟:①发病后7h才抵达医院,在医院急诊室又延误了3.5h,冠状动脉造影显示梗死相关动脉(RCA)完全闭塞,此时已失去STEMI最佳的冠状动脉重建时机。②患者虽为单支右冠状动脉病变,但右冠状动脉为粗大超右优势梗死相关动脉,供血范围广泛、坏死面积大,所分出的左心室后支直抵左心室侧壁,左回旋支非常细小,故右冠状动闭塞后,左心室心肌受损严重,造成左心功能严重功能障碍,导致急性肺水肿。③右冠血栓负荷重,虽然支架术前经导管抽出大量血栓,但是冠状动脉内仍残留大量血栓和胆固醇颗粒,冠状动脉支架植入后TIMI 2~3级血流,同时心电图术后3h抬高的ST$_{Ⅱ,Ⅲ,aVF}$仍未降下,且前壁V1~V4导联的ST段仍水平下降接近0.3mV,说明心肌水平尚未实现有效再灌注。临床实践证明:心外膜血管的开通≠心肌水平的完全灌注。④患者心肌坏死合并二尖瓣前瓣中度脱垂,说明有缺血性乳头肌功能不全,导致机械性二尖瓣前瓣脱垂,从而增加左心房及肺毛细血管压力,诱发和加重急性肺水肿。

综上所述,对于急性心肌梗死患者,做到早诊断、早处理,强调时间就是心肌救治原则,"防胜于治"是冠状动脉无复流的核心管理理念,PCI术者对病变靶血管是否发生无复流及慢复流要有预见性,指南推荐冠状动脉内注射腺苷、替罗非班、钙通道阻滞剂、硝酸酯类、硝普钠等药物,或应用血栓抽吸及置入IABP,有助于预防或减轻无复流,尤其对粗大超优势梗死相关动脉伴血栓负荷重的患者,导管抽吸及术前、术中药物应用对无复流是重要防治措施,必要时一旦发生冠状动脉无复流应持续用药或交替给药,必要时IABP支持维持血压稳定,直到症状完全缓解,术后抗血小板、抗凝治疗对冠状动脉无复流也是重要综合治疗措施。

【周思江教授点评】

这是一个生动反映临床实践STEMI合并心源性休克救治的典型病例。虽经努力救治，患者转危为安、康复出院，但在整个救治过程当中，仍有许多教训需要汲取和改正。STEMI救治的最重要环节是迅速血运重建，公认急诊PCI优于溶栓，指南要求在起病后至少120min（2h）内实现血管再通，有PCI条件的中心要求90min内实现血运重建。该例患者胸痛后6h就诊，入院后4.5h开通血管，由于患者及系统造成的延误长达10.5h，这种"delay"的"reperfusion"是造成救治难度增加及死亡风险上升的主要原因。当前我国胸痛中心建设在政府干预、医院实施、企业推进的格局下健康发展，一线城市胸痛中心的FMC-Balloon时间已大为缩短，绝大部分在"120"内实现血运重建，院内死亡率已降至7%以下，该例反映出胸痛中心尚存在数据偏倚，需要总结教训及不足，持续推进胸痛中心建设高质量发展。

该例患者发生心源性休克合并肺水肿的原因如下：左心室下壁及正后壁心肌梗死导致心肌大面积广泛丢失、前乳头肌缺血导致急性二尖瓣关闭不全、急诊PCI术后微循环无复流、糖尿病及肺部感染。

1. 2019年，美国心血管造影和介入学会（SCAI）发布了《SCAI心源性休克分期专家共识》，将心源性休克分为5期。之后2年的验证研究证实2019版心源性休克分期在临床中得到了广泛的认可和应用，但仍有改进空间。故此，SCAI充分汇总和回顾近年来的相关研究数据，于2022年1月31日发布了《SCAI休克分期专家共识更新版》，并于3月8日全文刊登在《美国心脏病学会杂志》上。新版共识对心源性休克分期做了精细修改，延续了旧版心源性休克分期的"金字塔"框架分级，继续强调体格检查、生化和血流动力学指标，将心源性休克分为风险期（at risk）、开始期（beginning）、典型期（classic）、恶化期（deteriorating）和终末期（extremis）5期，包括每个阶段的严重程度及患者进展或康复的途径。本例患者入住CCU后，循环不稳，需要使用升压药物，血气提示低氧血症合并1型呼衰及代谢性酸中毒，血乳酸持续＞2 mmol/L，X线胸片及CT提示肺水肿，据此该患者休克已进入D期即"恶化期"。根据2022年美国SCAI休克分期专家新版共识，建议在现有治疗基础上考虑升级措施，即考虑左心室辅助装置（如IABP或ECMO）、呼吸支持（无创正压通气）；在CCU监护期间，考虑右心导管检查，检测肺动脉毛细血管楔压。

2. 急性心肌梗死合并急性二尖瓣关闭不全，现有国内外注册资料证实围手术期急诊经导管二尖瓣钳夹，可改善预后，降低死亡率。我院结构及冠脉团队已完成数例，需继续积累数据和临床经验，以期不断提高救治水平。

此病例有许多亮点和可取之处，救治团队付出艰辛努力，病例整理及总结全面、具体、透彻，心力衰竭管理反映当前治疗进展，实属一难得的有教育意义的教学病例，向付出辛劳的所有工作者致敬！

# 第4章

# 浸润性心肌病变

浸润性心肌病变在临床上属于少见病，且临床医师对其基本理论也不太熟悉，易与肥厚型心肌病混淆，时有误诊的情况。其中较为多见的是心肌淀粉样变，本章对心肌淀粉样变的病因、发病机制、诊断及治疗现状做了比较系统详细的论述。病例1是一例典型的轻链型（AL型）心肌淀粉样变，通过病例讨论应对浆细胞病有个全面的认识。病例2同样符合AL型淀粉样变，为了更全面探讨其病因，加做了 $^{99m}$Tc-焦磷酸盐心肌显像，结果又符合ATTR型淀粉样变，如何理解这种状况，在讨论中有进一步探讨。病例3是一例非常少见的法布雷病，属于遗传病范畴，我们对此病进行了详尽的描述。

## 病例1　轻链型心肌淀粉样变性

**【病例简介】**

女性，74岁。因活动后心悸伴双下肢水肿3个月余，门诊诊断"心力衰竭"，于2021年9月28日入住南方医院心内科。发病后曾在当地医院行冠状动脉造影检查，未见冠状动脉各主支明显狭窄。既往无高血压、糖尿病及高血脂等病史。

患者呈慢性病容，自动体位，体温26.5℃，脉搏71次/分，呼吸18次/分，血压98/60mmHg。颈静脉显露，双肺呼吸音清晰，未闻及干、湿啰音；心律规整，心音正常，未闻及心杂音；肝肋下约5cm，质韧，边缘较锐利，轻度触痛，双下肢重度凹陷性水肿。

心电图为窦性心律，低电压，V1～V4呈QS型，酷似前壁陈旧性心肌梗死（图4-1）；胸部X线片揭示间质性肺水肿（图4-2）；经胸超声提示：双心房增大（左心房47mm，右心房42mm），双心室不大（左心室36mm，右心室32mm），室间隔（IVSd）及左心室后壁的厚度分别为15mm及16mm，左室射血分数50%，；重度三尖瓣关闭不全（TI），肺动脉压正常（29mmHg）；腹部超声提示肝脏增大，肝内3支静脉增宽（图4-3）。

CMR以双心房增大显著，左心室基底段、下间隔壁及侧壁心肌增厚左心室基底段-心尖段心内膜下弥漫延迟强化，以基底段及中间段侧壁心内膜下显著，不除外心肌淀粉样变性或慢性心肌炎；心包腔内少量积液（图4-4）。

主要化验结果．血红蛋白94g/L，白蛋白30.3g/L，高敏肌钙蛋白T：0.106ng/ml，前-脑利尿肽6232pg/ml，糖化血红蛋白6.4%。肝功能、肾功能、甲状腺功能及凝血功能正常。血清免疫固定蛋白电泳未扫出异常的免疫球蛋白条带（图4-5，图4-6），但尿中出现白蛋白、$\beta_2$-微球蛋白、免疫球蛋白IgG、Kappa轻链和Lamda轻链（轻链为免疫球蛋白片段或M蛋白）（图4-7）。

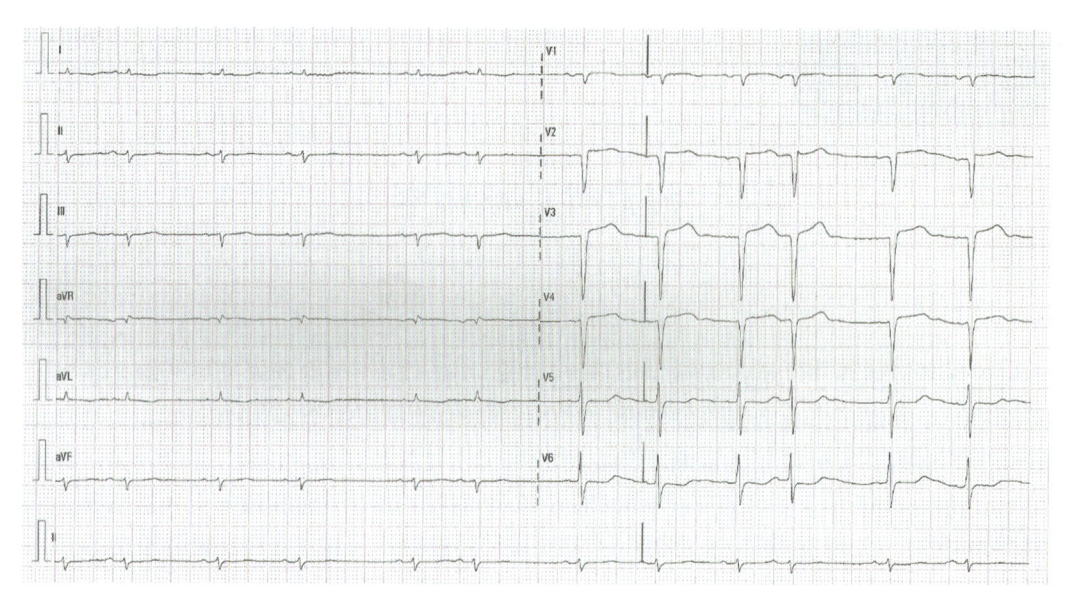

图4-1　窦性心律，肢体导联低电压，V1～V4呈QS型

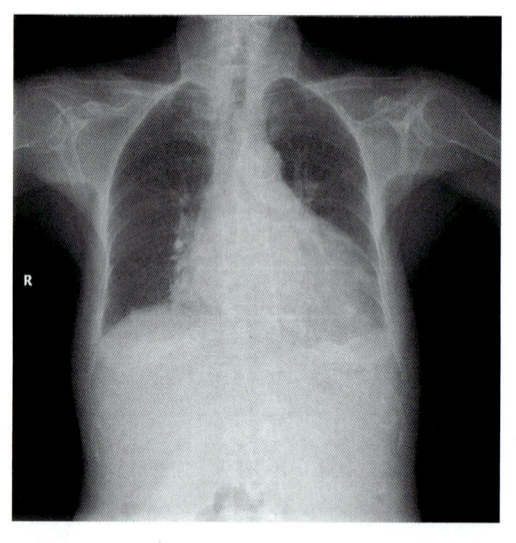

图4-2　心影扩大，上肺野纹理增多，双肺门扩大，胸腔少量积液

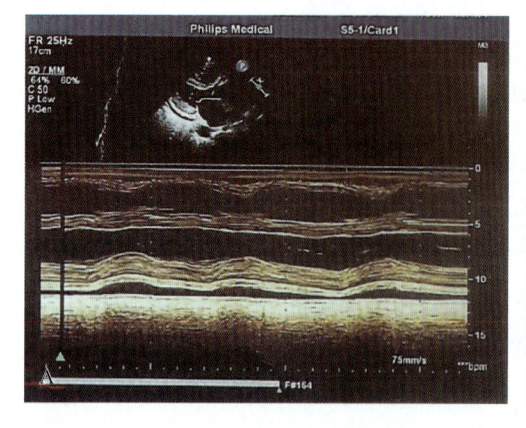

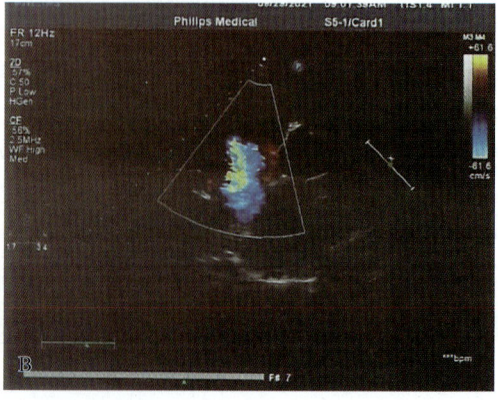

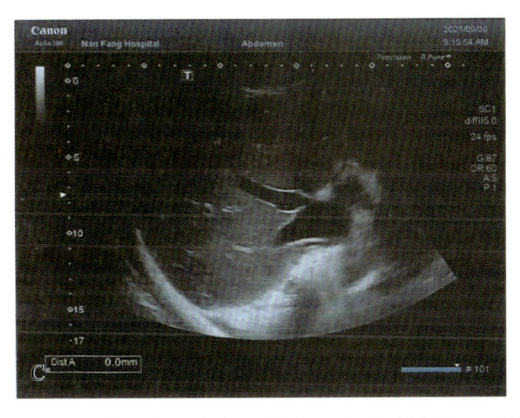

图4-3 经胸2D超声：A.双心房增大，室间隔及左心室后壁增厚；B.重度三尖瓣关闭不全；C.肝大，三支肝内静脉增宽

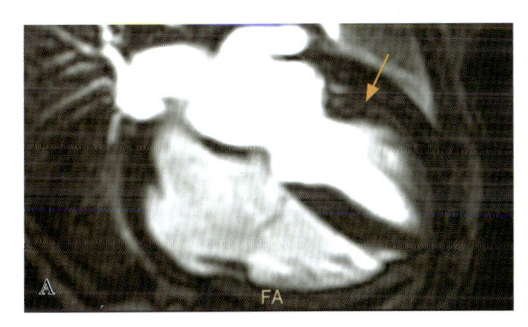

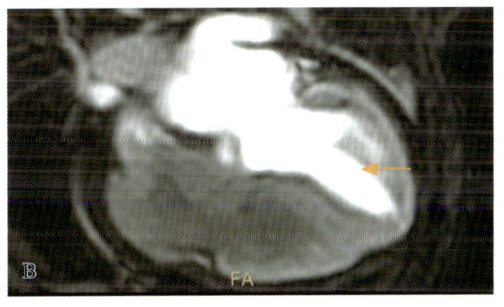

图4-4 A.提示双心房大及左心室增厚；B.提示心肌晚期钆沉积（LGE）

| | 项目（英文缩写） | 结果 | 参考区间 | 方法 |
|---|---|---|---|---|
| 1 | SPE（SPE） | SPE | 阴性（-） | 阴性（-） | 琼脂糖凝胶电泳法 |
| 2 | 免疫球蛋白（IgG_gd） | IgG_gd | 阴性（-） | 阴性（-） | 琼脂糖凝胶电泳法 |
| 3 | 免疫球蛋白（IgA_gd） | IgA_gd | 阴性（-） | 阴性（-） | 琼脂糖凝胶电泳法 |
| 4 | 免疫球蛋白（IgM_gd） | IgM_gd | 阴性（-） | 阴性（-） | 琼脂糖凝胶电泳法 |
| 5 | Kappa 轻链（K） | K | 阴性（-） | 阴性（-） | 琼脂糖凝胶电泳法 |
| 6 | Lambda 轻链（λ） | λ | 阴性（-） | 阴性（-） | 琼脂糖凝胶电泳法 |

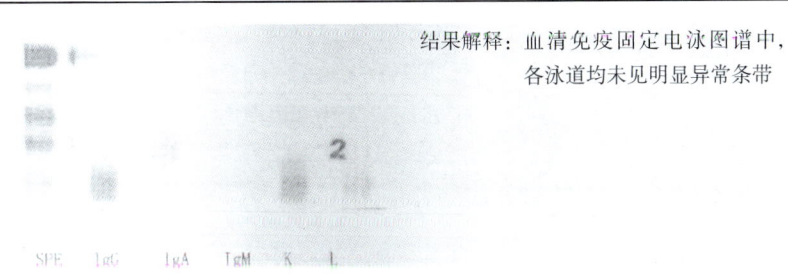

结果解释：血清免疫固定电泳图谱中，各泳道均未见明显异常条带

图4-5 免疫固定电泳：未见免疫球蛋白条带

| | 项目（英文缩写） | 结果 | 单位 | 参考区间 | | 项目（英文缩写） | 结果 | 单位 | 参考区间 |
|---|---|---|---|---|---|---|---|---|---|
| 1 | K轻链（Kap） | ↓ 1.15 | g/L | 1.70～3.70 | 3 | K轻链/L轻链（KL） | 2.09 | | 1.35～2.65 |
| 2 | L轻链（Lam） | ↓ 0.55 | g/L | 0.90～2.10 | | | | | |

图4-6 血清免疫球蛋白及轻链均减少

| | 项目（英文缩写） | 结果 | 单位 | 参考区间 | | 项目（英文缩写） | 结果 | 单位 | 参考区间 |
|---|---|---|---|---|---|---|---|---|---|
| 1 | 尿白蛋白（ALBU） | ↑ 380.0 | mg/L | 0.0～15.0 | 5 | 尿轻链比值（KLU） | ↑ 8.35 | | 0.75～4.50 |
| 2 | 尿β₂微球蛋白（β₂-MGU） | ↑ 10.70 | mg/L | 0.00～0.23 | 6 | 尿免疫球蛋白IgG（IgGU） | 11.6 | mg/L | 0.0～17.5 |
| 3 | 尿Kappa轻链（KapU） | ↑ 48.00 | mg/L | 0.00～9.00 | 7 | 尿转铁蛋白（TRFU） | ↑ 6.2 | mg/L | 0.0～2.0 |
| 4 | 尿Lambda轻链（LamU） | ↑ 5.75 | mg/L | 0.00～5.00 | 8 | 尿视黄醇结合蛋白（RBPU） | ↑ 2.3 | mg/L | 0.0～0.7 |

图4-7 尿轻链增加和尿白蛋白增加

组织学诊断：取材腹部皮下脂肪，淀粉样蛋白刚果红染色阳性（图4-8）。骨髓检查提示浆细胞占55%（0.71±0.42），个别浆细胞偏幼稚，可见火焰状浆细胞（图4-9）。通过流式细胞仪进行免疫分型结果提示：共获取到100万个细胞，约1.89%异常单克隆浆细胞，为cKappa单克隆，不表达cLamda单克隆。

肉眼所见：
送检：(腹部皮下脂肪)脂肪样组织1块，大小约1.1cm×1cm×0.3cm，全取1盒。

光镜所见：
送检（腹部皮下脂肪）纤维脂肪组织，细胞无异型，胶原间及血管壁见粉染淀粉样物质沉积，未见明确浆细胞浸润。
免疫组化（01#）：淀粉样蛋白（刚果红）染色（局部胶原及小血管壁＋）。

图4-8 腹部皮下脂肪组织病理刚果红染色结果为阳性

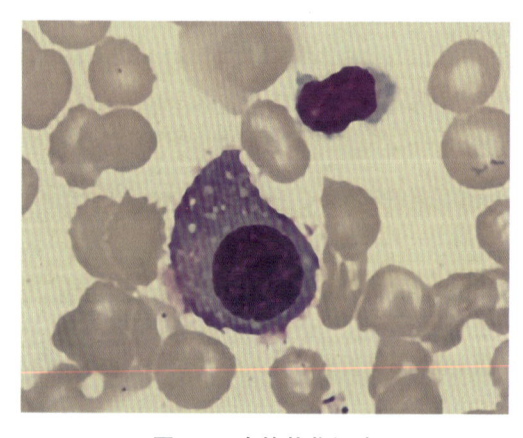

图4-9 火焰状浆细胞

【诊断分析】

1. 本例临床表现的主要特点为限制型心肌病，射血分数保留的心力衰竭：双心房增大，双心室不大、射血分数50%、肺淤血、肝大、下肢水肿、慢性心肌损伤（肌钙蛋白T升高）及前-脑利尿肽升高。

2. 限制型心肌病最常见的病因有两类，一类为嗜酸性细胞增多性心内膜增生，导致心尖闭塞，心室限制。另一类为心肌浸润性病变致心肌舒张受限，以心肌淀粉样变最常见。本病例属于后者。

3. 心肌淀粉样变为淀粉样物质在全身器官沉积，导致器官功能减退。本例心肌受累的临床表现为不明原因的心力衰竭，心电图低电压，酷似陈旧性前壁心肌梗死，左心室壁增厚，除外高血压所致的心肌肥厚，伴有肝大及肝淤血。

4. 淀粉样变有多种前驱蛋白，最常见的为AL型蛋白导致异常的浆细胞增生，异常浆细胞产生异常的免疫球蛋白及其轻链片段（κ及λ）增多，出现在血及尿中。本例血清免疫固定蛋白电泳未见异常免疫球蛋白条带，但尿免疫固定蛋白电泳出现M蛋白，代表系统淀粉样变可能。尿中白蛋白及$β_2$-微球蛋白增多反映肾脏受累和肾脏损伤。

5. 为了证明本例心脏和肾脏是否为淀粉样变，可以通过活检周围组织用刚果红染色呈苹果绿色来证明，本例取材为腹部皮下脂肪，刚果红染色阳性，从而确诊（图4-8）。

6. 最后诊断：①轻链型（AL）免疫球蛋白（κ型）淀粉样变；②限制型心肌病，射血分数保留性心力衰竭。

【病例讨论】

1. 淀粉样变性的基本知识　AL型淀粉样变性为浆细胞病的一种类型。正常情况下B淋巴细胞在抗原刺激下可分化为浆细胞，浆细胞可合成和分泌抗体（γ免疫球蛋白），主要执行机体的体液免疫。浆细胞病的单克隆浆细胞过度增殖，并大量产生一种类似抗体的分子物（异常的免疫球蛋白）。由于这些浆细胞和它们产生的抗体均是异常的，故不能帮助机体防御感染。

根据异常的免疫球蛋白数量、骨髓浆细胞的比例及终末器官损伤情况，浆细胞病可表现为：①意义未明的单克隆γ球蛋白病（monoclonal gammopathy of undetermined significance，MGUS）；②冒烟型骨髓瘤（smoldering multiple myeloma，SMM）；③多发骨髓瘤（multiple myeloma，MM）；④淀粉样变性。

淀粉样变性（amyloidosis）是由淀粉样蛋白沉淀在细胞外基质，造成沉积部位的组织和器官损伤。淀粉样蛋白种类繁多，目前已发现的有30余种。根据淀粉样纤维丝形成的前体蛋白类型，可将淀粉样变性分为系统性轻链型（AL）淀粉样变性、淀粉样A蛋白型（AA）淀粉样变性和遗传型淀粉样变性等。其中AL型淀粉样变性是最常见的一种系统性淀粉样变性。AL型淀粉样变性是由单克隆免疫球蛋白轻链错误折叠形成淀粉样蛋白，沉积于组织器官，造成组织结构破坏和器官功能障碍，主要与克隆性浆细胞异常增殖有关。淀粉样蛋白刚果红染色呈砖红色，偏振光显微镜下呈现苹果绿色双折光（图4-10）。

2. 轻链型淀粉样变性的诊断要点

（1）临床诊断：由于淀粉样变性是淀粉样蛋白沉积于全身各个组织器官，并破坏组织结构和引起组织器官功能障碍的一组疾病，故淀粉样变性的主要特点有：①肾脏损

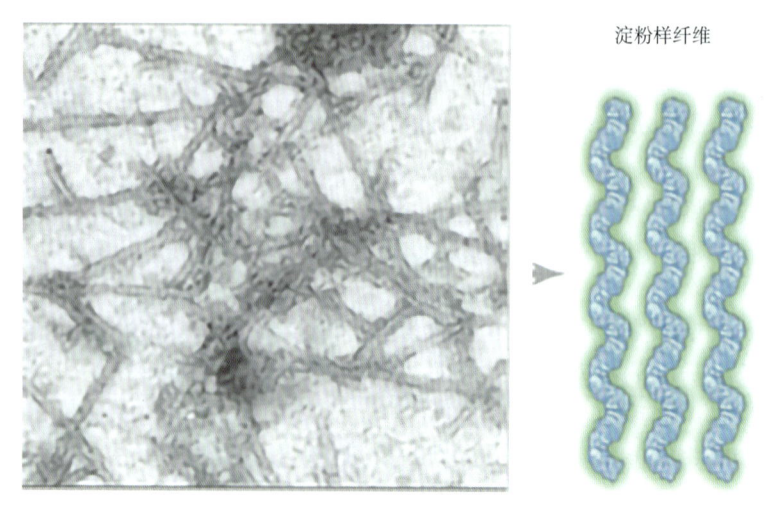

图4-10 蛋白折叠紊乱

伤，表现为大量蛋白尿或肾病综合征。②心脏损伤，表现为心肌肥厚，心室腔变小，心房扩大，心电图低电压，酷似心肌梗死，前-脑利尿肽增加。图4-11为心肌淀粉样变的超声学改变，提示心肌淀粉样蛋白沉积致心肌增厚、心室肌扩张受限、双房扩大，伴心功能减退，前-脑利尿肽增加。③肝增大，肝内静脉增宽。血碱性磷酸酶增多。④其他系统异常（表4-1）。

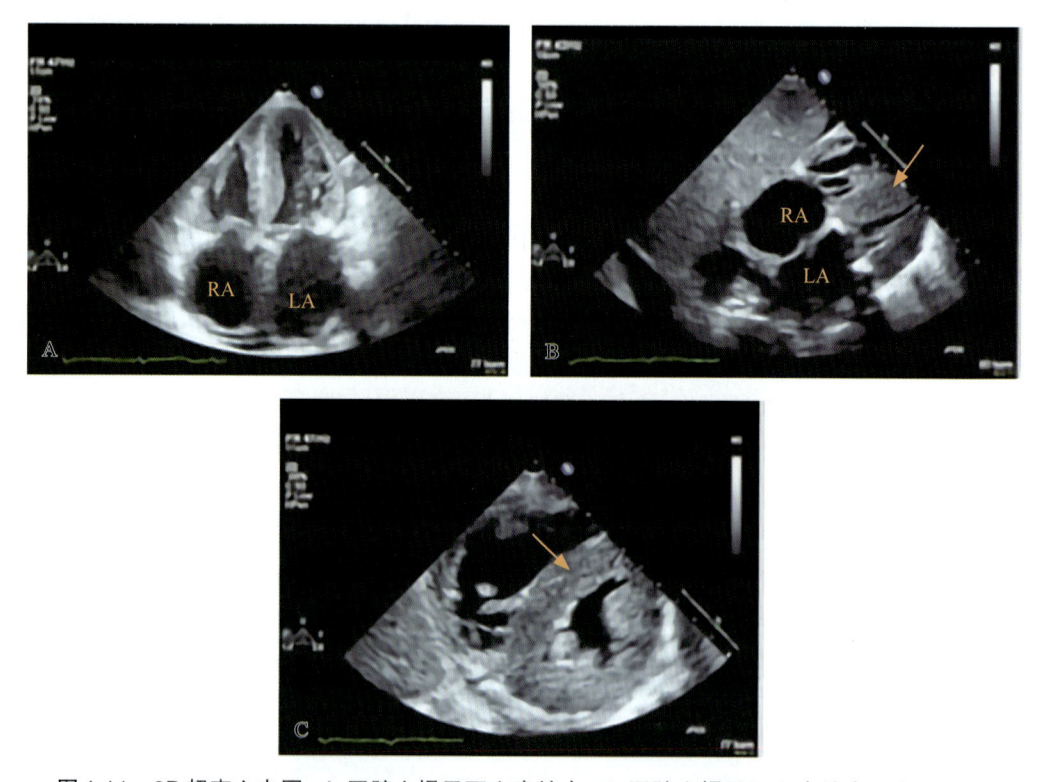

图4-11 2D超声心电图：A.四腔心提示双心房扩大；B.四腔心提示双心房扩大及左心室心肌明显增厚（箭头）；C.短轴切面提示左心室心肌明显增厚

表 4-1　系统性轻链型淀粉样变性的器官受累诊断标准

| 受累器官 | 诊断标准 |
| --- | --- |
| 肾 | 24h尿蛋白定量＞0.5g/d，以白蛋白为主 |
| 心脏 | 心脏超声平均心室壁厚度＞12mm，排除其他心脏疾病；或在没有肾功能不全及心房颤动时NT-proBNP＞332ng/L |
| 肝 | 无心力衰竭时肝上下径（肝叩诊时锁骨中线上量得的肝上界到肝下界的距离）＞15cm，或碱性磷酸酶大于正常值上限的1.5倍 |
| 神经系统 | 外周神经：临床出现对称性的双下肢感觉运动神经病变<br>自主神经：胃排空障碍，假性梗阻，非器官浸润导致的排泄功能紊乱 |
| 胃肠道 | 直接活检证实并有相关症状 |
| 肺 | 直接活检证实并有相关症状；影像学提示肺间质病变 |
| 软组织 | 舌增大、关节病变、跛行、皮肤病变、肌病（活检或假性肥大）、淋巴结、腕管综合征 |

NT-proBNP：N端脑钠肽前体

（2）实验室诊断：通过血清免疫固定电泳、尿免疫固定电泳、免疫球蛋白游离轻链（FLC）等检查，发现高频度的免疫球蛋白轻链λ/κ，是AL型淀粉样变的标志。如果血和尿的免疫固定电泳为阴性，同时免疫球蛋白游离轻链（Ig FLC）（κ:λ）比值正常（0.26～1.65），则AL型淀粉样变诊断不太可能，不需要进一步评估。

（3）组织学诊断：如果患者有匹配的临床表现，同时发现轻链异常，需要进行活检，通常不用活检受累的器官，如肾脏、心肌、肝脏，因为费用高，属于侵入性操作，增加术后出现风险。活检髂嵴骨髓，同时抽取腹部皮下脂肪组织将会确定85%患者的淀粉样变；如不能行皮下脂肪抽取，则可以取唾液腺活检也很敏感。淀粉样蛋白刚果红染色呈砖红色，偏振光显微镜下呈现苹果绿色双折光。详见表4-2。

表 4-2　系统性轻链型淀粉样变性检查项目

| 项目 | 具体内容 |
| --- | --- |
| 必查项目 | |
| 血液检查 | 血常规、肝肾功能（包括白蛋白、乳酸脱氢酶、碱性磷酸酶、胆红素、肌酐、尿酸）、电解质、凝血功能、血清蛋白电泳（包括M蛋白含量）、免疫固定电泳、血清免疫球蛋白定量、肌钙蛋白、NT-proBNP、血清游离轻链 |
| 尿液检查 | 尿常规、尿蛋白定量、尿免疫固定电泳、24h尿轻链 |
| 骨髓检查 | 骨髓细胞学涂片分类、骨髓活检（刚果红染色）、骨髓免疫组化（建议应包括针对如下分子的抗体：CD5、CD19、CD23、CD25、CD20、CD38、CD56、CD138、κ轻链、λ轻链） |
| 组织病理 | 刚果红染色及偏振光检查、淀粉样变性分型相关检查 |
| 影像学检查 | 胸部X线片、头颅及骨盆X线片 |
| 其他 | 心电图、心脏超声、腹部超声 |
| 选查项目 | |
| 血液检查 | X因子水平、血栓弹力图、$β_2$-微球蛋白 |
| 骨髓检查 | 流式细胞术及荧光原位杂交检查 |
| 影像学检查 | CT检查、心脏MRI检查、PET-CT |
| 其他 | 24h动态心电图、神经肌电图、质谱分析、血清淀粉样蛋白P物质扫描、免疫电镜 |

NT-proBNP：N端脑钠肽前体

**3. 轻链型淀粉样变性的危险分期及预后判断** 见表4-3。

表4-3 轻链型淀粉样变性的国际分期标准

| 标志物及阈值 | 分期 | 预后 |
| --- | --- | --- |
| （1）NT-proBNP＞332ng/L<br>（2）TnT＞0.035μg/L或TnI＞0.01g/L | Ⅰ期：指标均抵于阈值<br>Ⅱ期：1个指标高于阈值<br>Ⅲ期：2个指标均高于阈值 | Ⅰ期：中位生存期≥26个月<br>Ⅱ期：中位生存期11～49个月<br>Ⅲ期：中位生存期4～6个月 |
| 梅奥分期Ⅲ期患者增加：<br>（1）收缩压＜100mmHg<br>（2）NT-proBNP＞8500ng/L | Ⅲa期：没有高危因素<br>Ⅲb期：有1个高危因素<br>Ⅲc期：有2个高危因素 | Ⅲa期：中位生存期26个月<br>Ⅲb期：中位生存期6个月<br>Ⅲc期：中位生存期3个月 |
| （1）NT-proBNP＞1800ng/L<br>（2）TnT＞0.025μg/L<br>（3）dFLC＞180mg/L | Ⅰ期：指标均低于阈值<br>Ⅱ期：1个指标高于阈值<br>Ⅲ期：2个指标高于阈值<br>Ⅳ期：3个指标均高于阈值 | Ⅰ期：中位生存期94个月<br>Ⅱ期：中位生存期40个月<br>Ⅲ期：中位生存期14个月<br>Ⅳ期：中位生存期6个月 |
| （1）eGFR＜50ml/（min·1.73m$^2$）<br>（2）尿蛋白＞5g/24h | Ⅰ期：eGFR高于同时尿蛋白低于阈值<br>Ⅱ期：eGFR低于或尿蛋白高于阈值<br>Ⅲ期：eGFR低于同时尿蛋白高于阈值 | Ⅰ期：2年内进展至透析的风险为0～3%<br>Ⅱ期：2年内进展至透析的风险为11%～25%<br>Ⅲ期：2年内进展至透析的风险为60%～75% |

NT-proBNP.N端脑钠肽前体；TnT.肌钙蛋白T；TnI.肌钙蛋白I；dFLC.血清受累轻链和非受累轻链差值；eGFR.估算的肾小球滤过率

**4. 轻链型淀粉样变的治疗** 治疗目的是消除恶性单克隆浆细胞，主要的治疗途径有3种：①干扰前体蛋白的产生，从而阻止前体蛋白的形成和沉积；②稳定前体蛋白的天然结构，阻止其转变为错叠的蛋白；③直接以淀粉样沉积物为靶标，破坏淀粉样蛋白的结构。

具体的治疗方法有：①干细胞移植（Stem cell transplant，SCT），干细胞治疗的效果非常好，但仅有约20%的患者适合此治疗。安全进行SCT的条件有：血压＞90mmHg、肌钙蛋白T＜0.06 ng/ml、年龄＜70岁、血清肌酐≤1.7 mg/dl。②化疗：不适合SCT治疗者可给予马法兰-地塞米松（melphalan-dexamethasone）或环磷酰胺-硼替佐米-地塞米松（cyclophosphamide-bortezomib-dexamethasone）化疗方案，达雷木单抗（daratumumab）对AL淀粉样变表现有高度活性。设计为溶解淀粉样沉积物的抗体正在研究中。

【总结】

浆细胞病虽然属于血液系统疾病，但轻链型淀粉样变性多以心脏表现为突出。当临床遇到不明原因的双心房增大，左心室增厚和前-脑利尿肽升高时，应警惕此症，及时进行血清和尿的固定免疫电泳检查常可确诊。

【谢志泉教授点评】

本例老年女性，以限制型心肌病表型入院，表现为双下肢水肿、肝大，心电图低电压、假性心肌梗死改变、胸导R波递增不良，超声心动图室壁增厚、双心室腔不大、射血分数50%，CMR双心房增大、室壁心肌增厚、心内膜下弥漫延迟强化，尿免疫固定蛋白电泳出现M蛋白。进一步骨髓检查提示浆细胞占55%，腹部皮下脂肪活检刚果红染色阳性。限制型心肌病，轻链型（AL）免疫球蛋白（κ型）淀粉样变并射血分数保留性心力衰竭诊断成立。这个病例能成功确诊，反映出精深的专业功底与卓越的临床经验，是很值得认真回顾、系统学习并总结的经典案例。

这一病例启示，遇上疑难病症时，应详细掌握病情，从中抽取特点，结合专业知识，提出疑诊，按临床逻辑，进一步深入检查，从而正确诊断并规范治疗。现就本病例学习收获和思考赘述如下。

**（一）拓展认知：限制型心肌病与心肌淀粉样变性**

限制型心肌病是以心内膜和（或）心内膜下心肌纤维化为特点，引起舒张期难于舒展及充盈受限，心脏舒张功能严重受损，而收缩功能保持正常或仅轻度受损的一类心肌病。原发性心肌病中，限制型心肌病远较扩张型及肥厚型少见，但病因复杂，分类多，表现不典型，因此临床上对限制型心肌病认识不足，检查不充分或条件不足，常导致误诊、延迟诊断、漏诊或不能明解诊断。

限制型心肌病病因多种多样，包括特发性、遗传性和后天性。限制型心肌病一般分为：

1. 心肌源性疾病

（1）非浸润性：有特发性心肌病、家族性心肌病（如肌小节蛋白病、心肌纤维化等）、系统性硬化病。

（2）浸润性：有心肌淀粉性变（如AL等）、肉瘤样病、Gaucher病等；

（3）贮积性病：有白色素沉积病、糖原贮积病、Fairy病等。

2. 内膜心肌源性疾病

（1）闭塞性：有心内膜心肌纤维化、高嗜伊红细胞综合征。

（2）非闭塞性：有类癌、恶性浸润和医源性（如放射、药物）。

心肌淀粉样变（cardiac amyloidosis，CA）是限制型心肌病中最常见一类临床表型，它是由于异常折叠蛋白分子构成的不可溶性纤维沉积物，在体内脏器细胞间质沉积，致使受累脏器功能逐渐衰竭，导致以心力衰竭、心律失常和心肌缺血为主要表现的一种临床综合征。累及部位包括心脏、肾脏、肝脏、皮肤、胃肠道、神经系统等。

CA是系统性淀粉样变中的一个表现，目前发现有近30种来源不同的蛋白前体，具沉积特性并导致淀粉样变发生，其中最多见两类：一是来自浆细胞，即轻链型CA（AL-CA）；二是来自肝脏，即转甲状腺素蛋白型CA（ATTR-CA）。根据蛋白质的氨基酸序列，ATTR进一步分为野生型（ATTRwt-CA）和基因突变型（ATTRm-CA）两亚类。AL-CA和ATTR-CA是心肌淀粉样变中最常见临床类型。

心肌淀粉样变临床表型不一，可表现为：①心力衰竭，表现为呼吸困难、活动耐力下降等，以右心衰竭的体征多见，呈射血分数保留（HFpEF）类型居多；②心肌缺血，可出现心绞痛发作，但冠状动脉造影多正常或轻度异常；③心律失常，出现房室传导阻滞、心房颤动等；④血栓和栓塞；⑤外周神经病变，如腕管综合征。

### (二)诊断关键：善于疑诊，并深入检查确诊

本例患者因体循环淤滞、心电图和心脏超声变化特点、尿检出轻链蛋白，经骨髓和腹壁脂肪活检确诊为AL型淀粉样变性。AL-CA是一种罕见病，欧美国家报道的发病率为8～10/百万人年，我国尚无确切的发病率数据，从肾活检资料看，约占继发性肾脏病患者的4%。AL型淀粉样变性多见于老年人，诊断中位年龄60岁左右，男性患者比例略高于女性。AL型淀粉样变性预后具有较大的异质性，严重心脏受累的患者中位生存期不足1年。然而临床医师往往对该病的诊治经验有限，因此认知并掌握AL-CA，早期提出疑诊，由此跟进相关检查显得格外重要。

心脏淀粉样变虽然表现不一，症状非特异性，但淀粉样变仍具一定程度特殊性，尤其两点：一是系统性病变，必然有全身性表现；二是各受累部位同样会相对特殊的表现。因此有必要总结常见的预警症状和体征，并由预警表现切入，对疑似患者进行初筛，拟定诊断与鉴别诊断流程，从而提高AL-CA的诊断率。

1. **全身性表现** AL型淀粉样变性临床表现多样，可累及多个器官，所以对出现2个及2个以上器官受累表现的患者，建议进行AL型淀粉样变的筛查。肾脏及心脏是最常见的受累器官，其他受累器官包括肝脏、自主或外周神经、消化道、皮肤软组织等。大部分临床表现无特异性，但舌体肥大和眶周紫癜是AL型淀粉样变较为特异的临床表现。

2. **预警症状体征的特殊表现** 预警症状体征是诊断心肌淀粉样变的重要线索，重要的临床表现如下。

（1）心外表现：多神经病症、自主神经功能障碍、皮肤瘀斑、皮肤色素减退、皮肤松弛症、巨舌、耳聋、双侧腕管综合征、肱二头肌肌腱断裂、腰椎管狭窄、玻璃体混浊、格子样角膜、营养不良、肾功能不全及蛋白尿等。

（2）心血管表现：低血压或原高血压恢复正常血压，心电图呈假梗死样改变、QRS低电压与心室厚度不匹配、房室传导阻滞，实验室检查提示NT-proBNP升高与心力衰竭症状不一致、持续升高的肌钙蛋白，典型的超声心动图表现如心肌颗粒闪光样回声、房室瓣增厚、右心室壁增厚、心包积液、长轴整体应变减低但心尖部保留；典型的磁共振表现如心内膜下钆延迟强化（LGE）、细胞外体积（ECV）增加、钆动力学异常等。

因非心室扩张型心肌肥厚是心肌淀粉样变的重要表现，建议对≥65岁，有心室肥厚，并伴有心力衰竭，或主动脉瓣狭窄，或上述特殊临床表现的患者积极筛查心肌淀粉样变。

3. **诊断流程**

（1）AL型淀粉样变性诊断标准：①临床表现、体格检查、实验室或影像学检查证实有组织器官受累。②组织活检病理证实有淀粉样蛋白沉积，且为免疫球蛋白轻链或重轻链，具体病理表现：刚果红染色阳性，在偏振光下呈苹果绿色双折光；免疫组化、免疫荧光为轻链限制性表达，或质谱分析明确前体蛋白为免疫球蛋白轻链。③血液或尿液中存在单克隆免疫球蛋白或游离轻链的证据，或骨髓检查发现有单克隆浆细胞/B细胞。

(2)诊疗分型和分期：建议根据单克隆轻链类型和是否合并血液肿瘤对AL型淀粉样变进行分型。根据组织病理结果中单克隆轻链沉积的类型，可将AL型淀粉样变分为λ轻链型和κ轻链型。临床常规使用梅奥2012分期系统判断预后，以心脏受累为主的患者多使用梅奥2004分期系统，判断肾脏淀粉样变性进展建议使用肾脏预后分期系统。

### （三）治疗双管齐下：针对原发病与心脏并发症

应成立包含血液科及心脏科医师的多学科团队共同诊治。AL-CA治疗主要两个方面，一是抑制异常浆细胞产生大量单克隆免疫球蛋白；二是改善淀粉样沉积后受累的心脏病症。

## 病例2　AL型合并ATTR型淀粉样变

【病例简介】

男性，51岁。反复活动后气促9个月余，症状进行性加重，逐渐出现尿量减少、胸腔积液、下肢水肿及平卧时胸闷，于2021年11月12日入南方医院心内科。既往无高血压及糖尿病史。

查体见患者呈慢性病容，生命体征正常，颈静脉怒张，双肺呼吸音清晰，未闻及干、湿啰音。心界叩诊稍大，心律整齐，无心杂音，肝肋下5cm，腹水征阴性。下肢不肿。

主要化验：高敏肌钙蛋白T 0.122 ng/ml，前-脑利尿肽21 680.00pg/ml；血糖5.10mmol/L，糖化血红蛋白6.7%；总蛋白56.1g/L，白蛋白37.1g/L；血脂普遍减低；肝功能、肾功能、甲状腺功能均正常；血气分析正常。心电图、心脏超声见图4-12和图4-13。X线胸片提示心影增大，右膈高（图4-14）。图4-15提示有肝淤血。冠状动脉造影显示无冠状动脉阻塞性病变（图4-16）。

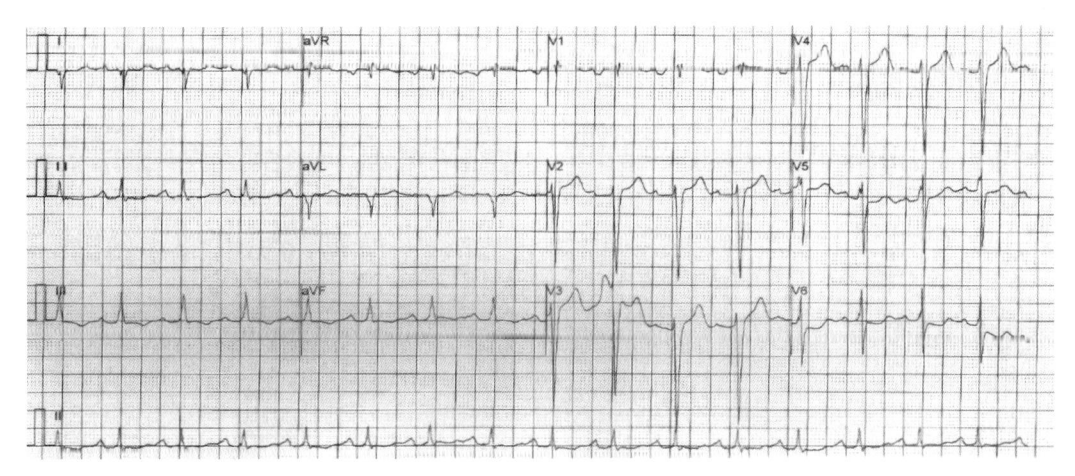

图4-12　窦性心律，不全右束支传导阻滞，Ⅰ度房室传导阻滞，电轴显著右偏；高度顺钟向转位，Ⅰ、aVL导联呈QS波，酷似高侧壁陈旧性心肌梗死，非特异性ST-T改变

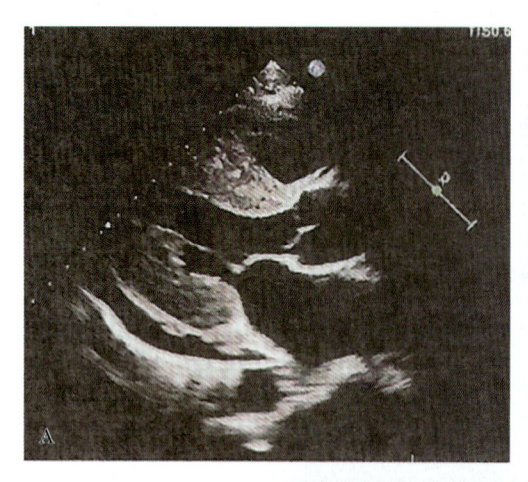

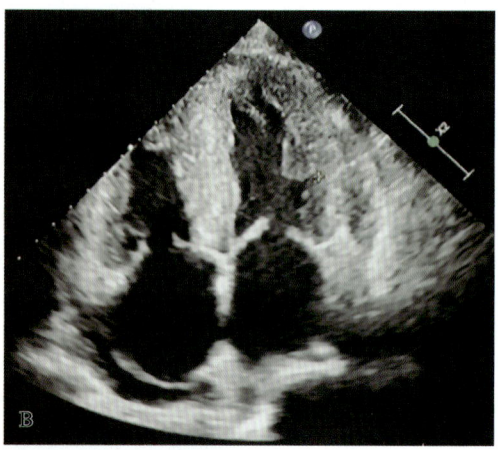

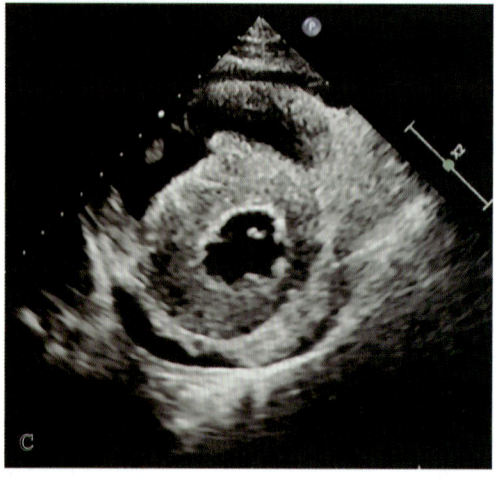

图4-13 经胸2D超声提示：双心房增大（RA 44mm，LA 46mm），左心室腔相对较小，左心室壁明显增厚（IVSd/LVPWd 18mm/18mm），心肌回声增强，未见区域性室壁运动异常，LVEF 59.17%，中度三尖瓣关闭不全，心包少量积液

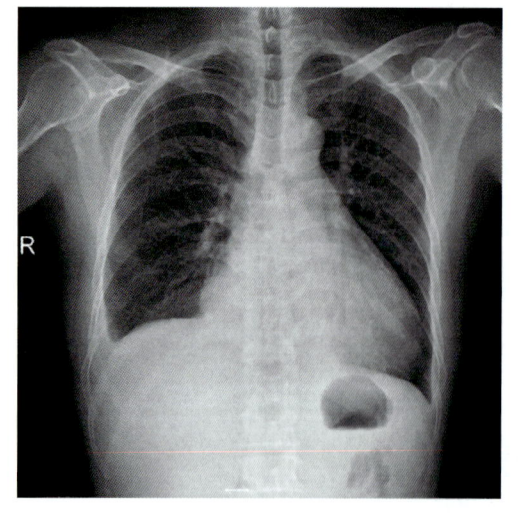

图4-14 双肺渗出性病变及少量胸腔积液

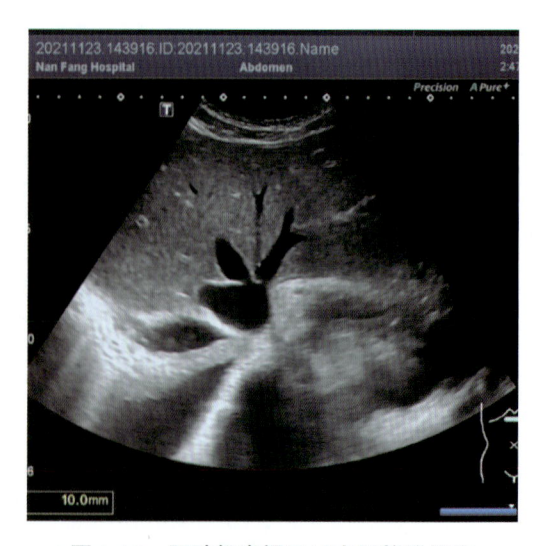

图4-15 肝脏超声提示三支肝静脉扩张

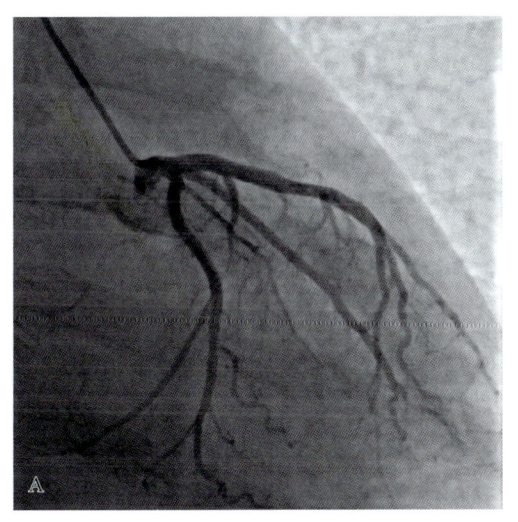

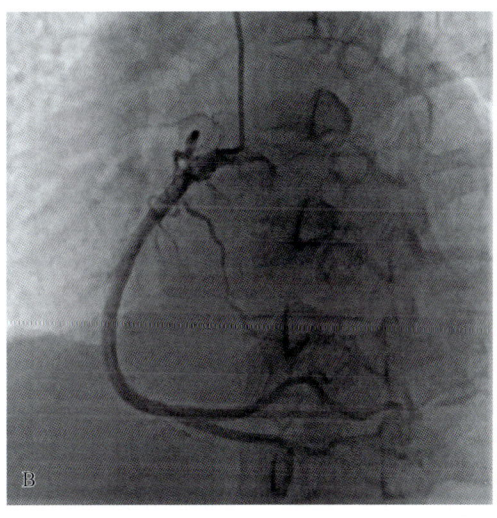

图4-16 冠状动脉造影提示左、右冠状动脉均正常

根据上述临床症状、双心房扩大、肝淤血及血清前-脑利尿肽升高等临床表现提示患者为限制型心肌病、心力衰竭。

进一步探讨限制型心肌病病因。

1. 血常规：白细胞$10.69\times10^9$/L，嗜酸性粒细胞总数$0.16\times10^9$/L，嗜酸性细胞百分比1.5%，红细胞：$6.11\times10^{12}$/L，血红蛋白127g/L，血小板$373\times10^9$/L。

2. 血清免疫固定蛋白电泳：在Lambda泳道可见单克隆条带，类型为Lambda轻链型；血清Kappa轻链减少：1.64g/L，Lambda轻链正常，K/L比值减小：0.93。

3. 24h尿蛋白定量：0.63g；24h尿白蛋白增多：314.6mg/L；24h尿微量白蛋白增多：683mg。

4. 尿Lambda轻链增多：40.46mg/L，尿轻链比值（K/L）减小：0.07。

根据以上化验结果提示有浆细胞病，淀粉样变可能，取唇腺病理检查。唇腺病理免疫组化结果：淀粉样蛋白刚果红染色（+），甲基紫染色（+）。遂确定有系统组织淀粉样变（图4-17）。

5. 心脏超声造影（图4-18）：左心室对称性肥厚，心肌中散在雪花样亮点，室壁运动异常，但心肌血流灌注正常。

6. CMR：双心房大，左、右心室壁弥漫性对称性肥厚，舒张功能受限，LVEF 48%。未见明显低灌注区，延迟扫描示左心室及右心室心肌广泛高信号延迟强化（LGE）（图4-19）。

7. 骨髓检查：骨髓穿刺图片，成熟浆细胞占0.5（0.71±0.42）；外周血见白细胞增多，成熟红细胞低色素表现，红细胞碎片占1.0%。流式细胞仪免疫分型：检测到0.32%异常单克隆浆细胞，该细胞表达Lambda，不表达Kappa。髂骨活检提示：骨髓增生低下，内见浆细胞散在或灶状分布，免疫标记提示存在克隆性增生。

根据以上实验室及影像学检查，本例心肌淀粉样变的诊断基本确立，为进一步确定本例淀粉样变的前驱蛋白（AL型或ATTR型）给患者进行了$^{99m}$Tc-PYP（$^{99m}$Tc焦磷酸盐）的扫描（SPECT），结果提示，注射示踪剂$^{99m}$Tc-PYP 1h后，心肌有明显的示踪剂浓聚，

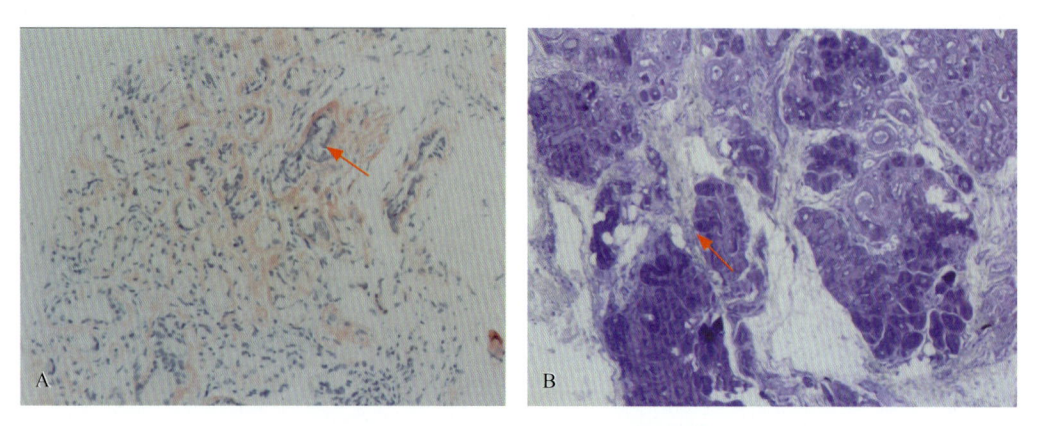

图4-17 唇腺刚果红染色（A）（＋），甲基紫染色（B）（＋）

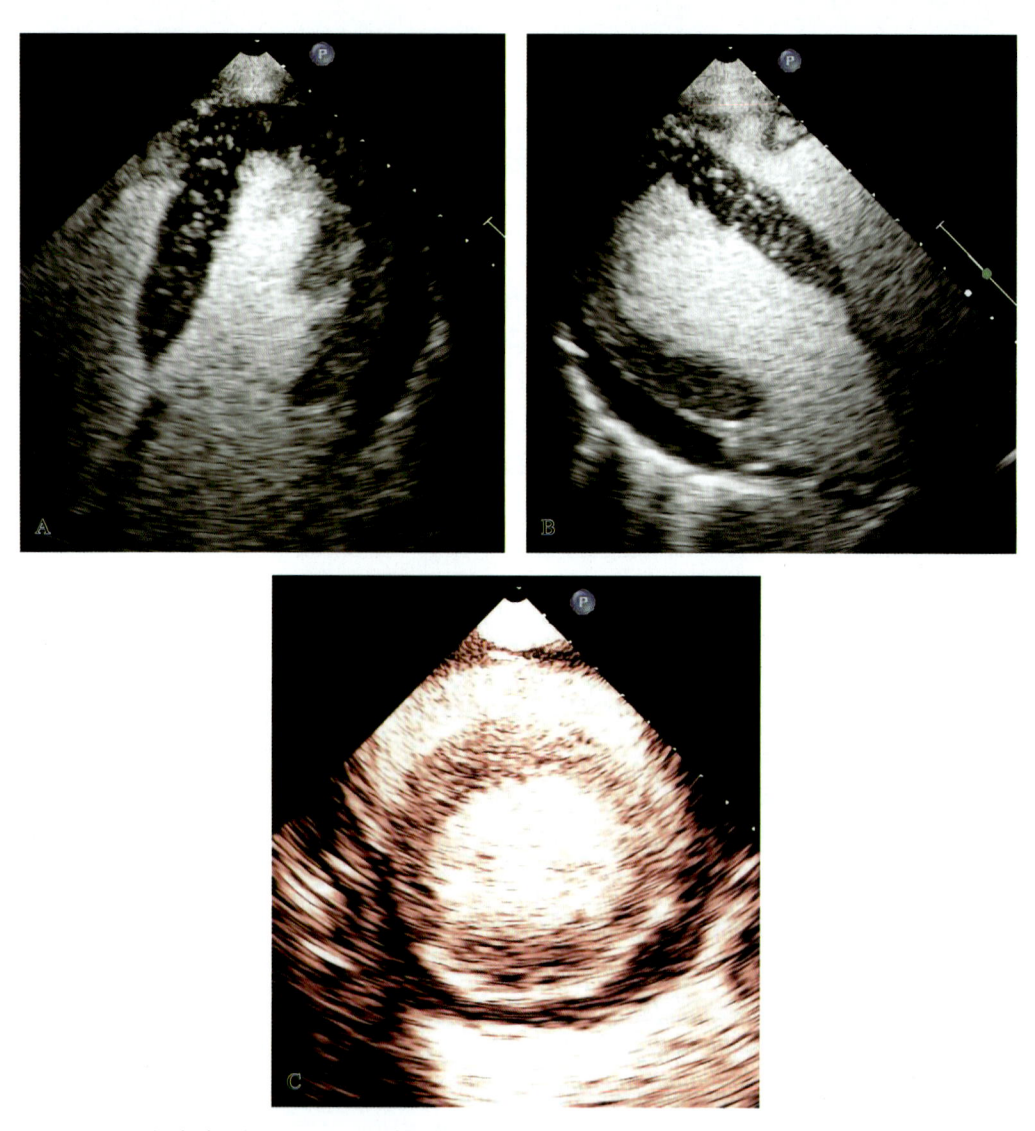

图4-18 超声造影提示：左心室造影示心室对称性肥厚，四腔心（A）及三腔心（B）切面显示心肌有雪花样亮点，与淀粉样蛋白沉积相关；心肌造影（C）短轴切面提示心肌血流灌注良好

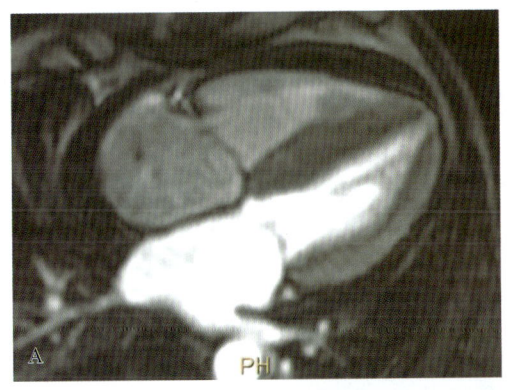

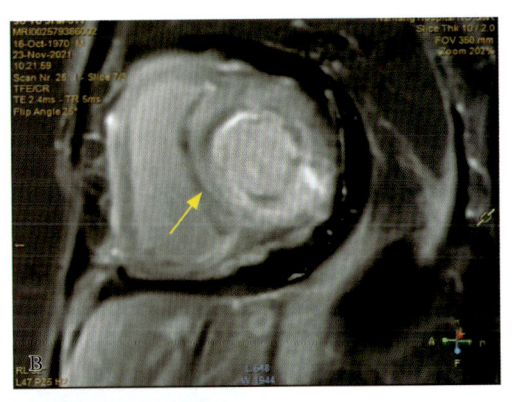

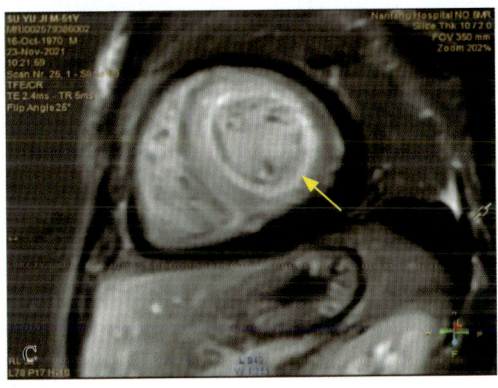

图4-19 CMR示双心房增大，心肌肥厚（A），延迟扫描见左心室心肌内广泛延迟强化（B），环形内膜下显著高信号延迟强化（LGE）（C）

程度为2级（Grade2）（图4-20）。

**【病例讨论】**

1. 关于本例心肌淀粉样变的诊断　①临床表现：慢性心力衰竭症状、肝大伴肝静脉扩张及前-脑利尿肽升高；影像学检查提示双心房增大，左心室对称性肥厚，CMR提示左心室心肌广泛延迟增强，呈限制型心肌病特点。②组织学诊断：唇腺刚果红染色（＋），甲基紫染色（＋）说明组织淀粉样蛋白沉积，心肌淀粉样变诊断成立。

2. 关于本例淀粉样变的分型　目前已知有30余种蛋白可产生淀粉样蛋白，但只有两种是临床常见的累及心肌的前驱蛋白（图4-21）。一种是轻链导致的原发性淀粉样变（AL型），另一种是转甲状腺素蛋白（ATTR型）。ATTR型又分为两种：遗传性的和野生性的，遗传性的特点是位于18号染色体长臂上的*TTR*基因突变，产生TTR蛋白；野生型主要见于男性患者，非因*TTR*基因突变所致。

有关AL型淀粉样变的诊断方法已得到公认（本章病例1已有详细描述）。有关ATTR型淀粉样变，2002年Puille等发现，应用$^{99m}$Tc-二磷酸盐（$^{99m}$Tc-DPD）单光子发射计算机断层显像（SPECT）技术能使ATTR型淀粉样变组织显影，从而开启了应用SPECT技术诊断ATTR型淀粉样变的时代。

众多骨亲和力放射性示踪剂用于对淀粉样变组织的亲和力研究，其中$^{99m}$Tc-焦磷酸盐（$^{99m}$Tc-PyP）和二磷酸盐（diphosphonates）、$^{99m}$Tc-DPD和$^{99m}$Tc-HMDP（hydroxymeth-

**检查方法及所见：**

静脉注射 $^{99m}$Tc-PYP 后 1h、3h 分别进行胸部局显像＋3h 胸部 SPECT/CT 显像，图像对比度良好。

心脏平面显像示：1h 显像时左心见团状放射性轻度浓聚影，胸骨、肋骨、椎骨显像尚清晰，心脏与对侧相应部位肺摄取比值（H/CL）约为：1.64。3h 显像时左心仍可见放射性浓聚，胸骨、肋骨、椎骨显像清晰，心脏与对侧相应部位肺摄取比值（H/CL）约为：1.61。

3h 胸部 SPECT/CT 显像：左心室壁、室间隔区、右心室壁见不同程度放射性浓聚，高于同层面胸骨浓聚程度，但低于同层面椎骨放射性浓聚程度。心室壁与主动脉腔内放射性平均比值约为 4.29。CT 扫及心包腔及双侧胸腔见液体密度影。

**诊断意见：**

1. $^{99m}$Tc-PYP 心肌显像提示心肌淀粉样变阳性影像改变（2020 AHA 心脏淀粉样变性分级 Grade 2）。

2. 心包积液；双侧胸腔积液。

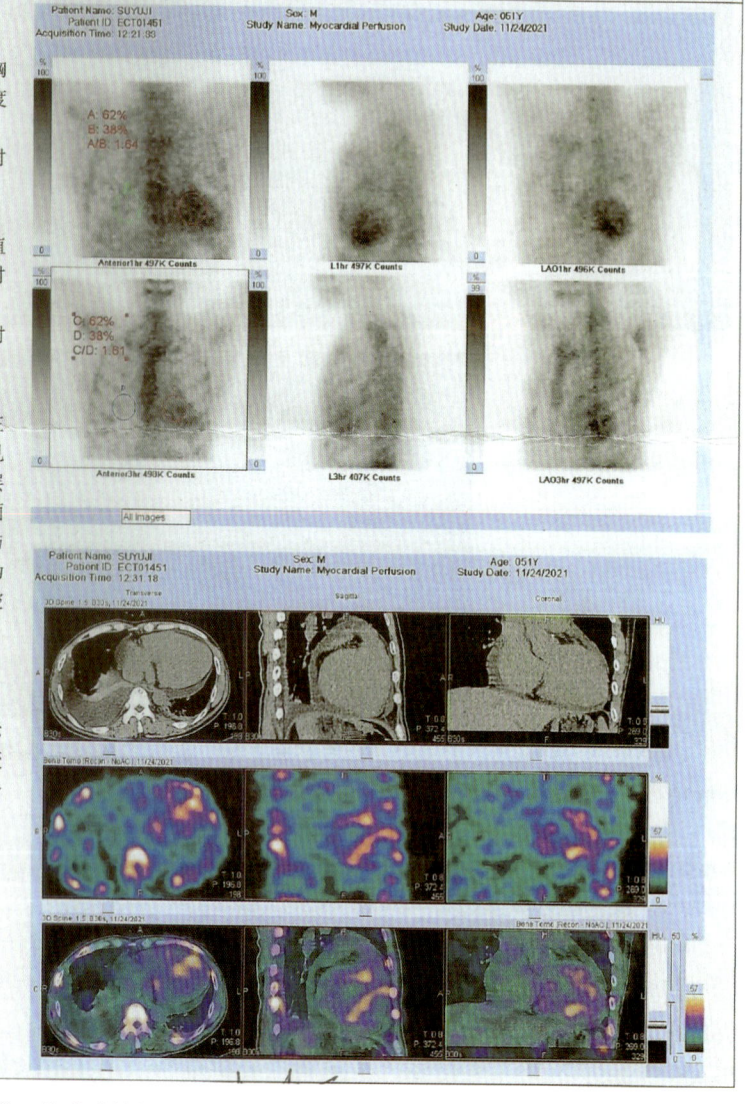

图 4-20　$^{99m}$Tc-PYP（$^{99m}$Tc 焦磷酸盐）心肌显像提示：上图上行由左到右，分别代表注射示踪剂 1h 后心脏后前位、左侧位及左前斜位心脏示踪剂浓聚情况，上行左上角红字显示心脏与侧方肺摄取示踪剂的比值（H/CL）为 1.64。上图下行分别代表注射示踪剂 3h 后心脏后前位、左侧位及左前斜位心脏示踪剂浓聚情况，H/CL 为 1.61。下图为 3h 胸部 SPECT 和 CT 显像，代表不同切面左心室示踪剂显像浓度高于同层面胸骨浓度

ylene-diphosphonate，oxidronate）最常用于心脏显影，也是常用的骨显影剂。

这些放射性示踪对淀粉样变组织亲和力的机制尚不明了。Stats 和 Stone 通过心内膜心肌活检证明 ATTR 患者心肌有高密度的微钙化和稀少的巨噬细胞沉积，而 AL 患者心肌中无此现象；其他一些学者也提出放射性示踪剂在心肌浓聚的程度取决于不同类型淀粉样变心肌中钙的浓度。还有一些学者则认为，二磷酸盐在心肌的沉积取决于淀粉样蛋白特性本身，而不是钙的浓度。

第4章 浸润性心肌病变

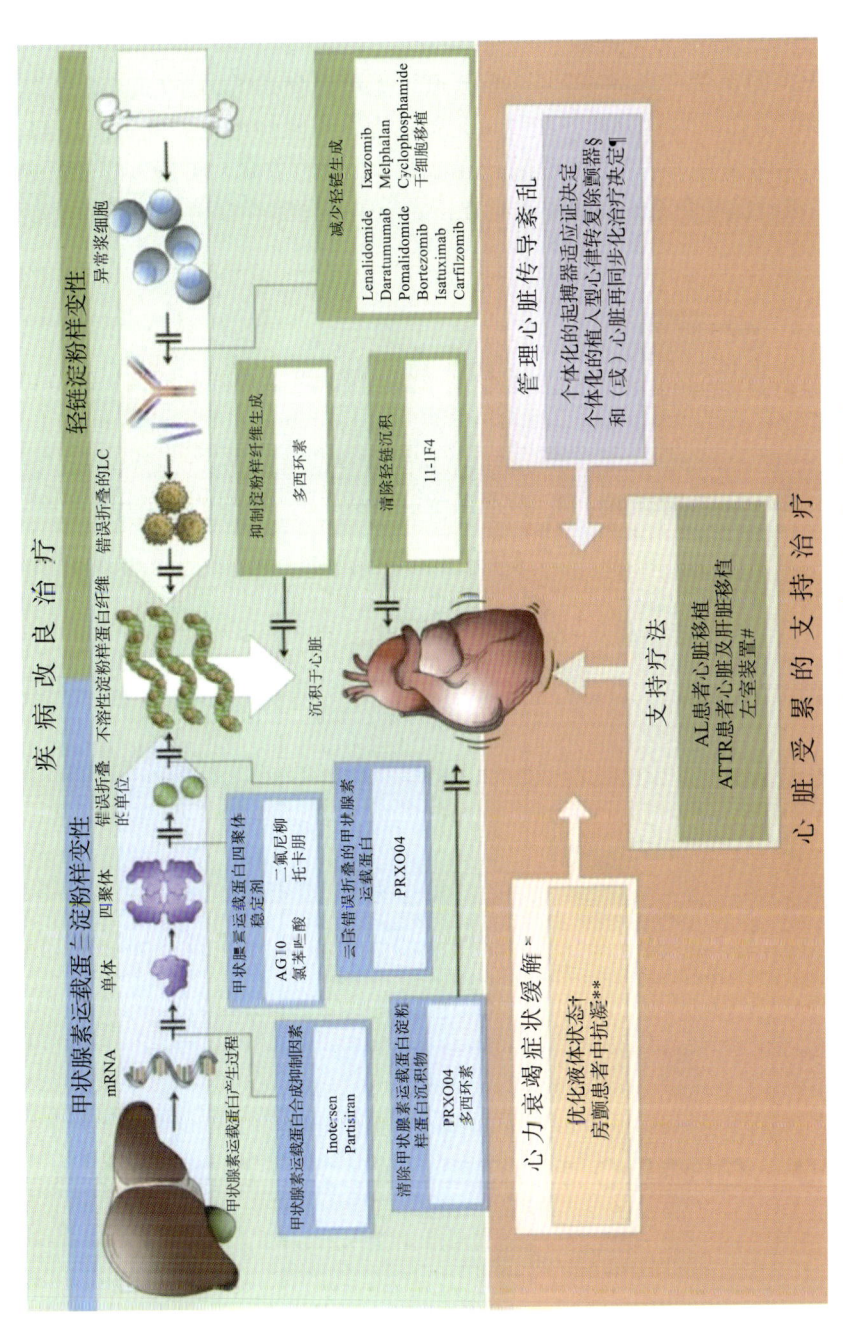

图4-21 AL/ATTR淀粉样变的发生机制及治疗靶点

图4-22提示，淀粉样变的治疗包括全面管理有针对亚型的特异性治疗。特异性治疗包括：①阻断淀粉样变生成的特殊步骤，如轻链或甲状腺运载蛋白的合成，淀粉样物质形成的介质变淀粉样蛋白在组织的沉积；②移去淀粉样蛋白在组织中沉积的聚集。*传统抗心力衰竭的治疗，包括β受体阻滞剂、ACE抑制剂或血管紧张素受体阻滞剂对此类患者常无效，不应常规应用，甚至对个别患者避免应用。**对淀粉样变合并心房颤动者应常规应用抗凝剂。且不用CHADS-VASC来决策。在心房扩大的妥性心律患者也应使用抗凝剂以避免心房血栓形成。†推荐应用利尿剂以减少液体负荷，避免前负荷减少和低血压。§尚无指南有关于预防性植入起搏器的适应证和时机。#左心室辅助装置（LVAD）可用于选择性患者。¶植入式心脏转复除颤器（ICD）的应用尚不明确，心脏再同步化（CRT）的资料也很少

一旦AL型淀粉样变被排除，核素SPECT阳性结果对ATTR型淀粉样变诊断的特异性为100%，不必要再做组织活检。当确定为ATTR型淀粉样变后，需进一步做遗传试验，区分遗传性和野生型淀粉样变。

根据西班牙和意大利学者关于心肌淀粉样变$^{99m}$Tc-焦磷酸盐SPECT显影分级，图4-22诊断ATTR淀粉样变的标准为≥2级。

本例患者血清免疫固定蛋白电泳在Lambda泳道可见单克隆条带，尿Lambda轻链增多，骨髓内见浆细胞散在或灶状分布，免疫标记提示存在克隆性增生。说明符合AL型淀粉样变。但本例同时又存在$^{99m}$Tc-焦磷酸盐在心肌≥2级的浓聚，支持ATTR型淀粉样变。需要进一步进行液相色谱-串联质谱检查，确定是否同时存在两种来源的前驱蛋白。

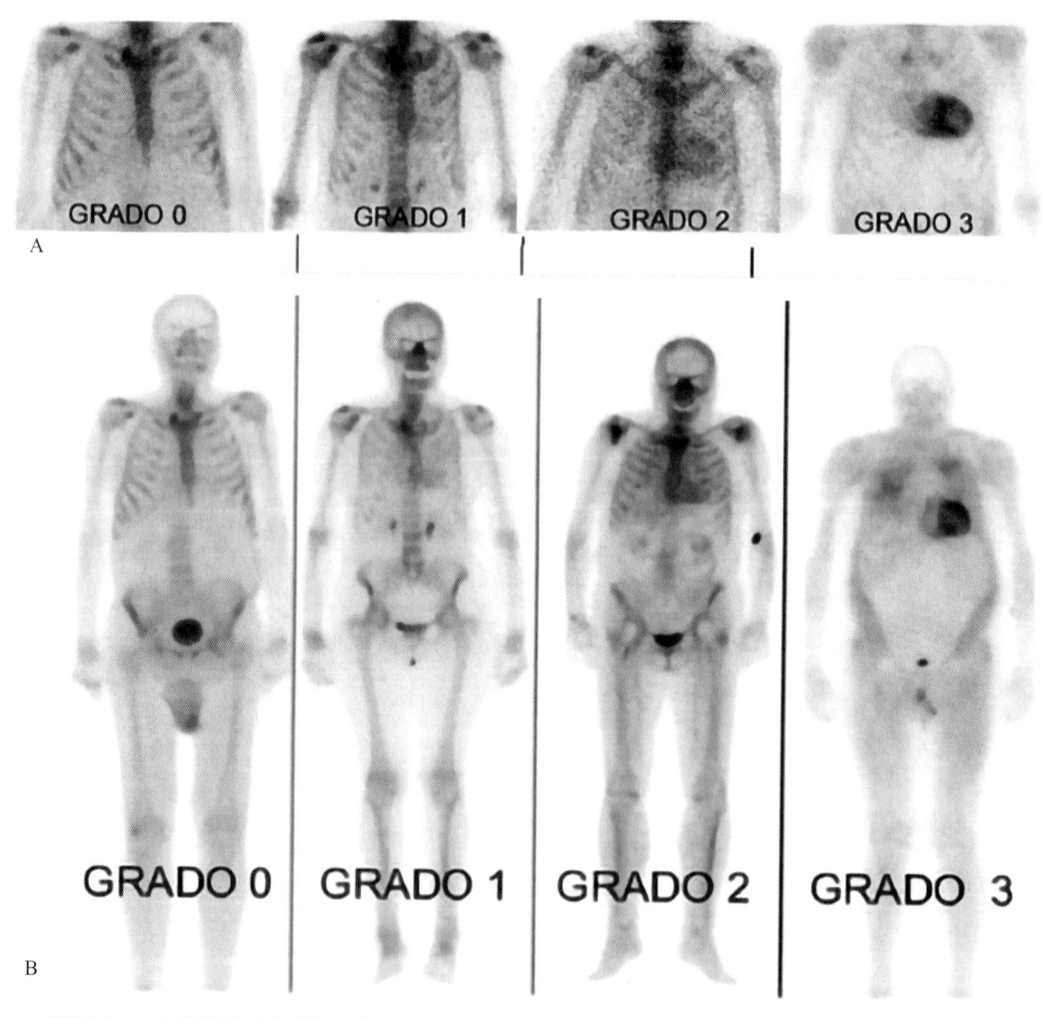

图4-22 肉眼评估心肌摄取放射性示踪剂程度。A.心肌与周围肋骨比较：0级（Grade0），心肌无摄取；1级（Grade1），心肌摄取低于肋骨摄取；2级（Grade2），心肌摄取与肋骨摄取相似；3级（Grade3），心肌摄取较肋骨，甚至胸骨多。B.Perugini积分标准：0级（Grade0），心肌无摄取；1级（Grade1），心肌摄取低于肋骨摄取；2级（Grade2），心肌摄取与肋骨摄取相似；3级（Grade3），心肌摄取较肋骨多，骨摄取减少

3.关于淀粉样变的治疗

（1）轻链型淀粉样变的治疗：轻链型淀粉样变的治疗开始是用基于马法兰（melphalan）的化疗和泼尼松，应用化疗的目的是使游离轻链正常化。另外一种治疗是自体干细胞移植（SCT），这种治疗产生快速反应，因为能很快清除由单克隆浆细胞产生的轻链源的淀粉样变。自体移植可使心脏淀粉样变在发展成充血性心力衰竭前取得极好的疗效，血液学和心脏的改善率各达66%和41%。移植相关的死亡率由最高的40%降到当前的4%～7%。

多发骨髓瘤（MM）标准的诱导治疗（Induction therapy）可应用于合并MM，或骨髓浆细胞≥10%的AL型淀粉样变患者，这是基于一个研究的提示，即这些患者具有合并MM和AL型淀粉样变患者相似的结果。目前有一些治疗MM的新药已在淀粉样变患者中测试，如硼替佐米（bortezomib）、免疫调节衍生物、单克隆抗体等。

（2）ATTR型淀粉样变的治疗：图4-23描绘了ATTR淀粉样变患者的治疗靶点，包括对TTR合成的抑制、稳定TTR和消除淀粉样蛋白的沉淀等方面。

2019年，美国食品药品监督管理局（FDA）批准塔法米迪斯（tafamidis）应用于临床（图4-23中红箭头所示），转甲状腺素蛋白（Tafamidis为TTR）稳定剂，上市的产品有Vyndaqel（tafamidis meglumine，他发米帝司甲葡胺盐）和Vyndamax（氯苯唑酸）胶囊，用于治疗成人由于野生型或家族型转甲状腺素蛋白介导的淀粉样变性引起的心肌病（ATTR-CM）。值得一提的是，这是美国FDA批准的第一款治疗ATTR-心脏淀粉样变的疗法。

本患者已进行基因检测（待结果），尚待行质谱分析。关于同时存在两种前驱蛋白的淀粉样变，文献较少报道，仅有的报道还是在发现ATTR-CA治疗新药之前，故仅按AL-CA治疗。本病例目前转血液科，给予硼替佐米+环磷酰胺+地塞米松方案治疗。

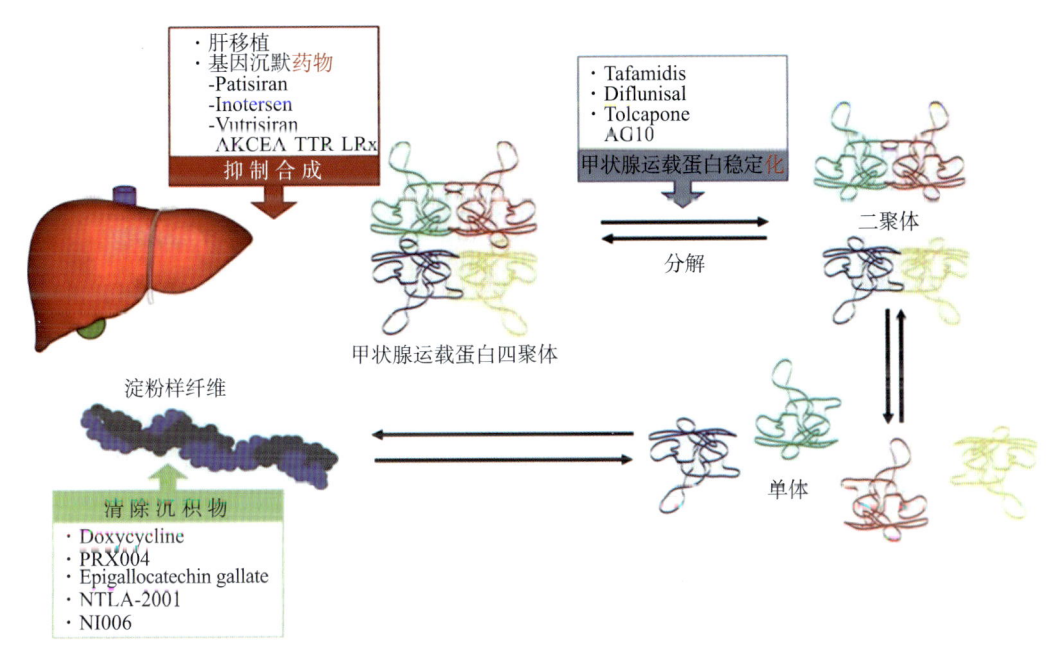

图4-23 ATTR淀粉样变的主要治疗靶点，红箭头所示为美国FDA批准应用的药物

观察随访。

【总结】

淀粉样变一般认为是预后极端不良的病症,表现为从发病到确诊的时间漫长,而从确诊到死亡的时间很短。随着近年国内外专家对该病的共识的发表、医师的警觉性提高、实验室检查和影像学检查的进步,以及治疗方面的突破,使该病的临床结果有所改观。但在临床实践中仍经常有延误诊断的现象。如本例患者有活动后胸闷气促症状9个月余,两家医院住院均诊断肥厚型心肌病,直到此次住院才确诊。

当临床遇有慢性心力衰竭伴左心室肥厚及射血分数保留的患者,在除外高血压和主动脉瓣狭窄后,容易诊断为肥厚型心肌病,如心电图不显示左心室高电压或左心室肥厚,反而出现低电压,甚至病理性Q波时就应筛查淀粉样变,首先做血清免疫电泳及尿的轻链检查。本例即按这个思路首先发现了AL-CA,进一步又通过 $^{99m}$Tc-焦磷酸盐SPECT发现了ATTR-CA。

【魏永强教授、冯茹教授点评】

这是一例罕见的轻链型(AL)合并转甲状腺素蛋白型(ATTR)的心肌淀粉样变性患者。患者以心功能不全发病,心脏超声等影像学检查结合心功能相关生化指标,首先提示患者存在射血分数保留的限制型心肌病。有经验的心脏科医师会首先考虑要明确是否存在系统性轻链型淀粉样变性,一系列的有关轻链型淀粉样变性的指标提示存在单克隆免疫球蛋白,单克隆浆细胞呈lambada轻链限制性表达,唇腺活检提示淀粉样物质沉积,尿蛋白增多且以白蛋白增多为主。至此,系统性轻链型淀粉样变性的诊断基本成立。但进一步的 $^{99m}$Tc-PYP( $^{99m}$Tc焦磷酸盐)SPECT结果提示心肌存在高摄取现象,评2级,鉴于 $^{99m}$Tc-PYP在诊断TTR型心肌淀粉样变性中近极高的特异性,该例患者高度怀疑同时存在AL和wtATTR两种类型的心肌淀粉样变性。

轻链型淀粉样变性(AL)和转甲状腺蛋白型淀粉样变(ATTR)是累及心脏的最常见的两种淀粉样变性的病理类型。前者由骨髓单克隆浆细胞产生,可以侵犯全身几乎任何器官,包括心脏、肾脏、肝脏、肺、胃肠道、周围神经系统、皮肤、血管及软组织。AL伴心脏受累(CA)提示预后不良,最终发展为充血性心力衰竭、心绞痛和心律失常,常导致猝死。

ATTR的前体物质是肝脏产生的血清蛋白。ATTR可根据是否存在相关基因突变分为野生型淀粉样变(wtATTR)和家族型淀粉样变(mATTR),野生型ATTR病变主要累及心脏,少数患者累及软组织引起腕管综合征和椎管狭窄等表现。突变型ATTR特征性地累及心脏和(或)周围神经。AL在累及心脏时和ATTR不易区别,但两者的预后和治疗方案明显不同,鉴别诊断显得尤为重要。

典型的淀粉样变性的鉴别诊断相对容易。AL血尿中存在明确的单克隆免疫球蛋白,骨髓可检测出单克隆浆细胞,病变组织的免疫组化或免疫荧光提示存在单克隆轻链;而ATTR不存在单克隆免疫球蛋白及单克隆浆细胞,淀粉样变性部位的免疫组化提示为TTR阳性,mATTR可检测到特异性的基因突变;除此之外,近年来人们不断探索通过影像学手段鉴别两类疾病,磁共振、心脏超声都有较多关于鉴别诊断的研究报道,尤其是锝-99m焦磷酸盐SPECT的鉴别价值尤其显著,但有报道个别AL型和ApoA1型心脏淀粉样变也会呈现阳性。

在某些特殊情况下，AL和ATTR的鉴别诊断还存在一些困难，比如ATTR合并MGUS、未分泌性AL以及上述同时合并两种淀粉样变性的特殊病例。当临床常用的手段对一些淀粉样变性的病因无法确定时，可以考虑采用病变部位激光显微切割联合质谱分析技术，对病变部位的蛋白加以鉴定，但考虑到心肌活检存在的较大操作风险，实际应用上还存在一定的困难。目前PET-CT针对各类淀粉样变性的新型显影剂正在进行临床推广应用，将来通过无创的影像学方法对淀粉样变性加以鉴别将为临床工作带来更大的便利。

## 病例3 法布雷病

【病例简介】

男性，49岁。2013年起无明显诱因出现胸痛胸闷，2019年就诊当地医院诊断为"肥厚型心肌病、高血压病"。2021年症状加重，步行50m即感胸闷和胸痛，伴气促、乏力和头晕。就诊某教学医院，前-脑利尿肽897pg/ml，超声心动图提示为非梗阻性肥厚型心肌病，室间隔基底段厚约15mm，中间段和心尖段最厚，18～22mm；冠状动脉造影未见明显狭窄。2022年下半年开始视物模糊，2022-11-29就诊南方医院心内科。

高血压史3年余，最高血压达205/95mmHg，规律服用"富马酸比索洛尔片5mg qd、吲哚普利氨氯地平片1片 qd"，平时血压控制在100～110/60～70mmHg。父母有高血压史，均已故去（母亲68岁去世），1个外甥女有肥厚型心肌病。

查体见一般情况良好，体位及对答自如。血压104/58mmHg，脉搏80次/分，心界不大，可闻及期前收缩，未闻及心杂音，双肺呼吸音清晰，未闻及啰音，肝脾未触及，下肢不肿，四肢肌张力正常，四肢腱反射正常，未诱出病理反射。

平静心电图为窦性心律，$R_{V5}+S_{V1}=65mm$，广泛前侧壁导联T波深倒置，符合左心室肥厚及心肌缺血（图4-24）。动态心电图有偶发室性期前收缩及房性期前收缩。动态血

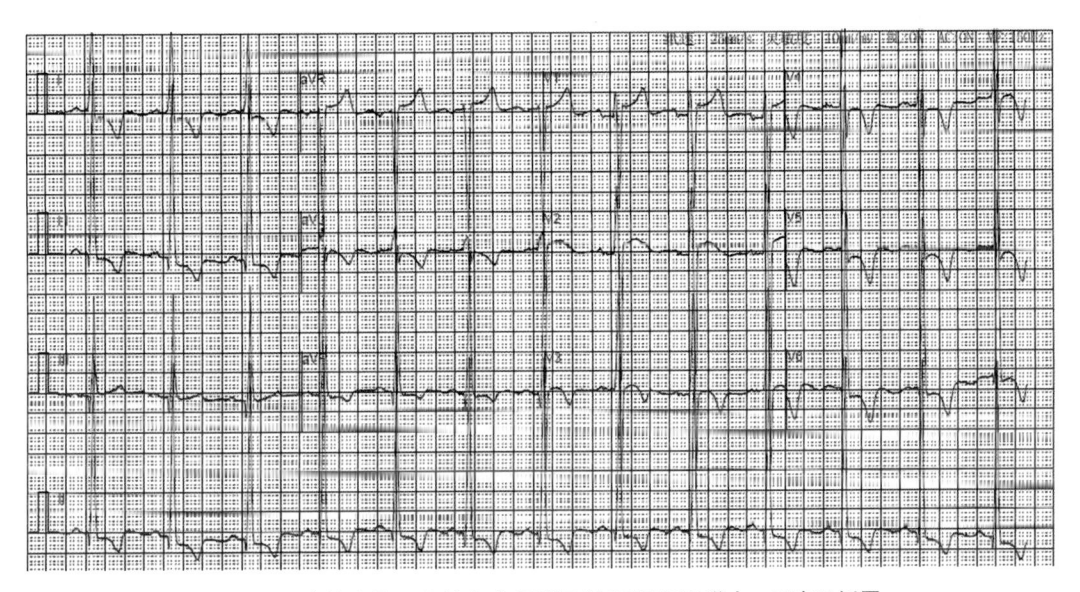

图4-24 窦性心律，主波向上导联R波振幅明显增大，T波深倒置

压提示昼夜平均血压均正常。超声心动图提示左心室普遍显著增厚，室间隔达18mm，左心室后壁达16mm，左心室腔45mm，左室射血分数88%，左心室声学造影提示左心室肥厚，心肌灌注良好（图4-25）。X线胸片提示心脏横位，心胸比例扩大（图4-26）。

CMR（图4-27）提示左心室心肌明显弥漫性均匀增厚，较厚处位于心中段间隔壁，约2.2cm。右心室心肌亦增厚。左心室舒张功能受限，左室射血分数为67.8%。延迟增强扫描显示，左、右心室未见明显异常延迟强化。心包少许积液。

根据本例患者表现为极度左心室肥厚，考虑到法布雷病，对其进行了α半乳糖苷酶A和基因检测（图4-28，图4-29），结果提示α半乳糖肝酶A测值为0.52μmol/（L·h），较正常值（2/40～17.65）明显减少，同时在法布雷病相关基因GLA中检测到1个半合子变异。家系调查反映了本病的遗传模式（图4-30）。

其他检查发现血脂异常（甘油三酯3.43mmol/L，高密度脂蛋白0.88mmol/L，低密度脂蛋白3.54mmol/L），前-脑利尿肽1190.00pg/ml，高敏肌钙蛋白0.017ng/ml，同型半胱氨酸21μmol/L。

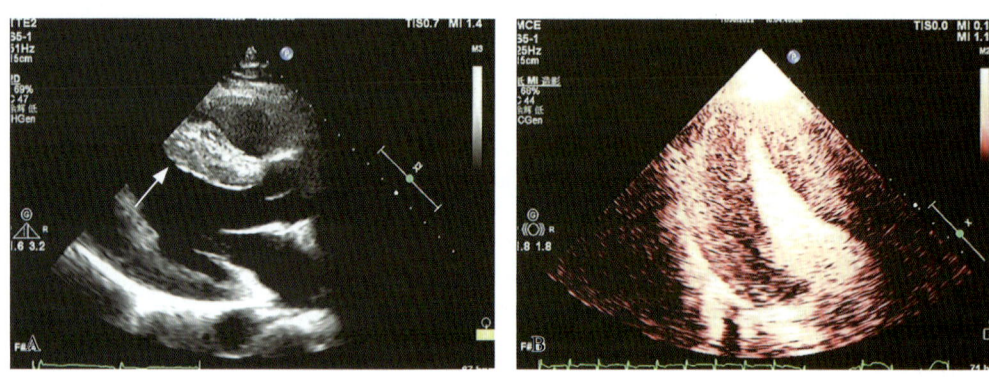

图4-25 A：左心室长轴切面提示室间隔明显增厚（箭头）；B.声学造影，提示左心室普遍增厚，心肌灌注良好

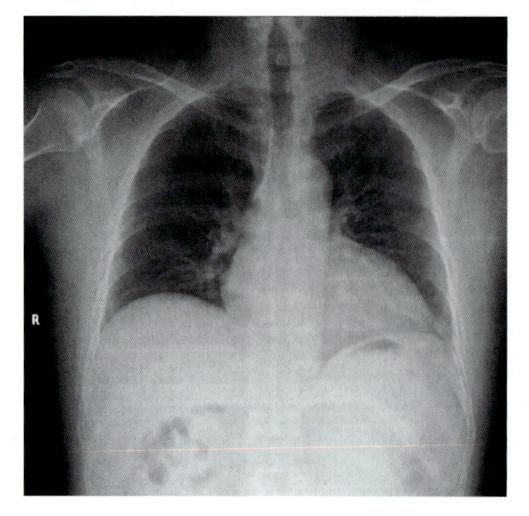

图4-26 X线胸片提示心影扩大

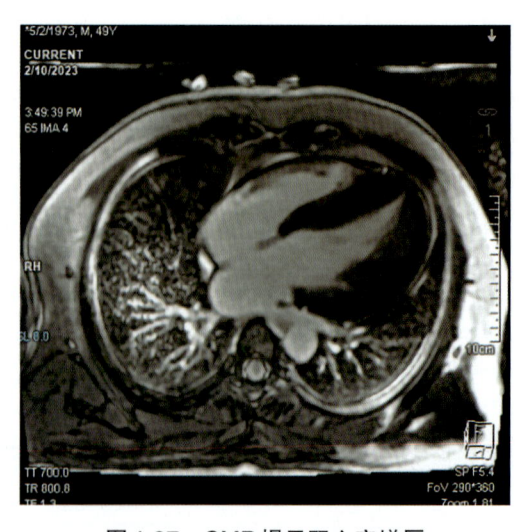

图4-27 CMR提示双心室增厚

PerkinElmer For the Better

**溶酶体贮积症检验报告**

**Test Report of Lysosomal Storage Diseases**

amkey 安智

PE2200198789

| | | | |
|---|---|---|---|
| 姓　名：<br>Name | 门 诊 号：<br>Pat No. | 样本性状：　正常<br>Sample Quality | 样本编号：　22LW004609<br>Sample ID |
| 性　别：男<br>Gender | 科　室：　心内科<br>Dept. | 采样时间：　2022-12-01<br>Sampling Time | 接收时间：　2022-12-07 10:00<br>Received Time |
| 年　龄：49岁<br>Age | 样本类型：　血片<br>Sample Type | 床　号：<br>Bed | 临床诊断：<br>Diagnosis |
| 送检医生：<br>Physician | 体　重：<br>Weight | 送检单位：　南方医科大学南方医院<br>Institution | |

检测方法/ Methodology:　串联质谱法/　MSMS　　　　单位/ Unit: μmol/L/h

| 检测项目 Test Item | 英文简称 Abbr. | 检测结果 Test Result | | 参考范围 Reference Interval |
|---|---|---|---|---|
| α-半乳糖苷酶A | GLA | 0.52 | ↓ | 2.40-17.65 |

结论及建议/ Result and Conclusion:

检测结果显示α-半乳糖苷酶A降低，建议复查并基因检测。请结合临床表现及其他实验室结果进行分析。

备注/ Comments:

图4-28　α半乳糖苷酶A测定

**【最后诊断】**

①法布雷病；②高血压病3级；③高同型半胱氨酸血症；④高脂血症；⑤心功能Ⅱ级。

给予阿加糖酶α注射剂14ml静脉注射，2周1次治疗方案，同时针对高血压、高血脂及心功能不全给予诺欣妥、达格列净及阿托伐他汀等治疗，于2023年2月12日出院。

**【病例讨论】**

1.*溶酶体贮积症*　溶酶体是分解蛋白质、核酸、多糖等生物大分子的细胞器，内含许多水解酶，溶酶体在细胞中的功能，是分解从外界进入到细胞内的物质，也可消化细胞自身的局部细胞质或细胞器，当细胞衰老时，其溶酶体破裂，释放出水解酶，消化整个细胞而使其死亡。

已发现溶酶体内有60余种酸性水解酶（至2006年），包括蛋白酶、核酸酶、磷酸酶、糖苷酶、脂肪酶、磷酸酯酶及硫酸脂酶等。这些酶控制多种内源性和外源性大分子物质的消化。因此，溶酶体具有溶解或消化的功能，为细胞内的消化器官。

溶酶体贮积症（LSD）是一组遗传性代谢疾病，是由于基因突变致溶酶体中有关酸性水解酶缺陷，导致机体中相应的生物大分子不能正常降解而在溶酶体中贮积，引起细胞组织器官功能的障碍。溶酶体贮积症见于若干罕见综合征，法布雷病是其中的一种。

2.*法布雷病*　法布雷病（Fabry病）是一种十分罕见的X染色体连锁遗传的鞘糖脂类代谢疾病，正常人群中预估患病率为1/100 000。其发病机制是由于患者体内α半乳糖苷酶A（α-GalA）先天性缺乏，从而使人体代谢产物酰基鞘氨醇三己糖苷（Gb3）和酰

PerkinElmer For the Better

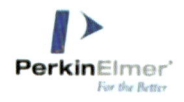

**法布雷病GLA基因检测报告**
**Genetic Testing Report of GLA**

amkey 安智

PE2200198789

| | | | |
|---|---|---|---|
| 姓名：<br>Name | 门诊号：<br>PatNo. | 样本性状：正常<br>Sample Quality | 样本编号：22FN000714<br>Sample ID |
| 性别：男<br>Gender | 科室：心内科<br>Dept. | 采样时间：2022-12-01<br>Sampling Time | 接收时间：2022-12-07 10:00<br>Received Time |
| 年龄：49岁<br>Age | 样本类型：血片<br>Sample Type | 送检医生：<br>Physician | |
| 送检单位：南方医科大学南方医院<br>Institution | | 备注：13826468013<br>Comment | |

检测方法 / Methodology：Sanger 测序

**临床信息/ Clinical Information**

原因不明的心肌肥厚

**检测结果/ Result Summary**

该样本在检测范围内检出与法布雷病相关的1个致病变异。

| 基因及转录本 | 相关疾病及遗传方式 | 染色体位置 | 变异位点 | 外显子/内含子 | 杂合性 | gnomAD最高频率 | 变异评级 | 变异来源 |
|---|---|---|---|---|---|---|---|---|
| GLA NM_000169.2 | Fabry病(XL) | chrX:100653455 | c.902G>A p.Arg301Gln | exon6 | 半合子 | - | 致病 | - |

备注：1.AD:常染色体显性遗传；AR:常染色体隐性遗传；XLD:X连锁显性遗传；XLR:X连锁隐性遗传。2.参考基因组版本:GRCh37/hg19.

**结果解读&建议/ Result Interpretations & Recommendations**

**在"Fabry病"相关基因*GLA*中检测到1个半合子变异，建议结合家族史及其他检测结果综合评估。**

本报告需要结合临床信息进行解释。建议遗传咨询。

图4-29　法布雷病基因检测

基鞘氨醇二己糖苷不能被裂解，在患者血管和各器官广泛蓄积，造成四肢非常剧烈的疼痛，并对肾、心脏、脑、神经等各器官产生严重损害，病情呈进行性加重发展态势，如得不到有效治疗将危及生命。该病以X性连锁显性方式遗传。患者多为男性，且症状重，携带一个致病基因的女性症状通常较男性轻。

法布里病分为经典型和不典型两种：经典型患者在儿童及青少年时早期发病，出现多系统受累表现，不典型患者在成年期发病，多出现单个器官的受累表现。包括：①发作性肢体疼痛，是最常见症状，表现为发作性四肢末端（手、足）剧烈的烧灼样疼痛，持续数天，天气变化时易于出现。伴随肢体少汗或无汗，少数出现低热和多汗。②皮肤血管角质瘤是最常见体征，坐浴区（生殖器、阴囊、臀部和大腿内侧）皮肤出现小而凸起的红色斑点，压之不褪色。③胃肠道症状，厌油腻食物，腹泻、恶心、呕吐、腹胀、痉挛性腹痛，也可表现为胃肠道吸收不良和便秘等。④眼面部症状。主要表现为晶状体后囊混浊、视网膜血管纡曲。面容多表现为眶上嵴外凸，额部隆起和嘴唇增厚。出现肾病的患者可有面色苍白。⑤肾脏症状。可以为首发症状，多数患者随疾病发展出现蛋白

## 患者家系

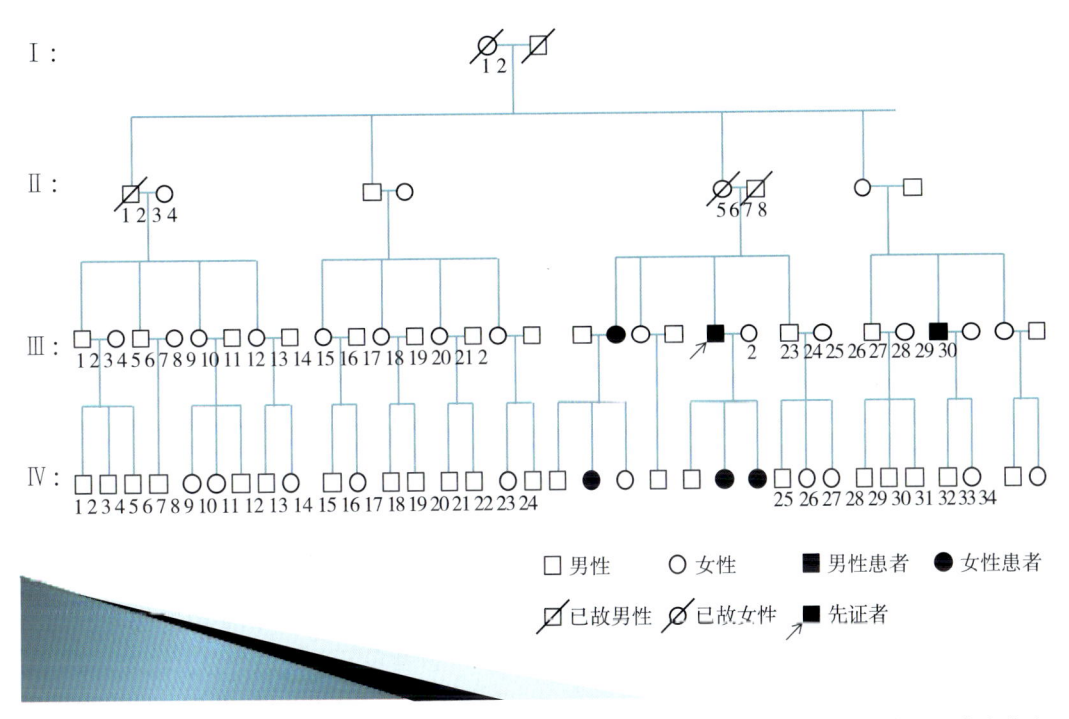

图4-30 患者家系发病谱：本患者为家系中首先确诊者（先证者），本患者的两个女儿也患有本病；同代人一个表弟弟和一个姐姐及姐姐的一个女儿患有肥厚型心肌病

尿，部分患者在30岁左右发生肾衰竭，出现肢体水肿和肾性贫血。⑥心血管病变。偶尔为首发症状，随疾病发展出现高血压、冠心病、心脏瓣膜病、肥厚型心肌病，发生心绞痛、心肌梗死、心律失常、心力衰竭等。⑦中枢神经损害出现早发缺血性卒中，多以后循环为主。部分患者还可出现抑郁、焦虑等精神症状。

主要的辅助检查包括α半乳糖苷酶A活性检测、尿三聚己糖神经酰胺测定、组织病理学检查、基因检测，出现心脏、肾脏、眼部和中枢神经系统损害时还需要进行相关检查。①α半乳糖苷酶A活性检测：采取干血片方法进行筛查。男性患者的酶活性常明显下降。约30%的女性患者的酶活性可在正常范围，不能单纯借助酶活性做出诊断；②血、尿三聚己糖神经酰胺测定：男性患者血、尿三聚己糖神经酰胺均明显升高，部分女性患者血、尿三聚己糖神经酰胺可高于正常人，敏感性高于α半乳糖苷酶A活性检测。③组织电镜检查：在皮肤的微小血管内皮细胞和平滑肌细胞及汗腺分泌部上皮细胞可以见到特征性的膜性包裹的"板层样小体"，在肾脏、心脏的活检组织液中可以见到。④基因检测：进行α-Gal A基因检查，可以发现致病突变。根据临床表现，结合α半乳糖苷酶A活性检测、组织病理学检查和基因检测可以确定诊断。

法布雷病的治疗可分为对症治疗及酶替代治疗。酶替代疗法，即α半乳糖苷酶A（α-Gal-A）替代疗法，可补充患者体内缺乏的酶，使脂质代谢保持正常，改善患者的症状、阻止疾病的进展，对已经损害的器官不能使其恢复。目前国内批准的α-Gal-A的替代药物有两种：①阿加糖酶α（瑞普佳）：是在人细胞系中通过基因工程技术生产的人类蛋白质α-Gal A；②阿加糖酶β：是在中国仓鼠卵巢细胞中通过重组DNA技术生产的重组人α-Gal。酶替代治疗为法布雷病患者的治疗基石，对法布雷病患者治疗效果显著，患者及早启动治疗获益更大。根据临床研究，瑞普佳可改善患者生存，降低临床复合事件发生率；10年研究证实，瑞普佳可改善或稳定心脏结构、功能和症状（心力衰竭/心绞痛），稳定肾功能；长达20年的研究证实，为法布雷病患者提供长期心脏/肾脏保护；瑞普佳在人细胞中生产，抗体产生风险低、输注相关反应低。

本病早期常被误诊为风湿病、关节炎、生长疼痛或是心因性疼痛，甚至被认为是患者装病。临床诊断需以四肢疼痛、皮肤病变、涡状角膜混浊，以及在尿液或组织检体中发现充满脂质的细胞为基础。α半乳糖苷酶检测可以确诊。对有家族史的个体进行酶学和基因检测可早期筛查出患者及携带者。

3.法布雷病的遗传方式——X连锁显性遗传　一些表型或遗传病的基因位于X染色体上，其性质是显性的，这种遗传方式称为X连锁显性遗传，这种疾病称为X连锁显性遗传病。已知的X连锁显性遗传病不足20种。

由于致病基因是显性的，并位于X染色体上，因此，不论男性（$X_AY$）和女性（$X_AXa$）只要有一个这种致病基因$X_A$就会发病。与常染色体显性遗传不同之处是，女性患者既可将致病基因传给儿子，又可以传给女儿，且机会均等；而男性患者只能将致病基因传给女儿，不传给儿子。由此可见，女性患者多于男性，约为男性的1倍。另外，从临床上看，女性患者大多数是杂合子，病情一般较男性轻，而男患者病情较重。

X连锁显性遗传的典型系谱遗传方式有如下特点：①人群中女性患者比男性患者多一倍，女性患者病情常较轻；②患者的双亲中必有一名本病患者；③配偶正常的男性患者的女儿全部为患者，儿子全部正常；④配偶正常的女性患者（杂合子）的子女中各有50%的可能性为本病患者；⑤与常染色体显性遗传一致，在系谱中常可观察到连续传递的现象。男性患者（$X_HY$）与正常女性（$X_hX_h$）结婚，所生子女中，儿子全部正常，女儿全部发病；女性患者（$X_HX_h$）与正常男性（$X_hY$）结婚，子女中正常与患者各占1/2。

4.本例患者的诊断和治疗　本例患者以左室显著肥厚伴胸闷胸痛为特征，病史长达10年，多家医院就诊，诊断为肥厚型心肌病，直至2022年11月29日，南方医院心内科吴爵非教授敏锐地想到此病，并及时联系中国法布雷病研究机构进行α半乳糖苷酶Ag功能测定及基因检测而确诊，并立即开始了α-Gal-A的历代治疗。给患者及其其家系带来了福音。

【总结】

左心室肥厚是心血管常见的病症，要进一步探讨"肥厚"的本质，特别要除外心肌浸润性病变造成的假性肥厚，更多的发现那些罕见的代谢和遗传病。

【吴爵非教授点评】

这是一名49岁男性患者，在2013年开始出现胸痛胸闷，2019年被诊断为"肥厚型心肌病、高血压"。2021年症状加重，外院冠状动脉造影未见异常，2022年下半年开始视物模糊。2022年11月29日就诊南方医院心内科，经检查发现α-半乳糖苷酶A测值明显减少，法布雷病相关基因GLA中检测到1个半合子变异。最终诊断为法布雷病。给予阿加糖酶α注射剂治疗方案，同时针对高血压、高血脂及心功能不全给予诺欣妥、达格列净及阿托伐他汀等治疗。

法布雷病是一种罕见的X连锁遗传溶酶体贮积症，是由于GLA基因突变导致α半乳糖苷酶A（α-Gal A）活性降低或完全缺乏，造成代谢底物三己糖酰基鞘脂醇（GL-3）及其衍生物脱乙酰基GL-3（Lyso-GL-3）在多脏器贮积，引起多脏器病变甚至引发危及生命的并发症，法布雷病临床表现多样，常累及肾脏、心脏、神经、皮肤、胃肠道、眼等，其中心脏受累表现为法布雷心肌病。由于法布雷病缺乏特异性症状，因此，临床上极易被漏诊、误诊。烧灼痛、角膜涡状混浊、少汗、皮肤角质瘤是法布雷病最常见的临床表现，患者可能初次就诊通常为神经内科，肾内科，皮肤科，眼科等科室。相关科室应加强多学科团队的交流及宣教，尽量更早期识别出可疑的患者。

如果怀疑为法布雷病患者，需结合临床表现、酶活性、基因检测、生物标志物等多项指标的相关结果协助临床早期诊断。在心内科的临床工作中，识别可疑法布雷患者，及早进行酶学和基因学检查是诊治的关键。尤其是在心肌肥厚，肾功能不全等患者人群中应该进行一定的筛查，心脏超声是临床识别左心室肥厚最常用的检查手段，法布雷心脏受累通常表现为对称性、向心性左心室肥厚，但也有部分人群表现为非对称性室间隔肥厚、左心室流出道梗阻甚至心尖肥厚。当患者确诊后，对其家系进行调查也非常重要，一方面可以进一步筛查出更多的患者进行干预，另外由于法布雷病的遗传特征，也可以通过家系调查进一步验证该病的诊断。

# 第5章

# 大量心包积液

心包积液是临床常见的病症，多半是继发于原发病，如心力衰竭、肾衰竭和心肌炎等，如心包积液量较少，临床仅需处理原发病。近年来时有见到不明原因的大量心包积液，在被"结核"先入为主的思维影响下，往往在拿不到确凿证据的情况下，漫长的抗结核试验治疗，给患者造成了不必要的负担。病例1发现大量心包积液3年余，最后确诊为"特发性慢性复发性心包大量积液"，给予泼尼松治疗后心包积液减少。病例2-1和病例2-2均为大量血性心包积液，心包液的白细胞均以单核细胞为主，两例心包均有增厚，PET检查均未发现肿瘤。病例2-1有关结核的实验室检查均为阴性，仍在抗结核治疗观察中，病例2-2的T-SPOT阳性，抗结核药物加用泼尼松使积液消失。因此这两例考虑为："结核性心包炎"诊断。病例3同样是血性大量积液，但心包液的白细胞以多核细胞为主，结核试验均为阴性，PET及病理最后诊断为心包"血管性肉瘤"。这些病例告诉我们，大量心包积液是一个复杂的包含各种病因的实体，临床要完成相应的检查来区别对待。

## 病例1 复发性大量心包积液

### 【病例简介】

女性，51岁。于1997年（时年26岁）因患"甲亢"行手术切除后复发，继之 $^{131}$I 治疗后出现"甲减"，长期服用"优甲乐"。2017年（46岁）因胸闷及呼吸困难，当地医院发现"心包积液-后壁18mm"，未予治疗。2019年住常德市医院，胸部CT提示心包积液，右胸壁下26.8mm，左胸壁下14.34mm，未行心包穿刺。化验检查：红细胞沉降率33mm/h，CRP 0.94，PCT＜0.05，TSH 7.16 μmol/L。病程中及住院期间无发热，出院诊断："心包积液"及"甲减"，继续用优甲乐75μg/d治疗。出院后多次复查CT，提示心包积液在右胸壁下37～28mm，左胸壁下15.66～20mm。

因心包积液性质未明，于2021年11月1日首次入住南方医院心内科。查体：一般情况好，生命体征正常，颈静脉不显露，心界扩大，心律规整，双肺呼吸音清晰，无干、湿啰音，肝不大，下肢不肿。X线胸片提示大量心包积液征（图5-1）。心脏超声提示心脏结构正常，射血分数73.93%，心包积液中量。甲状腺功能检查：FT$_4$ 0.94ng/ml，FT$_3$ 2.02pg/ml，TSH 3.163mU/L。2021年11月4日行心包穿刺及引流术，共引流出液体290ml，液体呈淡黄色，白细胞计数246/μl，多核细胞占6.1%，单核细胞占93.9%，蛋白定性（±），葡萄糖6.28mmol/L，乳酸脱氢酶153U/L，总蛋白56.6g/L。细胞学检查未见恶性肿瘤细胞。心包积液NGS（下一代测序）检测发现两个结核分枝杆菌的序列，积液抗酸涂片、X-Pert

及γ干扰素释放试验均为阴性。诊断：结核性心包炎、甲状腺功能低下及高甘油三酯血症，给予雷米封、利福平、乙胺丁醇抗结核治疗，优甲乐治疗甲减，非诺贝特降甘油三酯，以及护肝药物防止抗结核药物的肝损害，于2021年11月10日出院。

4个月后复查超声及X线胸片提示中大量心包积液（图5-2），并出现双手指关节僵硬肿胀，于2022年3月24日再次入院，抽血检查发现抗核抗体（+）、抗环胍氨酸肽抗体（+），抗CCP抗体39.7U/ml，自身免疫定量及IgG₄未见异常，TSH 6.623mU/L。风湿科会诊后诊断为"类风湿关节炎"。

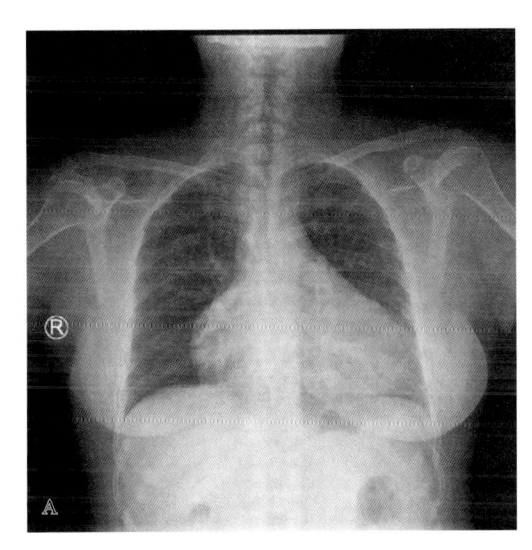

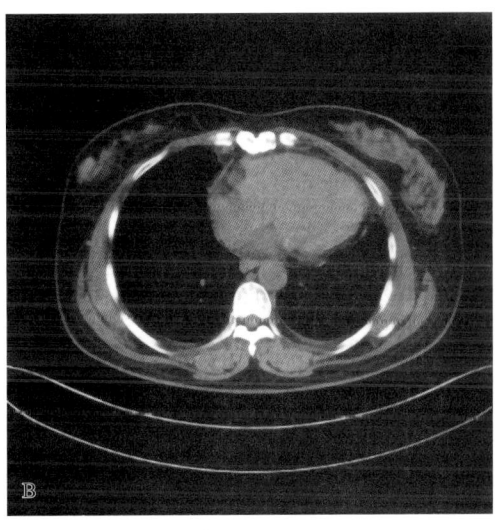

2021-11-02（X线胸片）　　2021-11-08（胸部CT）

图5-1　A.入院时X线胸片提示大量心包积液征；B.心包引流后胸部CT提示少量心包积液及双胸腔少量积液，未见心包及胸膜增厚

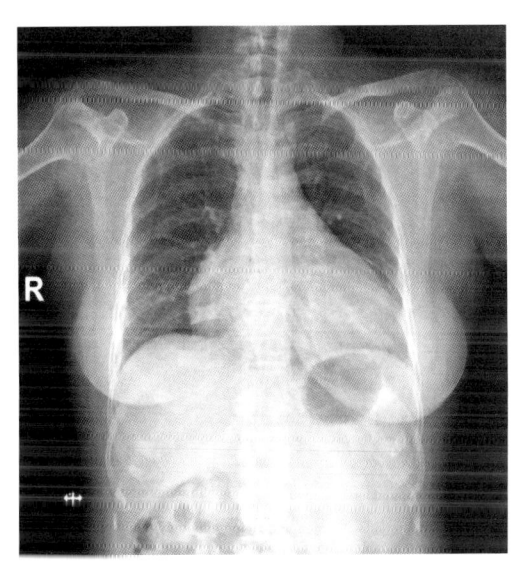

2022-03-25

图5-2　复查胸片再现大量心包积液

2022年4月7日再次心包穿刺，引流出淡黄色液体150ml，白细胞计数72/μl，单核细胞占70.0%，蛋白定性（±），乳酸脱氢酶143U/L，总蛋白54.1g/L。细胞学检查未见恶性肿瘤细胞，细菌、真菌涂片及培养均为阴性。心包液体NGS及X-Pert检测均为阴性。2022-04-12行全身PET-CT检查以排除肿瘤情况，结果提示心包稍增厚，余无特殊发现。

考虑有非特异性心包炎可能，在抗结核药物（异烟肼-利福平-利奈唑胺）基础上加用秋水仙碱，同时用美洛昔康及羟氯喹抗风湿治疗，于2022年4月13日出院。2022年5月23日，门诊复查超声又见心包大量积液，右房壁舒张末达20.9mm，遂于2022年5月24日第三次住院。

查体无颈静脉怒张，肝大等大循环淤血征，周围静脉压35cmH₂O，血常规、红细胞沉降率、肝肾功能、高敏肌钙蛋白、前-脑利尿肽、C反应蛋白和D-二聚体等均正常。$T_3$ 0.61 ng/ml，$T_4$ 4.84μg/dl，TSH 7.658 mU/L。于2022年6月15日第三次心包穿刺引流出黄色液体330ml，细菌和真菌培养均阴性，心包液抗酸涂片阴性，NGS及X-Pert检测均为阴性。心脏磁共振提示有心包增厚。观察从2021年11月1日至第三次出院时的CRP变化（图5-3）。

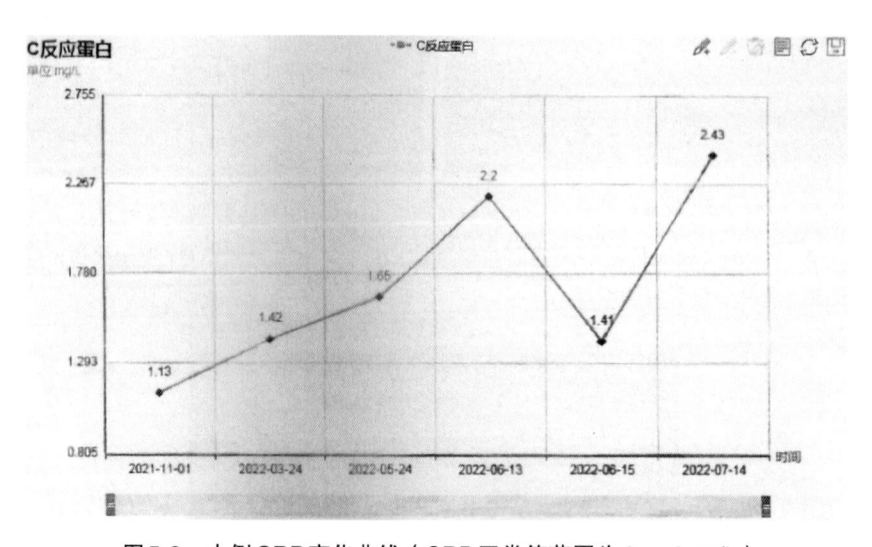

图5-3 本例CRP变化曲线（CRP正常值范围为0～6mg/L）

经全科讨论和全院会诊，确定采用抗结核加激素的治疗方案。从2022年6月13日开始，采用五联抗结核方案（利福平+吡嗪酰胺+乙胺丁醇+左氧氟沙星+阿米卡星），加用甲泼尼龙20mg，每日1次。继续用优甲乐及羟氯喹。2022年6月18日超声提示心包积液明显减少，复查周围静脉压降至19cmH₂O。2022年6月22日出院后继续上述方案，门诊随访。

2022-07-07门诊复查超声提示心包积液明显减少，右心房壁外舒张末暗区厚度为9.7mm（5月份为20.9mm）。左心房42mm（2021年11月以来；左心房内径分别为36-38-35-39-42mm）。2022年9月在当地医院复查，TSH 2.06 mU/L（恢复正常），心包积液最厚处5mm（恢复正常）。

**【出院诊断】**

①慢性特发性复发性心包大量积液；②亚临床甲状腺功能减退；③类风湿关节炎。

**【病例讨论】**

（一）心包炎的诊治进展

1.总的概念　心包疾病是一组异质性的疾病种类，范围广泛，从急性心包炎到无症状心包积液。当存在以下5项表现中的2项时，可诊断急性心包炎（AP）：①胸痛；②胸膜摩擦音；③新出现的心电图广泛导联ST段抬高或PR段下降；④心包渗出；⑤C反应蛋白升高。急性期后，病理过程可自限，症状可完全消失，但有一部分病例（约占50%）表现为复发性心包炎（RP），另有一部分表现为症状不改善的慢性心包炎。

在发展中国家，结核仍是AP的主要病因，而在发达国家，大多数的AP为"特发性"。

2.心包液的组成：正常心包液的生化和细胞特征　2020年一项前瞻性研究发现，120例非心包炎患者的外科手术获得心包液体中，观察到富含核细胞、蛋白、白蛋白和乳酸脱氢酶（LDH），与其他生物液体如胸膜或腹膜液体的炎性渗出物相当。根据Light标准，满足下列条件之一即可确定为炎性胸腔积液：①液体蛋白/血清蛋白＞0.5；②液体LDH/血清LDH＞0.6；③LDH＞2/3血清LDH水平的上限。但按此标准可能会将正常浆膜液误判为炎性液。因此，笔者建议医师应停止Light标准这类未经证实的工具来评估心包液是渗出液还是漏出液。生理性心包液中LDH升高可能是由间皮细胞释放LDH所致，这类细胞在心包液体中特别丰富，并常聚集成奇形怪状的团块（图5-4）。

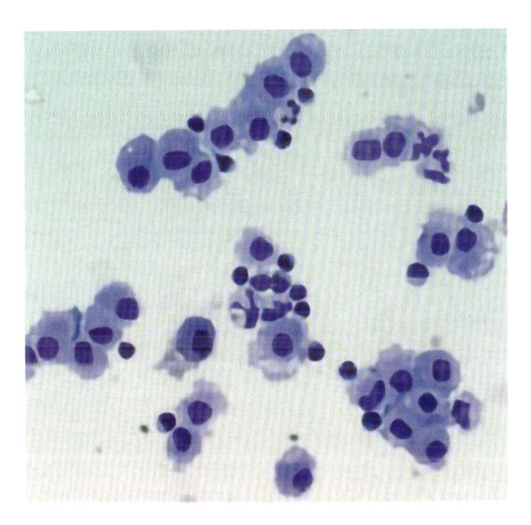

图5-4　从心包液中观察到聚集的间皮细胞，光学显微镜放大400倍，胞质染色用May-Grunwald-试剂

3.不伴炎症指标增加的特发性慢性大量心包积液的新数据　急性心包炎可以没有心包积液，且心包积液不一定都与心包炎相关。特发性心包炎通常继发于自身炎症现象，可伴或不伴有心包积液。还有一些能产生心包积液的其他炎症和非炎症情况。

心包积液可继发于水肿综合征（如心力衰竭和肾衰竭）、肿瘤、肺动脉高压、浆膜炎和自身免疫性疾病、甲状腺功能减退、感染性疾病（COVID 19和结核）。但在不少情况下，心包积液往往原因不明。所谓特发性心包积液是指经一系列诊断学检查（如血生化检查，胸部增强CT，心包积液常规、生化、测序等分析）仍不能明确病因的情况。无心包炎证据的慢性重度特发性心包积液，则属于疾病分类学上知之甚少的征象。慢性心包积液是指积液持续超过3个月，当超声下心包积液超过20mm时便视为重度心包积液。

作者在2019年发表了至那时为止最大的一项关于无明显心包炎证据的慢性重度特发性心包积液的前瞻性研究，他们对纳入的3750例心包积液患者随访5年，有2250例（60%）给予了心包炎的诊断，余下1500例（40%）为非心包炎。在非心包炎中，740例继发于其他疾病，650例不是慢性心包积液或者不属于大量心包积液，只有100例属于慢性重度特发性心包积液（图5-5）。在100例慢性重度特发性心包积液中，可分为两类，一类是有症状，多见于老年人、糖尿病、高血压、心房颤动和慢性阻塞性肺疾病；另一类为无症状，多见于较年轻且基础健康状况较好的患者。入组时心包积液平均为25mm，随访50个月后，积液平均减少10mm，有39例患者完全消失。随访中平均每年有2.2%患者出现心脏压塞症状，分别进行了心包穿刺、心包开窗和心包切除手术治疗。

该研究提示，特发性慢性心包积液患者发生心脏压塞的危险很低，进展是良性，大多数患者的心包积液会逐渐减少。就心包积液复发或术后并发症来说，有创治疗较不治疗结局更差。因此，处理这些患者时，可以根据临床症状和超声定期监测情况采取个体化处理原则，不用创伤方法引流心包液体。在处理慢性特发性大量心包积液时，作者建议采取无为而治的策略（less is more，少干预，多获益）。

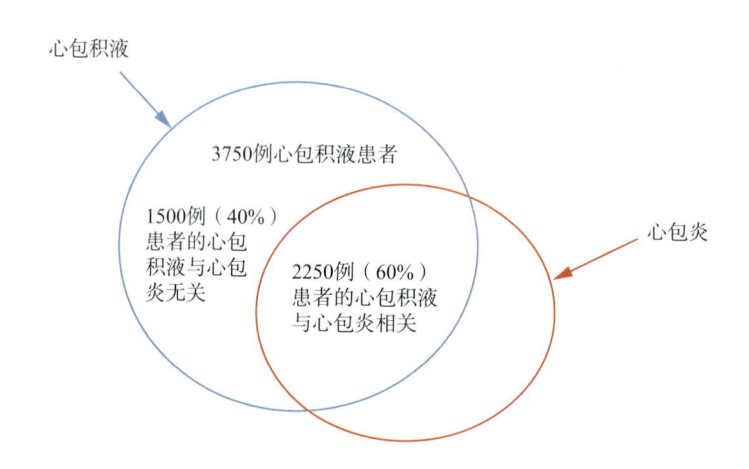

图5-5　根据Imazio等研究在表现为心包积液的患者中，有60%患者最后确诊为心包炎，40%患者的心包积液与心包炎无关

4.应用老药治疗心包炎的新指南　非甾体抗炎药（NSAID）和阿司匹林（ASA）用于急性心包炎和复发性心包炎时，要用到最大耐受量，直到症状完全消失。例如布洛芬（ibuprofen）800mg，每8小时1次，或ASA 500mg～1g，每6～8小时1次，或吲哚美辛（indomethacin）25～50mg，每8小时1次。对住院且严重的患者，这些药物可静脉注射，如吲哚美辛100mg，24h内完成。

秋水仙碱（colchicine）：可抑制炎症，加入到NSAID或ASA可减少25%～50%的复发。推荐用低剂量，至少6个月：体重＞70kg者，0.5mg，每日2次；体重＜70kg者

0.5mg，每日1次。如果秋水仙碱与抗生素和质子泵抑制剂合用，会引起腹泻。秋水仙碱可能与克拉霉素、他汀类药物（氟伐他汀除外）和地尔硫䓬相互作用。

泼尼松：如果一线治疗（非甾体抗炎药/ASA和秋水仙碱）无效，在二联治疗中加入泼尼松成为三联治疗，最低有效剂量是5～10 mg/d。由于这种治疗多为长疗程，应补充维生素D和双膦酸盐。必须注意的是要逐步减少类固醇剂量，这个过程可持续数月或数年。每次减量都只能在症状消除和PCR（聚合酶链反应）恢复正常后才实施。三联治疗的减量采取渐进、缓慢和序贯的原则。首先减类固醇，然后是非甾体抗炎药，最后才是秋水仙碱。在三联治疗期间，如果复发，建议增加非甾体抗炎药的用量而不能增加激素的剂量。

5.白介素-1（IL-1）抑制剂在复发心包炎的应用　目前有3种抗白介素的药物：anakinra、rilonacept和canakinumab；新近的资料评估了它们（特别是anakinra和rilonacept）在治疗复发性心包炎的有效性和安全性。有关anakinra和rilonacept应用的指征如下。

（1）以自发炎症为基础的复发性心包炎：血清CRP水平高、高热、中性粒细胞高、胸膜和肺部受累、频发恶化、常规治疗无效。

（2）具有合并症，不能应用常规药物的复发心包炎患者：胃肠道出血、心力衰竭、肾衰竭、缺血性心脏病、液体负荷过多、新近外科手术，包括心脏手术、抗凝治疗的患者和进展的心包炎。

（3）不适合应用此药的患者：特发性大量心包积液伴CRP正常和非特异性胸痛，CRP正常，伴/不伴心包积液。

### （二）对本例患者的诊断思考

首先，本例患者属于反复出现大量心包积液，但不伴心脏压塞的病例。大量渗出的概念是在超声心动图上任何一个切面心脏外的暗区超过20mm。

其次，患者缺乏心包炎的证据。发病以来从无发热，白细胞总数及中性粒细胞百分数均正常，红细胞沉降率不快，CRP一直在正常范围；心包积液外观为淡黄色透明，细胞数不多，主要为单个核细胞，各项生化检测值都在正常可接受的范围。

该病例应属于"无心包炎证据的慢性大量心包积液"。对这类患者首先要寻找有心包积液相关的原发病，当排除了心包积液的继发因素后，就可以诊断为"特发性心包积液"。

回顾此患者的病史，她在26岁时患"甲亢"，经手术和 $^{131}$I 治疗后逐渐发现"甲减"，并用优甲乐治疗（疗程不清）。20年后在46岁（2017年）时发现心包大量积液，直至2022年，5年间反复出现大量心包积液。虽然一直使用优甲乐，但治疗欠规范，2022年5月的TSH仍为较高水平的7.658mU/L。加量后至2022年9月时TSH已经正常，在抗结核加激素的情况下，心包积液几乎消失。

文献提出，治疗甲状腺功能减退应用优甲乐时，成人初始剂量是25～50μg，每次是1/4～1/2片，每日1次。初始剂量后每2～4周，增加25～50μg，直至维持剂量。维持剂量是100～200μg，也就是2～4片，每日1次。亚临床甲减的治疗目标为TSH 0.4～2.5 mU/L。关于甲减或亚临床甲减和慢性心包积液的关系，文献仅见个案报道。由于甲减患者心包渗出缓慢，心包腔有足够时间扩张，致使心包腔可容纳很多液体而不出现心脏压塞征。本例的反复心包大量渗出与甲减的关系不清楚，但应调整优甲乐的维持剂量，使TSH水平达标。幸运的是，优甲乐加量后，至2022年9月时TSH已经正常，在抗结核加激素的情况下，心包积液几乎消失。

本例患者另一个伴随疾病是类风湿关节炎。由于类风湿关节炎是在心包积液发现之后出现的，很难将之与心包积液相联系，应该是无因果关系的并存病。

让人不解的是，自从2022年6月13日，在抗结核药物基础上加用了泼尼松之后，似乎心包积液停止进展，至9月份时几乎消失。因为观察时间尚短，很难得出结论，但不排除免疫机制参与了发病。

综上所述，尽管患者有一次NGS测到结核分枝杆菌，但综合全貌，结核性心包炎的诊断应该可以排除，抗结核药物也应该可以停用了，继续泼尼松缓慢滴定减量，以观后效。

【总结】

现代医学的进步，可以从临床诊断到分子学检测，对结核病的诊断就是一个很好的实例。尽管如此，实践中还时感困惑，因为患者的情况是多变的，经验诊断和实验室诊断必须结合个体来下结论。

出院诊断往往是动态的，随访中要根据病情变化不断调整原来的思路，纠正原来不恰当的诊断。

【廖禹林教授点评】

这是我们亲手经管的病例，辛苦刘伊丽教授精心总结和复习文献。对于心包炎或心包积液，心内科医师最容易想到的是心力衰竭和结核性心包炎。前者容易确诊，后者成为误诊的例子并不少见。虽说在发展中国家，结核性心包炎仍是心包炎的主要类型，但中国的发达程度与20世纪结核病多发的时代不能同日而语了。浆膜腔积液被"结核"先入为主的思维在医师中不少见，在拿不到确凿证据的情况下，漫长的抗结核治疗试验，还是会给患者造成不必要的痛苦。

关于这例患者，在我们第一次抗结核治疗失败后，第二次住院时我便想放弃抗结核，改用激素，但未取得共识。第二次抗结核+抗炎仍然失败。在第三次住院时，我仍主张用激素，但科内会诊未达成共识，全院会诊时多数医师坚持不能排除结核性心包炎的诊断，认为之所以无效是抗结核力度不足、时间不够，但不反对加用激素。第三次在有激素加持的情况下，治疗4个月后，心包积液未再复发。原新疆军区总医院老专家方儒修曾经说过，根据他60多年的大内科从业经验，对于很多原因不明慢性病，在试过多种治疗方案无效的情况下，用激素常有效。对于这例患者的后续随访，我同意刘伊丽教授的意见，应该停用抗结核治疗，如果依然稳定，则将激素逐步减量，直至停药。

我赞同将该例诊断为"慢性特发性大量心包积液"，因无明显症状，似属逍遥型。但是不是要采取等着看（wait and see）或无为而治（less is more）的策略，对于这例患者，我持保留意见。因为她在出现心包大量积液时，外周静脉压明显上升，如果不处理，势必会导致体循环淤血的右心衰竭表现。有些无症状性心包积液是在超声检查时偶尔发现的，没发现则已，一旦发现，如果不治疗的话，对患者难免是个心理负担。这个患者因进针位置不理想三次心包穿刺都是高难度，在经验不足的基层医院容易出现并发症，所以寻找到防止心包积液复发的药物治疗尤其重要。激素固然不能滥用，但我们在这个患者使用激素的问题上过于小心，导致患者多次住院，做了大量的检查，也增加了患者的经济负担，应该是一个值得吸取的经验教训。

## 病例2 血性心包积液

### 【病例2-1简介】

女性，59岁。发现心包积液2个月余，伴咳嗽、胸闷及呼吸困难，于2022年8月13日入住南方医院心内科。一般情况好，无发热，生命体征正常。颈静脉显露，双肺较多湿啰音，心率100次/分，律齐，未闻及心脏杂音，肝触诊不满意，双下肢凹陷性水肿。

主要检验结果：血常规正常，红细胞沉降率13mm/1h，CRP 4.460 mg/L，PCT 0.5ng/L，血浆白蛋白26.8g/L，肝、肾功能及甲状腺功能正常，糖化血红蛋白6.2%，前-脑钠肽233.6ng/ml，自身抗体14项、血管炎症指标及肿瘤标志物均正常。

入院后行心包穿刺：心包液外观为血性，共引流出2000ml，蛋白定性（＋），白细胞计数1124/μl，单核细胞70%，多核细胞30%，心包液总蛋白53.4g/L，乳酸脱氢酶372U/L。胸腔穿刺胸腔积液常规及生化提示为漏出液，未查到抗酸杆菌，细菌培养（－）。血X-spert及T-SPOT均为阴性。

心电图提示窦性心动过速、低电压及T波低平（图5-6）；心脏超声提示右心房右心室扩大，左心室相对小，重度三尖瓣关闭不全，轻度肺动脉高压，心包积液中量，局部大量（表5-1）。X线胸片及胸部CT详见图5-7～图5-9。

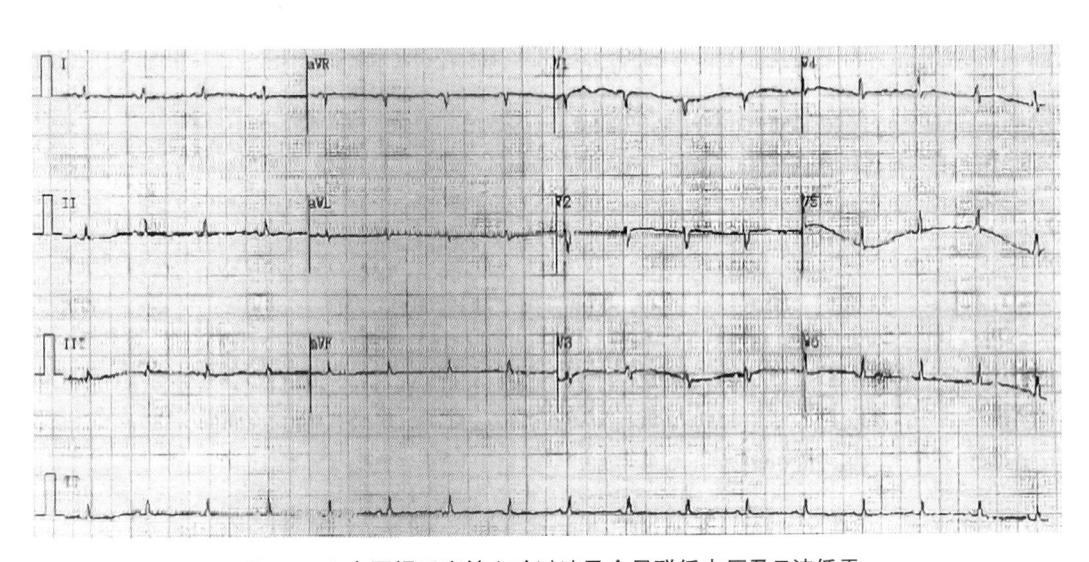

图5-6 心电图提示窦性心动过速及全导联低电压及T波低平

表5-1 经胸超声心包积液收缩期测量结果（mm）

| | 左心室后壁 | 右心室前壁 | 左心室侧壁 | 右心室侧壁 | 心尖 |
|---|---|---|---|---|---|
| 2022-08-15 | 20.9 | 6.5 | 11.7 | 13.0 | 11.2 |
| 2022-08-24 | 26.3 | 6.36 | 25 | 6.8 | 7.4 |

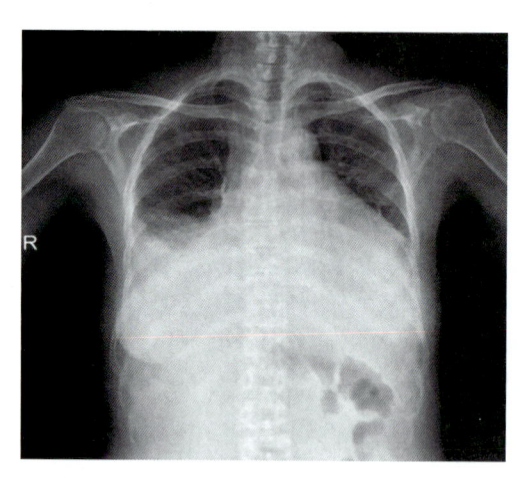

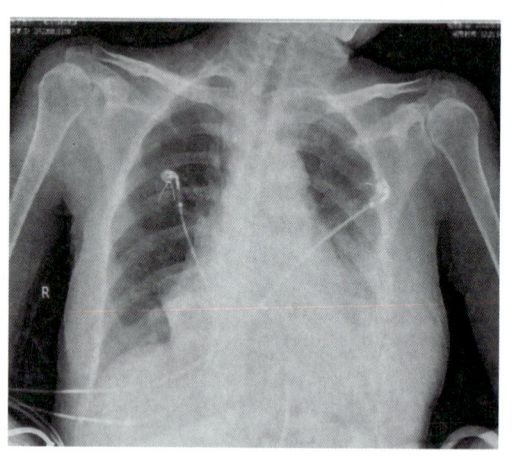

图5-7 两肺渗出性病变，两侧少量胸腔积液，心影扩大，右侧胸片提示双肺渗出较前加重

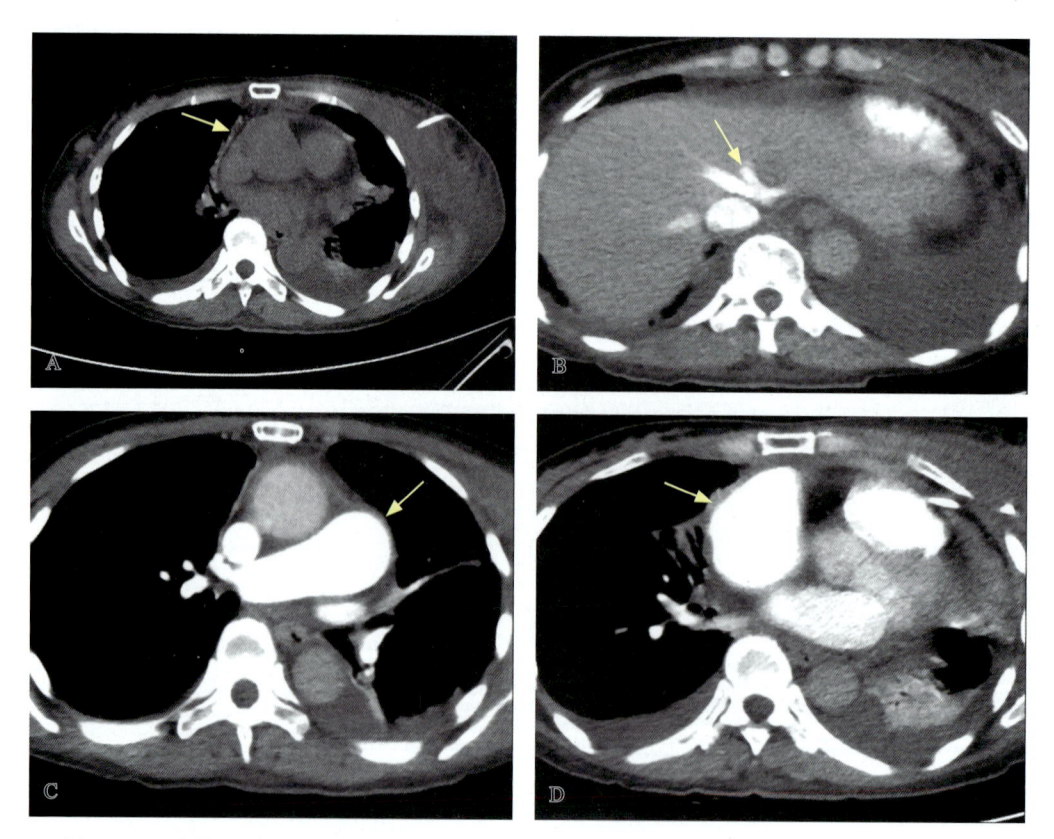

图5-8 A.胸片CT提示心包积液及心包弧状增厚；左肺可见散在斑片、条索条片状密度增高影，边界欠清，部分实变。B.肝静脉稍增宽；C.CTA提示肺动脉增宽；D.右房室扩大

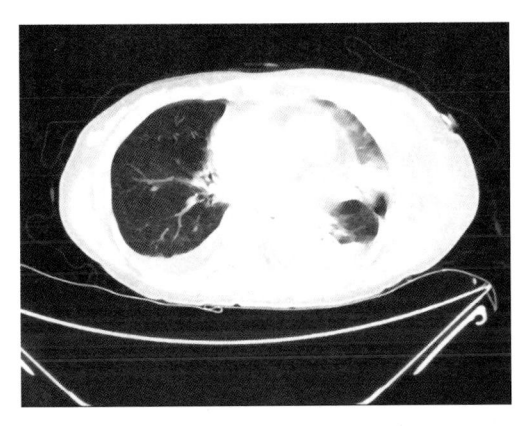

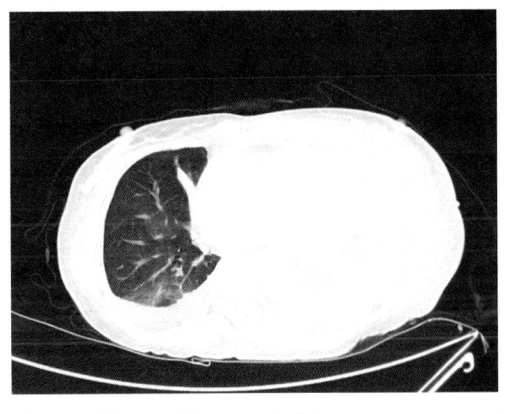

图5-9 胸部CT提示：右肺上叶后段可见一实性小结节影，边界清，大小约3mm×2mm；右肺中叶体积缩小，可见大片状实变影，内见空气支气管征；右肺上叶前段、下叶及左肺可见散在斑片、条索条片状密度增高影，边界欠清，部分实变。左侧胸腔中量积液，左肺下叶肺组织受压膨胀不全；右侧胸腔少量积液

心包引流后，PET-CT检查提示：①心包增厚，伴心包内少量积液，代谢轻度升高；②肺动脉主干增宽，右心房及右心室扩大；③双侧胸腔中等积液，胸膜无恶性肿瘤征象；④右肺中叶大部分萎缩实变，右肺中叶支气管口未见恶性肿瘤征象；⑤未见全身恶性肿瘤征象。

因肺动脉增宽，于2022-08-18行右心导管测压，结果提示：右心房4/-2（1）mmHg，右心室25/-6（8）mmHg；肺动脉22/7（14）mmHg，均在正常范围。

虽然结核有关的两项实验室检查均为阴性，但根据病史，血性心包渗出及心包增厚，多考虑为结核性渗出性心包炎，给予经验性抗结核治疗（异烟肼、利福平、乙胺丁醇、吡嗪酰胺），于2022年8月25日出院。

【病例2-2简介】

男性，70岁。2022年6月起，因胸闷、气促及心悸就诊，外院发现心包积液，并行心包穿刺，诊断结核性心包炎，给予抗结核治疗2个月。因症状未能缓解，遂于2022年8月16日入住南方医院心内科。

入院时无发热，血压151/83mmHg，双肺呼吸音清晰，未闻及啰音；心律规整，心率115次/分，心音稍遥远，未闻及心脏杂音，肝未触及，下肢不肿。

入院后主要检验结果：红细胞沉降率20mm/h，血常规及肝、肾功能正常。高敏肌钙蛋白T 0.025ng/ml，前-脑钠肽274～1822 pg/ml。C反应蛋白10.22mg/L，降钙素原0.051ng/ml，肿瘤标志物均阴性，自身抗体14项均阴性，EB病毒NGS监测阳性。8月22日血气分析提示修正$PCO_2$ 34.28mmHg，修正$PO_2$ 77mmHg。

入院后行心包穿刺，引流出血性液体1700ml，心包液白细胞3642/μl，单核细胞占96%，多核细胞占4%，红细胞454 000/μl，蛋白定性（+++），总蛋白54.6g/L，乳酸脱氢酶302U/L，腺苷脱氨酶17.0U/L，细胞检测未见肿瘤细胞。T-SPOT（+），X-spert（-），PPD试验（-）。

入院后心脏超声提示全心缩小，大量心包积液，双侧胸腔积液，左侧较多。胸部

X线片及胸部CT详见图5-10，图5-11。PET-CT提示心包增厚，代谢增加，未见全身肿瘤。

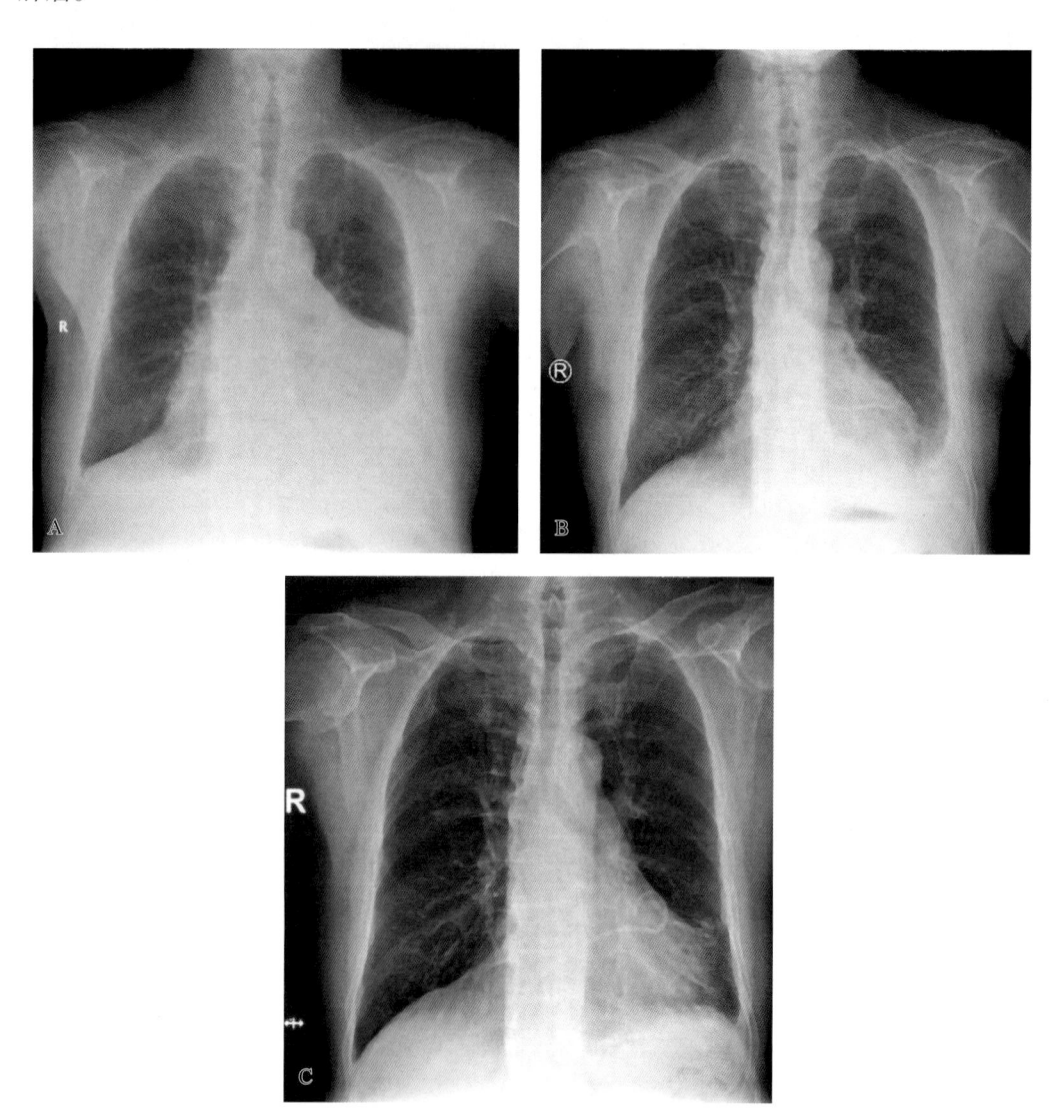

图5-10　A.入院时，心包积液及双侧胸腔积液；B.积液被引流后；C.距B图1周后

入院后给予雷米封-利福平-乙胺丁醇-吡嗪酰胺四联抗结核＋甲泼尼龙片40mg，每日1次，联合治疗。结果心包积液停止引流后未见增多。同时针对全身动脉粥样硬化、高血压、糖尿病等规范用药，临床稳定，于2022年9月17日出院，继续门诊随访。

出院诊断：①结核性渗出性心包炎；②高血压2～3级；③2型糖尿病；④慢性阻塞性肺疾病，支气管扩张。

2022年10月9日，复查心脏超声提示心包积液明显减少（表5-2），继续四联抗结核及甲泼尼龙治疗，调整甲泼尼龙剂量，拟在随访过程中注意心包缩窄征象的出现，以便及时处理。

第5章 大量心包积液

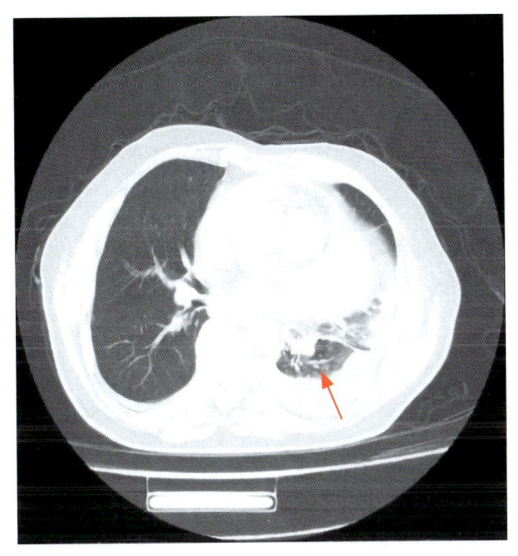

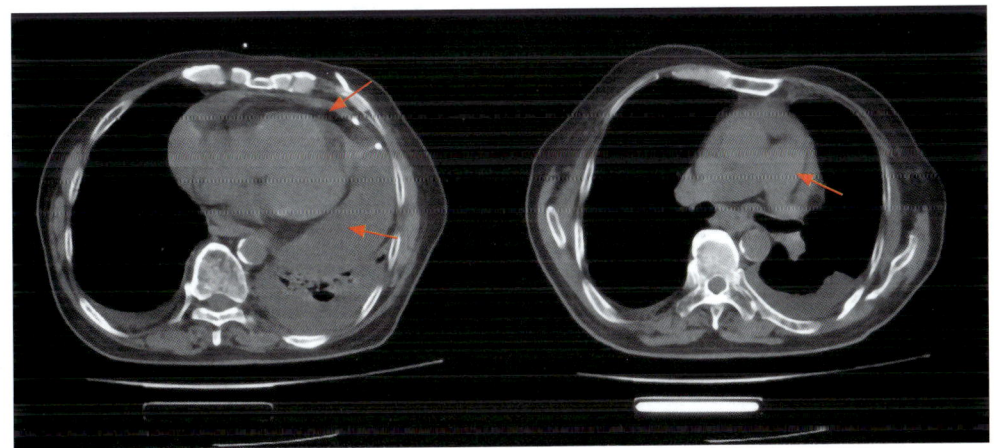

图5-11 入院时胸部CT提示：①双侧胸腔积液，左侧为著，左肺下叶膨胀不全。②左肺下叶支气管管壁稍增厚，左肺上叶舌段及下叶多发支气管扩张伴感染；左侧胸膜增厚、粘连。③左肺上叶上舌段肺大疱；慢性支气管炎；纵隔内及右侧心膈角见多个淋巴结，部分稍大。④肺动脉干增宽，提示肺动脉高压，头臂干、左锁骨下动脉、胸主动脉及左冠状动脉硬化。⑤心包大量积液并引流术后；心包略缩窄，心包周围稍高密度影，考虑缩窄性心包炎

表5-2 经胸超声测量收缩期心包积液量（mm）

|  | 左心室后壁 | 右心室前壁 | 左心室侧壁 | 右心室侧壁 | 心尖部 |
| --- | --- | --- | --- | --- | --- |
| 2022-08-16 | 33.0 | 20.5 | 39.2 | 30.6 | 30.0 |
| 2022-10-09 | 15.0 | 9.0 |  |  |  |

【病例讨论】

（一）对结核性心包炎诊断和处理的新认知

1.据世界卫生组织（WHO）估计，在全球范围，结核引起的死亡较任何感染性疾

病都高；仅2017年统计，无艾滋病（HIV）感染的结核死亡人数为130万例，合并HIV的结核死亡人数为30万例。这个数字可能被低估，因为在结核流行地区对HIV死亡者的尸检中发现，有45.8%的结核在死亡时未诊断，所有死亡者中87.9%是由于结核扩散引起的。结核性心包炎的发病率取决于地区结核的流行情况。例如西班牙，294例因急性心包炎住院者中，仅有4%是结核性的；而在非洲，渗出性心包炎中64.9%～70%是结核性的。特别是在南非，HIV流行区的结核性心包炎也高度流行，研究报道：84个HIV感染伴结核性渗出性心包炎者中，仅3个人的心包炎不是结核性的。

2. 发病机制方面：结核分枝杆菌可通过以下3种途径进入心包——淋巴逆行扩散，血源性传播，还有较少见的直接从邻近受感染的组织如肺、胸膜和脊髓等传播。在HIV合并结核感染的患者中，结核分枝杆菌主要是通过血液传播。未感染HIV的结核性心包炎患者，心包液中的淋巴细胞主要是$CD4^+$效应记忆T细胞，而合并HIV感染时，心包液中的淋巴细胞主要是$CD8^+$ T细胞。这些T细胞进入心包液中，会伴随着一系列促炎和促纤维化介质的聚集，如干扰素-γ、白介素（IL）-10、IL-1β、IL-6、IL-8及干扰素-γ诱导的蛋白质和肿瘤坏死因子，而抗纤维化因子AcSDKP（四肽n-乙酰丝氨酸-天冬氨酸-赖氨酸脯氨酸）的浓度较低。AcSDKP可被血管紧张素转化酶破坏，提示血管紧张素化酶抑制剂可通过增加内源性AcSDKP而防止心包炎纤维化。

2015年的1项研究表明，在70例确诊为结核性心包炎的患者中，心包液结核杆菌培养阳性（time to positive试验，TTP）的中位时间是22（4～58）d，转换成细菌载量是3.91（0.5～8.96）$log_{10}$CFU/ml（CFU: colony forming units，菌落数），当细菌载量＞5.53 $log_{10}$CFU/ml时，与死亡率增加相关。这些结果挑战了结核性心包炎属于少菌性疾病的传统概念。

结核性心包炎分4个阶段：干性、渗出、吸收和缩窄。某些患者兼有心脏压塞和心包缩窄表现。

3. 结核性心包炎的诊断：结核性心包炎诊断的最大挑战是尚需确立该病的病因学。尽管做了很大努力，仍有15%～20%的结核性心包炎患者漏诊，说明总体缺少可靠的、成本效益好的新诊断试验来快速帮助临床决策。当前常用的诊断方法介绍如下。

（1）结核病的实验室诊断

1）TTP试验和AFB涂片试验：对怀疑结核性心包炎的患者，当心包积液＞1 cm时，心包穿刺引流是必要的。结核性心包液检测的典型结果是富含蛋白质的淋巴细胞性渗出液，通常是血性的。心包液体培养是应用最广的诊断结核性心包炎的试验（TTP试验），敏感性为53%～75%，缺点是需要至少3周才能出结果。而抗酸杆菌（AFB）涂片试验的敏感性低，但特异性高。积液标本的生化指标腺苷脱酰胺酶（ADA）也有重要诊断价值。心包膜或心外膜活检的敏感性10%～64%。

2）Xpert MTB/RIF和Xpert MTB/RIF Ultra试验：这类试验是检测结核分枝杆菌基因表达量的PCR。研究表明，此项检测诊断结核性心包炎和其他肺外结核的敏感性为63.8%，特异性为100%。如果用活检的心包组织为样本，则这个PCR检测的敏感性可增加到78%。这类试验还可用于检测结核分枝杆菌是否对利福平耐药。RpoB是结核分枝杆菌的保守系列，如该系列被扩增出来（至少2个基因片段扩增阳性），则证明结核分枝杆菌存在。RpoB基因的81bp区域存在5个利福平耐药相关基因片段，可设计A/B/

C/D/E 5个探针分别检测，上述任何一个基因片段发生突变，都会产生耐药。如探针A片段基因发生突变，探针A检测结果为阴性，则发生A型利福平耐药。

3）γ-干扰素释放试验：结核性心包积液中的 $CD4^+$ 和 $CD8^+$ 的T淋巴细胞能产生大量的γ-干扰素，被证明是准确性很高的诊断性生物标志物。有荟萃分析表明，心包液的γ-干扰素诊断结核性心包炎的敏感性和特异性分别为97%和99%。γ-干扰素检测可以作为诊断或排除结核性心包炎的独立测试方法。但由于价格高，未能普遍应用。

4）NGS检测（next-generation sequencing，下一代测序）：体液、血液和脱落细胞含有DNA，可用于基因检测。任何真核细胞、微生物、肿瘤细胞等都有特定基因序列，经NGS检测若发现已知特定基因序列，可证明检测样本中含有上述生物物质，有利于后续采取针对性检查。对于原因不明的心包炎，可以同时对多种微生物的基因进行检测，而Xpert MTB/RIF试验是只检测有无结核杆菌。

5）T-SPOT检查："T-SPOT"实际上是检测试剂盒T-SPOT.TB的简称。T-SPOT.TB是γ-干扰素释放试验的一种，是利用结核特异抗原，通过酶联免疫斑点技术检测受试者体内是否存在结核效应T淋巴细胞，从而判断受试者是否感染结核分枝杆菌（现症感染）的新方法。T代表效应T细胞，SPOT即斑点，TB代表结核。原理是把血液抽出，然后用结核杆菌特异性抗原刺激血液里边的细胞，看看细胞是否发生结核特异性的反应，进一步判断是否有结核菌的感染。如果检测结果为阴性，基本可以排除结核菌的感染。如果结果为阳性，有可能目前被结核菌感染，也有可能过去曾经感染过而在身体里的免疫细胞留下记忆。所以结果阴性基本可排除，但是阳性也不能判断一定是现症的结核菌感染，还应该结合临床的表现以及其他各方面的特征，进行进一步分析。

6）结核菌素试验又称PPD试验，是指通过皮内注射结核菌素，并根据注射部位的皮肤状况诊断结核杆菌感染所致Ⅳ型超敏反应的皮内试验。结核菌素是结核杆菌的菌体成分，包括纯蛋白衍生物（PPD）和旧结核菌素（OT）。该试验对诊断结核病和测定机体非特异性细胞免疫功能有参考意义。本试验在结核高流行区的诊断价值有限，因为阳性仅代表有暴露在结核分枝杆菌抗原，不代表活性的结核感染。此外，使用纯化的蛋白质衍生物（PPD）做皮试时，对接种卡介苗的个体，以及对非结核分枝杆菌致敏的人群可能产生假阳性结果。

（2）结核性心包炎的诊断标准

1）结核性心包炎确诊标准：心包液体涂片染色或培养发现结核分枝杆菌；和（或）心包组织学检查发现结核分枝杆菌或干酪样物质。

2）结核性心包炎疑诊标准：心包炎患者在心包外组织有结核证据，淋巴细胞性心包渗出液中腺苷脱氨酶（ADA）活性升高；对抗结核药物治疗反应良好。

（二）对以上2例血性心包患者的诊断分析

1.病例2-1：患者具备以下特点

（1）血性心包大量积液，心包液中白细胞总数增多，以单核细胞为主，心包液直接涂片及培养均未发现结核分枝杆菌，血X-spert及T-SPOT检查均为阴性；但心包增厚，代谢升高，未发现全身肿瘤。

虽然没有获得与结核相关的实验室阳性结果，但血性心包积液、淋巴性渗液（单核细胞）、心包增厚、除外了肿瘤及其他细菌病毒感染证据，初步诊断结核性心包炎是合理的，给予四联抗结核药物，进一步临床随访。

（2）本例患者在影像学上提示有右心房和右心室扩大及肺动脉增宽，用心包炎不能解释。胸部CT提示双肺多发支气管扩张并感染、多发纤维条及斑片样病变和胸膜增厚，说明患者有慢性肺部阻塞性病变。虽然右心导管未提示肺动脉高压、但不能排除肺源性心脏病。

2. 病例2-2：患者具备以下特点

（1）血性心包大量积液，心包液中白细胞总数增多（3642/μl），以单核细胞为主，心包液直接涂片及培养均未发现结核分枝杆菌，T-SPOT（＋），X-spert（－），PPD试验（－），C反应蛋白明显升高；心包增厚，代谢升高，未发现全身肿瘤。与病例2-1表现相似，且有T-SPOT为阳性佐证，按结核性心包炎四联抗结核药物治疗2个月余未见效果，但加用甲泼尼龙后，心包积液无增长，2022年8月25日出院后，2022年10月9日复查超声，仅见局部少中量积液。

（2）患者同时合并有慢性阻塞性肺部病变、高血压和糖尿病，在抗结核治疗时要兼顾并发症治疗，注意激素的用量及疗程。

### （三）结核性心包炎的治疗

治疗结核性心包炎有3个目的：①杀死和控制结核分枝杆菌的活性；②减轻心包对心脏的压迫和不良的血流动力学影响（心脏压塞和心力衰竭）；③预防不良的心包重构和愈合（缩窄性心包炎）。

1. 杀死和控制结核分枝杆菌的活性　标准的四联抗结核药物（利福平、异烟肼、乙胺丁醇、吡嗪酰胺）至少应用6个月。药代动力学研究表明：用药24h内，药物进入心包的量很少，利福平在心包液中的峰值浓度明显低于最小的抑制浓度（MIC）；同一个研究还表明：吡嗪酰胺的峰值浓度较MIC低40倍；异烟肼是唯一被证明在结核性心包炎的心包液体中有足够的浓度。以上研究提示，结核性心包炎患者迫切需要较高的药物剂量和新的药物取代，解决药物渗透力低导致疗效不佳的困境。

2. 减少心脏压塞　在超声或荧光透视下进行心包穿刺引流可防止心脏压塞。尚无研究对比常规引流和针对心脏压塞的引流结果，但去除炎性和促纤维化的心包积液，可减少对心包的损害。近期研究表明，广泛应用心包引流减少了缩窄性心包炎的发生（由17%～30%减少到5%～15%）。

3. 预防缩窄性心包炎　正在研究的药物有皮质类固醇、分枝杆菌免疫调节剂（mycobacterium indicus pranii）、秋水仙碱和纤溶治疗。

### 【总结】

尽管做了很大努力，由于缺乏对结核性心包炎这种严重肺外结核病病因学和免疫病理机制的全面了解，且无确实可靠的诊断试验，仍有15%～20%的患者被漏诊，直至发展到缩窄性心包炎才就诊。对结核性心包炎的炎症免疫及促纤维化机制的进一步了解和探索、解决抗结核药在心包中低浓度的问题及开发出新的药物，仍是今后努力的方向。

在结核病高流行的地区（我国属于结核病高发地区），常采用经验性诊断和治疗。当遇到心包积液患者，要积极进行心包穿刺引流，同时进行有关结核病的实验室检查；特别是血性心包积液，在排除外伤及肿瘤病因后，即使实验室检查未提供线索，可采取经验性的抗结核药物治疗，必要时短期加用糖皮质激素。

**【廖禹林教授点评】**

如果严格按照老诊断标准，这两例既不能确诊也不能疑诊结核性心包炎。尤其第一例，所有结核相关的诊断试验都是阴性，且短期内对试验性抗结核药的反应也不好。第二例有Xpert试验的硬证据，但在此次入院前2个月抗结核治疗是无效的，此次治疗是心包积液引流+抗结核+激素治疗，似乎有效，而与初次治疗不同点只是加了激素。第一例有严重的低蛋白血症、大量胸腔积液及右心扩大，是不是右心衰竭引起的多浆膜腔积液，需要排除。第二例也同时伴有大量胸腔积液且有糖尿病、高血压、BNP升高等，情况复杂。

血性心包积液，在排除肿瘤后，考虑结核，这是较常见的临床思维方式。结合心包膜增厚、Xpert试验阳性等辅助证据，在排除其他原因的心包炎之后（实际较难），按结核性心包炎治疗，也是临床上较常采用的策略。由于结核性心包炎的少菌性，病原诊断的阳性率不高。又因结核药物的心包难穿透性，抗结核效果往往不好。心包感染结核后，继发的免疫炎症反应或许对心包渗出的贡献更大，这可能是不少患者加用激素后积液消退并不再复发的原因之一。激素抑制心包炎渗出的效果似乎很快，比如病例2-2，1个月就见效了。还有2-1病例，多次抗结核无效，也是加用激素1个月后见效，因副作用自行停用激素，4个月后复查超声心包积液几乎消失。我们设想炎症免疫反应有开关，如果不去管它，即使抑制了病原体、引流了心包积液，还是会继续渗出而不易控制。激素作为免疫抑制剂，也许真的是短期应用即可关闭炎症免疫反应的开关，从而维持较长期的疗效。在HIV流行的非洲，结核流行较盛，也说明免疫机制在结核发病中的重要作用。对于2-1病例，在补充白蛋白、抑制心脏重构、抗结核等综合治疗的基础上，可以尝试加用激素。沙库巴曲/缬沙坦或ACEI抑制剂可以考虑用在这两个患者身上，前者的适应证是右心重构，后者是高血压伴糖尿病及心力衰竭，但额外的期待是这类药物有抑制纤维化的作用，比如ACEI增加内源性AcSDKP的作用，或许对防止心包纤维化和缩窄有效。

目前使用的心包炎诊断试验在敏感性和特异性方面，总体是让人失望的。对可疑结核性心包炎患者进行病原学诊断，仍是临床实践中普遍面临的挑战。即使是Xpert MTB/RIF这类较敏感PCR试验，也有报道认为其并不比旧的方法准确，结合积液细胞学检测、ADE活性测定、心包膜影像学和组织学检查、药物治疗反应等多维指标，或许有望提高诊断的准确性。需要注意的是要谨慎对待NGS的结果，测序是属于病原体筛查，如果有阳性提示，应该进行实时PCR验证后才可当成诊断依据。

# 病例3　心包占位

**【病例简介】**

男性，43岁。于2022年9月初出现心前区刺痛，扩展到背部，逐渐感腹部胀痛，于

9月22日在当地医院住院行胸部和腹部增强CT检查，发现大量心包积液，予以心包穿刺，引流出暗红色血性液体，继之行心包液及血液的结核分枝杆菌、肿瘤细胞、肿瘤标志物和细菌培养等检查，均无异常发现，诊断"非特异性心包炎"。经充分心包引流后，于2022年10月2日出院。10月26日起，又感胸部不适及心悸，超声检查诊断中等量心包积液（16mm），遂于2022年11月2日入住南方医院心内科。

否认既往有外伤史，无高血压及糖尿病病史，无结核病病史，发病以来无发热及咳嗽症状。

入院时体温36.5℃，脉搏112次/分，呼吸23次/分，血压112/83mmHg，无奇脉。营养状态正常，自由体位。颈静脉无怒张，双肺呼吸音清晰，未闻及啰音，心界无明显扩大，心音稍低，心律规整，心率112次/分，未闻及心杂音，肝未触及，下肢不肿。

入院当日行心脏超声检查，发现大量心包积液：收缩期（mm）左心室后壁19，左心室侧壁24，右心室前壁23.4，右心室侧壁29，右心房侧壁18。左室射血分数74.36%。经心尖穿刺心包，置管，引流出静脉血样心包液体。心包液常规：白细胞1600/μl，单个核细胞20%，多个核细胞80%，蛋白（＋）；心包液生化：总蛋白51.0g/L，乳酸脱氢酶432U/L，葡萄糖343mmol/L，腺苷脱氨酶7.4U/L，C反应蛋白31.30mg/L；心包液NGS检查（第二代测序），查到EB病毒，未查到结核分枝杆菌，X-Pert检测（该试验是一种快速检测结核分枝杆菌和利福平耐药性的新试验）阴性。结核菌素试验（PPD）及T-sport检测（结核杆菌斑点试验）均为阴性。

其他实验室检查：红细胞沉降率33mm/1h，C反应蛋白28.66mg/L，D-二聚体4.87μg/ml FEU。血常规、肝肾功能、甲状腺功能正常，自身抗体14项均为阴性。

PET-CT显像提示：①心包右侧见1个占位性病变，密度偏高，代谢轻中度增高，中心见放射性缺损，多考虑为感染性病变伴出血和坏死（结核可能性较大），建议密切临床观察除外恶性肿瘤的可能（图5-12）。②心包其他部位及升主动脉周围系膜不均匀性稍增厚伴代谢轻中度不均匀性升高，考虑为感染性病变。③心包少量积液，心包轻度增厚；心包内引流管置入。④纵隔内（2R、4R、4L、6、7组）及胸骨右旁见多个淋巴结增大，代谢不同程度增高，考虑为淋巴结炎症。⑤双侧颈部多个淋巴结炎性增生。⑥右肺中叶、左肺上叶下舌段及双肺下叶多发慢性炎症，部分纤维化；右侧胸腔少量积液；左侧胸腔中等量积液；双肺下叶部分膨胀不全；双侧斜裂胸膜稍增厚。⑦肛肠区局限性浓聚影，考虑为生理性浓聚；盆腔少量积液；双侧腹股沟区多个淋巴结炎性增生；颈胸腰椎多个椎体骨质增生；全身骨髓轻度反应性增生，全身其他部位未见明显异常。CT心脏三维重建增强扫描见图5-13。

2022年11月14日行胸腔镜下心包肿物活检术，见右心房侧心包突起明显，表面血管弥漫，质地偏软，切开心包见心包偏厚，心包腔可见血栓样组织，占位呈鱼肉样，血供丰富（图5-14），取标本送快速冷冻病理检查。

冷冻切片病理所见：纤维背景中间梭形细胞增生，细胞有异形，可见核分裂象，不除外恶性肿瘤。

免疫组化：CK（－）、Vim（＋）、S-100（－）、Actin（SMA）（少量＋）、Desmin（－）、CD31（＋）、CD34（＋）、MC（－）、CR（－）、D2-40（－）、WT-1（－）、P53（强弱不等＋，约30%）、MDM2（＋）、Fli-1（＋）、ERG（＋）、Ki-67（＋，约40%）。

第5章　大量心包积液

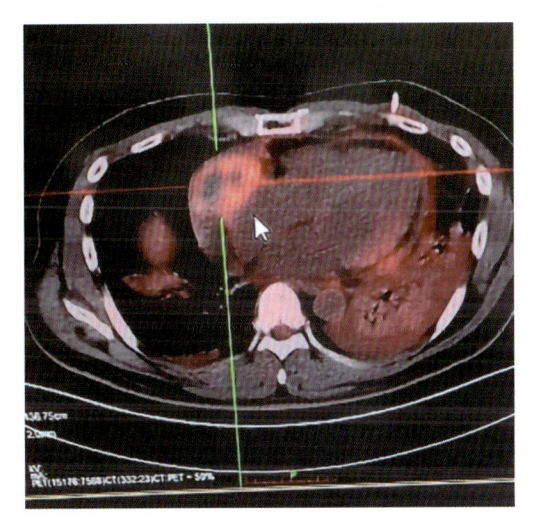

图5-12　心包右侧见1个占位性病变，密度偏高，大小为3.6cm×3.3cm，PET于该病灶边缘见异常浓聚影，SUV$_{max}$为5.6，SUV$_{ave}$为3.4；该病灶中央呈放射性缺损；心包其他部位及升主动脉周围系膜不均匀性稍增厚，PET于相应部位见不均匀性异常浓聚影，SUV$_{max}$为5.4，SUV$_{ave}$为2.5；心包内见液体密度影，内见引流管影，PET于相应部位未见异常浓聚。纵隔内（2R、4R、4L、6、7组）及胸骨右旁见多个淋巴结增大，最大者为0.8cm×0.7cm，PET于相应部位见不同程度异常浓聚影，SUV$_{max}$为10.4，SUV$_{ave}$为6.1。

（注：SUV数值指的是摄取值的指标，是用来观察肿瘤组织摄取$^{18}$F-FDG示踪剂的定量指标。临床上通常取SUV值的大小来鉴别恶性肿瘤与良性病变，并提示肿瘤的恶性程度。多数学者将SUV 2.5作为良恶性鉴别界限，SUV＞2.5考虑为恶性肿瘤，SUV介于2.0～2.5之间，为临界范围，SUV＜2.0可以考虑为良性病变）

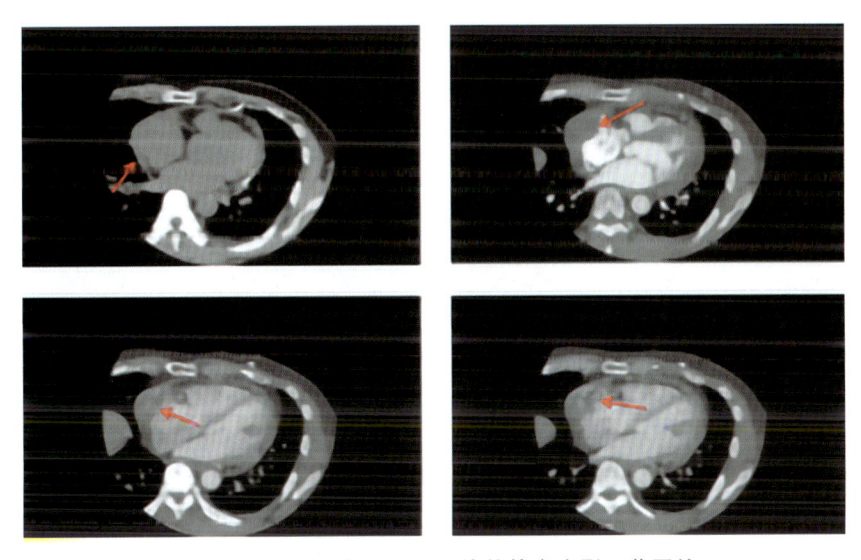

图5-13　心脏CTA提示心缘近右心房处见一团片状等密度影，范围约5.3cm×3.3cm，密度略不均匀，增强扫描动脉期未见明显强化，静脉期可见斑片状明显不均匀强化，延迟期强化范围增大并见斑片状无强化区；心包内脂肪间隙密度升高，见少量弧形液性密度增高，心包不均匀增厚，增强扫描呈轻度不均匀强化；心包左缘见一引流管影至体外。左心房、左右心室结构及心肌密度未见异常，增强扫描未见明显异常强化影，未见异常对比剂分流

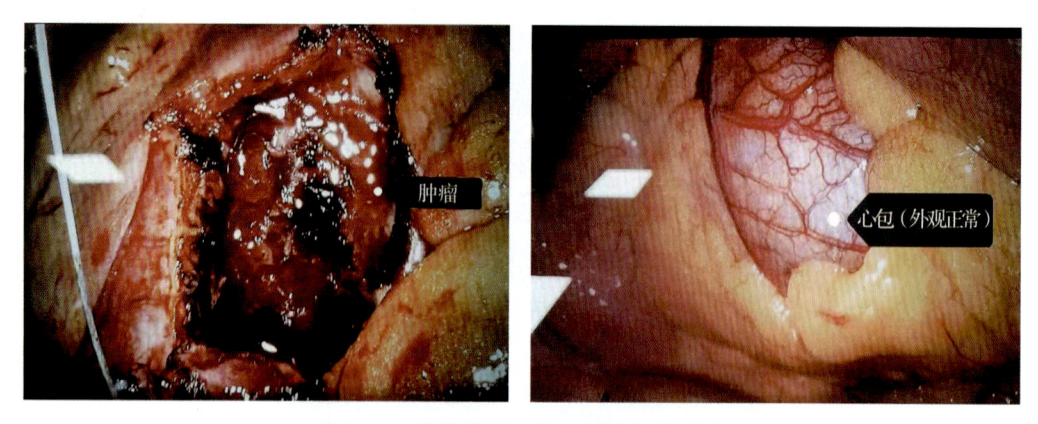

图5-14　胸腔镜下心包表面及切开所见

病理诊断及建议（图5-15）：心包及肿物符合血管源性肿瘤，需鉴别上皮样血管内皮瘤及上皮样血管肉瘤等，因活检组织取材较为局限，不能观察肿瘤全貌，请结合临床及相关检查，建议行Fish检测WWTR1-CAMTA1融合基因进一步协助诊断。

最后诊断：心包血管肉瘤。

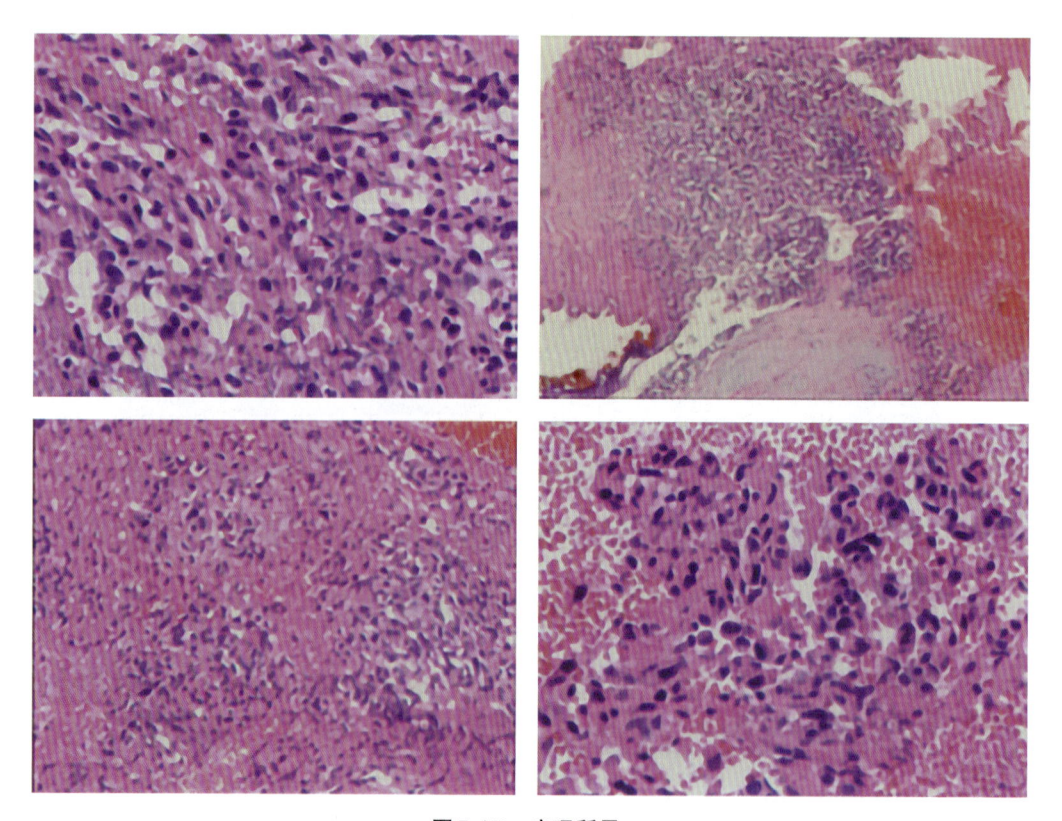

图5-15　病理所见

**【王媛媛教授点评】**

### （一）关于心包血管肉瘤综述

1.定义　血管肉瘤为一种罕见的恶性内皮细胞瘤，由血管内皮细胞或向血管内皮细胞方向分化的间叶细胞组成，占所有肉瘤比例不到1%，皮肤及皮下表浅组织、乳腺、肝脏、脾脏和骨骼肌是最常见的好发部位。原发于心包腔较少见。

2.临床表现　该病多见于青壮年，以20~60岁多见，男女无差异，累及部位依次为右心房、左心房、右心室、左心室和室间隔。临床以胸闷、气促及心悸最常见，其次是胸痛，一般呈钝痛或锐痛，程度不剧烈。咯血和晕厥也有报道。本病常转移至肺、肝、肾、肾上腺、胰腺和脑等。

3.影像学表现　X线胸片可见心影增大，彩色多普勒超声心动图多表现为心包腔实性团块回声，形态不规则，内未见明显血流信号，与脏层、壁层心包分界不清；胸部CT多提示心包不规则增厚，心包腔见囊实性占位（CT值在70~120），其内可见实性结节影，增强呈可见强化，病灶与心包膜分界不清，关系密切，心包膜不均匀增厚，局部欠连续，心包腔可见积液，其内可见分隔，并可见强化；MRI提示心包腔内见囊实性异常信号影，病灶信号不均匀，增强扫描明显不均匀强化。

4.病理及免疫组化　病理仍为确诊的金标准。肉眼见瘤体形态不规则，可为分叶状或鱼肉状，多呈暗红色或黑褐色，与心包粘连紧密。镜下可见组织呈血管瘤样排列，瘤细胞呈梭形、类圆形或多角形，异型性明显，胞质空泡状，核分裂象多见，部分瘤细胞可形成乳头突入血窦或大血管管腔，形成血管间隙，其为血管肉瘤的重要病理特征。免疫组化染色：可有内皮细胞抗体反应细胞CD34＋，ERG＋，CD31＋，Ki-67＋，波形蛋白（＋），内皮细胞阳性细胞第8因子（F8）＋；其中内皮细胞抗体反应细胞CD34＋对诊断心包血管肉瘤价值较高。

5.诊断与鉴别诊断　由于该病临床症状无特异性，如胸闷、胸痛、心悸、咯血等，诊断较困难，胸部CT及超声心动图有提示作用，B超或CT下穿刺有一定风险，需权衡利弊，最终诊断仍需病理组织学检查，必要时需免疫组化或电镜确诊。心包原发肿瘤需与心包转移性肿瘤相鉴别，如肺癌、乳腺癌、淋巴瘤、白血病等。心包肿块较明显时需与纵隔肿瘤（如淋巴瘤）、纵隔型肺癌等相鉴别。

6.治疗　确诊后除非有手术禁忌，均应手术治疗，辅以放、化疗。肿瘤完整的切除，配合放疗及化疗，预后将可能有改善。

（1）手术：彻底切除病灶是治愈本病的唯一、首选的方法。术前应评估肿瘤切除范围，做到尽可能完整切除肿瘤，但瘤体多与心脏、心包粘连紧密，不易完全剥离，且血管肉瘤质脆易出血，术中极易发生致命性大出血至患者死亡，手术难度及风险较大。

（2）化疗：由于该瘤发病率低，病例数少，目前还没有推荐的标准化疗方案。一般参考心脏血管肉瘤的化疗用药，如环磷酰胺、多柔比星、长春新碱、甲氨蝶呤、顺铂及紫杉醇类等，效果不一。近年来，国外有报道应用健择联合泰素帝治疗转移性心脏血管肉瘤，效果良好。

（3）放疗：在原发肿瘤切除后，给予术后辅助放疗有助于提高患者局部控制率，降低术后复发率。主张控制总剂量在40～50 Gy，并采用分割的方式进行（1.8～2 Gy/d）。如有可能，尽量采用三维适形放疗，以便保证靶区放疗剂量分布均匀，同时减少心脏损伤和保护肺、脊髓等重要组织。

（4）其他治疗：临床研究已经证明血管肉瘤过度表达血管内皮生长因子A（VEGF-A）及其受体，它们阻碍了肿瘤细胞的凋亡，故理论上抗血管生成治疗对其有效。贝伐单抗单用或联合雷帕霉素靶蛋白抑制剂可能对该病疗效较好，须临床进一步证实。

7.预后　该病为罕见疾病，临床上显示急剧恶化的病程，常于发病后几周至2年内死亡。首选疗法是根治性手术，但难以完全切除，易复发和转移，预后很差，5年生存率仅为10%～35%，据文献报道，血管肉瘤对放化疗较为敏感，术后应同时辅以放、化疗并密切随访。

### （二）病例讨论

此患者最初表现为心前区刺痛、腹部胀痛不适，心脏B超提示大量心包积液，引流出暗红色心包积液后，再次出现心悸及胸部不适症状，且心包积液未能得到有效控制，需要分析心包积液的原因。考虑结核性心包积液、化脓性心包积液、免疫性疾病所致的心包积液以及肿瘤所致的心包积液。其中，结核性心包积液常有原发结核的表现，如低热、盗汗、咳嗽等，既往常有结核病史；化脓性细胞积液表现为高热、败血症，甚至有休克的表现；免疫性心包积液常是慢性起病，如红斑狼疮、结缔组织病等，可有原发病在其他脏器的损伤，一般表现为多浆膜腔积液。本患者在抽出暗红色血性液体之后，心包积液没有明显减少，心包积液常规及生化提示为渗出液，且心包积液NGS未查见结核分枝杆菌，X-pert、T-SPOT、PPD试验均为阴性，不支持结核性心包积液可能。PET-CT提示心包右侧一处占位性病变，考虑感染性病变（结核可能性大，需除外恶性肿瘤可能），心包肿物活检病理提示符合血管源性肿瘤，需鉴别上皮样血管内皮瘤及上皮样血管肉瘤，FISH检测提示WWTR1-CAMTA1融合基因阴性，综合诊断心包血管肉瘤。

原发性心脏肿瘤在临床上是很罕见的，发病率为0.001%～0.28%。心脏血管肉瘤最常见的组织学亚型特点是在于它的浸润性和转移性，常转移到邻近的组织，如心包、瓣膜等，甚至累及冠状动脉，这也是心脏血管肉瘤的恶性程度高、预后差的主要原因。心脏血管肉瘤的早期诊断还是很困难的，其临床表现不够典型，可以表现为胸闷、气急、心律失常，或者远端转移的症状。全身表现为发热、消瘦、全身不适、关节痛等，各种检验结果异常，主要为高球蛋白血症、红细胞沉降率增快、贫血等。心脏超声、CT、MRI等影像学诊断在血管肉瘤中起着重要作用，特别是心脏超声，在判断新生物位置、形状、大小及浸润方面起着重要作用。关于本病的治疗，国内外文献报道均匀采用外科手术切除为主，放化疗为辅的综合性治疗。本例血管肉瘤发生于心包，位置比较隐匿，临床症状只有心悸、胸痛等非特殊性表现，难以早期确诊，初诊为感染性病变，本病确诊仍需依靠组织病理学检查。因此，本病例提醒我们，当患者出现反复大量心包积液时，需要警惕肿瘤的可能，避免延误抗肿瘤治疗时机。

# 第6章

# 心房颤动并发晕厥

病例1为反复晕厥发作2年余，心电图及动态心电图均未发现明显的心律失常，头部MRA发现左侧大脑中动脉及双侧大脑后动脉有局限性狭窄。故考虑晕厥原因为短暂脑缺血发作，给予降压、降脂及抗血小板治疗无果。直至本次晕厥检出快速心房颤动。病例2为慢性心力衰竭基础上有急性左心衰竭发作，主要表现为持续性快速性心房颤动，心室率为150～180次/分，是使用快速洋地黄制剂的无争议的适应证。选用的地高辛注射液0.25mg（每支为0.5mg）加葡萄糖静脉注射，两次静脉注射相隔24h以上，应属于谨慎用药。但患者却在第二次用药后1小时24分发生心脏传导逐渐减慢至长达6s以上的心脏停搏，实属意外和罕见。

## 病例1 晕厥探因

【病例简介】

男性，2013年（时年69岁）门诊诊断有高血压（最高血压达180～190/87～89mmHg）、心电图为左心室肥厚及心肌缺血、混合型高血脂，尿蛋白（＋），按高血压及高血脂治疗。

2019年起（时年76岁）多次出现晕厥、跌倒，数秒自行醒来，晕厥前无头晕、黑矇、视物不清、胸闷和心悸等症状。2021年2月因晕厥致头部外伤及左眼青紫，神经内科给予头部MRI及MRA（磁共振及增强）检查，提示双侧基底节区和左侧小脑半球多发异常信号，考虑为"腔隙性脑梗死"；MRA提示左侧大脑中动脉M2段及双侧大脑后动脉P2段局限性狭窄。考虑"短暂脑缺血发作"，给予瑞舒伐他汀及氯吡格雷治疗。

同期动态心电图提示全程窦性心律（部分窦性心动过缓），偶发房性及室性期前收缩，短P-R间期，全程ST-T改变。超声心动图提示双心房增大，室间隔肥厚，主动脉瓣中度反流，二、三尖瓣轻度反流。

仍时有晕厥发作，2022年3月，神经内科考虑为"继发性癫痫"，给予奥卡西平口服（患者未用），当时脑电图无明显改变。2022-06-03晚7:00许，再次晕厥发作，向后倒地，头枕部外伤出血，家属当时未见患者有全身抽搐及口吐白沫现象，数秒后自行清醒，醒后遗忘过程，有数次呕吐。总叫"120"送来市方医院急诊室，急诊心电图为快速心房颤动伴左心室肥厚和心肌缺血。头部CT未见颅内血肿及颅骨骨折，化验检查无特殊异常，给予头部清创手术后拟诊"晕厥原因待查"，收入南方医院心内科CCU。

入CCU时神志清楚，生命体征正常，头枕部见缝合包扎伤口。全身体检无特异常。主要异常化验有：D-二聚体0.28μg/mlFEU，血糖14.00mmol/L，糖化血红蛋白

7.8%，尿糖4＋，同型半胱氨酸31μmol/L，高密度脂蛋白胆固醇0.96mmol/L，甘油三酯3.51mmol/L。

2020-06-04入院心电图为窦性心律，左心室肥厚及心肌缺血（图6-1），2020-06-05（入院次日）动态心电图，全程为窦性心律，24h平均心率为65次/分，有674次房性期前收缩及28次阵发房性心动过速，无房颤心律。2020-06-06出现快速心房颤动，伴显著的缺血型ST-T改变（图6-2），经用西地兰静注心律转复。未伴晕厥发作。心脏超声提示左、右心房扩大，各为40mm及43mm，室间隔稍增厚，EF 61.36%。

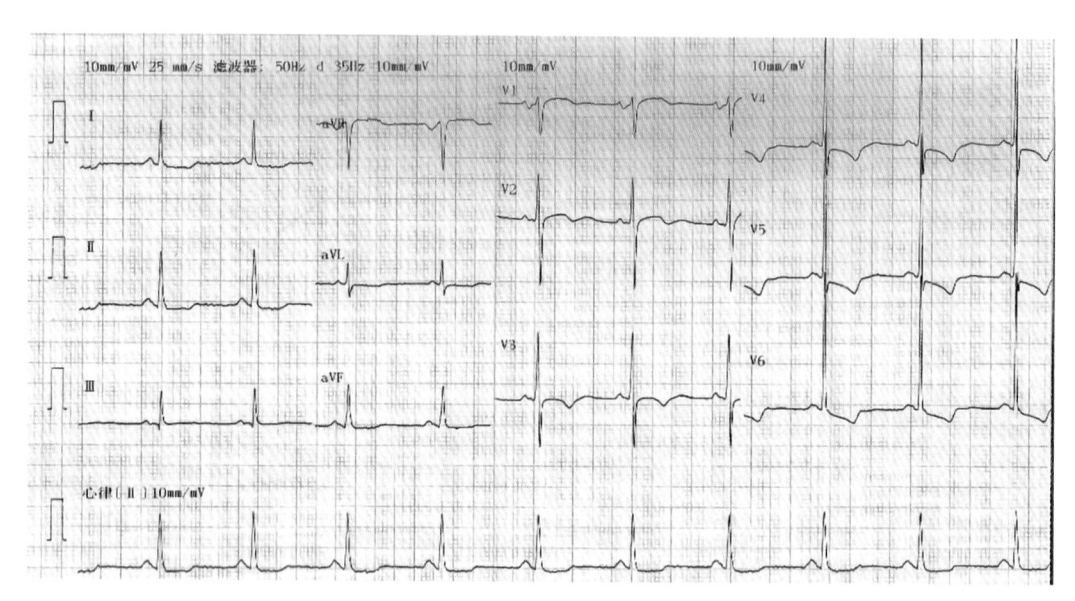

图6-1　心电图提示窦性心律，$R_{V5}+S_{V1}=4.655$mV，心前导联ST段下斜型下降伴T波倒置

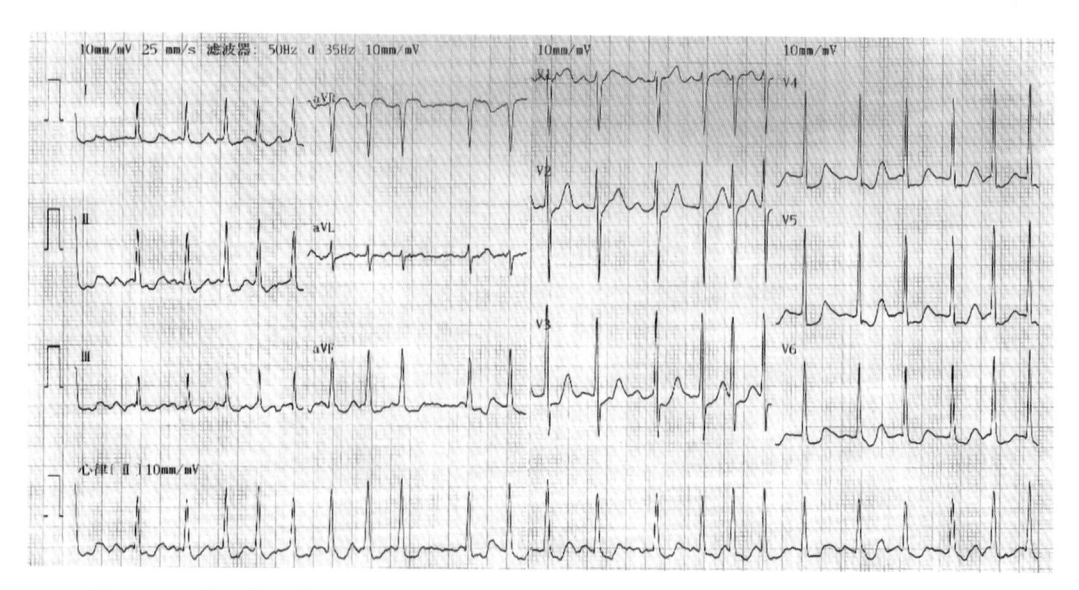

图6-2　心电图提示快速心房颤动，心室率135次/分，心前导联ST水平下降接近2mm

2022-06-10行心电生理检查及房颤射频消融治疗和冠状动脉造影术。首先测窦房结恢复时间（SNRT）：心房刺激S1500ms，SNRT为1360ms；继之用S1350ms刺激，测得SNRT为2728ms（图6-3），明显延长。接下来进行房颤射频消融，手术成功。拔除电极及血管鞘，加压包扎伤口后行冠状动脉造影检查。冠状动脉造影提示左前降支冠状动脉

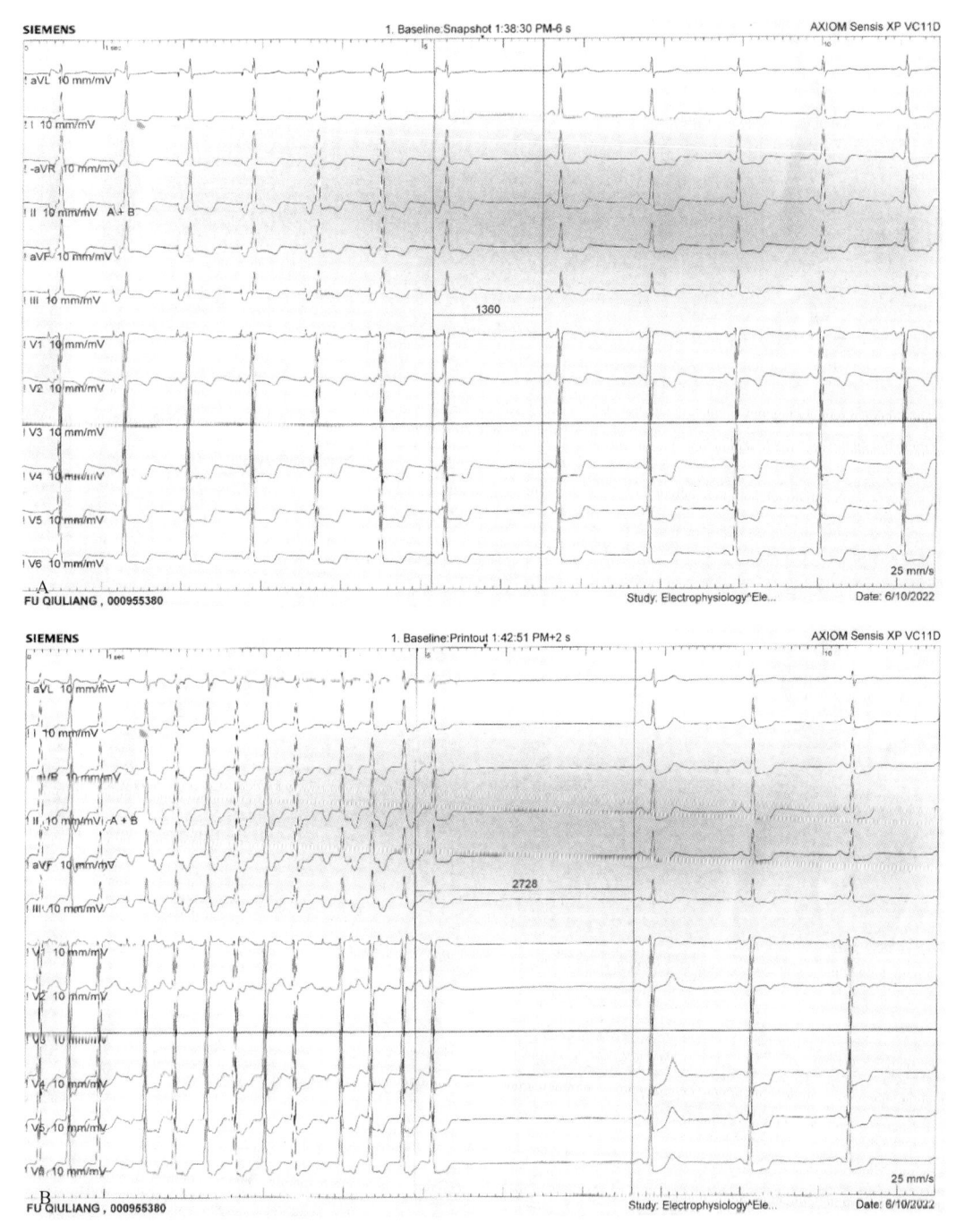

图6-3 窦房结恢复时间测定：A. S1：500ms刺激，SNRT：1360s，B. S1：350ms刺激，SNRT 2728s

近段有局限性90%~95%狭窄，远段有20%~30%狭窄。TIMI血流3级，左回旋支冠状动脉及右冠状动脉各有20%~30%狭窄，TIMI血流均为3级。当时考虑头部伤口未完全愈合，故择期于2022-06-13日行左前降支冠状动脉支架植入。

2022-06-15日出院前1日活动中动态心电图示平均心率为65次/分，最慢心率58次/分，最快心率84次/分，全程室性期前收缩4个，房性期前收缩16个，无其他心律失常。

【病例讨论】

1.老年人的房颤伴随晕厥和跌倒　心房颤动（AF）的流行在老年人明显增多，65岁以后大幅度增加。越来越多的证据表明，AF是全社会的负担，伴随着医疗保健资源的利用增加和住院的费用支出增多。近期资料表明，住院的AF患者超过其他常见心血管病，如心力衰竭和心肌梗死。除了早已明确的AF与心力衰竭的联系外，最近的大规模人口登记揭示了两年随访中，AF增加全因死亡率，每年每100例人群中有3.83例死亡；值得注意的是，50%的死亡病例不是和心血管病和恶性肿瘤相关，凸显AF和其他临床情况不明原因的联系。

有关AF与认知障碍、痴呆、骨折危险和晕厥的问题逐渐受到关注。AF使老年人增加跌倒风险是由于其血流动力学效应，如减少心排血量和每搏容量，可以出现呼吸困难、头晕目眩和晕厥症状，老年人跌倒住院多是由于骨折。因此，作者通过系统回顾和荟萃分析来探讨：与没有AF的老年人比较，有AF的老年人是否增加跌倒和晕厥风险。总共纳入10个参考文献其中包括47 621例患者进行分析。发现AF增加晕厥风险（OR，1.88；95% CI：1.20~2.94；$P=0.006$）。AF导致晕厥的机制如下。

（1）自主神经机制：心肺受体功能不全、颈动脉和主动脉弓受体功能不全、血管迷走性晕厥、对交感神经激活的窦房反应减低。

（2）心血管机制：心动过速导致低心排血量、低血压、心肌病、传导系统疾病，如窦房结功能不全。

2.持续心律监测器　主诉心悸、晕厥或卒中的患者需要做心电监测，以确定心律失常是否为出现以上症状的原因，从而可通过介入的方法来治疗。然而，标准12导联仅能提供数秒的心律失常，24~72h动态心电图（Holter）对频发症状的患者有价值。短暂和间歇发作的症状需要长期的心脏监测。外部事件记录器可以进行评估无症状和症状事件、定量心律失常持续时间并考虑到症状/心律失常的相关性，但这些设备在许多地方的使用受到限制（图6-4）。当遇到短暂和偶发的心律失常事件（包括不明原因的晕厥）时，可能需要长程的监测。

植入性心脏监测器（implantable cardiac monitor，ICM）是一种小的装置，植入到左侧胸部皮下（图6-5）可提供3~4年的电池寿命，通过远程传送数据。CARISMA研究纳入了297例LVEF≤40的AMI急性期患者，通过植入式心脏监测

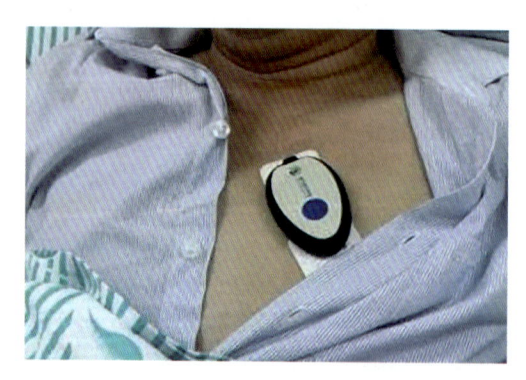

图6-4　图示体外长程心脏监测器：电极贴附在胸部皮肤上电池可供7~14d使用

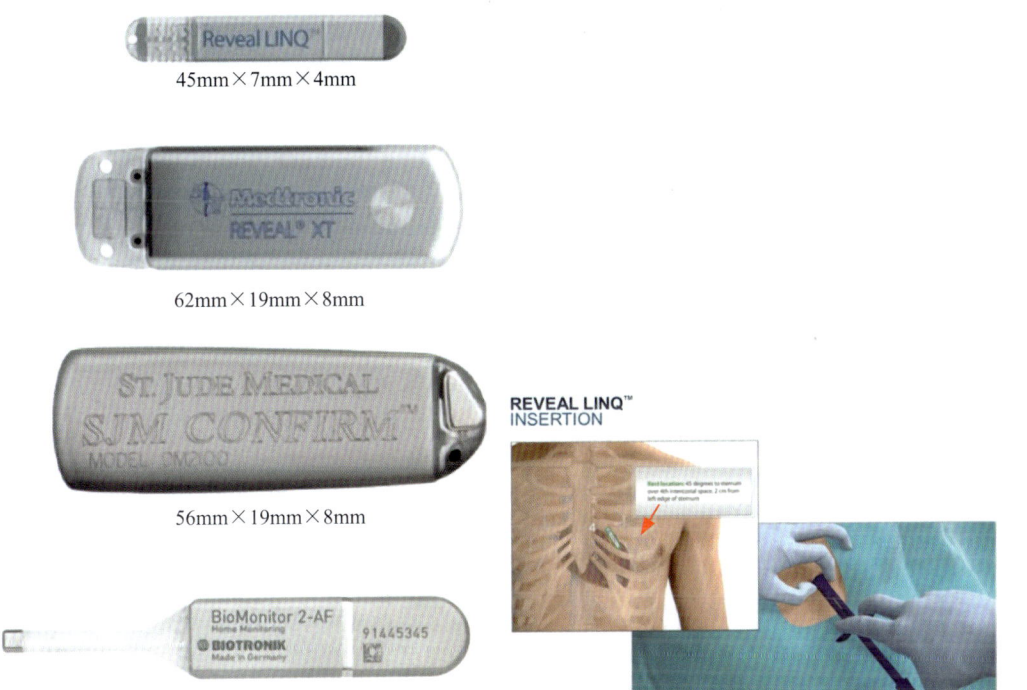

图6-5 植入式长程心脏监测器，A.不同型号的电池，B.为植入部位

器（ICM），在后续1.9年的随访期内，研究组检测到有137名（46.1%）受试者发生了心律失常，且与受试者CV死亡及全因死亡密切相关。

3.本例患者的诊断反思　本例患者反复晕厥发作已2年余，心电图及动态心电图均未发现明显的心律失常，头部MRA发现左侧大脑中动脉及双侧大脑后动脉有局限性狭窄。故考虑晕厥原因为短暂脑缺血发作，给予降压、降脂及抗血小板治疗无果，后来又有考虑为"癫痫"。直至本次晕厥跌倒致头部外伤，急诊心电图检出快速心房颤动，且二聚体不高时，才使心内科医师幡然醒悟，意识到阵发心房颤动可能是本例反复晕厥的原因。

阵发心房颤动为什么会发生晕厥？患者住院第三天曾发作心房颤动，持续约24h，用静脉注射西地兰转复，当时患者并没有晕厥发作。电生理检查给我们提供了答案（图6-3）。电生理测定了窦房结恢复时间（SNRT）：用快速心房调搏法（S1刺激）增快心房率，刺激强度用应激电流的两倍，刺激持续1～2min，使窦房结完全受抑制，然后突然停止心房调搏，窦房结经过一段"温醒"过程后恢复窦性心律。从最后1个刺激信号测量至恢复窦性心律的第1个窦性P波起点的时间为SNRT。反映窦房结的自动起搏功能。

正常SNRT应＜1600s，SNRT延迟是窦房结功能不全的一种表现。SNRT的长短与心房刺激频率有一定关系，图6-3提示：当S1刺激为500ms时，SNRT为1360s；当S1刺激为350ms时，SNRT为2728ms。说明本例有窦房结功能减退，且对快速的心房频率才显示很长的SNRT。至于多长的SNRT才会导致患者晕厥发作，应该不是一个恒定的节点，而是与SNRT长短、患者的体位、血压及患者对交感激活的敏感程度相关。综上，阵发心房颤动并不会引起晕厥，只有当阵发心房颤动同时合并有窦房结功能不全的患者才有可能发生晕厥。至此，对本例患者的晕厥有了初步答案，如果患者经心房颤动射频消融后再没有晕厥发作，才说明本例患者的晕厥有了最终答案。

【最后诊断】

①高血压3级伴左心室肥厚和心肌缺血；②2型糖尿病；③慢性稳定性冠心病，3支病变，左前降支冠状动脉支架成形术后；④阵发心房颤动伴窦房结功能不全，晕厥发作；⑤脑动脉粥样硬化病变。

患者自2022年6月10日做心房颤动消融术后，随访9个月，未再有晕厥发作，动态心电图也没有房颤心律。

【总结】

1. 阵发心房颤动伴窦房结恢复功能低下是导致晕厥的一个原因。
2. 原因不明的晕厥要用长程心律监测来发现偶尔出现的心房颤动，特别是具有高血压、糖尿病等伴有晕厥和跌倒的老年人，更需要警惕心房颤动的病因。

【陆东风教授点评】

晕厥（syncope）是由于大脑供血不足导致的短暂性意识丧失的一种状态。晕厥产生的原因无外乎两大类：神经性和心源性。心律失常致使心脏突然停跳或严重心跳减慢使心输出血量骤然减少，引起大脑短暂缺氧。心律失常性晕厥为晕厥原因的第二位，也是危险性最高的一类晕厥。

心房颤动（AF）是高龄老年人常见的一种严重的心律失常，其发病率和死亡率随着基础疾病的增加而明显增加。心房颤动导致的晕厥原因，见于以下几种情况：

第一，引起了脑栓塞并发症的发生。这种情况需要立即做脑部的CT检查和MR检查以明确诊断。

第二，因心房颤动心室率过快，导致的低血压休克。

第三，导致了严重的心动过缓。这种情况是由于窦房结或者房室结双结病变。患者有快慢综合征的问题，在心率减慢的情况下也会导致晕厥发生。

该患者有2年晕厥的病史，24h动态心电图检查并未发现明显异常，本次晕厥后在急诊和住院期间发现AF，电生理检查发现SNRT，说明有窦房结功能不全和快慢综合征的情况。所以强调发作时的心电图检查尤为重要！持续的心律监测和上面所提的植入性心脏监测器是今后发展的趋势。在目前大多数基层医院做不到的情况下，电生理检查和食道调搏也是检查出SNRT的关键。

病因明确后，治疗也就迎刃而解了。阵发性心房颤动射频消融术是治疗的首选。该患者出院后再未发生过晕厥。如果患者在住院期间未发现AF，电生理或食道调搏检查发现SNRT，也可选择植入起搏器治疗。

# 病例2 罕见的洋地黄毒性反应

【病例简介】

男性，83岁。时有发作性胸闷、心悸、心前区隐痛、全身无力及呼吸困难2周余，2022-06-11 16:00无明显诱因上述症状复发，且更严重，胸痛难忍、呼吸困难，遂

第6章　心房颤动并发晕厥

来南方医院急诊。急诊血气分析：酸碱度7.453，二氧化碳分压24.05mmHg，氧分压61.65mmHg，氧饱和度89.20%，细胞外碱剩余-6mmol/L，标准碳酸氢根20.40mmol/L。血气分析结果提示为代偿性代谢性酸中毒及低氧血症。

急诊室心电图提示快速心房颤动，可疑ST段抬高性急性心肌梗死（图6-6），血肌钙蛋白T 0.056ng/ml，前-脑利尿肽7242.00pg/ml，考虑为急性左心衰竭，给予新活素及硝酸甘油，病情稳定后于次日（2022-06-12）上午9：05收入心内科CCU。

追问病史有10年高血压及糖尿病病史，应用西格列订及阿卡波糖治疗糖尿病，未使用降血压药物，无卒中及晕厥发作史。

入住CCU后精神状态良好，脉率151次/分，血压133/86mmHg。心电示波为持续心房颤动，心室率为130～150次/分，脉氧99%～100%（鼻管吸氧状态）。

主要化验：空腹血糖17.87mmol/L，糖化血红蛋白10.1%，前-脑利尿肽1242pg/ml，肌酐137μmol/L，肾小球滤过率（GFR）40.89ml/min，血脂偏低，总胆固醇4.17mmol/L，肝功能及电解质正常。

心脏超声提示双心房扩大（左心房：54mm，右心房46mm），左心室50mm，右心室36mm室间隔中下段运动减弱，升主动脉增宽，二尖瓣中重度反流，三尖瓣中度反流，射血分数32.0%。X线胸片及胸部CT提示肺水肿（图6-7）。

入院当天15：30，静脉注射地高辛0.25mg，经过顺利。6月13日，房颤心室率仍时有高达150～180次/分，于当日18：19再次静脉注射地高辛0.25mg。19：33，相当静脉注射地高辛1小时24分，患者床边排便过程中，突发意识丧失，侧倒在地上，心电示波

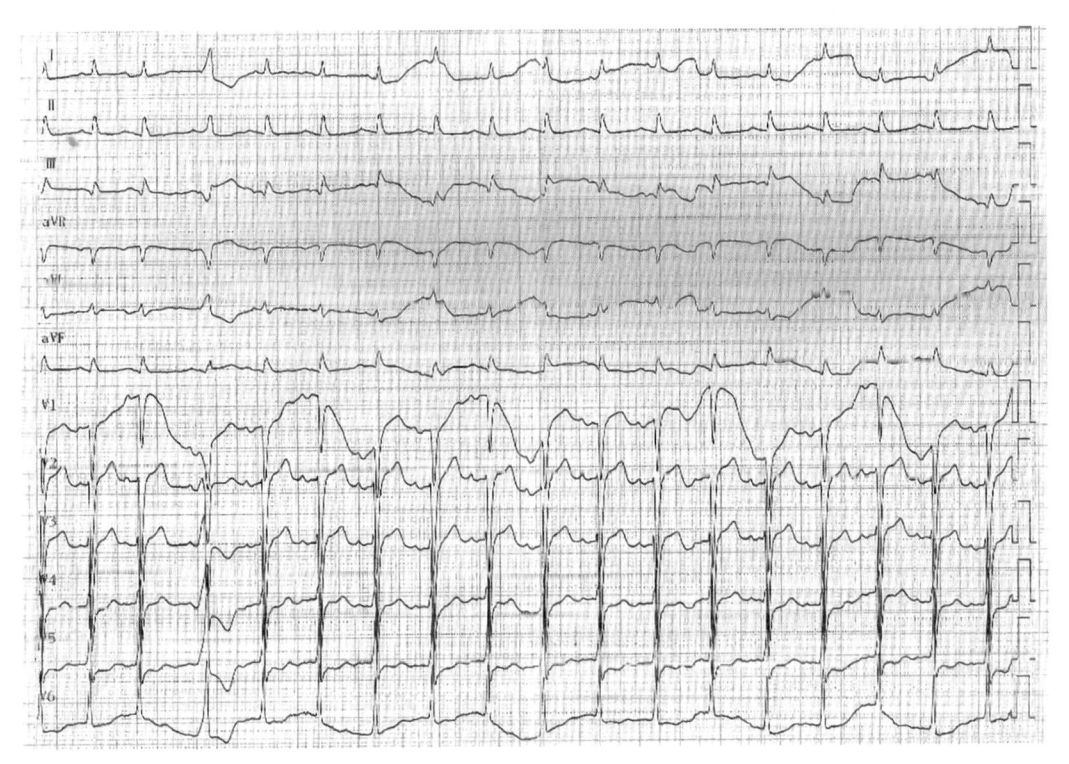

图6-6　2022-06-11 23：50心电图提示为心房颤动心律，心率108次/分V1～V3导联R波递增不良伴T波稍高耸

179

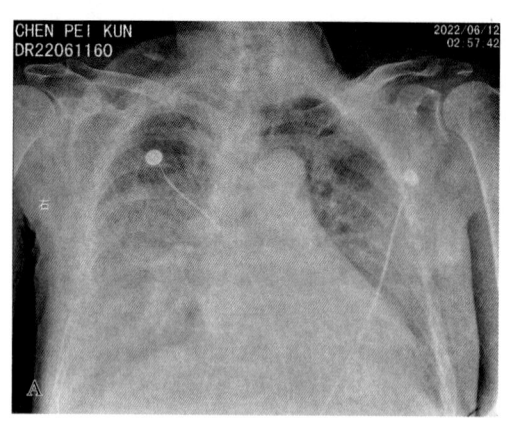

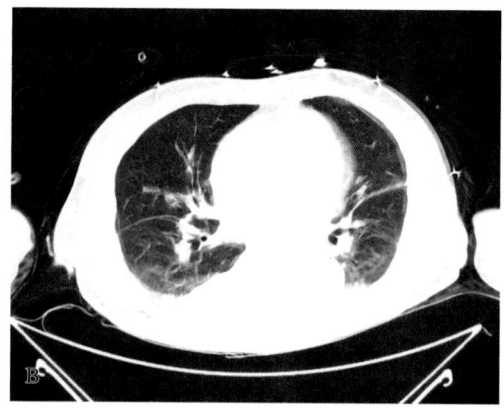

图6-7　A.X线胸片提示双肺渗出性病变，双侧肺门扩大，双侧胸腔积液，心影扩大；B.CT提示：双肺多发炎症，双侧胸膜增厚，双侧胸腔少许积液，邻近肺组织膨胀不全

为心脏停搏，立即给予心脏按压，简易呼吸气囊辅助呼吸，高流量吸氧8L/min，同步给予肾上腺素1mg静脉注射，4min后，19：37，患者呼吸恢复，苏醒，血压118/78mmHg，房颤心室率132次/分，脉氧92%。急查血钾4.09mmol/L，高敏肌钙蛋白0.097ng/ml，D-二聚体8.54μg/mlFEU。由于患者当日正在进行动态心电图检查，故心律失常发作全过程得以完整记录下来（图6-8）。

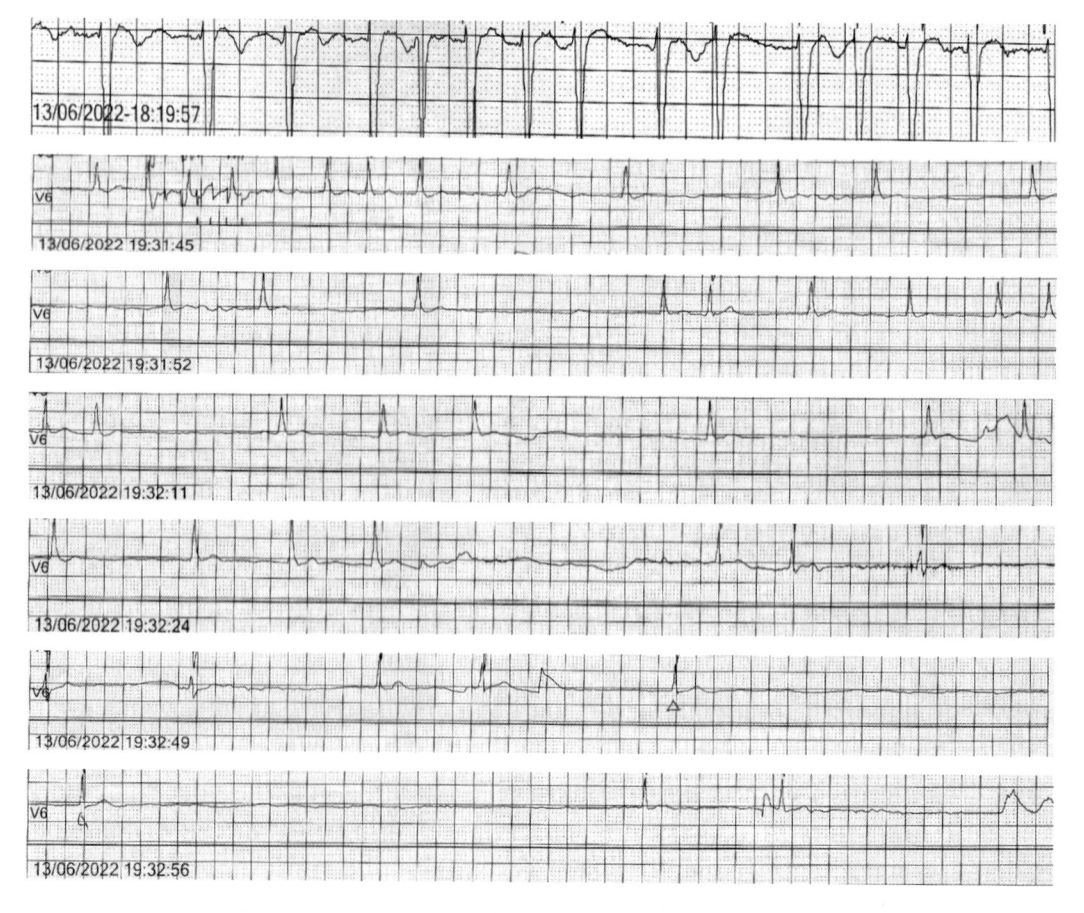

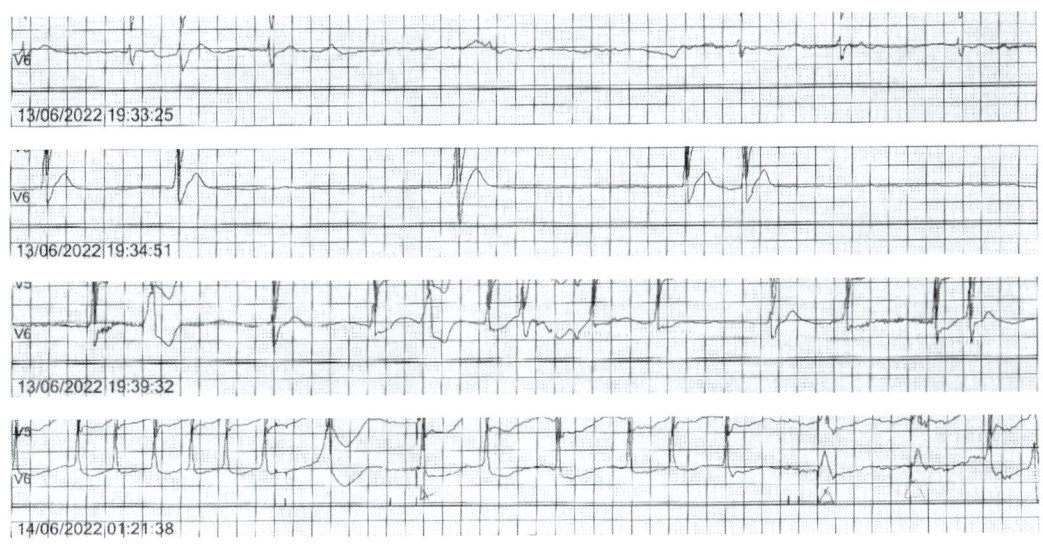

图6-8 动态心电图提示心律失常全过程：第一行18:10房颤律，123～186次/分。地高辛0.25mg静脉注射。第二行：19:31分（距注射地高辛后1小时21分钟），房颤律，心率开始减慢，至19:32:49～19:32:56，R-R间期长达6046ms，心率9次/分，相当心脏停搏。19:39:32开始，在肾上腺素等药物维持下，心率逐渐恢复，有频发室性期前收缩

心脏事件次日，一般情况稳定，继续新三联抗心力衰竭治疗，避免使用洋地黄类药物，同时抽出胸腔积液缓解症状。2022-06-16行冠状动脉造影，提示为三支冠状动脉病变，左主干冠状动脉正常。左前降支冠状动脉（LAD）及左回旋支冠状动脉（LCX）均显示多处严重狭窄，右冠状动脉（RCA）完全闭塞，有侧支供应。于LAD近中段植入两枚支架，用两枚药物球囊扩张LCX两处病变，血流均恢复良好（图6-9）。

患者于2022-06-20出院，嘱一周后返院处理心房颤动。出院主要带药：①三联抗栓药物，阿司匹林、氯吡格雷、利伐沙班，使用1个月后再调整；②抗心衰药物，诺欣妥、达格列净、螺内酯、呋塞米；③降糖和降脂药物，西格列丁和阿托伐他汀。

出院诊断：①缺血性心肌病：冠状动脉三支病变，支架成形术后，二尖瓣关闭不全（中重度）；②慢性心房颤动；③射血分数减低型心力衰竭，肺水肿；④糖尿病肾病，

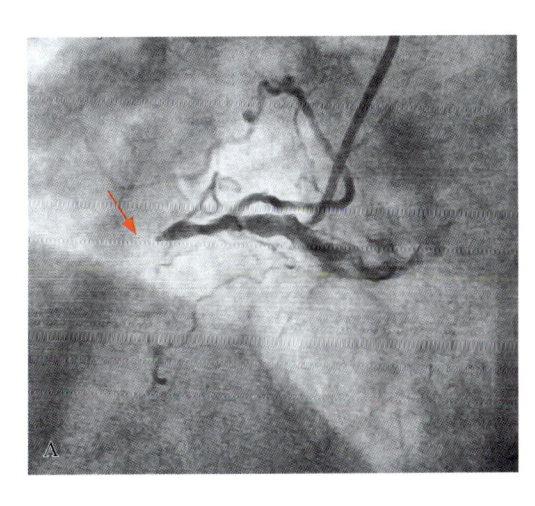

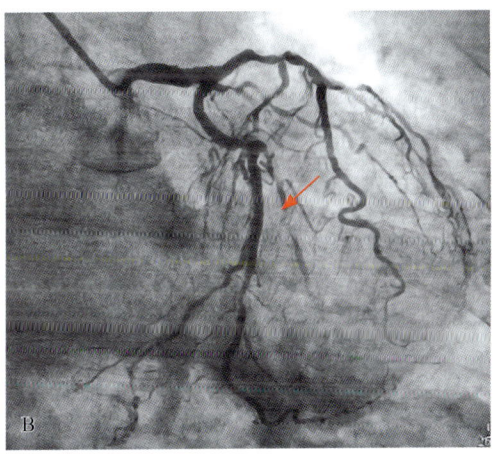

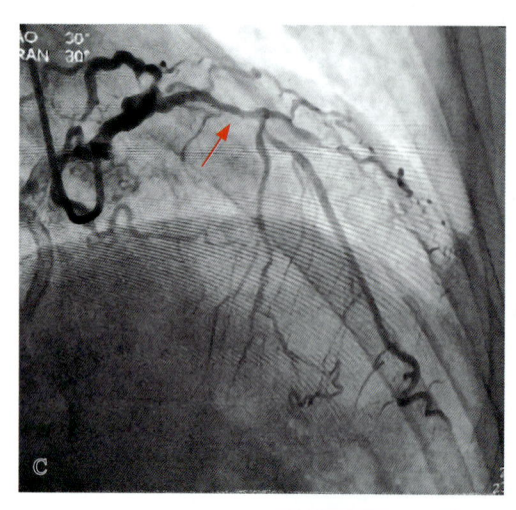

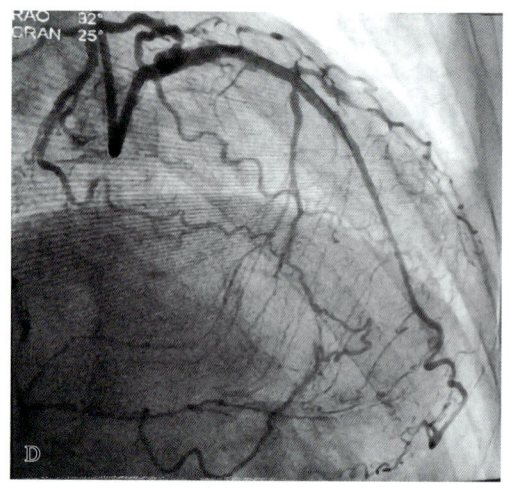

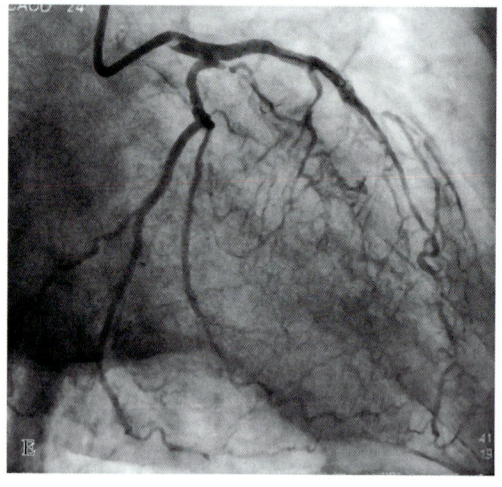

图6-9 图示冠状动脉三支病变。A.RCA全闭（箭头）；B.LCX的钝缘支（OM）弥漫狭窄（箭头）；C.LAD弥漫严重狭窄（箭头）；D.LAD支架成形术后；E.OM药物球囊术后

慢性肾功能不全，三期；⑤2型糖尿病；⑥洋地黄毒性反应：高度房室传导阻滞和心脏停搏。

【病例讨论】

1. 关于本例心脏病病因诊断　缺血性心肌病是慢性冠脉综合征的一种表现形式，是射血分数减少性心力衰竭最常见的原因。发生机制是由于既往的急性心肌梗死，或者是由于未被认识到的急性冠脉综合征事件使收缩功能隐袭性进行性下降。因此，缺血性心肌病是指因基础冠心病导致慢性左心室收缩功能不全的心力衰竭综合征。最主要的损害心肌收缩功能的病理生理基础是兼有纤维化性瘢痕和存活的但功能低下的心肌；高血压和糖尿病是最主要的易患因素。主要临床表现为多支冠状动脉严重病变及慢性心力衰竭。

本例患者有10年高血压和糖尿病病史，冠状动脉三支弥漫性病变，RCA完全闭塞，LAD及LCX-OM严重狭窄，LVEF仅有32%。临床表现在慢性心功能不全的基础上突发急性左心衰竭；在此基础上，继发缺血性二尖瓣关闭不全和心房颤动更加重了左心衰竭。同时，高血压及糖尿病合并的慢性肾功能不全既是冠心病的促进因素，又是心力衰竭诱因。

2.关于地高辛毒性反应　地高辛是由洋地黄植物衍生的强心苷，具有正性肌力作用，治疗充血性心力衰竭的收缩功能不全；此外，它是一种房室节阻断药物，治疗房性心动过速。地高辛的急性毒性作用多发生于药物过量，慢性毒性作用常见于急性肾损伤。

地高辛的治疗和毒性反应是通过损伤钠-钾ATP酶使细胞内钠的增加，导致减少钠-钙交换，细胞内钙增加。细胞内的高钙增加正性肌力作用，使心力衰竭患者症状改善。在毒性水平，自主性也可能增加。此外，地高辛通过减少房室结的变导作用增加迷走张力，控制心房过速性心律失常。

心力衰竭患者使用洋地黄约1%发生毒性反应，80岁以上的老年患者毒性反应的发生率可达3%以上。细胞内钙的增加和房室结阻滞是发生毒性的病理生理学基础；前者为自律性和正性肌力增加，后者为传导性减低。

地高辛治疗半衰期为30～40h，但在过量时情况会改变。地高辛主要由肾脏排泄，故老年人和慢性肾功能不全患者易发生中毒。地高辛水平在口服6h后达高峰，这是组织再分布后的结果，早期水平会很高。心脏毒性可在服用后8～12h延迟表现。最常见的毒性症状为胃肠不适，还可能有视觉方面异常，如蓝绿变色。心血管的症状有心悸、呼吸困难和晕厥，常表现为室性期前收缩和双向性室性期前收缩，以及洋地黄型的ST-T改变。老年人常见迷走症状，如头晕和疲劳。

当出现威胁生命的地高辛毒性反应时，如室性心律失常、高度心脏阻滞、低血压、有症状的心动过缓，可使用地高辛特异的抗体抗原结合片段（DSFab）。急性过量是指血钾超过5兆克/L（meq/L），成人急性服用地高辛超过10mg，儿童超过4mg，地高辛浓度超过15ng/ml（任何时间）或在口服后6h超过10ng/ml。

3.关于地高辛注射液　静脉注射起效时间5～30min，达峰时间1～4h，持续时间6h。注射给药易致不良反应，故仅适用于严重心力衰竭需要立即治疗的患者。

吸收后广泛分布到各组织，部分经胆道吸收入血，形成肝肠循环。血浆蛋白结合率低，为20%～25%，表观分布容积为6～10L/kg。代谢与排泄：地高辛在体内转化代谢很少，主要以原形由肾排除，尿中排出量为用量的50%～70%；地高辛消除半衰期平均为36h。

成人常用量。静脉注射：0.25～0.5mg，用5%葡萄糖注射液稀释后缓慢注射，以后可用0.25mg，每隔4～6h按需注射，但每日总量不超过1mg，维持量，0.125～0.5mg，每日1次。

关于地高辛和西地兰的差别：都属于强心药，两者区别：①西地兰又称去乙酰毛花苷，比地高辛起效时间快，属于速效洋地黄类药物。临床上西地兰使用注射剂，通常10～30min可以看到治疗效果，最佳治疗时间是给药后1～3h。地高辛常用剂型是片剂，可以用于心力衰竭患者日常治疗。②西地兰代谢成为地高辛，从而发挥治疗作用，西地兰是前体药物。在使用西地兰和地高辛时，应该注意两者都是治疗窗窄、个体差异大的药品，患者在使用后要密切监测相关反应，并且要进行相应指标的监测。

4.关于本例患者的洋地黄毒性反应　本例为缺血性心肌病，慢性心力衰竭基础上有急性左心衰竭发作，主要表现为持续性快速性心房颤动，心室率为150～180次/分，是使用快速洋地黄制剂的无争议的适应证。选用的地高辛注射液0.25mg（每支为0.5mg）加葡萄糖静脉注射，两次静脉注射相隔24h以上，应属于谨慎用药。但患者却在第二次用药后1小时24分发生心脏传导逐渐减慢至长达6s以上的心脏停搏，实属意外和罕见。

分析患者虽然右冠状动脉完全闭塞，会影响房室节传导功能，但患者从未发生过晕厥，且心房颤动心室率很快，说明房室节传导功能很好。是否此种背景会对洋地黄的迷走效应敏感？此外，患者属老龄，又存在慢性肾功能不全，这些是公认的易发生洋地黄中毒的诱因。

由于患者心脏停搏发生在CCU，故很快得到救治，目前狭窄的LAD及LCX冠状动脉已得到重建，下一步准备对心房颤动进行射频消融治疗，相信这些措施会改善患者的心功能和预后。我们会对患者进行不断地随访。

【总结】

洋地黄是一类治疗窗很窄的药物，虽然我们对洋地黄的应用已积累了多年的经验，但我们仍不乏遇到洋地黄中毒，说明这类药物对个体差异影响很大。

在没有心源性休克的情况下，洋地黄仍是快速心率房颤的最佳选择，但对老年人伴急、慢性肾功能不全，以及严重冠状动脉病变者，应用时须谨慎。

【陆东风教授点评】

缺血性心肌病导致的缺血性心力衰竭是心力衰竭的一种类型，也是最严重的临床综合征之一。其病因就是冠心病，是既往有陈旧性心肌梗死的病变、或者有急性冠脉综合征的病变后导致心肌发生纤维化性瘢痕，虽心肌存活但功能低下，进而导致心脏收缩功能下降而引起射血分数降低的心力衰竭。本病例患者三支冠状动脉血管严重狭窄病变，右冠完全闭塞，又有10年的高血压和糖尿病病史，加上快速型心房颤动和肾功能不全的助攻，射血分数只有32%的情况下，在慢性心力衰竭的基础上导致了急性左心衰竭。

毫无疑问，快速型心房颤动合并心力衰竭的首选用药是洋地黄类药物，包括口服和静脉注射的地高辛、西地兰。其既有增强心肌收缩的正性肌力作用，又可以控制心房颤动导致快速的心室率，从而改善临床症状。但是在纤维化瘢痕和功能低下的心肌，洋地黄类的正性肌力药的作用十分有限，而且容易发生洋地黄中毒，临床主要表现为各种心律失常，如该病例的房室传导阻滞甚至停搏，处理不及时可猝死；还可表现为原有的心力衰竭一度好转而又突然症状加重。故这一类的患者在使用洋地黄时一定要慎用。多少年来，人们一直在寻找代替洋地黄类的正性肌力的药物，如β受体激动剂、磷酸二酯酶抑制剂、钙离子增敏剂等，但一直没有取得令人信服的效果。对于快速型心房颤动合并缺血性心肌病急性左心衰竭的患者，在谨慎少量使用洋地黄、无效的情况下可用胺碘酮（又名乙胺碘呋酮、可达龙）来降低增快的心室率。

急性左心衰竭的治疗还包括镇静、利尿剂、血管扩张剂，正性肌力药和抗凝治疗对该患者尤其重要。对于治疗顽固性、难治性心力衰竭的最终选择还有心脏移植，但价格昂贵，供体难寻。

# 第7章

# 特殊的心肌病病因

非缺血性扩张型心肌病（nonischemic-dalated cardio myopathy，NI-DCM），即非冠心病所致的扩张型心肌病，是一个表型，约40%找不到病因，常诊断为特发性的，实测为基因及遗传因素所致。NI-DCM常见病因有急性心肌炎进展、心动过速、代谢综合征、酒精中毒等。本章所收集的血管炎性周围神经病、贫血、慢性阻塞性肺疾病、睡眠呼吸暂停和应激等病因导致的左心功能不全是对NI-DCM的病因补充。此外，本章还收集了心尖闭塞、局灶性左心室肥厚、先天性肝动静脉瘘等心脏结构改变引起的心力衰竭。病例5报道了一例以急性肝衰竭为突出表现的NI-DCM。

## 病例1 周围神经病合并心力衰竭

【病例简介】

女性，53岁。双足底麻木感6个月，双下肢无力2个月，症状逐渐加重，近1个月余不能自行站立和行走，同时出现手指和足趾发作性苍白、青紫。门诊超声心动图提示左心室扩大伴左室射血分数下降，于2021年9月21日入南方医院心内科。查体：神志清，言谈自如，慢性病容，行走需搀扶，消瘦，贫血外貌，甲床苍白，四肢肌肉萎缩（图7-1）。生命体征正常，心律整齐，心音正常，无心脏杂音。全身查体无特殊阳性体征。

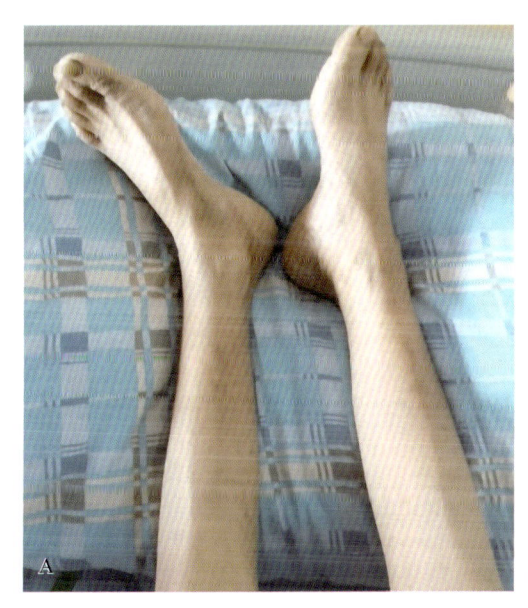

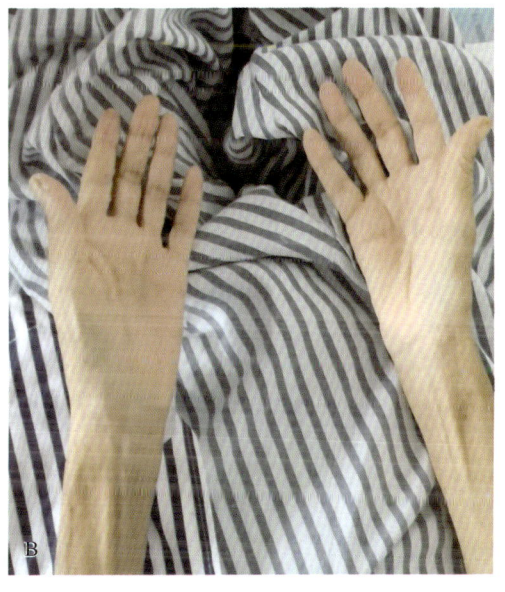

图7-1 双下肢肌肉萎缩（A），双手拇指和小指曲肌及展肌（大小鱼际）均萎缩（B）

1. 神经系统检查 脑神经未见异常（Romberg征未查），双小腿明显肌肉萎缩，双上肢肌力4～5级，双手十指苍白。髂腰肌肌力3级，股四头肌肌力4级，踝、趾伸屈肌力0级。双踝以下痛觉减退，音叉振动觉减退。双侧桡骨膜反射（＋），双膝反射（＋），双踝反射（-），病理征（-）。站立需扶持。肌电图检查示周围神经损害（轴索损害，运动、感觉均受累，下肢重）。神经内科会诊意见：周围神经病，血管炎周围神经病可能性大。

2. 腓肠神经＋腓肠肌组织病理检查结果 ①血管改变。常规组织化学及半薄切片甲苯胺蓝染色提示小血管壁及周围见散在炎症细胞浸润；免疫组织化学染色提示神经外膜及神经束内散在CD68细胞；个别血管周围少许CD4细胞；神经束内及血管周散在CD8细胞。神经束内个别小血管壁玻璃样变性，神经外膜、肌束膜内均可见到明显增厚伴炎症细胞浸润或包绕的血管（图7-2）。②神经/肌肉损害表现。神经束内大、小有髓纤维重度减少，仅个别残存，骨骼肌病理可见少许散在的坏死、空泡样变肌纤维，可见选择性2型肌纤维萎缩，符合失用性萎缩改变。结论：（腓浅神经）镜下送检组织形态学符合血管炎性周围神经病病理改变（图7-3）。

3. 心血管系统检查 心脏物理检查无异常发现。心电图为窦性心律，偶发室性期前收缩，V2～V6导联T波浅倒置（图7-4）。超声心动图：左心房扩大（45mm），左心室普遍运动减弱，LVEF 41%。CMR提示左心房及左心室稍增大，LVEF 45.21%，左心室中间段下壁心肌变薄，室壁运动减弱，伴条片状延迟强化（LGE），代表心肌有纤维化或瘢痕（图7-5）。

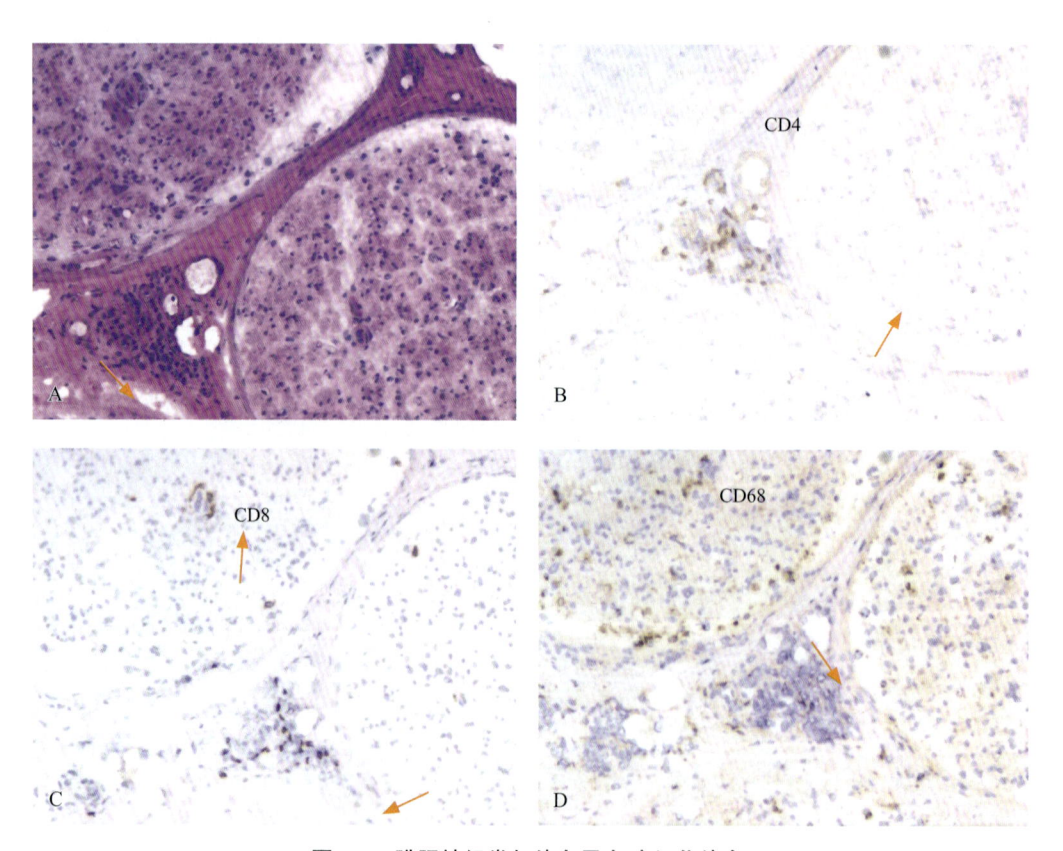

图7-2 腓肠神经常规染色及免疫组化染色

第7章 特殊的心肌病病因

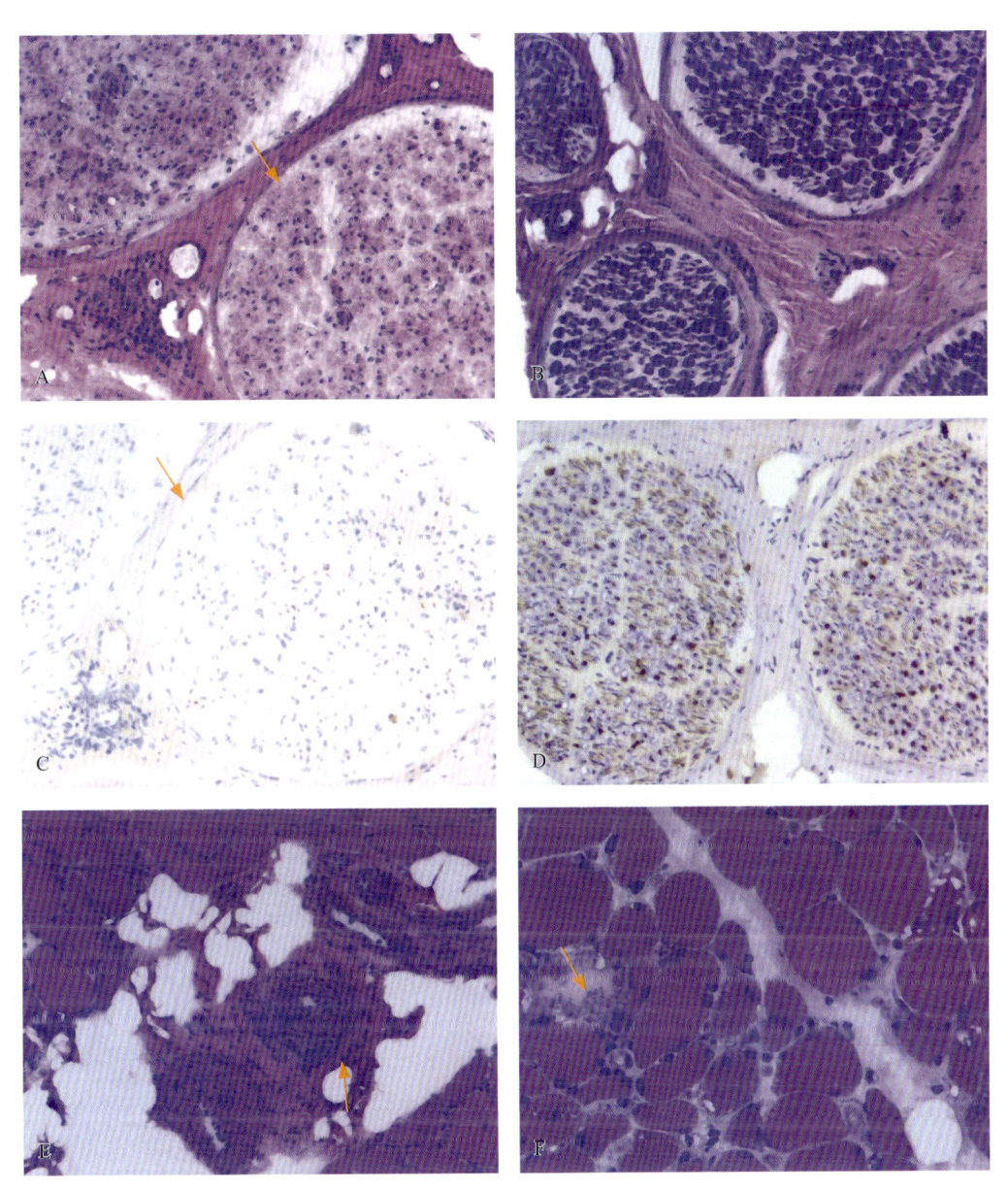

图7-3 A.有髓纤维（箭头所指）与正常对照（B），仅个别残存；C.无髓纤维（箭头所指）与正常对照（D）仅零星残存；E.肌活检可见肌束间血管壁明显增厚；F.可见肌纤维坏死和空泡样变

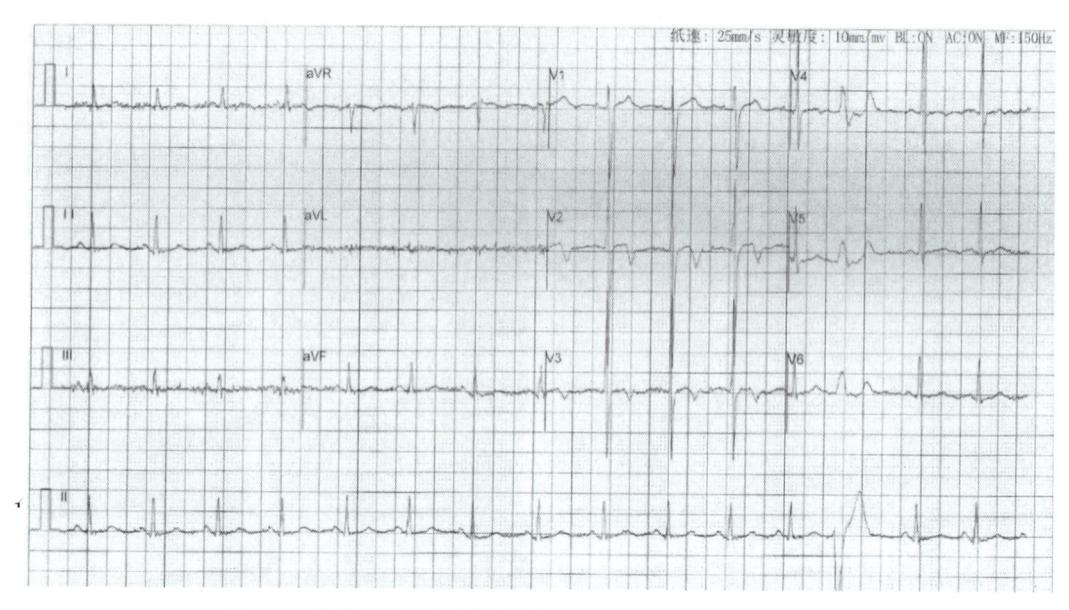

图7-4 窦性心律,偶发性室性期前收缩,前壁导联T波倒置

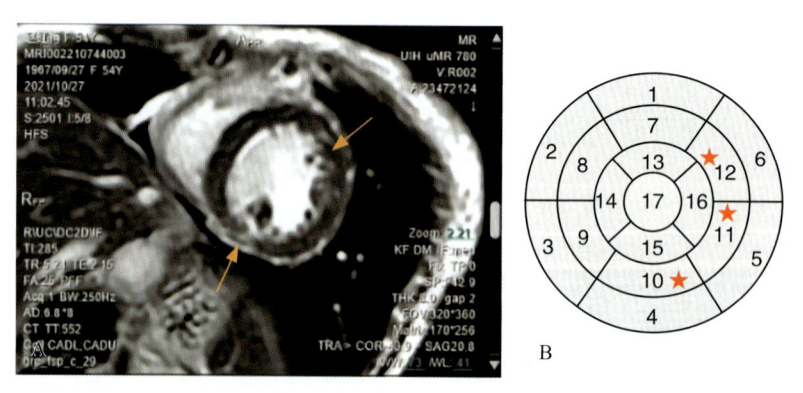

图7-5 CMR。A.下方箭头所指代表左心室中间段下壁,相当第10段(B.模式图星标所示)心肌变薄,局部有片状LGE,上方箭头代表左心室侧壁,相当第11、12段有条状LGE(星标所示)

4.主要的实验室检查结果

(1)贫血:血红蛋白7.9g/L,红细胞计数$3.66\times10^{12}$/L,红细胞比积0.266,平均红细胞体积72.7fl,平均红细胞血红蛋白量21.6pg。铁(Fe)离子2.3μmol/L,转铁蛋白1.38g/L,转铁蛋白饱和度6.3%,总铁结合率36.5μmol/L。

(2)炎性指标:C反应蛋白(CRP)96.21mg/L,红细胞沉降率40mm/1h,白蛋白31.6g/L。

(3)自身免疫16项中:①抗核抗体(++),定量值为50.43U/ml;②抗ssA抗体(+++),Sm抗体定量正常,Sm/RNP抗体定量正常。

(4)血管炎指标:抗中性粒细胞胞质抗体(CANCA-Pr3)1.50U/ml,抗中性粒细胞胞质抗体(PANCA-Mpo)88.5U/ml。

(5)心血管指标:前-脑利尿肽(pro-BNP)13 675.00~25 746.00pg/ml,高敏肌

钙蛋白 T 0.377ng/ml。

（6）尿蛋白：尿白蛋白/肌酐比值5.62mg/mmol，尿白蛋白定量40.4mg/L，尿微量白蛋白定量40mg/24h。

（7）其他：$T_3$、$FT_3$减低，TSH正常，糖化血红蛋白（HbA1c）5.6%，血清免疫固定电泳无异常条带，心磷脂抗体正常，肝功能及肾功能正常。

【诊断分析】

1.明确诊断为血管炎性周围神经病

（1）具有周围神经病临床特点：表现为四肢远端为主的肌力减退、肌肉萎缩，长手套、袜套样分布的深浅感觉异常；局部组织病理检查提示神经损害。

（2）电生理检查证据：肌电图检查示周围神经损害（轴索损害，运动、感觉均受累，下肢严重）。

（3）病理检查证据：腓肠神经、腓肠肌组织病理检查具有血管炎改变，可见神经纤维明显减少。

2.患者同时具有风湿病的一般临床特点　表现有雷诺现象（手指及足趾阵发苍白及发紫）、口干、红细胞沉降率快、CRP增多、贫血、血清白蛋白减少、尿蛋白及微量白蛋白增多、抗核抗体（＋|）、定量增多、SSA抗体（＋＋＋）、抗中性粒细胞胞质抗体（PANCA）明显升高。

3.患者有心肌损伤及心功能不全　表现为轻度左心扩大，左室射血分数下降，肌钙蛋白轻度升高，前-脑利尿肽明显升高，CMR提示局部心肌变薄，左心室散在LGE。无冠心病、糖尿病、高血压及瓣膜受损，无白塞病特征。虽未行心内膜心肌活检，但从一元论思考，心肌病变可能与血管炎相关。

4.最后诊断　系统性血管炎，血管炎性周围神经病伴心肌病变。

【病例讨论】

1.系统性血管炎的心脏损害（表7-1）　血管炎是风湿免疫领域的一个疑难杂症，心脏是血管炎常见的受累器官。血管炎是一组以血管壁或血管周围组织炎症伴有纤维素样坏死为主要表现的异质性疾病，可分为原发性和继发性两种。当多系统、多脏器受累伴或不伴全身表现时，即为系统性血管炎。

系统性血管炎心脏损害表现多样，包括心肌炎、心力衰竭、心包炎、心律失常、冠状动脉炎、心脏瓣膜病、心腔血栓形成。不同心脏损害的临床表现也不相同。

血管炎心脏损害的诊断是基于临床病史、体格检查、实验室检查、影像学检查等综合判断，有时甚至需依靠病理诊断。磁共振成像在早期诊断心脏损害的不同类型以及评估功能与预后具有优势。不同血管炎的临床表现、实验室检查、影像学检查及组织表现具有相应的特点，常见的血管炎心脏损害鉴别见表7-1。

2.慢性病贫血的机制　慢性病贫血又称炎症性贫血，临床常见于引起长期免疫激活的病症，包括感染、自身免疫病和癌症，近期还扩展到慢性肾病、心力衰竭、慢性肺病和肥胖。慢性病贫血的机制如下。

（1）炎症激活细胞因子，并使铁平衡的调节障碍，阻断肠道铁的吸收，使铁在网状内皮细胞储留，限制了红细胞生成所需的铁供应。

（2）炎症介质诱导红细胞半衰期缩短、抑制红细胞生成素对贫血的反应和抑制红细胞分化。

　　慢性病贫血是临床常见的病症，是疾病严重性的一个标志。根据检测铁离子、转铁蛋白、铁蛋白和细胞因子水平可区分单纯缺铁性贫血、单纯慢性病贫血和兼有缺铁的慢性病贫血（表7-2）。本例患者属兼有缺铁的慢性病贫血，除控制血管炎外，还应补充铁剂。

表7-1　系统性血管炎心脏损害鉴别

| | | | | |
|---|---|---|---|---|
| 原发性血管炎 | 大动脉炎 | 无特异性指标，活动期ESR、CRP水平升高 | 全层肉芽肿性动脉炎 | 心绞痛、急性心肌梗死、冠状动脉狭窄或闭塞、心肌炎、充血性心力衰竭、心脏瓣膜病 |
| | 肉芽肿性多血管炎 | 活动期ESR、CRP水平升高 | 肉芽肿性动脉炎 | 心包炎、心肌炎、心肌梗死、充血性心力衰竭、心包积液 |
| | 川崎病 | 活动期ESR、CRP水平升高 | 动脉周围炎及内膜炎 | 心包炎、心肌梗死、心肌炎、冠状动脉瘤、心包积液、心律失常 |
| | 白塞病 | 活动期ESR、CRP水平升高 | 坏死性血管炎 | 急性或慢性主动脉关闭不全、心肌炎、心包炎、冠状动脉血管炎、冠状动脉瘤和室壁瘤、心脏内血栓形成 |
| | 嗜酸性肉芽肿性多血管炎 | 嗜酸性粒细胞升高、ANCA阳性 | 嗜酸性粒细胞浸润，肉芽肿形成和坏死性血管炎 | 心绞痛、急性心肌梗死、嗜酸性粒细胞性心内膜炎、冠状动脉血管炎、心脏瓣膜病、充血性心力衰竭、高血压、心包炎、心包积液、心律失常 |
| | 显微镜下多血管炎 | ANCA阳性 | 肉芽肿形成和坏死性血管炎 | 心肌梗死、心包炎、冠状动脉狭窄、心力衰竭、心脏瓣膜病 |
| 系统性疾病 | 系统性红斑狼疮血管炎 | 补体低下、自身抗体阳性（ANA、抗ds-DNA、抗Sm抗体等） | 血管炎 | 心包炎、心脏瓣膜病、心包积液等 |
| 感染性疾病 | 病毒或细菌感染 | ESR、CRP水平升高、ASO滴度升高、血培养阳性 | 病原菌直接作用或免疫反应 | 心脏瓣膜赘生物、心包炎、心肌炎 |

表7-2　不同贫血原因的实验室检查鉴别

| 缺铁性贫血 | 慢性病贫血＋缺铁性贫血 | 慢性病贫血 |
|---|---|---|
| 铁离子减少 | 铁离子减少 | 铁离子减少 |
| 转铁蛋白增加 | 转铁蛋白减少 | 转铁蛋白减少/正常 |
| 铁蛋白减少 | 铁蛋白减少 | 铁蛋白正常/增加 |
| 细胞因子正常 | 细胞因子增加 | 细胞因子增加 |

## 【后续病情变化】

患者明确诊断后在风湿免疫科行激素+环磷酰胺治疗，门诊随诊，出院1个月后门诊病历记录可短距离自行行走，但复查贫血和低蛋白血症无明显改善，出现剑突下疼痛。出院约2个月，因腹痛急性加重就诊于我院急诊抢救室，完善检查CT示报危急值：腹盆腔多发游离积气，考虑消化道穿孔可能，食管及胃、小肠肠管多发扩张积液、积气，考虑肠梗阻。准备手术过程中患者病情出现变化，血压下降，立即输血、去甲肾上腺素维持血压，安排急诊手术，术中探及小肠全肠坏死、右半结肠坏死、小肠距屈氏韧带1m处坏死穿孔，需切除小肠全长、右半结肠，手术范围大、风险高，手术医师向患者家属详细交代病情，家属拒绝手术，自动离院。

## 【管玉青教授点评】

血管炎周围神经病的相关概念：血管炎（vasculitides）是因血管壁炎症和坏死导致多系统损害的一组自身免疫病。分为原发性血管炎和继发性血管炎。

原发性血管炎是指不合并另一种已明确疾病的血管炎，根据受累血管的大小分为大血管炎（巨细胞动脉炎、大动脉炎）、中血管炎（结节性多动脉炎、川崎病）、小血管炎（ANCA相关血管炎、免疫复合物性血管炎）等。

继发性血管炎继发于结缔组织病（狼疮、类风湿、结节病等）、感染（丙肝、乙肝、梅毒等）、肿瘤、药物等。

血管炎性周围神经病（vasculitic peripheral neuropathy，VPN）是由神经滋养血管病变引起缺血性轴索损伤导致的周围神经病变，由于周围神经代谢需求高、缺乏侧支血流，所以血管炎非常容易导致神经损害。VPN可以是独立的疾病过程［仅影响周围神经系统的非系统性血管炎（NSVM）］，但更常见为系统性血管炎的临床表现之一（系统性血管炎累及周围神经内血管），系统性血管炎中容易导致周围神经损害的有结节性多动脉炎、显微镜下多血管炎、类风湿性血管炎等。VPN典型临床表现为多发性单神经病，常伴疼痛，可累及运动、感觉、自主神经纤维，常呈亚急性阶梯样进展或进行性恶化的病程。系统性血管炎如不及时治疗有较高的死亡率，而NSVN则通常不会危及生命。

VPN神经电生理检查可发现非对称性、非长度依赖性轴索损害表现。周围神经活检发现血管炎改变是诊断VPN的金标准。病理改变：周围神经活检中可见的受累血管为中、小血管（直径10～350μm），炎症可累及神经内膜、神经束膜的微血管、小动脉、小静脉，可见血栓形成和坏死，导致不同程度的轴索变性。确诊血管炎的病理学标准是血管炎症改变合并血管破坏表现，后者又可分为活动性病变（如纤维素样坏死，内膜破坏或缺失，内弹力层的消失或断裂，平滑肌细胞的消失或断裂，急性血栓形成，出血，白细胞增生）和慢性病变（如内膜增生，中膜纤维化，外膜或外膜周围纤维化，慢性血栓形成伴或不伴再通）。

抗中性粒细胞胞质抗体（antineutropil cytoplasmic antibody，ANCA）是与原发性血管炎相关的自身抗体。ANCA的靶抗原为中性粒细胞胞质内各种成分。ANCA主要分胞质型（C-ANCA）和核周型（P-ANCA）两种，其靶抗原分别为蛋白酶3（PR3）和髓过氧化物酶（MPO），当中性粒细胞被外来或自身抗原攻击后，巨噬细胞所释放的细胞因子将其胞质内的靶抗原转移到细胞膜表面，部分被中性粒细胞释放到细胞外，在黏附分子作用下附着于血管内皮细胞的表面,而形成的ANCA与之相结合,导致中性粒细胞脱颗粒,出现反应性氧分子,释放蛋白溶解酶等过程,使局部血管受到损害。

ANCA(抗中性粒细胞胞质抗体)相关性血管炎(AAV):是指与ANCA密切相关的原发性坏死性小血管炎,以寡或无免疫复合物沉积为突出特点。临床表现多样,可有肾脏、皮肤、呼吸道、耳鼻喉及神经等多系统受累,根据2012年Chapel Hill共识会议(CHCC)将AAV分为显微镜下多血管炎(MPA)、肉芽肿性多血管炎[GPA,原韦格纳肉芽肿病(WG)]和嗜酸性肉芽肿性多血管炎[EPGA,原Churg-Strauss(综合征CCS)]。AAV类型因地域和人种不同,而具有较大差异,我国以MPA为主,占80%。

本例患者以双下肢麻木、无力症状起病,在不同级别的医院辗转多次就医,未明确诊断,症状逐渐加重,病史中双侧肢体麻木无力症状不对称。发病6个月后就诊于我院急诊,以心功能不全收入心内科,行冠状动脉造影未见异常,说明无大血管受累,之后完善神经传导/肌电图检查,结果提示周围神经轴索损害,运动、感觉均受累;神经肌肉联合活检神经束膜、肌束膜内均可见到明显增厚,伴炎症细胞浸润或包绕的血管,神经束内神经纤维重度减少,仅个别残存,骨骼肌病理可见少许散在的坏死、空泡样变肌纤维。结合患者临床表现,P-ANCA明显升高等,血管炎周围神经病诊断成立。患者同时有典型雷诺现象、贫血、口干、CRP升高、红细胞沉降率增快等,支持系统性血管炎。确诊后在风湿免疫科进行激素+环磷酰胺治疗,门诊随访,神经系统症状曾一度改善,治疗后8~9周患者已可短距离行走,但出现腹痛,最终在发病约9个月、治疗2个月余后因突发急腹症再次入急诊,急诊行开腹探查术,术中探及小肠全长及右半结肠坏死伴局部穿孔,肠蠕动消失,患者家属无法接受手术风险及术后肠外营养治疗费用,放弃治疗离院,患者疾病已得到确诊,治疗过程中出现此严重并发症导致不良预后,非常可惜,此病例的心脏、消化道病变考虑为系统性血管炎累及心脏、肠道小血管所致,通过对此病例的总结学习,我们可以再次认识到系统性血管炎是一组可以累及多系统的高死亡率疾病,强调了血管炎及时诊断、治疗的必要性。

【李娟教授点评】

患者多系统多器官受累,含括血液系统、神经系统、肌肉骨骼、心脏、肾脏、消化系统、血管炎症。需排查结缔组织病(如炎性肌病、干燥综合征)、消化系统疾病(如肿瘤)等可能。

(一)炎性肌病

炎性肌病包括皮肌炎(DM)、多发性肌炎(PM)、免疫介导的坏死性肌病(IMNM)及包涵体肌病(IBM)等。这些疾病的临床表现通常为肌肉酸痛乏力、皮疹等;实验室检查通常表现为肌酶谱升高、肌炎特异性自身抗体阳性,肌电图提示肌源性损害等;组织病理学表现为肌肉组织炎症浸润。

患者双下肢麻木乏力,入院查体提示四肢肌肉萎缩,髋腰肌肌力3级,股四头肌肌力4级,踝、趾伸屈肌力为0级,需考虑炎性肌病的可能。但患者入院查肌酶谱、肌炎特殊抗体均未见异常,肌电图提示神经源性损害,肌肉活检提示血管炎症浸润为主,为血管炎症导致的肌纤维萎缩,符合失用性萎缩改变。依据2017年EULAR/ACR炎性肌病分类标准,患者炎性肌病诊断证据不充分。

## （二）消化系统疾病（如肿瘤）

53岁女性患者，已绝经，绝经后无异常阴道出血。入院查血常规提示中度贫血，小细胞低色素贫血，完善铁代谢提示缺铁性贫血，但亦不除外其他疾病导致贫血可能。患者入院多次查粪便隐血试验OB（＋），追查病历发现患者2021年9月即有腹部间歇性隐痛，每次持续2h左右便可自行缓解，2021年9月～2021年10月体重下降5kg，查"Hb 73～92g/L，ALB 18.4～31.6g/L。肝胆胰脾彩超未见异常"。患者为53岁女性，已绝经，长期中度贫血，1个月内体重下降5kg，多次查粪便隐血阳性，在考虑缺铁性贫血、地中海贫血、结缔组织病等所导致贫血的同时，应警惕消化道肿瘤的可能，而患者全腹CT、腓肠神经+腓肠肌组织病理提示血管炎，亦需考虑消化道肿瘤，继发血管炎可能，可完善胃肠镜、胃肠活检，必要时可进一步完善PET-CT协助诊断。

## （三）干燥综合征

干燥综合征是一种慢性自身免疫性炎症性疾病，特征为泪腺和唾液腺功能下降，但干燥综合征的临床表现既有外分泌腺受累，也有腺体外疾病的特征。

1. 雷诺现象　据报道，13%～30%的SS患者有雷诺现象。

2. 血管炎　原发性干燥综合征患者的血管炎发生率约为10%。其通常累及毛细血管、微动脉和微静脉，从而导致小血管血管炎的典型临床表现。少数患者可能出现中等大小动脉的坏死性血管炎，其表现类似于结节性多动脉炎。

3. 肌肉　SS患者可能会出现以近端肌无力隐袭性起病为特征的轻度炎性肌病，或亚临床的轻度炎性肌病，文献中的发病率为2.5%～47%。

4. 心脏和心血管系统　SS可能与心血管疾病风险增加相关。可能会发生心包炎和心肌病。SS是动脉壁增厚、脑血管事件和心肌梗死、静脉血栓栓塞症、高血压的独立危险因素。在SS心肌细胞纤维化的发病机制中，炎症发挥着重要作用。当心肌细胞暴露于炎症环境中，如TNFα、IL-1β和IL-6细胞因子表达增加，以及单核细胞趋化蛋白1、IL-8和双糖链蛋白聚糖表达上调，导致α-SMA、骨桥蛋白和赖氨酰氧化酶的过表达，使心脏成纤维细胞转化为肌成纤维细胞。

5. 神经系统疾病　约10%的SS患者有周围神经病病变。SS的神经病综合征主要是轴突性感觉和感觉运动多神经病，表现为远端感觉神经病症状伴远端感觉异常，检查显示远端感觉障碍，包括轻触觉、本体感觉和振动觉。若有无力则通常为轻度，累及足趾屈肌和伸肌。深腱反射可能减弱或消失，特别是跟腱，其中部分患者存在血管炎性神经病，神经活检发现神经外膜和血管周围淋巴细胞浸润。

6. 血液系统　SS的血液系统损害常表现为血细胞减少（贫血、白细胞和血小板减少）。

7. 肾脏　SS患者可出现间质性肾炎、肾小管功能障碍和肾小球疾病。

## （四）结节性多动脉炎

结节性多动脉炎是一种以中小动脉的节段性炎症与坏死为特征的非肉芽性血管炎。①PAN的神经系统受累以周围神经系统受累多见，为40%～60%，主要是多发性单神经炎和（或）多神经炎，通常既有运动神经也有感觉神经功能缺陷，多在早期出现，表现为手腕或足下垂。约40%患者出现中枢神经受累，多在晚期出现，可出现抽搐、意识障碍、脑血管意外等。②PAN胃肠道受累不少见，但常不容易识别且进展迅速，甚至危及生命。PAN胃肠道受累的临床表现以腹痛最常见，常为持续性钝痛，进食后加重，其次为消化道出血，而脾梗死、肠梗阻、胃肠道溃疡相对少。动脉受累的表现以狭窄和扩张最常见，其余有动脉瘤、血管闭塞、串珠样改变。③PAN的肾脏受累包括组织梗死或血肿，通常由肾微动脉瘤破裂引起。肾脏梗死在临床上可出现急进性肾衰竭，会产生镜下血尿甚至肉眼血尿、细胞管型、蛋白尿、肾性高血压、肾病综合征。PAN的肾脏免疫荧光阴性，肾小球无明显活动性炎症，广泛基底膜皱缩，呈缺血改变，提示肾小球血供障碍。肾脏受累患者的血管造影显示肾脏梗死，多发性狭窄和（或）消化道和肾动脉分支的微动脉瘤。④10%～30%的患者有心脏受累，以青壮年男性多见。主要表现为心肌肥大、心脏扩大、收缩功能不全及二尖瓣反流、心包炎和心律失常等。PAN冠状动脉受累造成的心肌缺血常见，心包积液并不常见。冠状动脉病变包括狭窄、扩张、广泛冠状动脉动脉瘤、急性冠状动脉剥离和破裂，部分患者会出现血管痉挛。⑤PAN的骨骼肌肉表现常见，肌痛占30%～73%，通常肌酸激酶正常。一般肌肉磁共振表现为炎症改变。⑥结节性多动脉炎病理：初期血管内膜下水肿，纤维素渗出，内壁细胞脱落、相继中层可有纤维素样坏死，肌纤维肿胀、变性、坏死。全层可有中性粒细胞、单核细胞、淋巴细胞及嗜酸性细胞浸润引起内弹力层断裂，可有小动脉瘤形成。由于内膜增厚，血栓形成，管腔狭窄致供血的组织缺血，随着炎症逐渐吸收，纤维组织增生，血管壁增厚甚至闭塞，炎症逐渐消退，肌层及内弹力层断裂部由纤维结缔组织替代，形成机化。以上各种病理变化在同一患者常同时存在。

患者为53岁女性，入院查"自身抗体：ANA（2+）颗粒核仁型1:640，SSA（3+），血管炎四项：P-ANCA（+），PANCA-Mpo 88.5U/ml（-5）。唇腺活检：局部间质中间少量淋巴细胞、浆细胞浸润，提示唾液腺组织轻度慢性炎症"（无眼科评估，无唾液腺ECT），根据2012年ACR干燥综合征分类标准，考虑符合干燥综合征诊断。患者"血管炎四项：P-ANCA（+），PANCA-Mpo 88.5U/ml"，但AAV是一类坏死性血管炎，主要累及小血管，患者以中小动脉受累为主，患者亦无耳鼻喉、呼吸道受累症状，且几乎所有系统性风湿病中都有ANCA阳性的报道，包括类风湿关节炎、系统性红斑狼疮、干燥综合征、炎性肌病等，且大多数为P-ANCA阳性，这些疾病中ANCA阳性的临床意义尚不明确。根据2022年ACR/EULAR血管炎分类标准，确诊ANCA血管炎前应排除类似血管炎的其他诊断，结合患者症状、相关检验检查，考虑干燥综合征血管炎病变可能性大，目前ANCA相关血管炎诊断证据尚不充分。

而患者1个月体重下降5kg，双下肢麻木乏力，血清HBs抗体阳性，周围神经多神经病变，根据1990年ACR结节性多动脉炎分类标准，亦需考虑是否合并结节性多动脉炎的可能。

患者长期贫血（小细胞低色素缺铁性贫血），干燥综合征累及血液系统，常以白系、血小板减少为主，单纯贫血并不常见，而患者多次粪便隐血阳性，全腹CT提示消化道穿孔可能，需考虑是否存在消化道慢性出血，导致营养性和缺铁性贫血，干燥综合征、血管炎导致的消化系统损害可能参与其中。

患者存在周围神经病变，肌电图提示"周围神经损害（轴索损害，运动、感觉均受累，下肢重）"，腓肠神经病理提示"神经束膜、肌束膜内均可见到明显增厚伴炎症细胞浸润或包绕的血管"。干燥综合征周围神经病变常表现为远端感觉神经症状伴远端感觉异常，检查显示远端感觉障碍，包括轻触觉、本体感觉和振动觉，神经活检常发现"神经外膜和血管周围淋巴细胞浸润"；结节性多动脉的神经病变主要是多发性单神经炎和（或）多神经炎，通常既有运动神经也有感觉神经功能缺陷，神经活检病理为小动脉内膜增厚，管壁纤维素样坏死，伴炎症细胞浸润，但通常表现为手腕或足下垂、抽搐、意识障碍、脑血管意外等，而患者主要表现为长手套、袜套样分布的深浅感觉异常，考虑患者周围神经病变为干燥综合征可能性大，不除外结节性多动脉炎可能。

患者心脏MRI提示心肌有纤维化或瘢痕，而干燥综合征与心血管疾病风险增加相关。可能会发生心包炎和心肌病。而有研究表明在干燥综合征中炎症因子释放，使心脏成纤维细胞转化为肌成纤维细胞，导致心肌纤维化。而结节性多动脉炎心脏损害主要表现为心肌肥大、心脏扩大、收缩功能不全及二尖瓣反流、心包炎和心律失常等。考虑为干燥综合征心脏损害可能性大。

患者入院查"24h尿蛋白定量0.33g，肾脏彩超未见异常，监测血压未见明显升高"。干燥综合征患者可出现间质性肾炎、肾小管功能障碍和肾小球疾病，导致尿蛋白；结节性多动脉炎肾脏受累包括组织梗死或血肿，通常由肾微动脉瘤破裂引起，而患者肾脏彩超未见异常，监测血压亦未见明显升高，考虑为干燥综合征肾损害可能性大。

患者腓肠神经＋腓肠肌组织病理提示小动脉内膜增厚，管壁纤维素样坏死，伴炎性细胞浸润，全腹CT提示血管炎性改变。干燥综合征患者的血管炎发生率约为10%。其通常累及毛细血管、微动脉和微静脉，从而导致小血管血管炎的典型临床表现。少数患者可能出现中等大小动脉的坏死性血管炎，其表现类似于结节性多动脉炎。而结节性多动脉炎胃肠道受累的临床表现以腹痛最常见，其次为消化道出血，而肠梗阻、胃肠道溃疡相对少。动脉受累的表现以狭窄和扩张最常见。结合患者症状和相关检查，考虑干燥综合征血管炎可能。

综上所述，该患者考虑诊断：

（1）干燥综合征：①血管炎，a.周围神经多神经病变；b.消化系统损害，消化道穿孔，肠梗阻；c.肌肉病变；②心脏损害，心肌纤维化。③肾损害，重叠结节性多动脉炎？

（2）中度贫血：缺铁性贫血，消化系统疾病？干燥综合征血管炎病变？

（3）低蛋白血症。

（4）消化系统肿瘤待排。

处理原则：干燥综合征目前没有规定的治疗方案，主要针对腺体、受累的组织和器官系统的个体化治疗。该患者多系统损害，以血管炎性病变为主，根据2019年EULAR干燥综合征治疗指南，一线推荐激素、人免疫球蛋白、免疫抑制剂治疗，二线推荐利妥昔单抗或其他靶向药物治疗。

## 病例2　兼有肥厚和扩张的心肌病

【病例简介】

男性，73岁。因反复胸闷气促3年，加重10d，于2022年1月6日入南方医院心内科。入院时体温正常，呼吸稍促，血压98/68mmHg，双肺散在小水泡音；心界扩大，心律不整，心音强弱不等，心率110次/分；腹部平坦，肝未触及，下肢不肿。既往有高血压史，血压曾高达190/130mmHg。

主要化验结果：①心脏。高敏肌钙蛋白T（TNT）0.135ng/ml，前-脑利尿肽（pro-BNP）8607.00pg/ml，糖化血红蛋白5.9%，血浆D-二聚体2.01μg/ml FEU。②肝脏。谷丙转氨酶（ALT）191U/L，谷草转氨酶（AST）39U/L，α-羟丁酸脱氢酶（HBDH）232U/L，乳酸脱氢酶（LDHL）258U/L。③肾脏。血肌酐139mmol/L，肾小球滤过率43.31ml/ml，血尿酸755μmol/L；胱抑素-C 1.86mg/L，$β_2$微球蛋白4.38mg/L，尿蛋白定量84.3mg/L，尿24h蛋白定量0.17g/24h，尿微量白蛋白定量6.3mg/24h，尿蛋白/肌酐比值4.13mg/mmol。④其他。血清免疫固定蛋白电泳检出异常单克隆条带IgA Lambda型，尿Kapper轻链11.44mg/L，Lambda轻链8.39mg/L。唇腺刚果红染色（-）、甲基紫染色（-）。骨髓检查未见浆细胞及浆细胞浸润。

入院时X线胸片提示肺水肿（图7-6），心电图提示快速心房颤动，完全性右束支传导阻滞（图7-7）。动态心电图医师提示全程为心房颤动，平均心室率为110次/分，有17阵短阵室速、无缓慢性心律失常；动态血压提示昼夜平均压均正常。

磁共振及心脏超声（图7-8，图7-9）均提示左心室不对称性增厚，室间隔厚达30.5mm，右心室也见肥厚。不伴左、右心室流出道梗阻；双心室及双心房均扩大，以左心房室腔扩大为主，均达70mm。由于二尖瓣环扩大及二尖瓣前瓣脱垂，致二尖瓣重度关闭不全。肥厚的左、右心肌存在广泛纤维化和瘢痕。左室射血分数虽有51.5%，但因存在重度二尖瓣关闭不全，故左室射血分数实则是减少的。

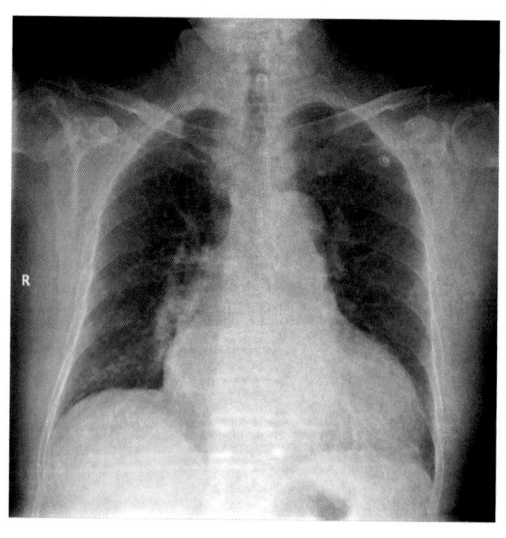

图7-6　两肺纹理从肺门起对称性向下扩展，交织呈网状，肺门扩大，考虑肺水肿，心脏向左右扩大

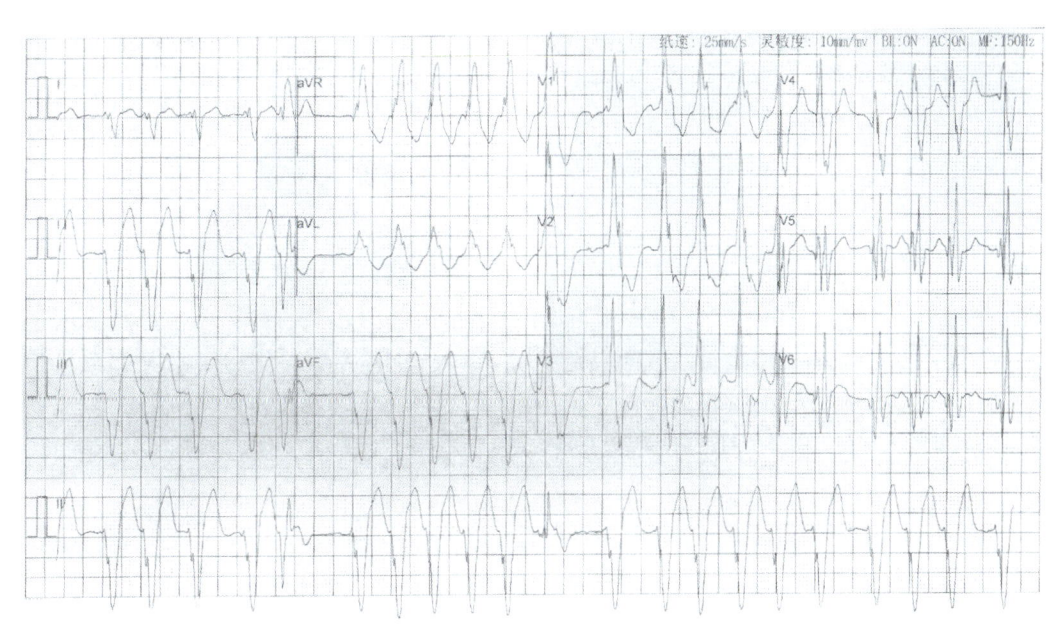

图 7-7 快速心房颤动，完全性右束支传导阻滞

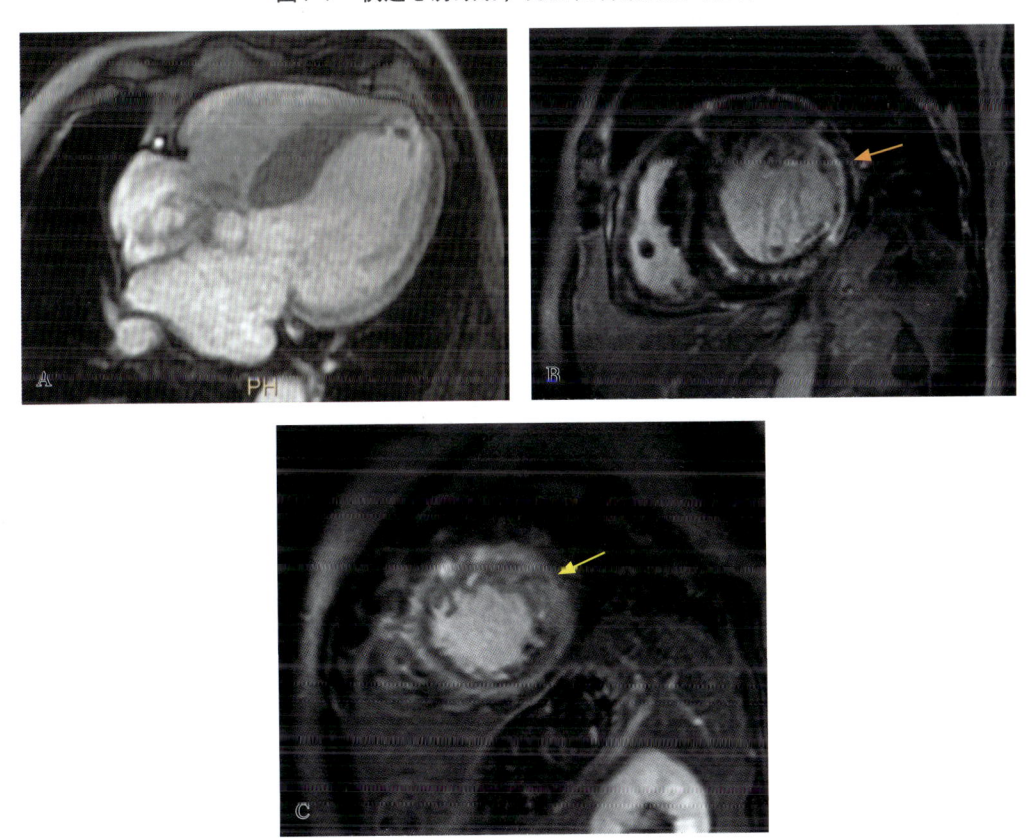

图 7-8 CMR 提示。A.左心室壁不对称性增厚，室间隔明显增厚（30.5mm），右心室壁也有增厚；B.全心显著扩大：左心房 71mm，右心房 40mm，左心室 76mm，右心室 47mm，左心室流入、流出道、右心室流出道无狭窄，LVEF 51.5%；C.左心室及右心室肥厚心肌内延迟扫描见广泛斑片状、结节状高信号延迟强化，左心室内膜下可见环形高信号延迟强化（箭头所指）

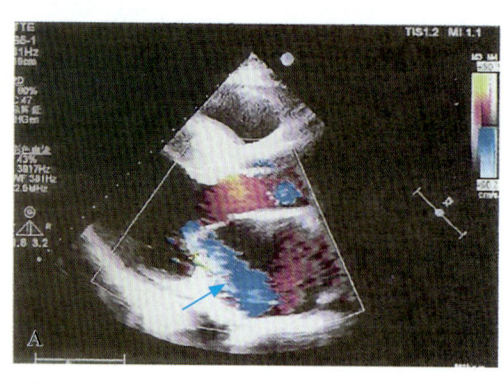

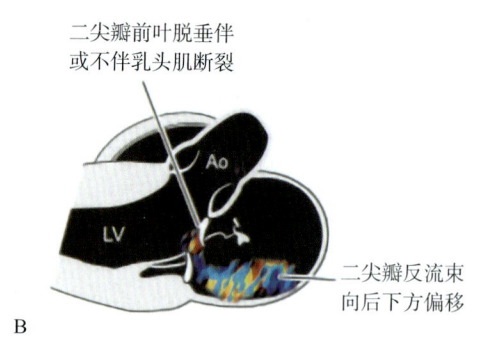

图7-9 A.胸骨旁左心室长轴超声提示左心房扩大,伴二尖瓣反流束向后下方偏移(箭头);B.二尖瓣前叶脱垂伴二尖瓣反流束向后下脱垂模式图

【病例分析】

1.关于本例左心室肥厚的鉴别诊断 入院后首先注意除外常见的AL型心肌淀粉样变,患者免疫固定蛋白电泳检出异常的单克隆条带IgA Lambda型,尿轻链(M蛋白)阳性,但唇腺组织淀粉样蛋白刚果红染色及甲基紫染色均为阴性,故不支持系统及心肌淀粉样变;骨髓检查未见异常浆细胞及浆细胞浸润,也不支持多发骨髓瘤,故考虑为意义不明的单克隆球蛋白病(MGUS),这种类型约占浆细胞病的63%。

患者有高血压史,血压曾达190/130mmHg,但高血压多为左心室均匀型增厚,且多年来血压已降至正常。故此患者的左心室肥厚多考虑为原发性心肌肥厚型心肌病,兼有左心室和右心室肥厚,以室间增厚为主,需进一步调查家族性基因突变。

2.患者为什么全心扩大? 肥厚型心肌病一般心室腔不大或缩小,但本例的左心室及左心房分别扩大至76mm和71mm,分析成因与快速心房颤动的心室率相关。根据病史,患者至少有3年的持续心房颤动史,本次住院的动态心电图提示为24h持续心房颤动,平均心室率为110次/分,有3709次室性期前收缩和17阵短阵室速。动物实验证明,快速心率可在数天或数周后出现心室收缩力下降、心室输出量下降、心室扩张和心力衰竭,即心动过速性扩张型心肌病。心动过速和心室扩张是通过神经内分泌机制,如脑钠肽、心房肽、交感神经和肾素血管紧张素醛固酮系统的激活来实现的。心室率和心律失常控制后,扩张的心脏可在数天到数周内恢复。

联系本病例的心脏病病变,应该是经过了一个漫长的发展过程。最初是特发性肥厚型心肌病,在此基础上,由于左心室肥厚致舒张期充盈压的持续增高和继发的心房重构,而出现心房颤动,长期快速的心房颤动启动了导致神经内分泌激活的心动过速心肌病机制,使心室扩张;扩张的左心室和持续心房颤动使二尖瓣环扩大,出现二尖瓣关闭不全,合并的二尖瓣前叶脱垂加重了二尖瓣关闭不全和左心室、左心房进一步扩大。

【最后诊断】

①特发性肥厚型心肌病伴持续性快速心房颤动;②心动过速性心肌病;③功能性二尖瓣关闭不全(重度);④左室射血分数减低性心力衰竭,心功能Ⅳ级,伴肝、肾功能受损;⑤意义不明的单克隆球蛋白病。

【治疗】

本病治疗的重点是改善心动过速导致的扩张型心肌病和心力衰竭。故减慢心室率是治疗的靶点。我们采用了洋地黄＋β受体阻滞剂＋利尿剂＋抗凝剂方案，患者心房颤动的室率逐渐减慢到安静时70～80次/分，前-脑利尿肽和高敏肌钙蛋白测值逐渐恢复到接近正常水平，病情好转出院。

关于心房颤动的复律，由于心房过大，推测心房肌纤维化严重，复律的成功率较低，应继续采取减慢心室率和抗凝的方针。严重的二尖瓣关闭不全会影响心功能的恢复，是否要考虑经皮二尖瓣钳夹或外科修复尚需进一步评估。

【总结】

当临床遇到多种表型的症状和体征时，常因思路混乱而找不到最主要的问题。如本例表现有心肌肥厚，又有心室扩张，又有二尖瓣关闭不全，又有单克隆免疫球蛋白阳性，导致一时扑朔迷离，经过一番重整，才醒悟到减慢房颤的心室率才是治疗本例心力衰竭的关键，传统的洋地黄是减慢心房颤动心室率最有效的药物。

兼有极度肥厚和扩张型心肌病实属少见，对本病目前的认识肯定有不足和缺陷，需要在继续随访中逐渐完善。

【刘品明教授点评】

该患者包括心脏、肝脏、肾脏在内的多系统受累迹象、且在心脏室壁显著肥厚的基础上伴有心腔扩大等特征，非常赞同这可能不是一个简单的肥厚型心肌病。以心肌肥厚为临床诊断思路切入点，首先需要排除继发性心肌肥厚，包括高血压、主动脉瓣狭窄、左心室流出道狭窄等。排除了继发性，再考虑原发性。原发性心肌肥厚，即肥厚型心肌病（HCM），为常见的遗传性心脏病，大部分呈常染色体显性遗传。多数是肌节蛋白相关性疾病（*MYH7*和*MYBPC3*两种基因突变占据70%），其次是少见的非肌节蛋白相关性疾病，包括心脏淀粉样变（CA）、糖原贮积症、溶酶体贮积症和线粒体疾病（表7-3）。

表7-3 心肌肥厚的鉴别诊断

1. 继发性：HBP、AS、流出道狭窄
2. 原发性
   （1）心肌肌节蛋白相关，8种常见基因突变解释90%病例，如MYH7
   （2）非肌节蛋白相关：
     1）心肌淀粉样变性：AL、ATTR（野生型、突变型）
     2）糖原贮积病（GSD）：Pompe病（GSD Ⅱ型）、PRKAG2心脏综合征（AMPK相关性心脏糖原贮积病）
     3）溶酶体贮积病：Anderson-Fabry病（迟发型/心脏型）、Pompe病（GSD Ⅱ型）、Danon病（LAMP-2基因，X连锁）
     4）线粒体心肌病

虽然此例患者实验室检查提示单克隆免疫球蛋白和（或）轻链阳性，不能因此确诊AL-CA，因为意义不明的单克隆丙种球蛋白病（MGUS）常见。但是，该例患者仍需高度警惕为心脏淀粉样变（CA）。临床特点包括老年男性、既往高血压病史（曾高达190/130 mmHg），而目前低血压98/68mmHg，尤其是CMR已显示出弥漫性心内膜心肌延迟增强，支持CA，虽不能区分AL和ATTR亚型，但在很大程度上倾向于与其他原因所致的心肌肥厚区别开。虽然AL-CA是全身多系统多组织受累，但是文献显示，AL-CA出现各器官/组织受累率如下：心脏（75%）、肾脏（57%）、神经（22%）、肝脏（20%）、胃肠道（17%）。而即使采用皮下脂肪和唇腺活检，阳性比例分别只有78%～100%和61%。因此，即使现有活检无阳性发现，仍然不能排除AL-CA；临床上需要多次复查，包括多部位皮下脂肪活检、牙龈、胃肠道黏膜、骨髓活检。心内膜心肌活检是诊断CA的金标准。

另外，该病例仍有待于排除ATTR-CA。有文献报道，ATTR-CM的心肌肥厚比AL-CM更明显（自然，这并非特异性）。此例患者室间隔厚度高达30.5 mm，而且出现右心室肥厚。业已证实，核素扫描（$^{99m}$Tc-PYP显像）在ATTR-CM诊断中具有重要价值，拥有极高的特异性和阳性预测值。结合该例患者，建议行心内膜心肌活检。

指南推荐对此类患者进行基因检测。病史中补充家族史、家系调查信息。即使患者确诊ATTR-CA后仍需进行基因检测以明确有无转甲状腺素蛋白（TTR）基因突变。

患者LVEF 51.5%，虽因重度二尖瓣关闭不全会高估EF，但是依照心力衰竭诊断标准仍归入射血分数保留的心力衰竭（HFpEF）。关于心电图，完全性右束支传导阻滞（CRBBB），如未合并左前分支阻滞或左后分支阻滞，QRS心电轴通常在正常范围。本例患者心电轴显著右偏（>+110º），V1导联R′波振幅显著增高（>1.5 mV），提示右心室肥厚。其ECG表现有别于典型的CRBBB还包括：V1、V2导联QRS波呈M型，但前峰＞后峰；aVR导联却呈rsR′型（通常呈QR型，R宽钝），aVL呈宽钝的R波（通常应类似Ⅰ导联）。有趣的是，该例患者未出现左心室肥厚的ECG改变（左心室高电压）。

心房颤动伴快心室率所致的心动过速性心肌病，是回顾性、排除其他原因的临床诊断，尚需在治疗随访中证实。该患者心室率控制首选β受体阻滞剂，此外，对其猝死风险进行评估预测，是否有植入ICD、减少心脏性猝死风险的指征。

## 病例3　扩张型心肌病伴肾病、代谢综合征及甲旁亢

### 【病例简介】

男性，27岁。2021年12月25日入南方医院心血管内科。临床表现有以下几个方面。

1. 扩张型心肌病伴左室射血分数减少性急性左心力衰竭　患者1个月来咳嗽，咳粉红色痰，伴气促和全身水肿。入院呈半卧位，体质肥胖，血压117/70mmHg，心率117次/分，心律规整，无心杂音，双肺中下部散在湿啰音。肝未触及，下肢不肿。血气分析：修正氧分压9.85kPa，高敏肌钙蛋白0.034ng/L，前－脑利尿肽575.60pg/ml。X线胸片提示：心脏扩大双肺渗出性病变，符合肺水肿，双侧少量胸腔积液（图7-10）。心电图为窦性心律，V1～V5导联R波递增不足（图7-11）。

冠状动脉造影正常。超声心动图提示心脏普遍增大（左心室61mm，左心房52mm，右心室39mm，右心房47mm），LVEF 30.43%，心室搏动普遍减弱。CMR：心脏普遍增大，左心室功能明显减低，LVEF 33%）左心室心肌多处有晚期线形增强信号（LGE），提示心肌多发纤维化（图7-12箭头提示）。

2. 肾脏损害　血肌酐129 μmol/L，胱抑素C：1.93 mg/L，肾小球滤过率65.03 ml/min。尿常规：尿蛋白（＋），尿糖（3＋），尿白蛋白定量129.3mg/L，尿蛋白/肌酐比

第7章 特殊的心肌病病因

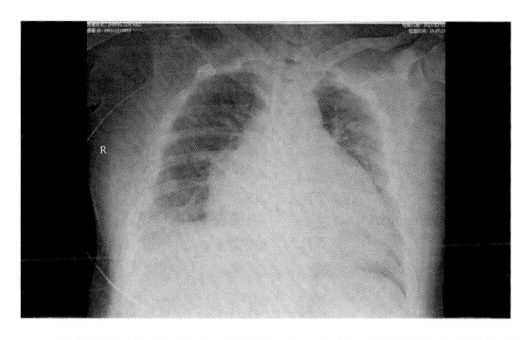

图 7-10　X 线胸片提示心脏普遍扩大伴双肺淤血及胸腔积液

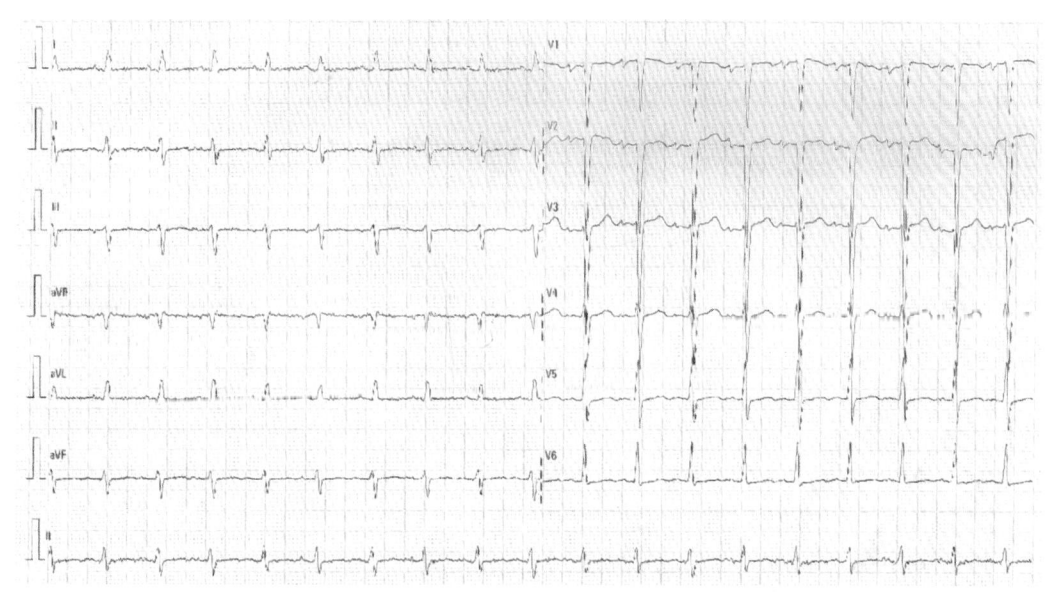

图 7-11　窦性心律，电轴中度左偏，心前导联 r 波递增不足，T 波低平

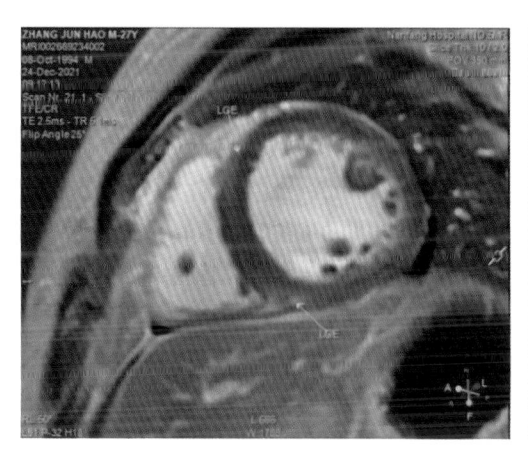

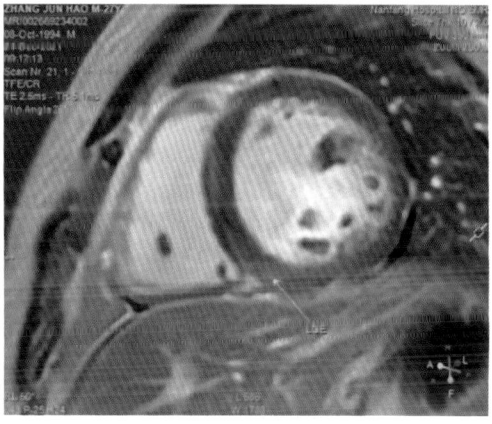

图 7-12　CMR 提示心肌中层多处线条形 LGE

值109.51 mg/mmol，24h尿蛋白定量：1130 mg，尿微量白蛋白定量634 ng/24h，尿$β_2$微球蛋白0.50 mg/L，尿免疫球蛋白IgG 52.2 mg/L，尿转铁蛋白63.1 mg/L。血清总钙2.14 mmol/L，血清无机磷1.44 mmol/L。

3. 代谢综合征　患者表现为肥胖、高尿酸血症（尿酸716μmol/L）、糖化血红蛋白升高6.6%，高密度脂蛋白胆固醇降低0.93mmol/L。

4. 甲状旁腺分泌增加（图7-13）

甲转旁腺激素：117.50pg/ml。

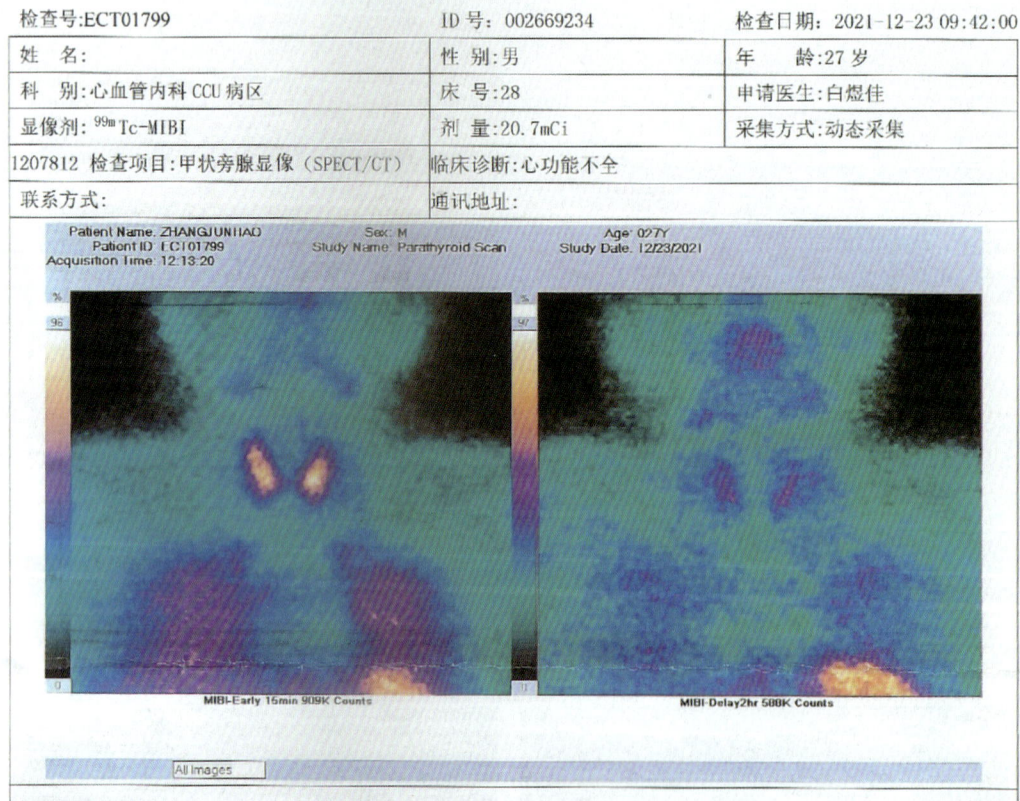

图7-13　本例 $^{99m}$Tc-MIBI对甲状旁腺扫描结果

【病例讨论】

患者年轻，病史月余，以左心衰竭为首发症状，同期发现有尿蛋白及肾功能减退等肾脏损伤，同时具有尿酸明显升高、糖化血红蛋白升高、高密度脂蛋白胆固醇降低及肥胖等代谢综合征表现，还发现有甲旁腺分泌亢进。这些看似孤立的临床现象实则有着密切的内在联系。根据文献的一些观点讨论如下。

1.高尿酸症与代谢综合征、心血管疾病及慢性肾病的联系　尿酸是在肝脏、小肠和血管内皮细胞合成，通过食物中嘌呤的终末产物合成尿酸 100～200 mg/d，由受损害和死亡细胞中的核酸、腺嘌呤、鸟嘌呤降解而生成尿酸 500～600 mg/d，因此，成人每天合成尿酸约 700 mg。血尿酸的 70%（500 mg）通过肾脏排泄，30%（200 mg）由小肠排泄。肾脏重吸收是调节血尿酸水平的重要方式，当尿酸的产生超过排泄，则形成高尿酸血症，即血清尿酸浓度 > 7.0 mg/dl（420 μmol/L）。

荟萃分析表明，高尿酸水平与代谢综合征呈线性相关。通过一系列分子机制，证明高尿酸与高血压、糖尿病和血脂异常密切关联。大量的基础和临床研究还表明。高尿酸血症是动脉粥样硬化、冠心病、卒中和肾病的致病原因；降低尿酸治疗可使心肾疾病改善。

2.代谢综合征与心力衰竭　葡萄糖代谢异常和代谢综合征与心力衰竭之间显示为一种严格的双向关联，影响到疾病的治疗和随访处理。代谢综合征呈稳定增长状态。在一般人群中的流行率约为 34%，它代表一组与心力衰竭关联的心血管危险因子，包括：高血压、胰岛素抵抗、脂质异常和肥胖。按照美国国家胆固醇教育计划成人治疗组第三次报告（NCEP-ATP Ⅲ）的标准，代谢综合征要包括以下 3 种以上表现。①腰围：男性超过 40 寸（106cm），女性超过 35 寸（89cm）；②甘油三酯超过 150 mg/dl，高密度脂蛋白胆固醇男性低于 40 mg/dl，女性低于 50 mg/dl；③空腹血糖超过 100 mg/dl；④血压：收缩压超过 130mmHg，舒张压超过 85mmHg。近年还建议将中心性肥胖和胰岛素抵抗或高胰岛素血症列为代谢综合征指标。目前关于代谢综合征发展为心力衰竭的分子和细胞机制的了解见图 7-14。

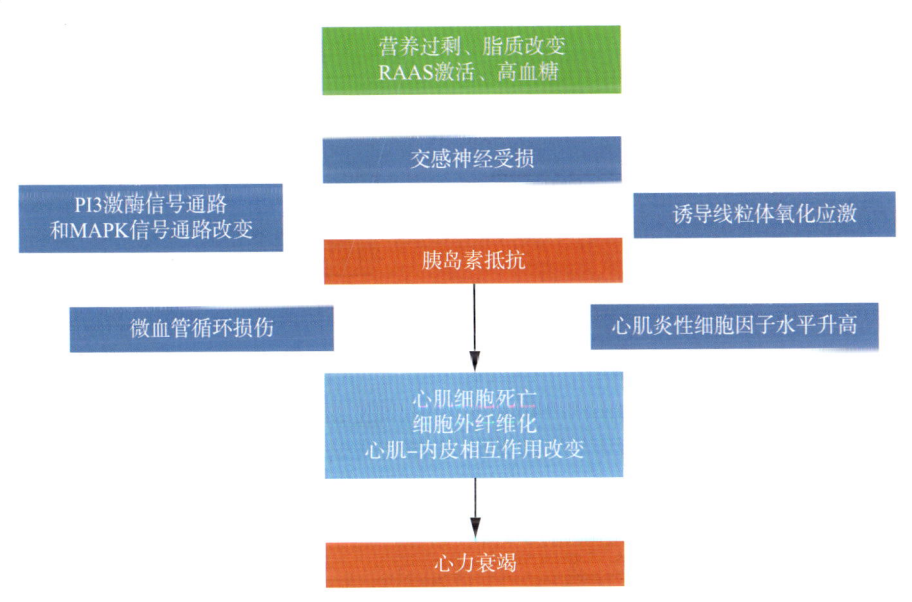

图 7-14　代谢综合征发展为心力衰竭的分子和细胞机制

3.代谢综合征和慢性肾病　代谢综合征是一组心血管危险因子，同时也促进肾病的发展，机制不完全了解。最近发现代谢综合征主要影响肾脏的微血管床和细胞的线粒体。代谢综合征的基本表现为胰岛素抵抗和脂肪组织扩充，后者能促进慢性炎症和氧化应激，加剧胰岛素抵抗，反过来通过内皮功能不全、激活肾素血管紧张素醛固酮系统（RAAS）和脂肪因子不平衡引起肾脏损伤。胰岛素抵抗和炎症还引起微血管重构和足突细胞损伤。这些事件可引起高血压、蛋白尿和肾小球间质损害（图7-15）。

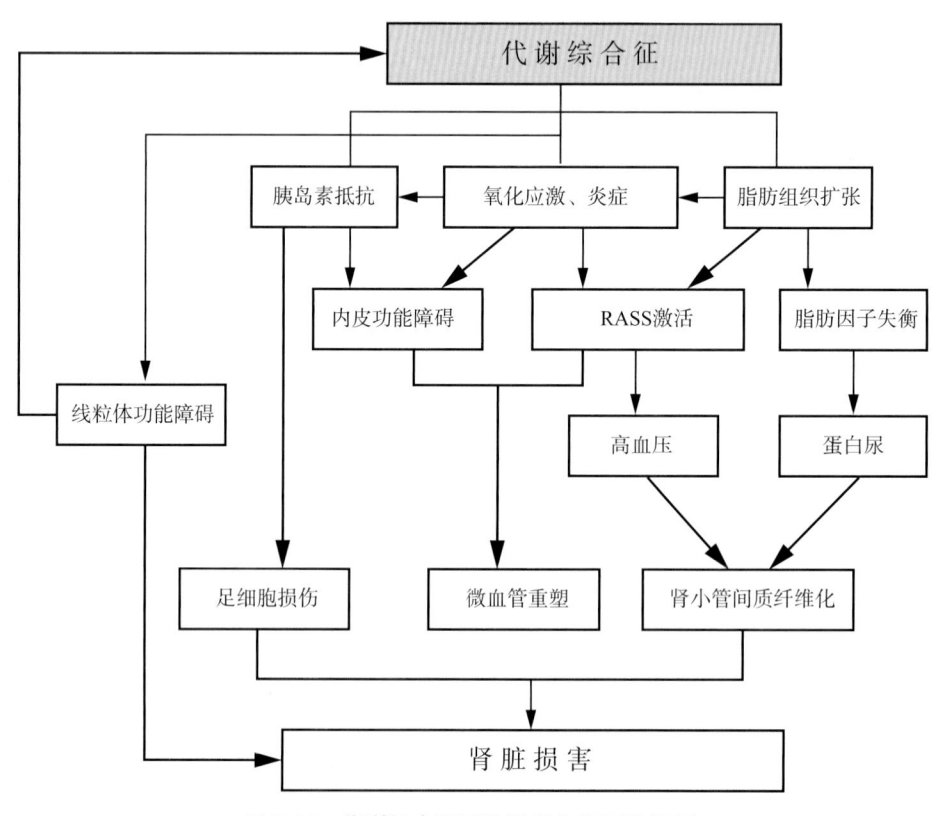

图7-15　代谢综合征导致肾损伤的可能机制

4.慢性肾病促使甲状旁腺分泌增多　慢性肾病上调纤维生长因子-23（FGF-23），下调klotho蛋白和减少肾产生骨三醇。骨三醇缺乏影响由钙调节的甲旁腺分泌功能，降低维生素D受体（VDR）和钙敏感受体（caSR）表达，使甲旁腺分泌增多，同时，骨三醇减少会间接减少肠道钙吸收从而增加甲旁腺分泌（图7-16）。

**【对本例患者的诊断分析和最后诊断】**

本例患者的多元性临床表现是否理解为以高尿酸血症及代谢综合征为核心，发展为扩张型心肌病心力衰竭和肾脏损伤及继发性甲旁腺分泌增多。经用针对性药物：达格列净、诺欣妥、螺内酯、美托洛尔、伊伐布雷定、秋水仙碱及阿托伐他汀等治疗后，临床症状明显好转，甲旁腺指标恢复正常。

最后诊断：①高尿酸血症伴痛风；②代谢综合征；③扩张型心肌病，急性左心衰竭，肺水肿；④肾脏损伤及肾功能减损；⑤继发性甲状旁腺功能亢进症。

第7章 特殊的心肌病病因

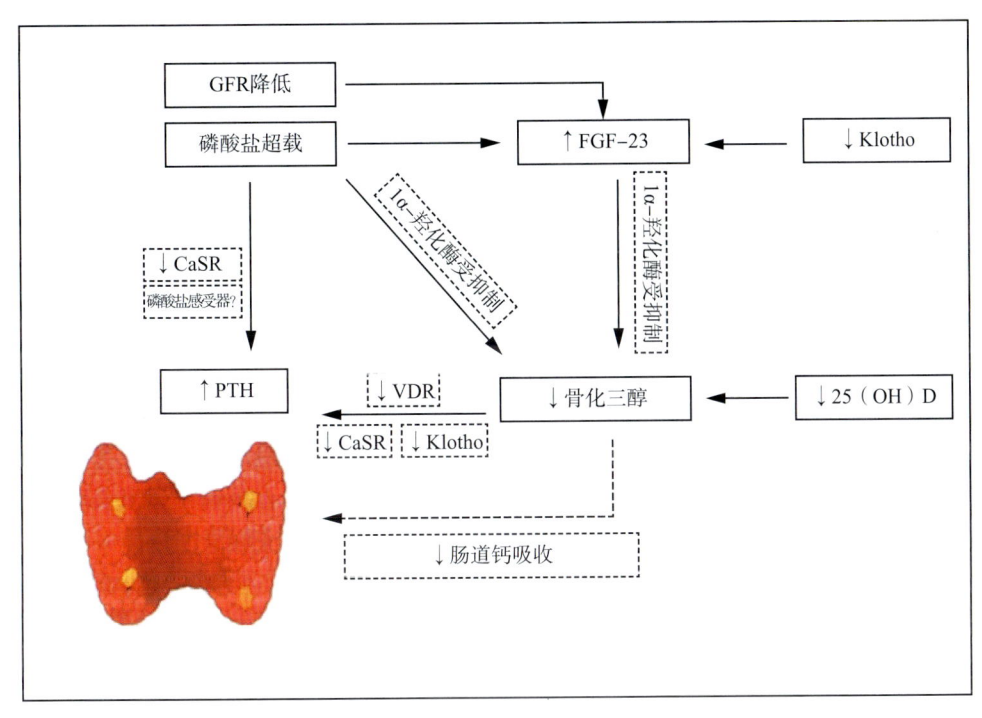

图7-16 慢性肾病促使甲状旁腺分泌增多的病因机制

【总结】

本例入院时因超声提示右侧甲状腺占位，疑似甲旁腺，同时甲旁腺激素增高，想到原发性甲状旁腺功能亢进，但应用SPECT-CT甲状旁腺显像未证实有甲状旁腺占位，原发性甲旁腺功能亢进诊断不成立。

原发性高尿酸血症及代谢综合征是一个复杂的基础和临床问题，涉及多种内分泌病及临床多系统损伤，当患者出现多重临床表现时，常使我们思路不清，摸不清各种现象的内在联系。

对本例的认识应该还有缺陷和不足，同时还存在知识的缝隙。

【廖禹林教授点评】

这个患者的病因诊断和多器官受损之间的相互关系值得探讨。这份病历的病史中遗失很多重要信息，没问患者职业和受教育程度，没交代既往是否有拍胸片的经历，没交代此次发病前有无心力衰竭表现，没交代在当地住院的检验结果。这个患者经过初期治疗后转到南方医院时，肺水肿已经好转了（不再咳粉红色血痰，肺部啰音减少），右心衰竭也好转了（不再全身水肿，下肢已无水肿）。入院后没有心肌和肾活检证据，增加了病因确诊的困难。出院后1周门诊随访未复查BNP和心脏超声，之后失访。

首先要确认有无重症病毒性心肌炎。如果有证据表明此次发病前心脏大小正常，此次心脏迅速增大并引起急性心力衰竭，则应高度怀疑心肌炎。这个患者入院后的肌钙蛋白和Pro-BNP似乎升高不多，因是治疗后的结果，很难简单地用这些指标来排除和确定诊断。查看病历发现其门诊Pro-BNP是6039 pg/ml，高敏肌钙蛋白是0.037 ng/ml，可以推测这些指标在其起病咳粉红色泡沫血痰阶段会更高。CMR显示有心肌LGE表现，提

205

示心肌纤维化，这可以是病毒性心肌炎的典型表现，当然也可以是心肌病的表现。这个患者有多发性浆膜腔积液（大量胸腔积液，心包和腹水），这种情况少见于急性心肌炎（有暴发性心肌炎表现心脏压塞的报道，还有钩端螺旋体引起心肌炎和多浆膜腔积液的个案报道）。另外全心衰竭在急性心肌炎中可能不多见，但如果出现则是预后不良的指标之一。肾损伤的表现也不是排除心肌炎的理由，中国台湾医师报道59%的急性心肌炎可以引起急性损伤。

另一种诊断思路是：扩张型心肌病为基础病，在慢性心力衰竭的基础上发生了急性失代偿性心力衰竭，诱发Ⅰ型心肾综合征（急性心力衰竭致急性肾损伤）。对这个患者来说，代谢综合征可能是触发或加重心力衰竭的危险因素，应该不是扩张型心肌病的病因。CMR有心肌LGE表现，提示心肌纤维化，可以是心肌病的支持证据。这个患者可以排除心肌淀粉样病变。约35%的扩张型心肌病是编码细胞骨架蛋白、肌节蛋白和核包膜蛋白之类的遗传突变，环境因素引起的扩张型心肌病则包括心肌炎、酒精、毒素及代谢和内分泌紊乱。因未做心肌活检，无法获得遗传学上的病因证据。因为高尿酸血症导致扩张型心肌病的可能性不大，临床经验和文献支持证据很少，但高尿酸与扩张型心肌病或心力衰竭之间存在一定关联性。在儿童、成年以及围生期扩张型心肌病患者中，均有血尿酸高于对照组、且与心功能受损程度呈正相关的报道。本例的糖尿病相对较轻，对此次心力衰竭的贡献应该不大。至于FGF23在多器官疾病之间的作用，也是近年引起兴趣的话题。FGF23可以通过骨骼/甲状旁腺/肾脏/心脏的途径与多个器官对话，我们也研究过FGF23在促进心肾综合征中心肾纤维化的作用。

## 病例4　贫血和心力衰竭

### 【病例简介】

女性，69岁。因1个月来出现咳嗽、气促，症状逐渐加重，不能平卧，伴下肢水肿，于2022年3月19日入住当地医院，诊断"急性左心衰竭"，给予利尿治疗；2d后，突发反复室颤，经胸部按压、电除颤、气管插管、呼吸机辅助呼吸等急救，复苏成功，查血钾为2.8mmol/L，继以补钾、抗感染及利尿治疗，症状减轻，于2022年4月6日转南方医院心血管内科CCU治疗。

入院时体温36.2℃，脉搏79次/分，呼吸18次/分，血压80～99/47～64mmHg。神志清楚，自由体位，发育营养正常，皮肤黏膜苍白，未见颈静脉怒张，胸骨区压痛，双肺底少许水泡音，心率79次/分，节律整齐，无心杂音，无周围血管征，肝脾未触及，下肢不肿。

主要化验：

（1）血常规：入院后有一过性高热（入院第2天连续3d，体温最高达39.4～39.7℃），白细胞及单核细胞有一过性升高，白细胞最高达$21.39×10^9$/L，单核细胞总数最高达$4.24×10^9$/L。血红蛋白入院后呈逐渐下降趋势，由81g/L降至59g/L；血小板也于入院后逐渐下降。由$304×10^9$/L到$140×10^9$/（图7-17）。红细胞计数为$2.37×10^9$/L，平均红细胞体积90.7fL、平均红细胞血红蛋白量28.7pg及平均红细胞血红蛋白浓度316g/L均在正常范围。网织红细胞计数，荧光比值网织红细胞均在正常范围。

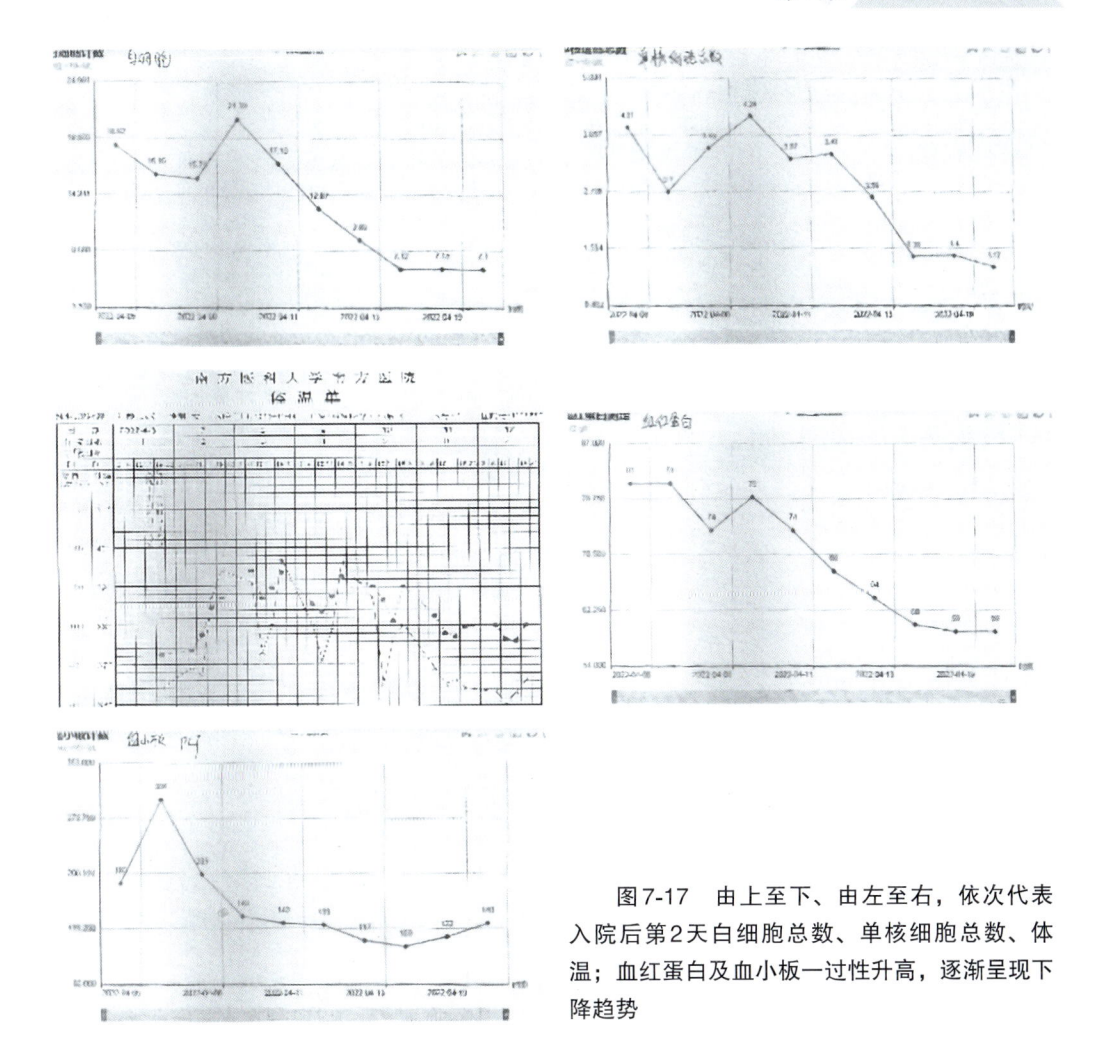

图7-17 由上至下、由左至右，依次代表入院后第2天白细胞总数、单核细胞总数、体温；血红蛋白及血小板一过性升高，逐渐呈现下降趋势

（2）铁代谢：铁离子2.3μmol/L，不饱和铁结合力25.5μmol/L，总铁结合力27.8μmol/L，转铁蛋白饱和度8.3%，转铁蛋白1.19g/L。铁蛋白（Fcn）：21137.25 ng/ml明显升高。

（3）炎性指标：C反应蛋白75.60mg/L，白介素-6 43.54～107.60pg/ml，降钙素原1.630～1.880ng/ml。

（4）其他：前-脑利尿肽：11 938pg/ml，叶酸8.70ng/ml，维生素$B_{12}$＞6000pg/ml，白蛋白32.2g/L，肝肾功能、电解质及凝血功能正常。

（5）骨髓检查：见图7-18。

影像学检查：①X线胸片。双下肺少许渗出液，左侧胸腔少量积液，心影扩大，左第6肋骨腋段陈旧性骨折（图7-19）。②心电图。见图7-20；动态心电图：全程窦性心动过速，平均心率：110次/分，多源性室性期前收缩，24h共有6184次，无室性心动过速。③冠状动脉造影。四主支冠状动脉未见狭窄。④超声心电图。全心普遍扩大（LV 64mm，LA 49mm，RV 35mm，RA 42mm），左心室室壁运动普遍轻度减弱，二尖瓣关闭不全（中重度），肺动脉平均压32mmHg，左室射血分数43.18%。⑤胃镜检查。慢性

图7-18 骨髓片见粒系增生活跃，原始粒细胞占2.5%，幼稚单核细胞占5%。粒系发育异常；红系增生明显降低，占8.5%，以中晚幼红细胞增生为主。血片见白细胞数偏高，原粒占3%，多见幼稚细胞

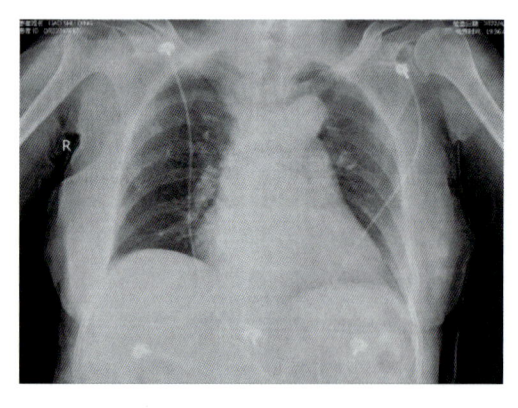

图7-19 双下肺少许渗出液，左侧胸腔少量积液，心影扩大

浅表性胃炎。⑥心脏磁共振（图7-21）提示：a.肝脏和心脏铁含量未见明显异常；b.全心增大，以左心房和左心室增大为主，左心室壁运动普遍减低，左心功能分析提示左心室收缩和舒张功能减退；c.左心室基底段、中间段室间隔壁多发延迟强化，提示心肌损伤和纤维化；d.肺动脉增宽；e.心包少量积液。

综合以上检查结果，血液科认为诊断"骨髓增生异常综合征（myelodysplastic syndrome，MDS）"可能性大，进一步完善促红素水平测定、骨髓活检及MDS多探针

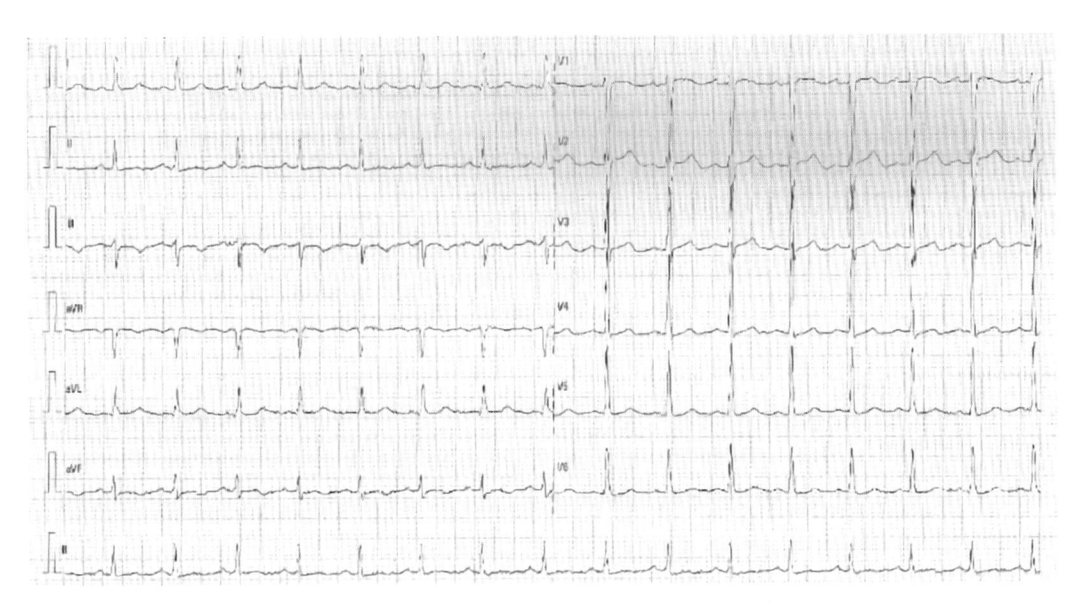

图7-20 示窦性心动过速，非特异性T波改变

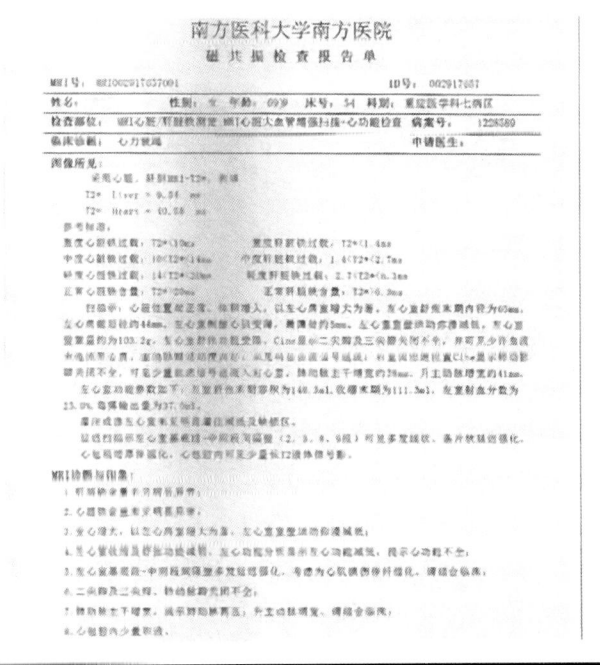

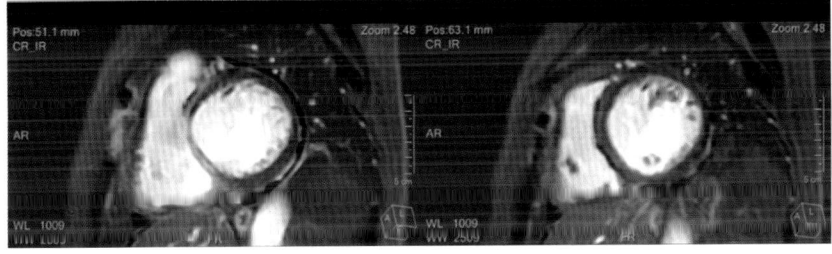

图7-21 心脏CMR：上图为CMR诊断，下图提示左心室心肌室间隔广泛线条样及片状晚期增强，为纤维化病变

FISH、染色体及二代测序。在血液科继续诊断治疗。

按常规抗心力衰竭药物、抗凝、罗沙司他及支持对症治疗，于2022年4月25日出院。

【病例讨论】

1. 本病例的诊断过程　本例的首发表现为急性左心衰竭，曾因低血钾发生室颤，复苏成功后进一步检查发现患者全心扩大，超声及磁共振证明全心扩大，射血分数下降，心肌有纤维化病变，但冠状动脉造影正常，故第一个诊断为非缺血性扩张型心肌病。

在探索病因的过程中主要抓住了"贫血"这个线索。患者的血红蛋白进行性下降，红细胞体积及血红蛋白浓度正常，属于正细胞型贫血；患者无偏食，胃镜检查未发现有胃肿瘤或其他严重病变，叶酸及维生素$B_{12}$正常，不支持营养性贫血诊断。

最突出的一个指标是患者的铁蛋白显著升高，达21 137.25 ng/ml，超过正常值100倍，但铁离子、不饱和铁结合力、总铁结合力、转铁蛋白饱和度和转铁蛋白等测值均下降，且磁共振未提示肝脏和心脏中有铁含量增多，应该说明患者虽然存在高铁蛋白血症，但没有体内铁超载现象，或者在铁的运转方面存在缺陷？

高铁蛋白血症常有恶性病的背景，进一步骨髓穿刺提示了髓系统的异常增生及红系统的增生低下，血液科会诊考虑"骨髓增生异常综合征（MDS）"诊断。MDS是一组起源于造血髓系定向干细胞或多能干细胞的异质性克隆性疾病，主要特征是无效造血和高危演变为急性髓系白血病。目前对患者进行基因筛查，确定下一步的治疗方案。

故本病最后的诊断为：①骨髓增生异常综合征；②高铁蛋白血症；③重度贫血；④左室射血分数下降的扩张型心肌病，心功能Ⅳ级。

2. 本病例发生心脏扩大和心力衰竭的机制

（1）高心排血量心力衰竭（HOCF）：HOCF是一种心力衰竭的表型，近20年对HOCF有了更多的认识，主要的病理生理基础是减少全身的血管阻力，可见于肝脏疾病、动静脉瘘、肺部疾病、慢性贫血、骨髓增生异常综合征（MDS）、甲状腺功能亢进和肥胖等病因。临床表现有两种类型：一种类型为心脏增大，另一种类型为心脏大小正常。两种类型与病因无关，而是疾病的发展过程（图7-22）。

（2）贫血对心脏的影响：红细胞携氧能力减低促发非血流动力学和血流动力学代偿机制：增加红细胞2,3-二磷酸甘油酯使血红蛋白氧分离曲线右移，增加组织氧的释放；低的循环红细胞数量减少使全血黏度降低，从而减少全身血管阻力；低血红蛋白增加一氧化氮介导的血管扩张，结果使动脉血压下降，引起压力感受器介导的神经内分泌激活，与低排血量心力衰竭的情况一致。

增加交感和肾素血管紧张素活性减少肾血流和肾小球滤过率，引起肾脏水钠潴留，使细胞外和血浆容积增加。因此，纠正贫血后可使患者很快和完全回复到高心排血量心力衰竭状态。

然而，当给慢性肾功能不全伴中等程度贫血患者应用红细胞生成素，使血红蛋白由8.5g/ml增到10～14g/ml后，心排血量（7.0→6.6→5.2L/min）和左心室心肌缩短分数（36%→33%→29%）与血红蛋白增加按比例进行性下降。这些证据表明，射血分数减少（HFrEF）患者的血红蛋白增加会增加全身血管阻力，增加左心室后负荷，使左室射血分数减少，从而说明增加血红蛋白并不改善预后。

（3）高铁蛋白血症对心脏及全身的损害：由于铁蛋白与全身铁的储存量成正比，故

# 第7章 特殊的心肌病病因

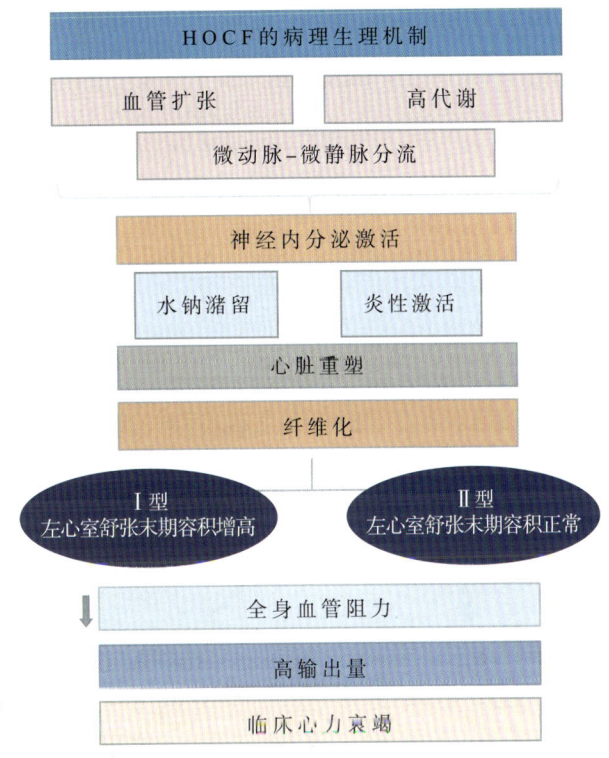

图7-22 HOCF的病理生理机制（从上到下）：血管扩张和高代谢分别引起大血管和微血管的动静脉分流，从而引起神经内分泌激活，造成水钠潴留及炎性活化，引起心脏重构和心肌纤维化，表现为左心室舒张末容积扩大（Ⅰ型）和左心室舒张末容积正常（Ⅱ型）两种亚型，并均可通过全身血管阻力下降来增加心排血量，最后表现为临床心力衰竭

可作为身体铁状况的间接标志物。当出现高铁蛋白血症时，可能表明增加了铁的储备，但更常见于急性反应状态，铁从受损细胞（如肝病的肝细胞）释放；还可能是在细胞因子、氧化剂、缺氧、致癌基因和生长因子作用下增加铁蛋白合成和（或）增加细胞分泌铁蛋白。

1）高铁蛋白血症发生的可能机制：从Stroud对嗜血细胞淋巴组织增生综合征（HLH）出现高铁蛋白血症的机制描述可窥见一般。图7-23说明：巨噬细胞线粒体有天生的能力吞噬红细胞、代谢铁并分泌铁蛋白；巨噬细胞有时也有这种能力与病理细胞融合，病理细胞含有毒性线粒体，通常由细胞内感染或恶性肿瘤引起。一旦这种融合发生，来自病理细胞的有毒线粒体会加速巨噬细胞发生的正常铁代谢，吞噬红细胞并分泌大量铁蛋白。

2）高铁蛋白血症与铁超负荷：高铁蛋白血症时，超过了转铁蛋白的结合能力，形成转铁蛋白饱和度升高，未被转铁蛋白结合的铁进入循环中。进入循环中的铁主要进入肝细胞，也可进入心脏、胰腺、甲状腺和中枢神经系统。这种铁的再分布造成细胞坏死、纤维化、动脉粥样硬化和致癌，致使器官功能不全。

【总结】

NI-DCM是指在缺乏冠状动脉病变及其他负荷性心脏病的基础上，临床表现为左心室或双心室收缩功能不全，常伴有心室扩张。NI-DCM具有不同的病因、不同的分子和遗传机制。故心血管医师不应只停留在NI-DCM的诊断和治疗层面，还应探讨病因。此类型心力衰竭患者的基础病因常涉及多个学科的领域，因此，NI-DCM需要多学科的协作，在协作过程中丰富和增长我们的知识。

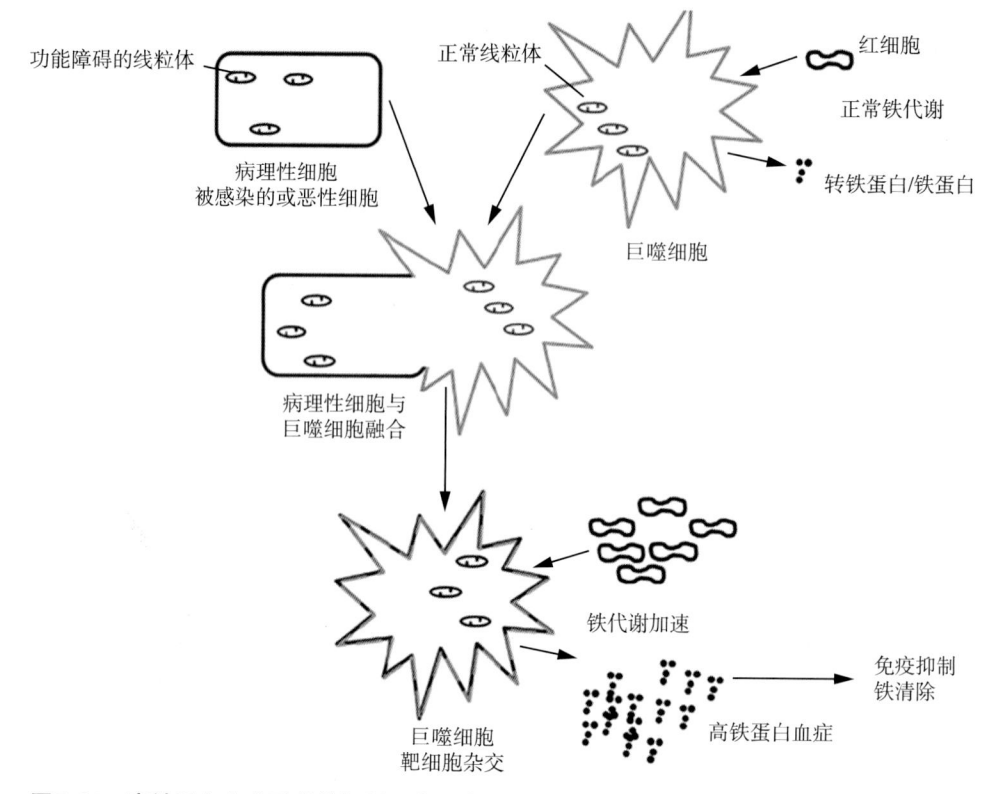

图7-23 高铁蛋白血症形成的机制：右上方图示正常巨噬细胞线粒体有能力吞噬红细胞、代谢铁和分泌少量铁蛋白的功能；左上方图示病理细胞（感染或肿瘤）含有毒的线粒体；中间图示正常巨噬细胞与病理细胞融合，融合细胞加速正常铁代谢，大量吞噬红细胞和分泌大量铁蛋白

本例患者因心力衰竭收治到心内科，诊断为NI-DCM，基本病因为血液病MDS，导致心脏损害的主要因素应该是严重贫血和高铁蛋白血症。我们对这个不熟悉的领域进行了学习和粗浅分析，下一步要随访患者治疗的结果。

**【林韧教授点评】**

骨髓增生异常综合征（MDS）是一组起源于造血干细胞的异质性髓系克隆性疾病，其特点是髓系细胞发育异常，表现为无效造血、难治性血细胞减少，高风险向急性髓系白血病（AML）转化。MDS一般起病比较缓慢渐进，症状和体征主要是血细胞减少的反映，包括贫血、持续的白细胞或血小板减少，一般无肝、脾、淋巴结肿大，部分患者表现为反复感染及出血倾向。

MDS实验室检查包括骨髓涂片、骨髓组织病理活检、骨髓免疫分型、染色体核型分型、融合基因及相关基因突变的检测。目前MDS的最低诊断标准需满足两个必要条件以及至少一项主要标准。必要条件包括：①持续4个月一系或多系血细胞减少（如检出原始细胞增多或MDS相关细胞遗传学异常，无须等待可诊断MDS）；②排除其他可导致血细胞减少和发育异常的造血及非造血系统疾病。MDS相关（主要）标准包括：①发育异常：骨髓涂片中红细胞系、粒细胞系、巨核细胞系发育异常细胞的比例≥10%；②环状铁粒幼红细胞占有核红细胞比例≥15%，或≥5%且同时伴有SF3B1突变；③原始细胞：骨髓涂片原始细胞达5%～19%（或外周血涂片2%～19%）；④常规核型分析或FISH检出有MDS诊断意义的染色体异常。对于符合必要条件、未达主要标准且存在输血依赖的大细胞性贫血等常见MDS临床表现的患者，如符合≥2条辅助标准，诊断为疑似MDS，辅助标准包括：①骨髓活检切片的形态学或免疫组化结果支持MDS诊断；②骨髓细胞的流式细胞术检测发现多个MDS相关的表型异常，并提示红系和（或）髓系存在单克隆细胞群；③基因测序检出MDS相关基因突变，提示存在髓系细胞的克隆群体。MDS的诊断依赖骨髓细胞分析中细胞发育异常的形态学表现、原始细胞比例升高和细胞遗传学异常。因为MDS的诊断仍然是排除性诊断，应首先排除反应性血细胞减少或细胞发育异常，常见需要与MDS鉴别的因素或疾病包括先天性或遗传性血液病、其他累及造血干细胞的疾病［如再生障碍性贫血、阵发性睡眠性血红蛋白尿症（PNH）、原发性骨髓纤维化、伴有血细胞发育异常或低增生性AML等］、维生素$B_{12}$或叶酸缺乏、接受细胞毒性药物、细胞因子治疗或接触有血液毒性的化学制品或生物制剂等、慢性病性贫血（感染、非感染性疾病或肿瘤）、自身免疫性血细胞减少、甲状腺疾病、重金属中毒、过度饮酒等。MDS诊断依赖于多种实验室检测技术的综合使用，其中骨髓穿刺涂片细胞形态学和细胞遗传学检测技术是MDS诊断的核心。目前MDS分型临床上通常根据2016年WHO修订后的MDS分型，同时对于诊断的患者采用国际预后积分系统（IPSS）、WHO分型预后积分系统（WPSS）和修订的国际预后积分系统（IRSS-R）进行预后分组。MDS患者自然病程和预后的差异性很大，治疗宜个体化。应根据MDS患者的预后分组，同时结合患者年龄、体能状况、合并疾病、治疗依从性等进行综合分析，选择治疗方案。较低危组MDS的治疗目标是改善造血、提高生活质量，较高危组的治疗目标是延缓疾病进展、延长生存期和治愈。支持治疗包括成分输血、促红细胞生成素、粒细胞集落刺激因子或粒细胞-巨噬细胞集落刺激因子和去铁治疗，目标为提升患者生活质量。部分较低危组且有输血依赖的患者可采用免疫调节剂或免疫抑制剂治疗，免疫调节药物包括沙利度胺、来那度胺等，免疫抑制治疗包括抗胸腺细胞球蛋白和环孢素。去甲基化药物治疗组可降低患者向AML进展的风险、改善生存，可应用于较高危组患者。较低危组MDS患者如出现严重粒细胞减少和（或）血小板减少，也可应用去甲基化药物治疗。异基因造血干细胞移植是目前唯一能根治MDS的方法，推荐应用于年龄小于65岁的较高危组患者或伴有严重血细胞减少、经其他治疗无效或伴有不良预后遗传学异常的较低危组患者。不接受造血干细胞移植的较高危组患者可尝试化疗。

本例患者为老年女性，以心功能不全起病，血常规提示贫血，骨穿提示粒系发育异常，同时可见原幼稚单核细胞占5%。考虑MDS可能，后续需完善骨髓组织病理活检、免疫分型、染色体核型分型、融合基因及相关基因突变检测明确诊断。

**【廖禹林教授点评】**

关于这个病例的贫血原因和治疗策略，心内专业的刘教授和血液内科专业的林教授都做了很好的专业分析和点评。我认为这例患者最值得称道的地方是从典型的扩张型心肌病的临床表现里，抽丝剥茧，排除了常见的心源性病因，最终锁定了"骨髓增生异常综合征（MDS）"，即是一个以贫血为心力衰竭病因的少见病例。略显遗憾的是没交代这个患者是否在抗心力衰竭治疗中心力衰竭相关指标得到缓解，也不知道是否进行了血液内科的随访和治疗。我们可以期待在心力衰竭缓解后，针对MDS的病因治疗，如骨髓移植，或许有治愈希望。

HOCF在心力衰竭中占比不高，但贫血在心力衰竭住院患者里很常见，可高达50%，临床医师多关注中重度贫血，且现有治疗手段的疗效总体不理想。贫血作为心力衰竭的原因发病率不高，但作为心力衰竭的伴随表现却非常常见。心力衰竭贫血的一些临床特点包括：较多见于老年女性，常合并糖尿病、慢性肾脏病（CKD），病情较重，心力衰竭更重，生活质量和体力活动能力更低，水肿较重，血压较低，神经体液系统激活程度更高，促炎细胞因子的水平更高。如果从药物作用机制来说，现在推荐的治疗心力衰竭的新四联药物应该有效，比如RAS抑制剂和ARNI都明显针对神经体液通路，但临床实际情况是未必一定有效。缺铁性贫血引起的HOCF对补铁似乎有效，而CKD引起的心力衰竭伴肾性贫血的情况下，纠正贫血的促红细胞生成素对心力衰竭结局并无良性影响，甚至引起严重的其他并发症。HOCF大致分为心脏扩大和心脏大小正常两种亚型。只要病程足够长，我认为HOCF多会造成心脏扩大和心肌纤维化、心肌细胞死亡等其他类型心力衰竭的共有表现。我在临床上遇到过甲亢或地中海贫血引起严重心脏重构和心力衰竭的患者，由于心脏的永久损害已经造成，即使把甲状腺功能调回正常或通过输血把贫血暂时纠正，心力衰竭也难见好转。结合刘教授总结的这个患者来看，第一次发生心力衰竭就是心脏扩大的HOCF，并指向MDS为病因，为对症对因治疗打下了良好的基础。对于HOCF，早期的病因确定和治疗对预后的影响至关重要。

## 病例5　急性肝衰竭与扩张型心肌病

【病例简介】

男性，27岁。从2022年2月初起出现咳嗽、心悸、胸闷、气促及全身黄染，症状逐渐加重，出现夜间阵发呼吸困难、端坐呼吸及下肢水肿，遂于2022年3月21日来南方医院急诊，共经历了两阶段诊治过程：

第一阶段：急诊病房及肝病中心（2022年3月21日～4月12日）

主要发现有：①一般情况：体温36.3℃，呼吸26次/分，脉搏112次/分，血压105/81mmHg，神志清楚，急病面容，巩膜皮肤黄染，前胸皮肤散在出血点。②血气分析呈失代偿性代谢性酸中毒：酸碱浓度7.225，总二氧化碳4.90mmol/L，二氧化碳分压12.75mmHg，氧分压119.25mmHg（吸氧时），实际碳酸氢根5.70mmol/L，标准碳酸氢根11.10，细胞内碱剩余-19.80mmol/L，细胞外碱剩余-20.40。③心脏功能受损：乳酸脱氢酶287U/L，α-羟丁酸脱氢酶233U/L，超敏肌钙蛋白T 0.048ng/ml，前-脑利尿肽6294.00pg/ml。④肝脏功能受损：丙氨酸氨基转移酶（ALT）3614U/L，天冬氨酸氨基转移酶（AST）1616U/L，总胆红素（TBIL）130.6μmol/L，直接胆红素（DBIL）：80.0μmol/L，间接胆红素（IBIL）50.6μmol/L。⑤肾功能受损：尿素10.8mmol/L，尿酸815μmol/L，肌酐165μmol/L，肾小球滤过率48.29ml/min。⑥电解质紊乱：钾离子5.08mmol/L，钠离子126mmol/L，氯离子84.9mmol/L。⑦凝血功能异常：血浆凝血酶原时间54.9s，凝血酶原活动度13.0%，国际标准比率5.14，凝血酶原时间比率：4.64，活化部分凝血酶原时间34.5s，纤维蛋白原1.36g/L，血浆D-二聚体6.42μg/ml FEU。⑧炎症指标升高：白细胞$16.88×10^9$/L，C反应蛋白30.86mg/L，降钙素原0.421ng/ml。⑨其他：除外病毒性肝炎、自身免疫性肝炎、艾滋病、梅毒；铜蓝蛋白、毒物检测、EB病毒、巨细胞病毒、流行性出血热抗体检测均为阴性。

影像学检查：CT及超声检查示肝脏大小形态正常，密度减低，提示脂肪肝；肝内血管及胆管显示欠清晰，门静脉血流正常，腹腔少量积液；下腔静脉肝后段未见异常。

急诊病房诊断：急性肝衰竭、心功能不全、凝血功能异常、肾功能不全、电解质异常、低蛋白血症、高尿酸血症、肾结石及泌尿系感染。

治疗：经护肝、退黄、维生素K注射/血浆输注/补充血浆蛋白原、利尿、新活素、连续肾脏替代、左氧氟沙星等治疗，各项指标均好转。2022年4月2日转肝病中心进一步诊治，因心力衰竭症状加重，考虑黄疸与心力衰竭相关，于2022年4月13日转心内科CCU治疗。

第二阶段：CCU诊治

到CCU后患者稍憔悴，神志清楚，自动体位，生命体征平稳。巩膜及皮肤仍有黄疸，颈静脉无怒张，双肺底少许湿啰音，心律整齐，无心杂音，肝未触及，下肢不肿。测周围静脉压为16cmH$_2$O。4月18日行冠状动脉造影，四主支冠状动脉均无狭窄，血流TIMI 3级。

心电图为窦性心动过速，心前导联T波浅倒置（图7-24）；动态心电图提示24h平均心率为91次/分，偶发房性期前收缩和室性期前收缩，T波倒置。心脏超声提示心脏扩大（左心室50mm，左心房47mm，右心室35mm，右心房48mm，肺动脉26mm）；左心室壁运动普遍减弱，以前壁和心尖为主，左心室心尖可疑附壁血栓；二尖瓣中度反流，三尖瓣中重度反流；心包少量积液，LVEF 26.50%（图7-25）。X线胸片提示心脏扩大，双肺渗出性病变，符合肺水肿（图7-26），心脏磁共振提示心脏普遍增大（左心室56mm，左心房45mm，右心室40mm，右心房48mm），左心室收缩功能减退，LVEF

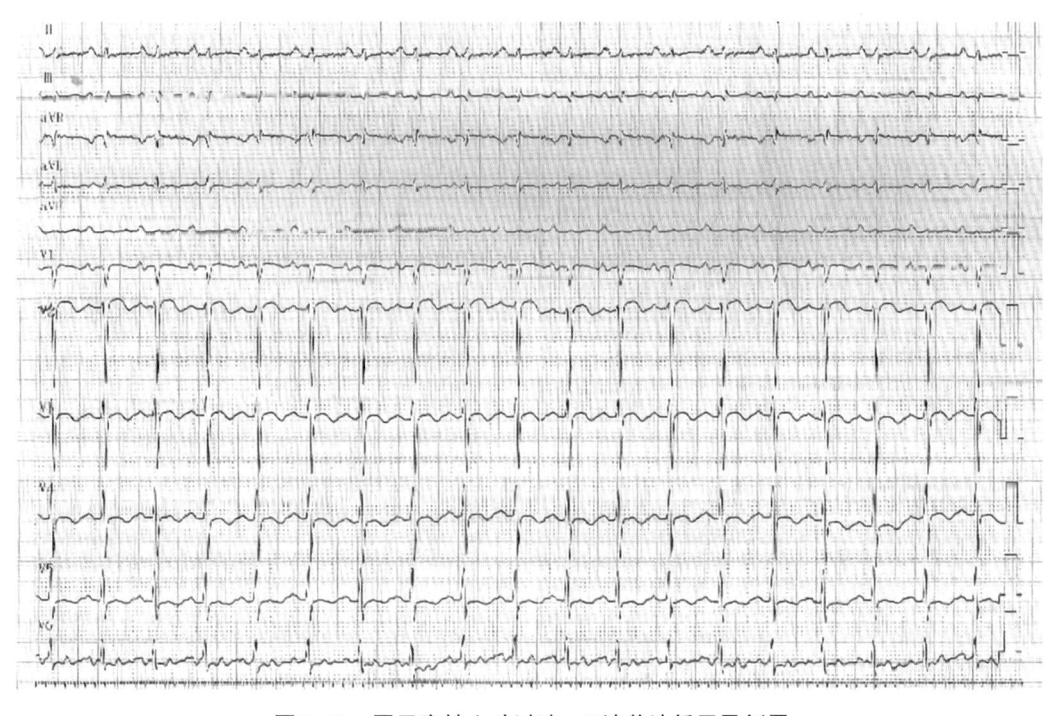

图7-24 图示窦性心动过速，T波普遍低平及倒置

14%；二尖瓣、三尖瓣中度关闭不全，心包少量积液。左心室心肌多处（室间隔、左心室基底段下壁心外膜下，左心室中段侧壁心外膜下）呈现线状及斑片状晚期增强信号（LGE），未见心肌低灌注及水肿信号，未见左心室心尖附壁血栓（图7-27）。

转入CCU后，各项指标已明显好转，但前-脑利尿肽指标仍高（图7-28），经加强心力衰竭药物治疗，给予诺欣妥、达格列净、伊伐布雷定、美托洛尔、呋塞米和螺内酯等药物，患者心力衰竭症状基本缓解，于4月27日出院，继续用抗心力衰竭药物及丁二黄酸腺苷蛋氨酸及熊去氧胆碱退黄护肝治疗。

【病例讨论】

1.关于本病例的诊断思路　本病例在急诊室的第一阶段主要表现为急性肝衰竭合并多器官衰竭，包括心脏、肾脏和凝血系统功能不全。病情稳定后转肝病中心，进一步探讨发生急性肝衰竭的病因。肝病中心未发现患者有病毒性肝炎、肿瘤及其他感染、药物中毒等病史，因心脏扩大及心功能不全，最后归因于心脏而转入到心内科诊治。在这个过程中，心力衰竭由最初认为是急性肝衰竭的并发症，到最后转变为是急性肝衰竭的始作俑者。

心力衰竭合并黄疸临床并不罕见，多见于慢性心力衰竭及心源性肝硬化患者。本例患者虽然周围静脉压升高（16cmH$_2$O），但肝脏不大，肝内静脉不扩张，难以用心源性肝硬化来解释。在除外了各种引起急性肝衰竭的病因后，因本例患者心力衰竭同步出现黄疸，且患者经历了低氧血症和代谢性酸中毒，应该能解释为急性肝衰竭，甚至多器官

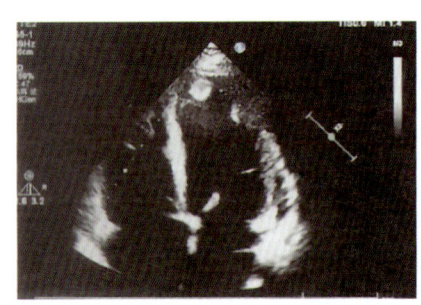

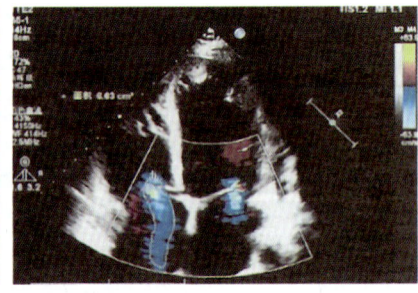

图7-25　超声心动图提示各房室腔增大，三尖瓣重度反流，心尖部疑有附壁血栓

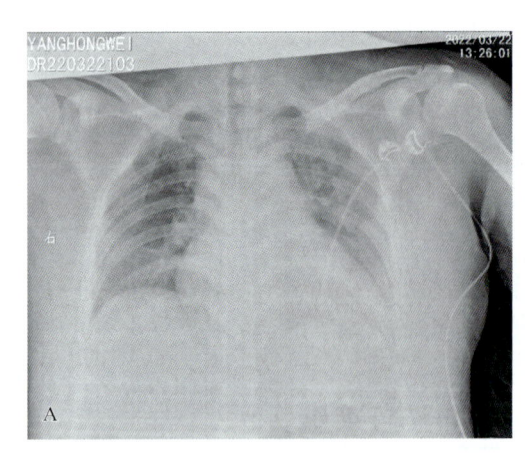

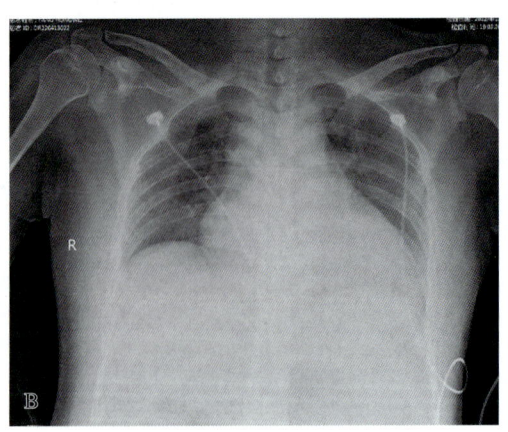

图7-26　A.为入急诊室X线胸片：双肺渗出性病变，左胸腔少量积液，心影扩大，提示心脏病伴肺水肿；B.转CCU时X线胸片，肺水肿较前减轻

第7章 特殊的心肌病病因

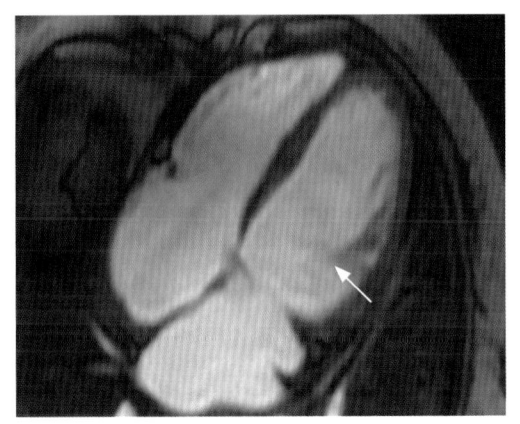

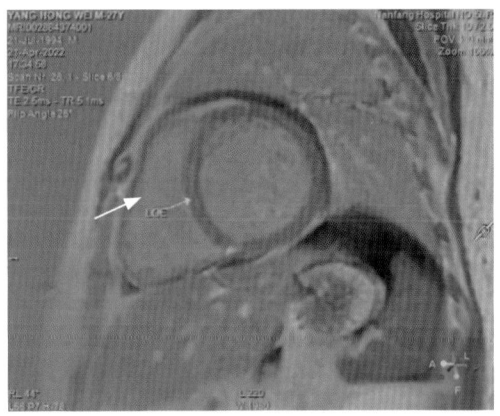

图7-27 CMR，箭头指向左心室心肌线状及片状信号增强

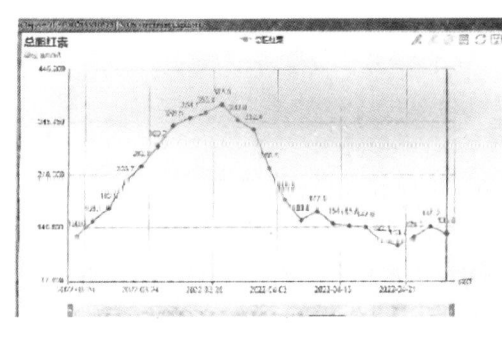

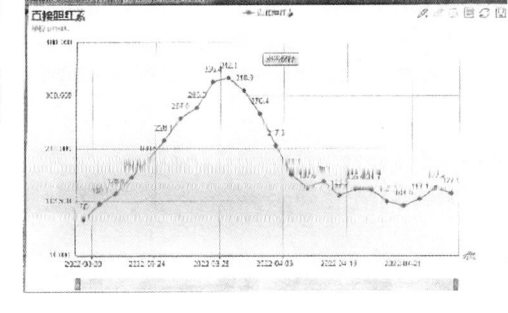

总胆红素 378.9 → 136.6（μmol/L）

直接胆红素 342.1 → 127.6（μmol/L）

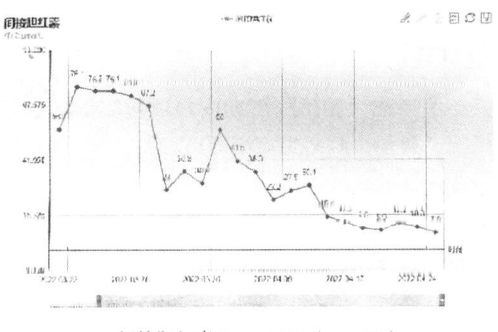

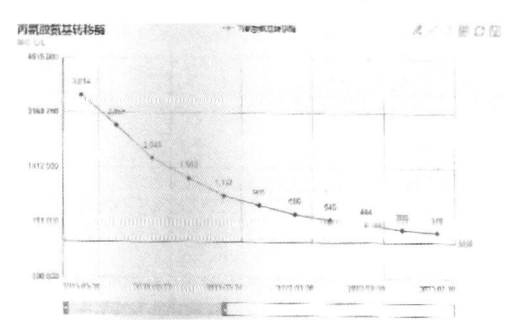

间接胆红素 76.1 → 7.8（μmol/L）

谷丙转氨酶 3614 → 11（U/L）

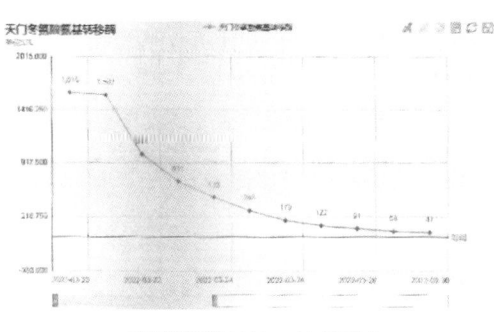

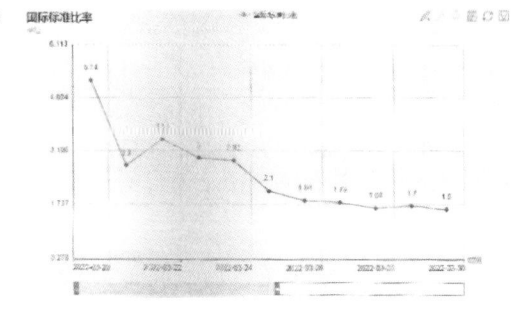

谷草转氨酶 1616 → 19（U/L）

国际标准比率（INR）5.14 → 1.9

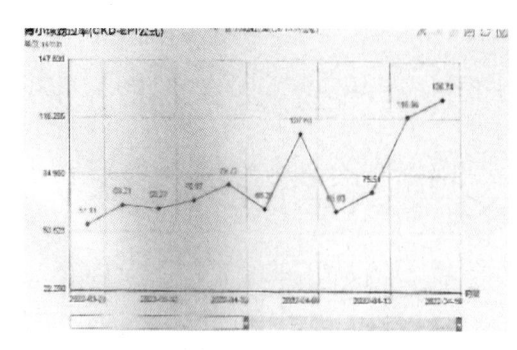

肾小球滤过率 57.41 → 126.74（ml/min）

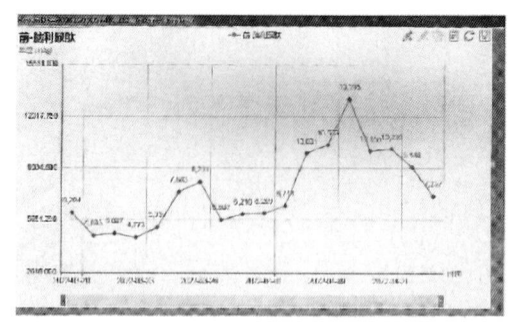

前-脑利尿肽 6294 → 13395 → 7337（pg/ml）

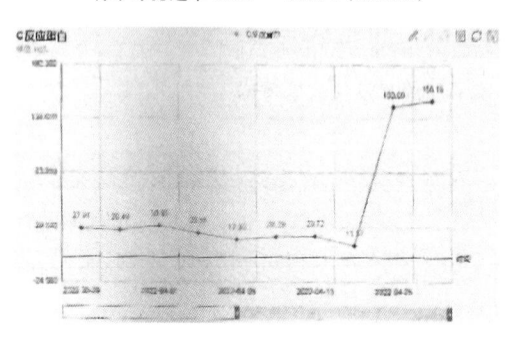

C反应蛋白 17.91 → 156.15（mg/L）

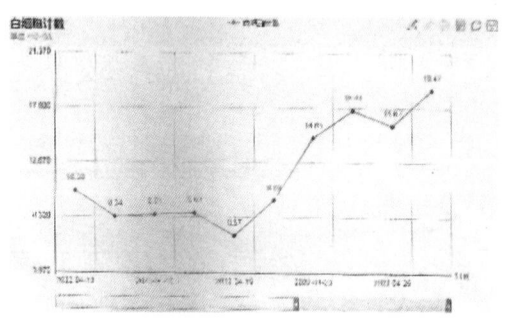

白细胞 $10.38\times10^9$/L → $18.47\times10^9$/L

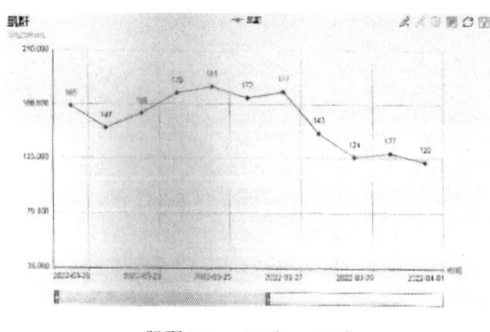

肌酐 165 → 65（μmol/L）

图7-28　图示住院期间各项检验指标恢复情况，提示出院时炎症指标仍较高，前-脑利尿肽尚未恢复正常

衰竭的促发因素。虽然在文献上未能查到急性心力衰竭与急性肝衰竭的联系，但结合这例患者的实际，这种联系应该是存在的。

本例患者的心脏病属于非缺血性扩张型心肌病（NI-DCM）范畴，我们已在多个病例中提到过这个病的概念。NI-DCM是一个表型，约40%找不到病因，诊断为特发性的，实则为基因及遗传因素所致。已知病因如急性心肌炎进展、心动过速、代谢综合征、酒精中毒等，本例均不具备，因此需要对本例进一步做遗传和基因筛查。

本例最后诊断：①非缺血性扩张型心肌病，心功能Ⅳ级，慢性心力衰竭急性发作；②急性肝衰竭并多器官衰竭。

2.急性肝衰竭的现代观点

（1）急性肝衰竭是一种罕见的，复杂的重症

1）在正常肝脏基础上。由于不同的肝损伤病因，引起肝细胞凋亡或坏死，导致大面积肝细胞死亡。

2）急性肝坏死的临床表现反映肝损伤的性质和程度、进展的速率和肝脏恢复的程度。

3）由病毒感染或药物损伤引起的快速发病常伴有复杂的免疫功能调节障碍：①肝细胞死亡触发损伤伴随的分子方式（DAMPs），激活肝脏和循环的免疫细胞；②肝功能丧失引起的高血氨和肝内炎症介质释放导致肝性脑病和肝外器官功能不全；③免疫损伤后伴随的脓毒败血症是后期并发症和死亡的主要原因。

4）逐渐起病的肝衰竭少见，经常原因不明，直到晚期阶段很少有突出的全身表现；然而，肝脏再生常不充分，最后需肝移植挽救生命。

（2）急性肝衰竭的免疫调节异常机制（图7-29）

3.临床治疗要注重以下方面　①早期识别肝衰竭并寻找病因可限制肝损伤；②重症监护解决多器官衰竭，限制并发症和优化肝再生治疗；③持续评估肝功能和肝脏恢复的可能性；④当肝脏功能不可能恢复时，要紧急进行肝移植。

4.现状在改变，存活率有显著的改善　近年来虽然急性肝衰竭仍然是一种临床严重的疾病，且具有明显的死亡率，但总体情况在改变，存活率有明显提高。

（1）肝移植的需求减少：医疗支持越来越多地成功救治了许多患者，达到有效的肝脏再生和恢复，特别是当肝损伤迅速进展时。

（2）出血并发症现在很少见：凝血功能测试表明，目前出血发生率＜10%，很少需

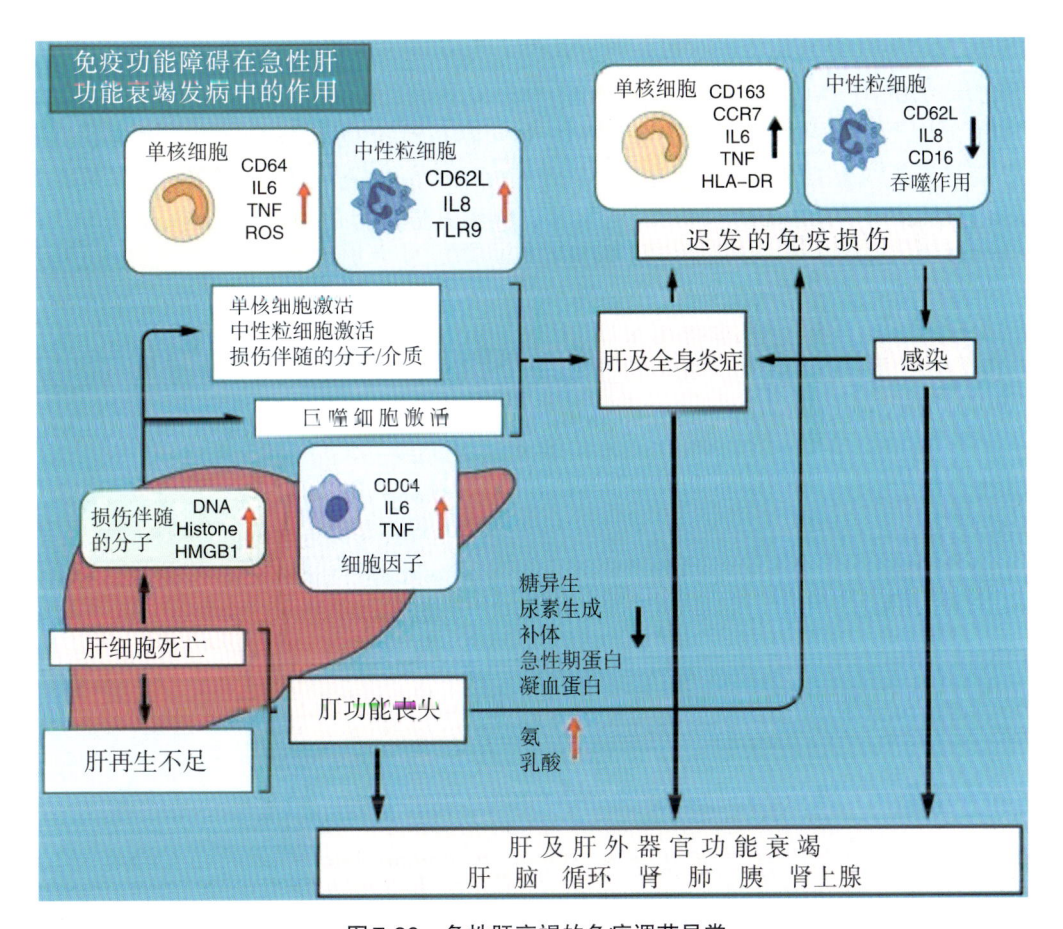

图7-29　急性肝衰竭的免疫调节异常

要凝血支持。

(3) 脑水肿越来越少：由脑水肿导致颅内高压的合并症肝性脑病是引起死亡的主要原因。对病理生理的很好了解，使靶向神经保护成为可能；预防脓毒症、早期控制循环中的氨、体温正常、血液透析和代谢稳定可以预防颅内高压。

(4) 已确立的治疗方法：①连续静脉-静脉血液滤过（CVVHV）可降低循环中的氨浓度，可改善存活率；②治疗性血浆置换在急性肝衰竭患者具有复杂的免疫效应，在随机对照研究中证明可改善存活率，如何更好的靶向介入是目前正在探索的问题。

【总结】

1.扩张型心肌病急性心力衰竭，并发急性肝衰竭、黄疸和多器官衰竭实属罕见，以致最初的救治学科是在急诊室。由于急诊科及时识别了急性肝衰竭和多器官衰竭，采取了得力的治疗手段，使患者病情稳定，赢得了后续的治疗机会。

2.对本例的认识肯定存在知识的缺陷，尤其是出院时胆红素尚未降至正常值，炎症指标还居高不下，是否存在隐患，需要进一步随访。

【李旭教授点评】

此病例，急性肝衰竭合并扩张型心肌病，是一个在临床上很少见的病例。扩张型心肌病（DCM）是一种以左心室或双心室扩大伴收缩功能障碍为特征的心肌病。扩张型心肌病起病缓慢，一般在早期患者因心脏代偿而无所感，没有明显症状。有些患者可能在患病10年后才会有症状，一般是以充血性心力衰竭的症状为主，表现为左心功能不全或右心功能不全。扩张型心肌病的病因可粗分为缺血性和非缺血性（NI-DCM），后者如果原因不明，可称之为特发性DCM，据文献报道约占DCM的50%，DCM仍然归类于与许多基因相关的病理学和存在不同遗传方式的复合疾病。近年随着二代测序技术（next generation sequencing，NGS）的发展，检测其遗传标志物成为可能。FDCM（家族性扩张型心肌病）的主要遗传标志物见表7-4。

表7-4 FDCM的主要相关基因频率

| 基因 | 定位 | 蛋白 | 频率/% |
| --- | --- | --- | --- |
| TTN | Sarcomere | Titin | 25～30 |
| LMNA | Nucleus | Lamin A/C | 10～15 |
| MYH7 | Sarcomere | β-Myosin heavy chain | 5～10 |
| MYH6 | Sarcomere | α-Myosin heavy chain | 5～10 |
| TNNT2 | Sarcomere | Cardiac troponin T | 5～10 |
| ACTC1 | Sarcomere | Cardinc actin | 5～10 |
| BAG3 | Co-chaperones | Athanogene 3 | 1～5 |
| DSP | Desmosome | Desmoplakin | 1～5 |
| MYBPC3 | Sarcomere | Myosin-binding protein C | 1～5 |
| RBM20 | Regulator of mRNA splicing | RNA-binding protein 20 | 1～5 |
| SCN5A | Jon channel | Sodium channel | 1～5 |
| TPM1 | Sarcomere | α-Tropomyosin | 1～5 |

未列入频率＜1%的基因

刘教授所报道病例考虑属于非缺血性扩张型心肌病（NI-DCM）范畴，可能与基因及遗传背景密切相关。经我们多次与患者及其家属沟通，获悉患者姐姐曾于2015年产后出现与患者相似病情，是否存在基因及遗传因素，需要进一步随诊检查。本例患者入院时有明显的的肝衰竭、心力衰竭、肾功能不全、凝血功能障碍，在前期积极控制感染、护肝、退黄、抗心力衰竭、纠正凝血障碍、肾脏替代治疗等治疗后，患者感染控制，肾功能、凝血功能在逐渐好转，但肝功能、心功能改善并不明显，出院时患者肝功能虽较前好转，但仍有明显黄疸，复诊时患者NT-proBNP再次明显升高，胆红素仍处于较高水平，似乎心力衰竭和肝衰竭存有某种联系，从治疗角度看，我们从早期肝衰竭引起心力衰竭的思路，最后转变成心力衰竭是始动因素。虽然目前未能找到急性心力衰竭和急性肝衰竭之间关系的相关文献，但这一病例也为我们研究及治疗心力衰合并肝衰竭，提供了一些线索和思路。

## 病例6  肝动静脉瘘致心脏扩大心力衰竭

【病例简介】

女性，49岁。于2020年2月（时年47岁）出现心悸，伴有胸闷，活动后症状明显，未行特殊处理。后症状逐渐加重，2020-06-07就诊于深圳市人民医院龙华分院，当地辅助检查：心电图提示窦性心律，频发房早，短阵房速，未见明显ST-T改变。心脏超声提示：肺动脉高压（65mmHg），二尖瓣、三尖瓣反流，未给予特殊处理，2020-06-15转诊深圳市孙逸仙心血管医院，当地辅助检查：上腹CT提示：肝内异常血管增粗纡曲，呈高动力学状态；全心增大；肝囊肿。胸腹髂动脉CTA：腹腔干及其分支（肝固有动脉、脾动脉）增粗纡曲，肝内多发异常动静脉血管影；主肺动脉扩张；全心增大；肝多发囊肿，未给予特殊处理。

为求进一步治疗，于2020-06-27再次就诊于深圳市人民医院。2020-06-28于深圳市人民医院在局部麻醉下行经皮肝动脉造影术，提示：肝内弥漫动静脉瘘，高流量型。2020-07-04在局部麻醉下行肝动静脉瘘栓塞术，术程顺利，予以出院。

1个月前患者再发心悸、胸闷，活动后加重，遂2022-02-10就诊于深圳市人民医院龙华分院。当地辅助检查：胸部+上腹部增强提示：肝内动静脉栓塞术后，肝内动静脉多发纡曲、扩张；下腔静脉肝段、腹腔干、肝固有动脉扩张，胰十二指肠动脉扩张；下腔静脉肝内见片状充盈缺损影，性质待定，考虑容积效应与血栓相鉴别，请结合临床；肝实质密度强化欠均匀；肝内多发囊肿；左肾多发小囊肿。肝内动静脉瘘栓塞术后改变，肝内可见金属致密影；肝内动静脉可见多发纡曲、扩张；下腔静脉肝段、腹腔干及肝固有动脉可见扩张；胰十二指肠动脉扩张；下腔静脉肝段见片状充盈缺损影。胸部（CTPA）未见明显异常，右肺中叶、左肺舌段及两肺下叶慢性炎症。为求进一步诊治，于2022-02-16就诊于南方医院血管介入科。

入院后生命体征正常，心脏听诊各瓣口可闻及3级收缩期杂音。股动脉可闻及抢击音，心律整齐，肝区未闻及杂音。于2月22日行CT腹主动脉三维增强扫描（图7-30），结果提示：①腹腔干、肝总动脉、胃左动脉、肝左动脉、肝固有动脉、肝右动脉及胃十二指肠动脉增粗、纡曲，并于肝门区形成血管团。肝左动脉由胃左动脉发出；腹主动

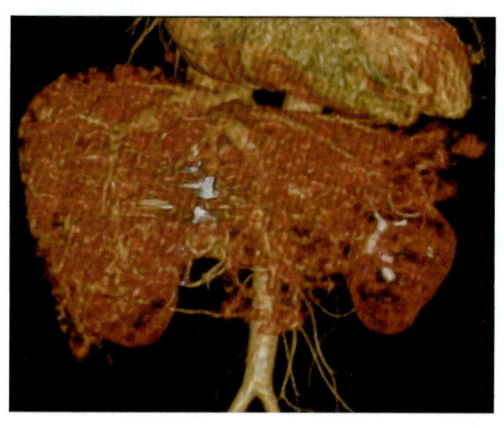

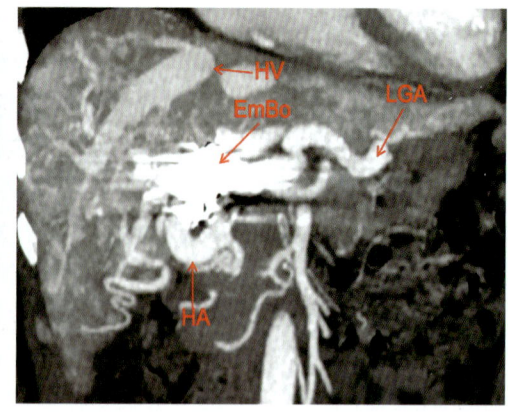

图7-30 肝动脉CTA及三维重建。两图均为动脉期图像，横断面、冠状面及VR重建均可显示肝门区多发纡曲增粗的动脉血管团，肝实质内多发结节状、斑片状强化，下腔静脉、肝静脉及其属支明显扩张、早显，提示肝动静脉瘘可能。肝门区及肝内致密金属影及周围金属伪影，为肝动静脉瘘部分栓塞术后改变。HA.肝动脉；HV.肝静脉；LGA.胃左动脉；EmBo.栓塞处

脉左右两侧一细小动脉。走行在肝S2及S7内，考虑为先天性变异。②肝动静脉栓塞术后，动脉期肝静脉及下腔静脉肝内段早显、管腔增宽，局部与增粗纡曲的肝动脉相沟通。肝多个结节灶及斑片状异常增强信号，提示肝动静脉瘘。入院后进行了右心导管检查，证实右心系统血氧饱和度明显增高（表7-5）。

表7-5 右心导管检查

|  |  | 血氧饱和度（%） |  | 压力（mmHg） |  |
| --- | --- | --- | --- | --- | --- |
|  |  | 吸氧前 | 吸氧后15min | 吸氧前 | 吸氧后15min |
| 上腔静脉 |  |  |  |  |  |
| 下腔静脉 |  |  |  |  |  |
| 右心房 | 右心房上 | 75.7 |  | 16/2/7 |  |
|  | 右心房中 | 89.6 |  |  |  |
|  | 右心房下 | 94.0 |  |  |  |
| 右心室 | 流入道 | 94.5 |  | 38/1/14 |  |
|  | 右心室中部 | 92.3 |  |  |  |
|  | 流出道 | 88.2 |  |  |  |
| 肺动脉 | 主肺动脉 | 95.6 |  | 44/9/20 |  |
|  | 左肺动脉 | 92.2 |  |  |  |
|  | 右肺动脉 |  |  |  |  |
| 股动脉 |  | 99.6 |  | 142/59/86 |  |
| 左心室 |  |  |  |  |  |
| 左心房 |  |  |  |  |  |
| 主动脉 |  |  |  |  |  |
| 肺循环血量（L/min） |  |  |  | / |  |

提示大量左向右分流。股动脉血氧饱和度99.6%，示无右向左分流。肺动脉平均压20mmHg，肺动脉压力正常。肺动脉瓣无明显跨瓣压力阶差

第7章 特殊的心肌病病因

经胸超声心动图提示：左房室腔明显增大（LV 57mm，LA 55mm）；右房室腔增大（RV 36mm，RA 47mm）；肺动脉稍增宽（PA 26mm）；肺动脉流速增快：$V_{max}$ 163cm/s，PG 11mmHg；主动脉流速增快，$V_{max}$ 353cm/s，PG 50mmHg；二、三尖瓣重度关闭不全，EF 67.21%。X线胸片提示心脏明显扩大（图7-31）。

经会诊，患者于2022-02-21在局部麻醉下行第二次肝动静脉瘘栓塞术，用弹簧圈及医用胶栓塞肝内部分动静脉瘘，过程顺利（图7-32）。于2022-02-27出院，继续随访。

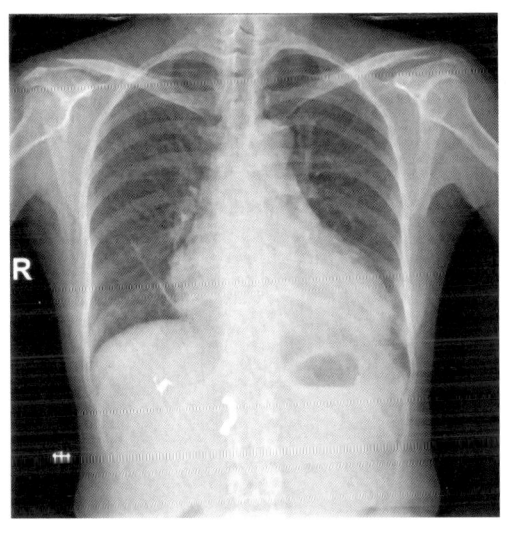

图7-31 X线胸片提示心脏向两侧扩大，右上腹高密影（动脉栓塞后遗）

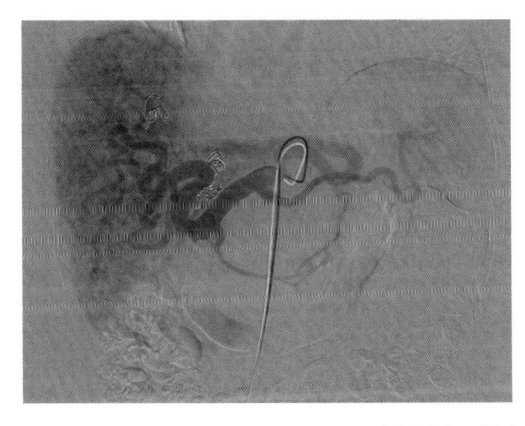

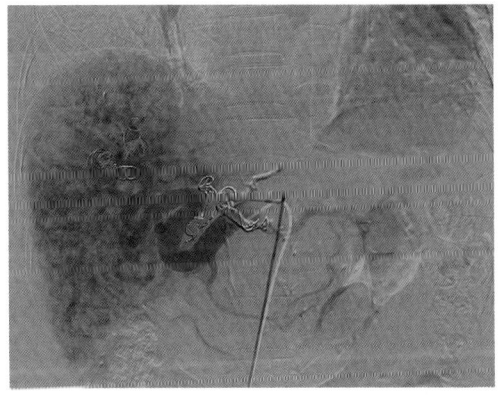

图7-32 肝内动静脉瘘栓塞

【病例讨论】

（一）关于高心排血量心力衰竭（high output cardiac failure，HOCF）的目前观点

多数心力衰竭患者都是低心排血量或正常心排血量，一小部分心力衰竭患者属于高心排血量。这类心力衰竭的主要病因为动静脉分流或周围血管扩张导致收缩期血管阻力减少和神经内分泌激活的病理生理改变（图7-22）。

HOCF在临床上有两种表型。Ⅰ型：心腔扩大；Ⅱ型：心腔大小正常，两种类型与病因无关，主要取决于病情发展。HOCF见于一些特殊的患者，如脚气病、慢性贫血和甲状腺功能亢进；近年来注意到一些新的情况，如因动静脉穿刺和血液透析所致的动静脉瘘，以及肥胖、慢性肝病和骨髓异常增生综合征、慢性阻塞性肺疾病（COPD）也会导致HOCF。

某些射血分数保留的心力衰竭，实际上是HOCF，故对心力衰竭患者要追究病因和评估血流动力学改变，因为许多HOCF的病因是可治疗的。

心脏扩张是HOCF的主要表型，常因动静脉瘘、严重贫血、骨髓异常增生症、甲状腺功能亢进、妊娠和先兆子痫所致；COPD、肺动脉高压、肥胖（体重指数＞35 kg/m²）和肝脏病也可引起。近来有报道以上同样的病因可不伴有心脏扩大，说明两种表型为不同的阶段，与特殊病因无关。

HOCF伴随收缩期血管阻力减小，激活神经内分泌，增加水钠潴留，导致肾素-血管紧张素-醛固酮系统和升压素激活。水钠潴留在低和高心排血量心力衰竭均会出现，都是对动脉低血压的反应。不同机制对心室不良重构和纤维化起到重要作用。

持续HOCF状态可导致心室扩张和（或）肥厚、增加舒张期容积、持续的心动过速和功能性瓣膜关闭不全。HOCF患者的肢体比较温暖，同时存在一般心力衰竭的症状和体征，以及钠利尿肽升高。HOCF患者常见心排血量＞8L/min，或心脏输出指数超过4 L/（min·m²），以及混合静脉氧饱和度（SvO₂，做漂浮导管从肺动脉抽出的血）＞70%～75%。发现连续性杂音代表动静脉瘘，可能是HOCF的病因。

床边心排血量测定非常重要，无创方法可用二氧化碳重复呼吸法、动脉热稀释法和动脉脉搏曲线分析法。即应用PICCO监测仪，采用热稀释方法测量单次的心排血量（CO），并通过分析动脉压力波形曲线下面积来获得连续的心排出量（PCCO）（需要中心静脉插管和动脉插管）。有创方法为肺动脉热稀释法，常在重症监护中心应用。

### （二）关于动静脉瘘（AVF）

AVF因收缩期血管阻力下降，代偿性心排出量增多导致HOCF。AVF可以是先天性的（肝内皮瘤，遗传性出血性毛细血管扩张症，累及肺或肝），或获得性的，由医源性或外伤引起。兼有肺动脉高压和HOCF提示基础的先天性心脏病伴左向右分流。全身动静脉瘘的存在伴有HOCF。

最好的治疗方法是外科切除分流。但有时分流难以定位，或分流过于广泛，难以完全清除。

### （三）关于本例患者的心血管诊断及下步治疗

本例患者属HOCF非常明确：①有明确的动静脉瘘基础病变；②心脏扩大，心功能不全；③左室射血分数67.21%，主肺动脉流速增快，轻度肺动脉高压，主动脉流速增快；④二、三尖瓣功能性关闭不全。

2020-07-04，第一次肝动静脉瘘栓塞治疗（碘油栓塞）失败，此次应用弹簧圈及医用胶行第二次肝动静脉瘘栓塞治疗，计划3个月后复查，观察心脏有无缩小和肝脏CTA影像情况。如再次失败，应考虑行肝移植。

患者于2023年3月8日返院复查，心悸胸闷症状较前加重，心影明显扩大，主动脉流出道血流速度加快，三尖瓣重度反流，二尖瓣中度反流。说明肝动静脉反流未见好转，两次栓塞治疗均告失败。决定进行肝移植治疗。

【最后诊断】
1. 先天性肝动静脉瘘　弥漫型、高流量型。
2. 高心排血量心脏病　心室扩张型（Ⅰ型），心功能Ⅱ级。

【总结】
这是我们首次见到的先天性肝动静脉瘘导致的高心排血量心脏病。对于这种弥漫性高流量的动静脉瘘很难通过肝动脉栓塞治愈，肝移植是唯一的治疗方法。

【郑华教授点评】
左向右分流是肺动脉高压及HOCF的重要原因之一，大部分的左向右分流见于先天性心脏病的患者，当然也存在部分患者为心外分流，如本例患者，其血流动力学改变与常见的先天性心脏病导致的肺动脉高压及心功能不全类似，两者的病理过程及心脏预后转归可类比常见先天性心脏病导致的心脏改变，除了对原发病进行治疗外，在心脏的治疗方面也可类比常见的先天性心脏病，除了常规的抗心衰治疗外，如果右心导管检查显示有肺动脉高压，可采用降低肺动脉压的靶向药物进行治疗。

本例肝动静脉瘘患者的诊治过程中，心内科医师的参与对其诊治方案的制订有着非常重要和积极的作用，也充分体现了多学科团队合作的重要性。

## 病例7　肺源性心脏病伴左心室流出道梗阻

【病例简介】
男性，62岁。从2014年（时年54岁）起反复咳嗽和咳黄痰，同时伴有活动后气促。症状逐渐加重，夜间不能平卧，某医院心脏超声提示有重度主动脉瓣关闭不全，射血分数39%；胸部CT提示升主动脉扩张、主动脉硬化、慢性阻塞性肺疾病伴双上肺感染，腹部超声提示有淤血肝。经抗感染及对症治疗后，于2016年8月19日入住南方医院心胸外科治疗。

心胸外科心脏超声提示主动脉瓣退行性变、升主动脉扩张、重度主动脉瓣关闭不全；室间隔和左心室后壁增厚，EF低。心电图为窦性心律，Ⅰ度房室传导阻滞及完全性右束支传导阻滞。前-脑利尿肽2339pg/ml。于2016年8月31日行主动脉瓣生物瓣置换术。出院诊断：主动脉瓣关闭不全、高血压3级（收缩压曾高达200～240mmHg）、慢性阻塞性肺气肿及痛风。

2019年，在院外行CMR检查，提示左心房增大，右心房、左、右心室无明显增大，左心室广泛增厚，以室间隔增厚最为显著，未见左心室流出道梗阻及二尖瓣前移（SAM）现象，LVEF 52.04%。右心室游离壁增厚达26mm，心肌灌注正常，广泛左心室心肌有晚期钆增强（LGE）现象。

2019年以来多次因肺部感染在多家医院诊治，均诊断为慢性肺源性心脏病，心力衰竭，为进一步诊断和治疗，于2022年5月20日入住南方医院心内科。

入院时体温36.3℃，脉搏91次/分，呼吸16次/分，血压109/81mmHg，自由体位，坐位说话中有轻度气促表现，精神状态良好。颈静脉无怒张，胸呈桶形，双肺散在干啰音，心界不大，于坐位前倾体位在胸骨左缘第3肋间可闻及局限3级吹风性收缩期杂音，卧位时杂音不明显。肝未触及，下肢水肿。

化验检查：高敏肌钙蛋白T 0.033ng/ml，前-脑利尿肽（pro-BNP）4393pg/ml，肌酐200μmol/L，尿酸603μmol/L，肌酐清除率36.23ml/min，HDL-C 0.75mmol/L。

心电图为窦性心律，电轴左偏（-85°），Ⅰ度房室传导阻滞（AVB），完全RBBB，下壁导联酷似陈旧性心肌梗死（图7-33）。动态心电图24h有4290次室性期前收缩，短阵室性心动过速。

经胸超声提示右心房室腔扩大，右心室壁增厚，肺动脉高压达80mmHg（重度）；左心室普遍肥厚，左心室流出道梗阻，有明确的收缩期二尖瓣前移（SAM现象）。LVEF56.85%（图7-34），左心室流出道血流速度600cm/s与主动脉压力阶差（PG）47mmHg；三尖瓣重度反流。

X线胸片提示两肺间质性肺炎，多发肺大疱，主动脉硬化（图7-35）。胸部CT提示肺气肿，多发肺大疱；肺纹理增多、增粗、结构紊乱和索条样病变，与胸膜粘连；双肺

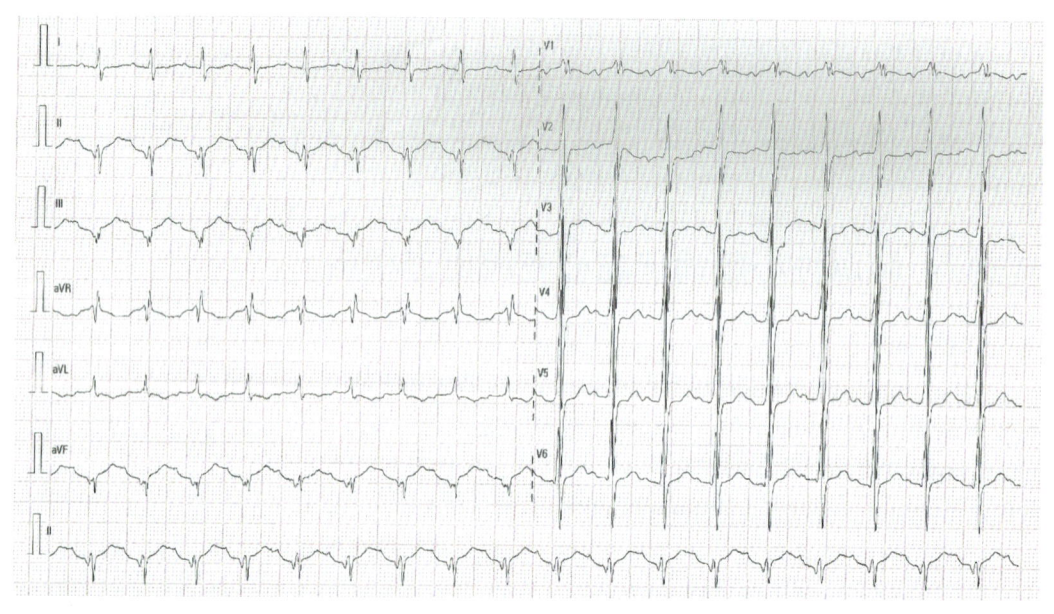

图7-33　心电图提示为窦性心律，P-R间期212ms，V1导联呈rsr′波，QRS时间132ms：酷似陈旧下壁心肌梗死

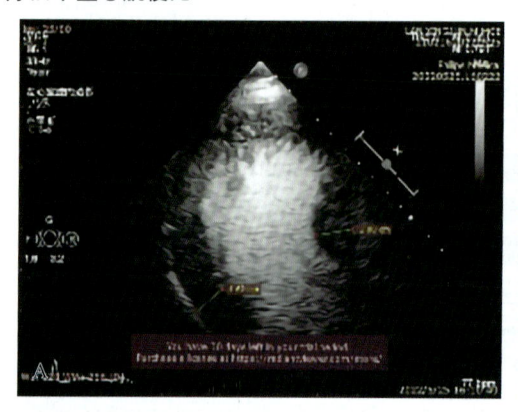

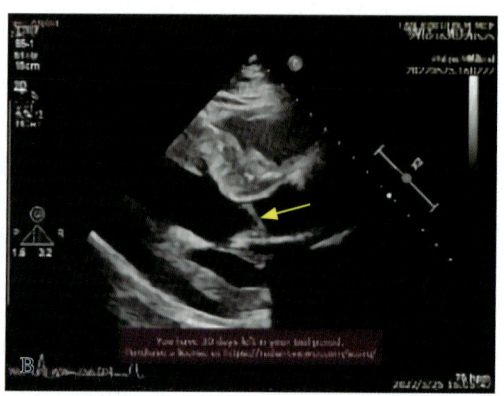

第 7 章 特殊的心肌病病因

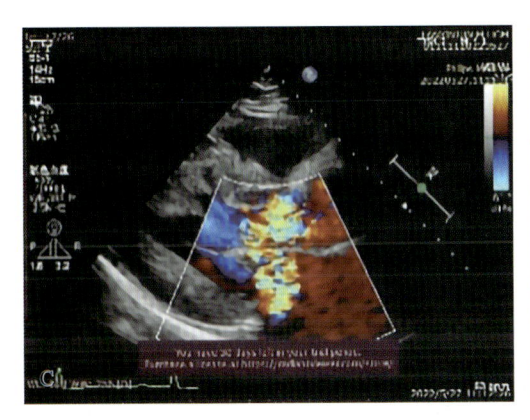

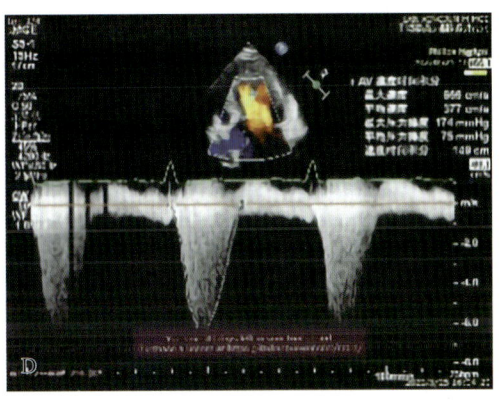

图 7-34　经胸 2D 超声心动图。A. 左心室声学造影，提示左室前壁和后壁心肌均明显增厚；B. 左心室流出道增厚及 SAM 现象（箭头）；C. 左心室长轴，上方花色血流代表左心室流出道血流速度加快，下方花色血流代表二尖瓣反流；D. 左心室流出道（LVOT）血流速度 600cm/s

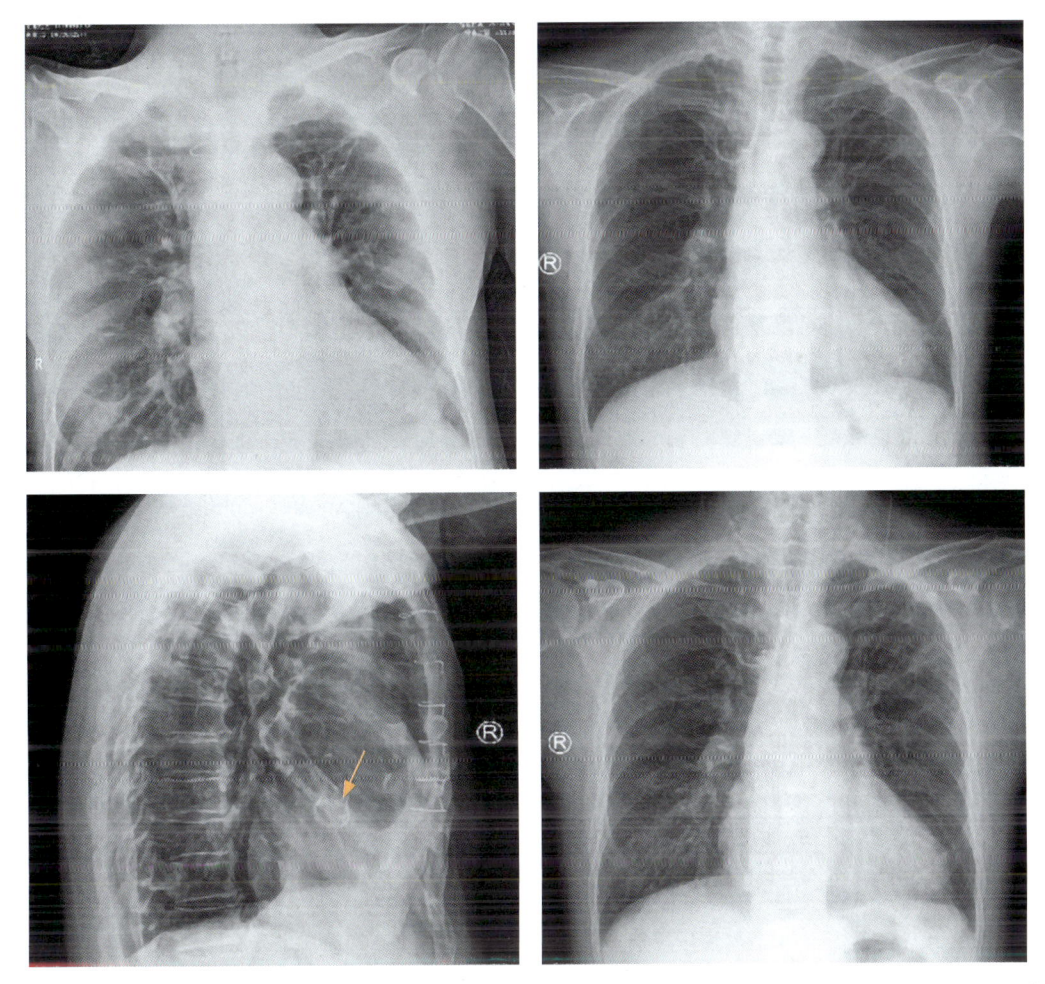

图 7-35　X 线胸片提示两肺纹理增多、增粗、结构紊乱，见多发不规则条影交织成网状；左肺门增大。左心室呈主动脉型扩大。心胸比例 0.63，主动脉扩张，见置换的瓣膜影（箭头）

散在慢性炎症及陈旧性病灶；升主动脉扩张和肺动脉主干增粗及双肺动脉明显增宽，考虑肺动脉高压（图7-36）。

【最后诊断】

1. 慢性支气管炎，肺气肿，肺源性心脏病，重度肺动脉高压，Ⅰ型呼吸衰竭。
2. 主动脉瓣退行性变，主动脉瓣关闭不全，主动脉生物瓣置换术后。
3. 肥厚型心肌病（原发＋继发？），左心室流出道梗阻。
4. 高血压病3级。
5. 痛风。
6. 不全三束支传导阻滞，室性期前收缩及短阵室性心动过速。
7. 慢性心功能不全，NYHA 3级；慢性肺功能不全，慢性肾功能不全（2～3期）。

【诊疗经过】

入院后予以诺欣妥、恩格列净、呋塞米＋螺内酯抗心力衰竭，波立维抗血小板，舒

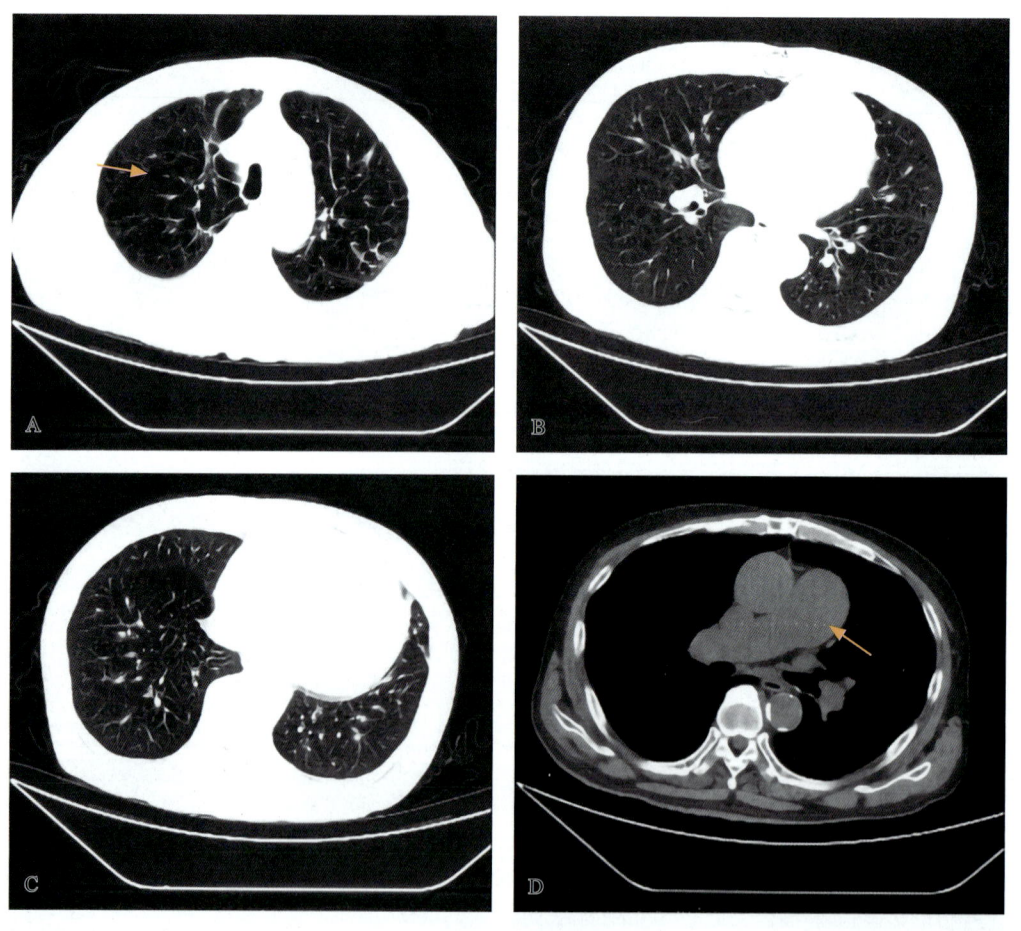

图7-36 胸部CT。A.双肺纹理稀疏、紊乱，双肺透亮度增高，见多发无肺纹理透亮区，以右肺上叶为著（箭头）；B.双肺见多发结节状、斑片状、条索状密度增高影，以双上肺为著，部分结节可见钙化，部分条索影与邻近胸膜粘连；双侧胸膜多处增厚。C.左右冠状动脉、主动脉及其分支硬化；主动脉瓣置换术后改变；心脏增大；心包少量积液；升主动脉扩张；肺动脉主干及双肺动脉明显增宽（箭头），考虑肺动脉高压

普深（05-20～06-02）抗感染，辅以解痉平喘、降尿酸、降脂等对症支持治疗，患者气促、胸闷等症状较前缓解，双侧下肢水肿消退。

06-04夜间患者出现左腕关节、双肘关节、双足足趾红肿热痛，考虑痛风发作；06-05出现发热，最高体温38.3℃；06-06患者头晕、胸闷气促、血压下降，最低血压67/46mmHg，心率升至110～120次/分。查血常规：WBC 9.17×10$^9$/L，NEU% 66.7%，Hb 93g/L，PLT 190×10$^9$/L；肝、肾功能：CR 151μmol/L，UA 400μmol/L，肌酐清除率47.99ml/min；pro-BNP18 353.00pg/ml；停用降压药，加用去甲肾上腺素及多巴胺升压、伊伐布雷定降低心率，先后给予别嘌醇、依托考昔、秋水仙碱控制痛风，舒普深抗感染，继续雾化、化痰治疗。患者症状好转。

06-16患者出现排痰困难，血压降低，低至78/50mmHg；06-17出现一过性晕厥2次，复查血气：吸氧（6L/min）下氧分压66mmHg，氧饱和度波动在95%～98%，BNP 28 612.00pg/ml；D-二聚体5.60μg/ml FEU；感染指标：CRP 14.32mg/L，ProCT 0.231ng/ml。结合呼吸科会诊意见，不排除支气管感染及肺栓塞的可能，停用舒普深，改美罗培南＋利奈唑胺抗感染治疗；06-20患者诉静脉输注美罗培南时胸闷，夜间患者血氧饱和度下降，波动在82%～85%，急查血气，提示氧分压50mmHg，氧合指数133。给予经鼻高流量给氧，停用美罗培南改亚胺培南，加用比索洛尔及低分子肝素治疗，血氧波动在95%～98%；06-22复查血气：氧分压106.5mmHg；06-24改鼻导管吸氧，患者气促、胸闷等症状较前改善，于06-29停用亚胺培南＋利奈唑胺。病情稳定。

2022-07-04 14：12～18：21，在局部麻醉下行心脏电生理＋左心室流出道梗阻射频消融术：①诱发出房性心动过速，在心腔内超声指引下，建立Carto三维系统右心房、左心房模型，送STSF大头至界脊上部标测到最早激动点，遂于该处放电消融30W/55℃ 30s，并于周边巩固。同等条件不能诱发心动过速。②经右股动脉6F鞘管送入猪尾导管至主动脉窦部，测得瓣上压力132/84mmHg，撤出猪尾导管。按常规方法穿刺房间隔，送SL-1长鞘至左心房，置换Vizigo至左心房，沿Vizigo鞘送猪尾导管至左心室心尖，测压力167/110mmHg，退出猪尾导管，送STSF大头至室间隔肥厚部位消融，功率50W，55℃，每处20～30s。消融后复测主动脉瓣上150/75mmHg，左心室心尖部160/100mmHg。术毕，拔除电极及血管鞘，加压包扎后平车送回。术中患者无不适，血压平稳、血氧饱和度波动于97%～100%。

术后转运回病房时未吸氧，18：40返回病房后，患者面色青紫，四肢湿冷，BP81/52mmHg，SaO$_2$ 74%，HR 39次/分，心电示波为窦性心动过缓。18：50床旁心电图提示Ⅲ度房室传导阻滞（图7-37），HR 38次/分；19：01患者呼之不应，颈动脉搏动消失，双侧瞳孔等大等圆，直径约4mm，对光反射迟钝，心电示波为逸搏心律，立即开始胸外心脏按压、气管插管及球囊辅助通气，去甲肾上腺素、多巴胺泵入，肾上腺素、阿托品、地塞米松静脉注射，异丙肾上腺素、碳酸氢钠快速静脉滴注。19：34患者双侧瞳孔散大，左右直径约6mm，对光反射消失。

19：39心电示波转为正常心律。19：46行左侧锁骨下留置静脉鞘，并行床旁超声检查，未见心脏压塞。19：58气管插管成功。20：00患者双侧瞳孔缩小，对光反射迟钝，连接呼吸机辅助通气（模式为容控模式，给氧100%，潮气量480ml/min，呼吸频率为15次/分，压力为5cmH$_2$O）。

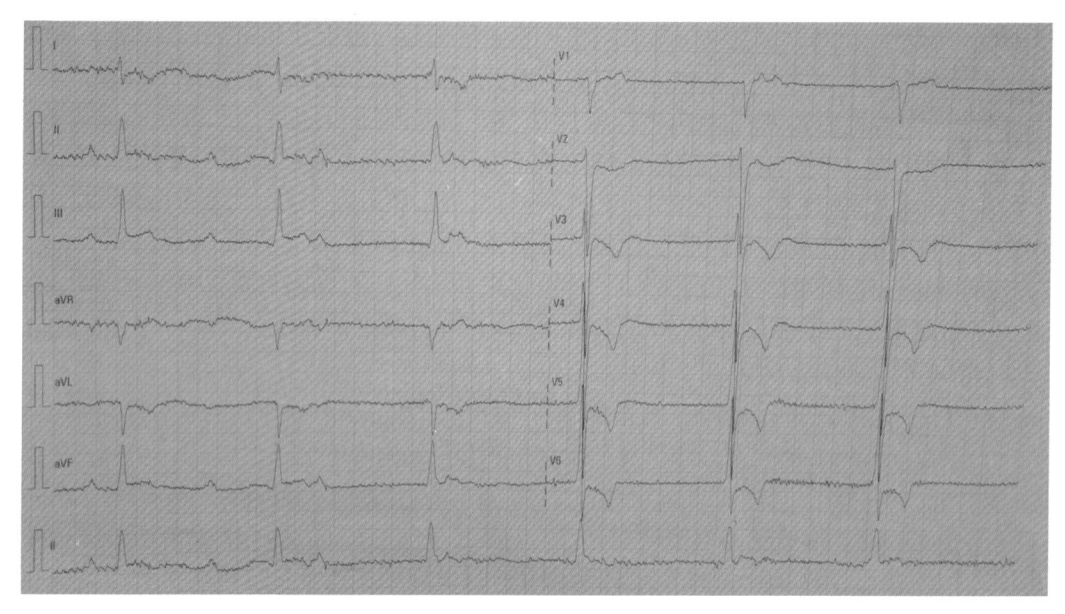

图7-37 窦性心律，P波规律出现，缓慢的交界性逸搏心律，房室分离，提示为Ⅲ度房室传导阻滞

20：01患者心电监护提示心室颤动，立即给予心脏电除颤200J，后心电示波呈直线，立即给予持续胸外心脏按压。20：05心电示波转为窦性心律。20：10患者转入重症医学七病区（CCU）。

转入CCU后反复心室颤动，给予电除颤及胸外按压。20：23患者心电提示室性心动过速，给予利多卡因及可达龙缓慢注射。20：26患者心电转复为窦性心动过速，给予床旁行纤维支气管镜下吸痰并急查血气分析：pH7.199，$PCO_2$ 68.4mmHg，$PO_2$ 390.2mmHg，乳酸为11mmol/L。给予调整呼吸机参数及碳酸氢钠静脉滴注。患者心电波提示窦性心率，血压108/66mmHg，心率75次/分，氧饱和度100%，但神志未恢复。

2022-07-06血液培养检出克雷伯菌属、肺炎克雷伯杆菌，序列数1，相对丰度100%，未检出病毒、真菌、寄生虫、特殊病原体等。2022-07-07痰细菌培养：肺炎克雷伯菌，药敏结果提示对哌拉西林他唑巴坦、四环素、复方新诺明、氨苄西林-舒巴坦、哌拉西林、莫西沙星、亚胺培南、头孢哌酮舒巴坦敏感。

患者仍处于昏迷状态，双侧瞳孔散大，直径约5mm，对光反射消失。继续去甲肾上腺素＋多巴胺维持血压，呼吸机辅助通气，亚胺培南/西司他丁（07-04～07-05）、利奈唑胺（07-05～07-06）、哌拉西林他唑巴坦（07-06～07-09）抗感染，辅以抗凝（07-08因鼻出血停用）、肾脏替代治疗、营养支持、护胃、化痰、解痉、退热、纠酸、降钾等对症支持治疗。

07-07晚间，患者血压进行性下降，最低62/52mmHg，给予上调去甲肾上腺素（12mg配成50ml液体，微量泵速度最高为20ml/h）及多巴胺（180mg配成50ml液体，微量泵速度最高为15ml/h），血压维持在136～71/82～48mmHg，心率84～114次/分，07-08下午患者仍呈深昏迷状态，双侧瞳孔不等大，右侧瞳孔直径约5.5mm，左侧瞳孔直径约4.5mm，对光反射消失。2022-07-09复查血气分析：pH 7.173，$PCO_2$ 68.93mmHg，$PO_2$ 74.93mmHg，呈代谢性酸中毒，Ⅱ型呼吸衰竭；WBC $16.32×10^9$/L，NEU% 83.8%，ProCT

36.760ng/ml，CRP 171.51mg/L，呈重度感染；CR 525μmol/L，肾小球滤过率9.32ml/min，$K^+$ 6.40mmol/L，呈终末期肾功能伴高血钾；pro-BNP＞35 000.00pg/ml，心功能极度恶化。

07-09 21：58心电监护示BP 68/55mmHg，HR 45次/分，血压进行性下降，心电示波为室性逸搏心律，22：14分心电示波呈一直线，心音消失、大动脉搏动消失、自主呼吸消失，双侧瞳孔散大固定至边缘，口唇、甲床明显发绀。于2022年7月9日22：59结束抢救。宣布临床死亡，死亡时间：2022-07-09 22：29：00。死亡诊断：心源性休克。

【病例讨论】

1.关于左心室流出道梗阻（HOCM）治疗的当前国际观点

（1）临床处理：①根据病史确定心力衰竭症状及生活受限情况；②药物治疗：首先选择β受体阻滞剂、维拉帕米及双异丙吡胺（异脉停）；③不主张联合应用β受体阻滞剂和维拉帕米，以防止心动过缓和低血压；④双异丙吡胺是一种强有力的负性肌力药物，可减少休息时的流出道压力阶差和症状，是一个重要选择的药物；⑤不推荐对无症状的人给予β受体阻滞剂；⑥避免应用血管扩张剂、硝酸甘油、氨氯地平、硝苯地平、血管紧张素转化酶抑制剂/血管紧张素Ⅱ受体阻滞剂、β-肾上腺能受体激动剂，如多巴酚丁胺和多巴胺，以及用于注意力缺陷和多动症的刺激性药物；⑦左心室流出道梗阻患者要保持适当的水化和健康的体重，避免摄入咖啡和酒精。

（2）外科治疗：①药物治疗下，仍有明显的心力衰竭症状（NYHA Ⅲ/Ⅳ级）及休息或物理（运动）激发下左心室流出道压力阶差≥50mmHg；不能运动的患者，可以用Valsalva动作、亚硝酸戊酯吸入或静注拟交感药物激发；②在具有大数量肥厚型心肌病中心，对有经验的专业外科医师，做室间隔肌肉切除和处理二尖瓣关闭不全手术是非常安全和有效的；在肥厚型心肌病数量不多的医院，以及经验不多的医师，不应进行肌肉切除手术；在肥厚型心肌病中心，可考虑给症状不严重、NYHA Ⅱ级的患者做心肌切除术；③应用经食管超声可提供肌肉切除和二尖瓣修复的在体解剖指南；不主张将二尖瓣置换作为最初的治疗选择，除非瓣膜本身异常，不适合修复；成功的室间隔肌肉切除术后，患者应继续在门诊观察。

（3）乙醇消融治疗：①需要做介入性解除左心室流出道梗阻的患者，医师要充分了解外科切除和乙醇消融措施，包括所需要的手术技能、经验、两者的优势和限制；②有严重症状的患者，不适合手术治疗，乙醇消融可作为替代心肌切除的最初选择；间隔穿支动脉解剖适合供应靶向心肌梗死区域，无重要的二尖瓣异常，基底间隔不过度肥厚，也不过度薄；③儿童、青少年和年轻的成人不适合乙醇消融；④乙醇消融应由对室间隔操作非常有经验的术者来进行；⑤预防性置入ICDs应逐个病例考虑，基于有证据表明室性心动过速来源于室间隔的瘢痕，或存在猝死的标志；⑥需应用超声造影指导乙醇消融，确定适合的间隔穿支动脉；⑦不推荐应用双腔起搏因短的房室延迟作为初始治疗，但可考虑用于既不适合心肌切除也不适合乙醇消融的老年患者；⑧初始ICDs不推荐常规用于心肌切除或乙醇消融治疗，除非患者有高度猝死危险的标志。

2.国内有关HOCM介入方法的进展

（1）Liwen术式：2022年3月，*JAMA Cardiology*发表了空军军医大学西京医院刘丽文教授团队最新研究，该研究公布了Liwen术式治疗梗阻性肥厚型心肌病（HOCM）中期随访数据，向世界佐证了Liwen术式在HOCM中的安全性和有效性。Liwen术式是治疗肥厚型心肌病最新的微创介入治疗方法，手术在超声引导下，经皮肤、心尖将射频消融穿刺针置入肥厚的室间隔进行消融，通过高频电波产热使肥厚的心肌细胞脱水、变性、坏死，进而达到消除室间隔肥厚的目的。截至2022年4月，Liwen术式已在全球数十家中心治疗了684例肥厚型心肌病。TCT 2018、CSI 2019、CIT 2019、TCT 2019、ICI 2021等连续多年的心血管领域国际盛会中，刘丽文教授团队关于"Liwen术式"均引起国内外同道广泛关注和热烈讨论。下一步要考虑的问题是如何制定HOCM危重症患者围手术期的管理策略、怎样提高Liwen术式消融有效率，以及Liwen术式配套导航系统应该如何完善。

（2）Carto三维导航指导消融：在梗阻性肥厚型心肌病中，部分患者无法耐受外科室间隔切除术。有5%～15%的患者因无合适的室间隔支，而难以施行乙醇消融。结合心腔内超声三维标测指导射频消融，可治疗流出道梗阻。射频消融致局部心肌坏死，失去收缩运动，被消融的组织在水肿逐渐消失后，局部组织出现瘢痕挛缩，减少流出道梗阻。由于消融导管能标测希氏束和左束支电位，所以发生传导阻滞的风险更小。

3.对本例患者的处理反思

（1）本例患者多重病因交织，多个器官功能不全，血流动力学不稳定，属于极高危的病例。主要的危险因素为：①双肺多处肺大疱及纤维化致呼吸面积减少；肺动脉高压，肺小动脉收缩，致气体交换面积减少，形成慢性缺氧状态（图7-38）。②左心室心肌极度肥厚，代表心肌缺血，冠状动脉微循环储备下降，同时左心室舒张功能下降，易形成急性左心衰竭和肺水肿。③左心室流出道梗阻及二尖瓣关闭不全，使心排血量下降、血压下降和冠状动脉循环灌注不足，易形成心室颤动和猝死。

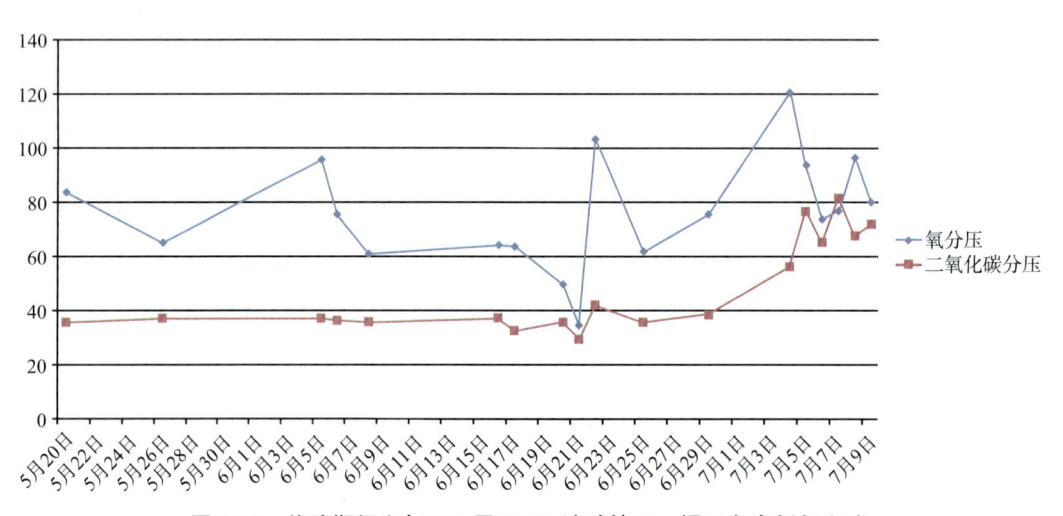

图7-38 住院期间血气$PO_2$及$PCO_2$波动情况，提示多发低氧血症

（2）关于本例左心室流出道梗阻的处理：在本例危险因素中，左心室流出道梗阻是最致命和可以干预的病症。鉴于本例的高危背景，首先要非常严格地确定适应证，即在静止或诱发的情况下，左心室流出道的压力阶差应≥50mmHg；其次，在术前、术中和术后都要保持患者不缺氧，必要时可以使用经鼻高流量给氧；另外，应采用最快捷、最有效和最安全的术式，避免过长的手术操作时间。

处理本例患者最大的教训就是低估了患者的高危状态，以致在"顺利完成手术"后，出现了不可逆的低氧、低血压，直至脑死亡和全器官功能衰竭。我们永远不要忘记这个教训。

【总结】

1.我们许多医师都具有高超的临床技能，但更重要的是要知道什么时候该做，什么时候不该做。

2.任何一个指南都是总的规律，但在对待具体患者时，却是个性的，要一个患者一个患者地评估。

【程远雄教授点评】

慢性阻塞性肺疾病（COPD）是指一组具有广泛气道阻塞病理或生理缺陷的疾病，常与严重的血流动力学后果相关。肺动脉高压（PAH）是COPD的主要心血管并发症，与肺动脉高压的发展和维持相关的因素包括缺氧血管收缩、酸中毒、由于肺破坏或并发肺血栓栓塞而导致的肺血管床减少，以及由于左心室衰竭引起的肺静脉压升高。由于肺动脉压力和肺血管阻力升高引起的后负荷增加，会出现右心室肥厚，最终发生右侧充血性心力衰竭。

PAH是指海平面、静息状态下，经右心导管检查（right heart catheterization，RHC）测定的肺动脉平均压（mean pulmonary artery pressure，mPAP）≥25 mmHg（1 mmHg＝0.133 kPa）。正常成年人静息状态下mPAP为（14.0±3.3）mmHg，其上限不超过20 mmHg。mPAP在21～24 mmHg曾被定义为临界性PH。

2008年PAH分类中COPD合并PAH归类于第3组即肺部疾病/低氧所致PAH。一般而言COPD患者出现严重气流受限时可发生PAH常伴有慢性低氧血症，其主要病理生理过程为慢性肺泡性低氧。COPD合并PAH时的平均肺动脉压为＞20mmHg（1mmHg＝0.133kPa），COPD合并重度PAH时的平均肺动脉压为＞35mmHg。PAH为影响COPD患者疾病进程的独立危险因素。平均肺动脉压＞25mmHg的COPD患者与不伴有PAH的COPD患者相比其5年存活率显著降低。

当存在缺氧、高碳酸血症和酸中毒的情况下，如失代偿性COPD的情况，可能会导致左心室功能障碍，如果发生左心室衰竭，可进一步加重现有的肺源性心脏病。伴随左心室衰竭的血管外肺水的增加降低了肺顺应性，增加了气道阻力，并增强了呼吸功。反过来，这些改变会导致肺动脉压力升高，从而给右心室带来更多的压力，两者互为因果，形成恶性循环。左心室衰竭在临床上可能表现为右心室衰竭的恶化，导致左心室功能障碍的加重作用被忽略。尽管如此，右心室扩张会导致左心室顺应性降低，从而导致压力-体积曲线异常，但心肌的收缩功能没有异常。导致左心室瓣膜或流出道梗阻的机会还是相对比较少的。

值得注意的是，肥厚型心肌病本身可以合并PAH。2011年3月～2016年3月于中国医学科学院阜外医院行室间隔心肌切除手术的325例梗阻性肥厚型心肌病患者，在术前采用超声心动图评估患者的肺动脉收缩压，肺动脉收缩压≥35mmHg时定义为肺高压。结果：梗阻性肥厚型心肌病患者中肺高压的比例为13.8%（45例），肺动脉收缩压的中位数为43mmHg。与没有肺高压的患者相比，合并肺高压的患者女性比例较高，年龄偏大，心房颤动比例更高。纽约心脏病学会心功能分级更高，左心室流出道或左心室中部压差更大，并且左心房内径更大。

该患者CT影像有COPD表现，但诊断依据还有许多不足。

1.没有明确患者是否有吸烟史，吸烟是我国成年男性慢性阻塞性肺疾病发病的首位原因，慢阻肺的严重程度与患者吸烟的量和年限呈正相关。

2.没有行肺功能检测，肺功能是评价和确诊慢性阻塞性肺疾病的关键指标。

3.患者是否存在长期慢性低氧血症，病史中描述不清。

4.患者是Ⅰ型呼吸衰竭还是Ⅱ型呼吸衰竭，COPD患者因为存在广泛的小气道通气功能阻塞，通常表现为通气下降，表现为Ⅱ型呼吸衰竭。而左心功能不全，因为肺间质水肿，表现为弥散性肺通气功能障碍，表现为低氧和低碳酸血症。如果该患者血气分析二氧化碳低，COPD导致肺动脉高压的可能性比较小。

该患者PAH的病因应考虑：①左心功能衰竭导致肺动脉压力升高；②COPD通气功能障碍障碍致慢性低氧血症；③两种PAH病因合并存在。

病史询问与病历书写是明确患者病理生理机制的重要一环，也是医师临床辩证思维能力和内科基本功的体现，精准的病史询问和关键检测结果的记录有助于我们深刻理解患者的疾病，做出准确的诊断，为高水平的治疗提供坚实的基础。

## 病例8 致心律失常性右心室心肌病

### 【病例简介】

女性，15岁。从2021年3月开始，无任何诱因于安静时发作心悸、胸闷、气促、头晕。症状逐渐加重，2022年6月29日入住南方医院心内科，检查发现以下主要异常病症。

1.室性心律失常 平静心电图为窦性心律，电轴显著右偏，P波高尖，频发室性期前收缩（图7-39）。动态心电图提示24h有3232次多源性室性期前收缩，有5阵室性心动过速（图7-40）。

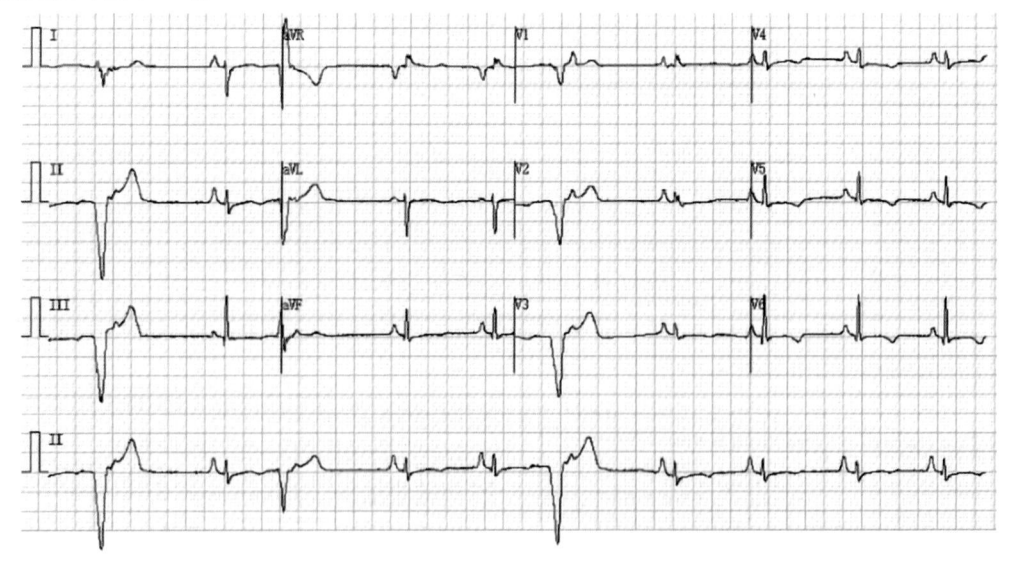

图7-39 平静心电图示窦性心律，电轴显著右偏（+139°）P波高尖，频发室性期前收缩，心前导联T波浅倒置

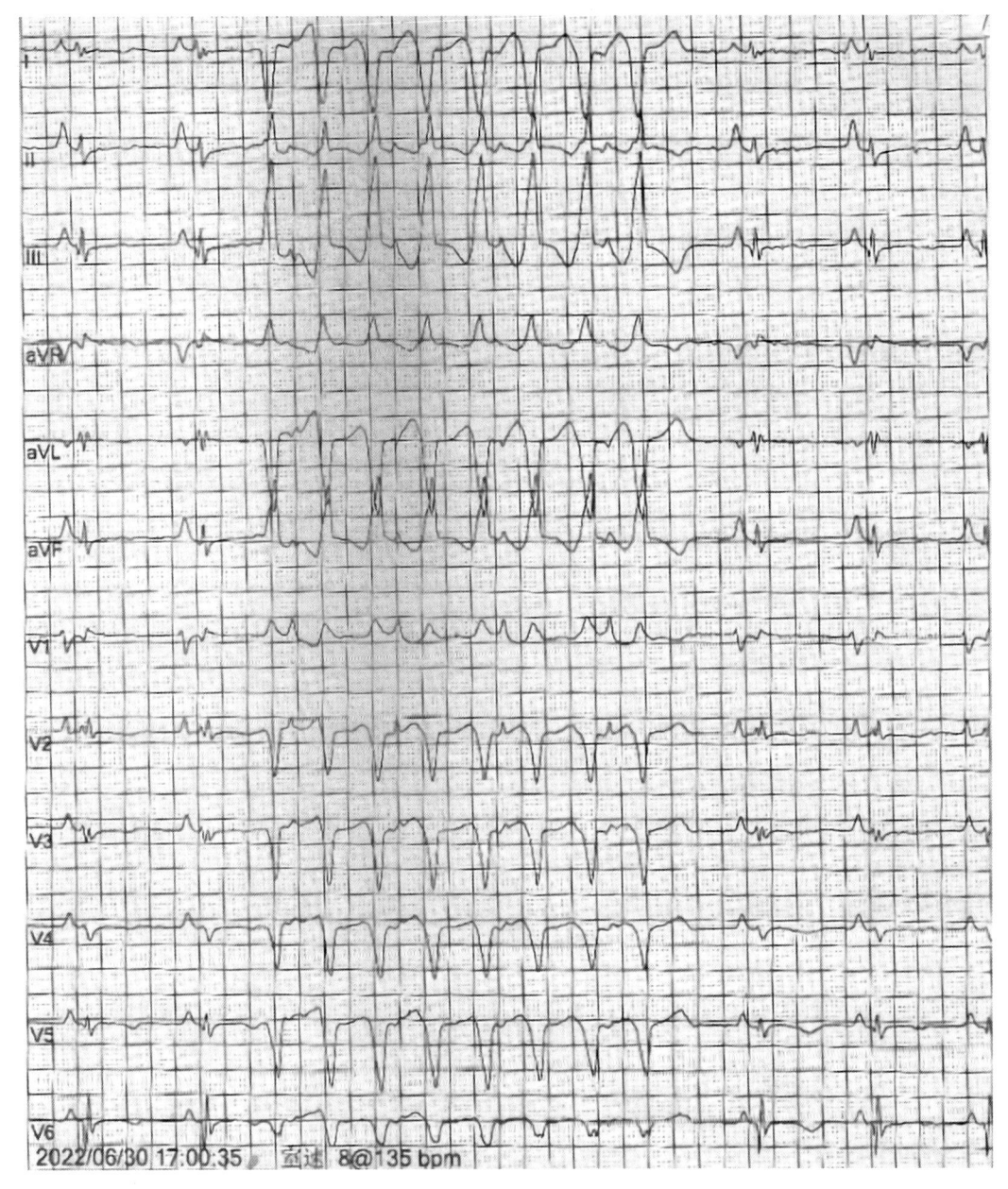

图7-40 图示室性心动过速

2. 右心扩大及结构功能改变

（1）2D超声心动图（图7-41）：2D超声心动图提示：右心室、右心房扩大（右心室47mm，右心房48mm），左心室稍大（48mm），室间隔和左心室后壁不厚，呈同向运动。右心室侧壁中下段变薄，收缩运动减弱；右心室心尖部心内膜面见多条肌束回声，右心室侧壁基底段心内膜面见多发小梁肌束回声。卵圆孔未闭，三尖瓣中重度反流，LVEF 53.42%。

（2）CMR：右心房、右心室明显增大，左心室稍增大，右心室乳头肌柱增粗、增多，右心室流出道增宽，约为27.1mm。右心室心尖部见结节状极低信号影，大小约为

13mm×8mm，考虑血栓形成可能。左心室中部侧壁心肌变薄，舒张末期约为3.5mm。心脏运动减弱。左心室舒张末期容积161.1ml，收缩末期138.8ml，左室射血分数14%，每搏输出量22.3ml。右心室舒张末期容积238.1ml，收缩末期220.1ml，右室射血分数8%，每搏输出量18ml。灌注成像显示左心室心肌及右心室心肌未见明显的低灌注区；延迟扫描右心室壁、右心室内增粗的肌小梁，左心室中部侧壁（第11段）可见透壁型延迟强化（LGE）（图7-42）。

（3）X线胸片：心影扩大，双下肺渗出改变，左胸腔少量积液，脊柱侧弯，详见图7-43。

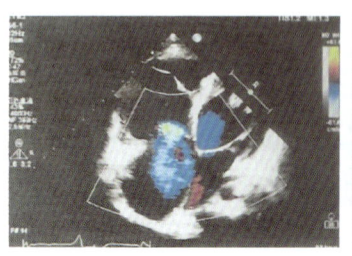

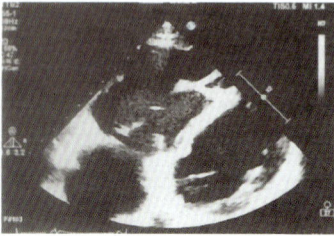

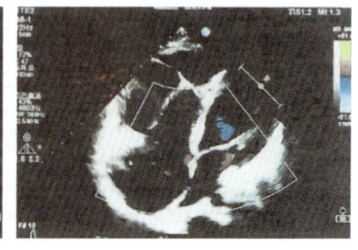

图7-41 2D超声心动图：右心扩大，重度三尖瓣反流

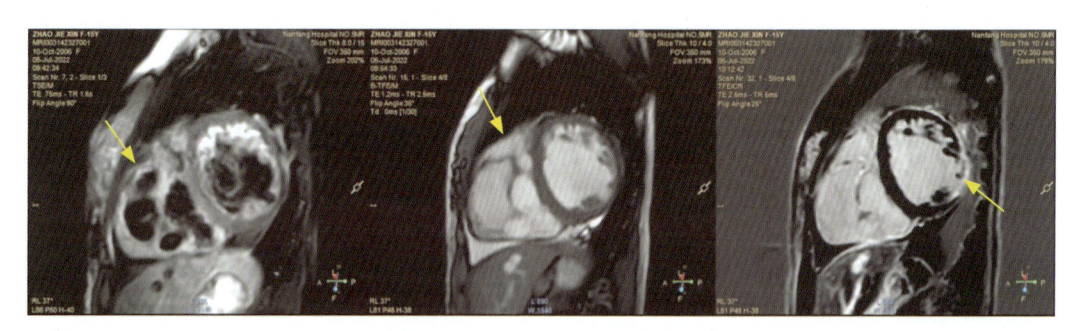

图7-42 CMR提示右心室扩大，由左到右箭头分别代表右心室壁右心室心尖及左心室侧壁LGE

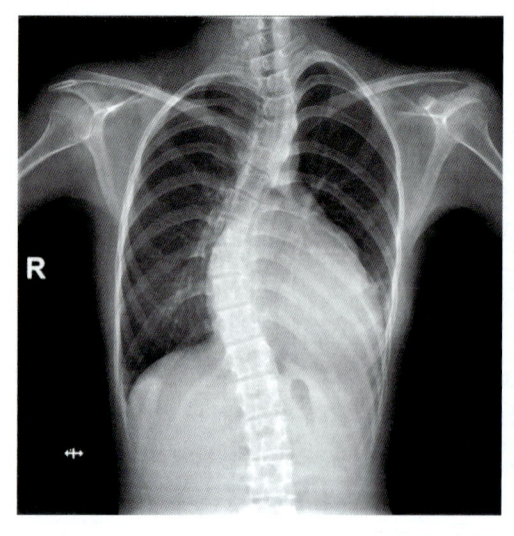

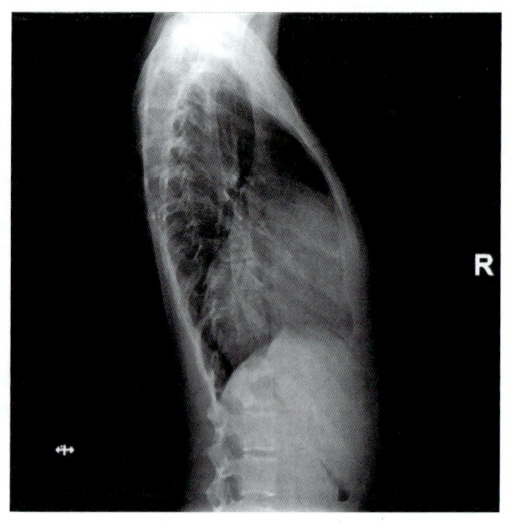

图7-43 X线胸片提示：心影扩大，心胸比例0.66，心尖上翘，心腰消失，侧位见心前间隙消失，向后突出，说明左、右心室扩大。脊柱向右侧弯

3. **家族及遗传史**　父亲及母亲有"心动过速"病史；母亲和妹妹有地中海贫血史；父亲及伯父均有脊柱侧弯。未进一步进行临床确诊及遗传性筛查。

4. **其他检查**　肺动脉CTA未见肺动脉栓塞征，但发现左颈内静脉低密度影，考虑血栓可能。腹部超声发现三支肝静脉增宽。

异常化验检查结果：高敏肌钙蛋白T 0.020ng/ml；前-脑利尿肽2442.00pg/ml；总胆红素21.5μmol/L；尿酸776μmol/L；糖化血红蛋白7.4%；狼疮抗凝物质检测：初筛试验示LA1 81.6s，确认试验示54.3s，LA1/LA2 1.6；蛋白S活性：PS示164.1%，蛋白C活性示61.7%。

5. **最后诊断**　①致心律失常性右心室心肌病；室性心律失常（频发室性期前收缩及短暂性室性心动过速），NYHA心功能Ⅱ级；②右心室，右锁骨下静脉及右颈内静脉血栓；③抗磷脂抗体综合征；④脊柱侧弯。

6. **出院情况**　经抗心力衰竭及对症治疗，症状明显好转，于2022年7月13日出院。出院治疗包括：①继续阿司匹林及利伐沙班抗血栓治疗；②诺欣妥、达格列净、螺内酯及利尿剂抗心力衰竭治疗；③胺碘酮；④择期植入心脏复律除颤器（ICD）。

【病例讨论】

致心律失常性右心室心肌病（ARVC）的当代认识

1. **概念**　致心律失常性右心室心肌病（ARVC）是一种家族性疾病，特征是纤维脂肪取代主要的右心室心肌、室性心律失常、心源性猝死（SCD）和（或）心力衰竭。历史上第一次描述本病是1763年乔瓦尼·玛丽亚·兰西西在《心脏动脉瘤》中的报道；马库斯博士是第一个在现代文献中描述ARVC的。经过40年的电生理学、分子遗传学和心脏成像技术研究，目前，在我们的理解和临床管理中ARVC已经发生了很大的变化。

ARVC最初归类于发育不良，现在认识到ARVC是一种常染色体显性遗传性心肌病、不完全外显的遗传模式。心脏遗传诊所的兴起可通过级联筛选亲属，识别那些有患ARVC危险的人。

2. **流行病学和临床表现**　估计ARVC在人群的流行为1∶5000～1∶2000（低估的可能性很大），典型发病年龄为20～40岁，首发症状由心悸（前期）到晕厥，甚至心源性猝死（SCD）。ARVC在临床上可分为3个阶段：①早期隐袭期。没有明显的或只有轻微的右心室结构改变，但此期患者已有SCD的危险；②心电改变期：特点为T波倒置、QRS波终末延长、室性期前收缩和室性心动过速，具有左束支传导阻滞形态；③结构改变期：进展到右心室或双心室扩张，具有潜在的心力衰竭。

重要的鉴别诊断包括特发性右心室流出道室性心动过速、Brugada综合征、心肌炎、结节病和非缺血性扩张型心肌病等。鉴别诊断具有挑战性，但对临床正确处理非常重要。

3. **病理生理学**

（1）结构改变：AVRC典型的病理改变是在右心室下壁、右心室前壁和左心室后侧壁（即发育不良三角）的心肌被纤维脂肪组织取代，使心肌细胞丢失，导致由外膜下心肌开始，扩展到内膜下心肌和全层心肌变薄。虽然确切的分子病理生理学还不清楚，但已有若干假设提出，最常见的假设是由于桥粒和黏附连接中断，导致细胞-细胞异常黏附，使心肌细胞分离和死亡，特别在室壁机械性应力增加，如运动时容易出现。

（2）发生心律失常：在ARVC，单形室性心动过速最可能起源于纤维脂肪的折返环；但威胁生命的心律失常可发生于隐袭期，此时尚无可见的结构改变，故还应有其他发生机制。临床前研究揭示，失去桥粒的完整性使缝隙连接蛋白（Connexin43）水平下降和钠通道功能不全，导致冲动传导异常。此外，动物实验表明，桥粒突变使钙处理失调，导致心律失常发生。在某些病例也发现有钙处理蛋白基因的致病性变体（PLN和RYR2）。总之，对早期出现心律失常的机制还需要进一步研究。

（3）分子遗传学：分子遗传学研究的进展已经导致了与ARVC相关的各种遗传底物的鉴定。大多数致病变异在桥粒编码基因中发现，主要是PKP2。多数变异体具有不完全外显的常染色体显性遗传模式。值得注意的是，某些变异体在左心室病变或双心室病变中出现的频率更高（如DSP、DSG2、DES、LMNA和PLN）。尽管如此，有近似30%～40% ARVC患者未发现遗传底物。

4.诊断　　目前尚无诊断ARVC的金标准，诊断是由一个有关国际工作组2010年的共识（TFC）来确定的，特异性高于90%的临床表现列为主要诊断标准，其他为次要标准，共分为6个方面的评估：每个方面中，患者仅能满足1个次要标准或1个主要标准。诊断ARVC至少需要：满足2个主要标准或1个主要标准、2个次要标准或4个次要标准（表7-6）。

表7-6　2010 TFC诊断ARVC的标准

1）结构/功能评估

主要标准

2D超声：节段性右心室无运动、运动减低或反常运动及舒张末下列一项：

—PLAX RVOT≥32 mm或PLAX/BSA≥19 mm/m²，

—PSAX RVOT≥36 mm或PSAX/BSA≥21 mm/m²

—Fractional area change≤33%

CMR：节段性右心室无运动、运动减低或CMR：节段性右心室无运动、运动减低或反常运动，以及下列一项：

—RV EDV/BSA≥110 ml/m²（male）或≥100 ml/m²（female）

—RVEF≤40%.右心室造影：

右心室造影：节段性右心室无运动、运动减低或反常运动

次要标准

2D超声：节段性右心室无运动、运动减低或反常运动，以及舒张末下列一项：

—PLAX RVOT≥29-＜32 mm或PLAX/BSA≥16-＜19 mm/m²

—PSAX RVOT≥32-＜36 mm或PSAX/BSA≥18-＜21 mm/m²

—Fractional area change＞33%-≤40%

CMR：节段性右心室无运动、运动减低或反常运动及舒张末下列一项：

—RV EDV/BSA≥100-＜110 ml/m²（男）或≥90-＜100 ml/m²（女）

—RVEF＞40%-≤45%

续表

2）组织特征

主要标准：用形态度量分析，右心室游离壁残余心肌细胞＜60%（或用肉眼评估＜50%）；心内膜心肌活检右室游离壁≥1个样本被纤维组织替代，伴或不伴有脂肪组织替代

次要标准：用形态度量分析，右心室游离壁残余心肌细胞60%～75%（或用肉眼评估50%～65%）；心内膜心肌活检右心室游离壁≥1个样本被纤维组织替代，伴或不伴有脂肪组织替代

3）复极异常

主要标准：年龄＞14岁，V1、V2和V3或其他导联的T波倒置（缺乏完全RBBB。QRS≥120 ms）

次要标准：年龄＞14岁，V1和V2导联T波倒置或V4、V5或V6 T波倒置（缺乏完全RBBB）

年龄＞14岁，V1、V2、V3和V4导联T波倒置（缺乏完全RBBB）

4）除极异常

主要标准：在V1～V3导联，QRS终点到T波开始出现低振幅的Epsilon波（爆炸冲击波）（Epsilon波又称为右心室晚电位，患者在进行体表心电图检查时会出现特征性图形改变，观察到高频、低浮的J波，称为Epsilon波。此时提示心室电位可能存在一定的震荡，患者易出现室速、室扑、室颤、电风暴或恶性心律失常）

次要标准：由信号平均心电图记录到的晚电位≥3个参数中的1个

—过滤QRS持续时间（filtered QRS duration.）≥114 ms

—终端QRS的持续时间（duration of terminal QRS）＜40 μV≥38 ms

—终端均方根电压（root-mean-square voltage of terminal）40 ms≤20 μV

QRS终端激活时间≥55 ms，测量由S波的最低点到QRS的终点，包括V1、V2或V3的R′（在缺乏完全性RBBB情况下）

5）心律失常

主要标准：非持续性或持续性LBBB形态的室性心动过速，有明确的轴向

次要标准：非持续性或持续性的起源于RVOT的室性心动过速，呈LBBB形态，向下的轴，或无可确定的轴向

动态心电图记录到24h＞500个室性期前收缩

6）家族史

主要标准：TFC证实有一级亲属患ARVC；

尸解病理或外科证实有一级亲属患ARVC；

证实患者有一种被归类为与ARVC相关的或可能的致病性突变

次要标准：一级亲属有ARVC史，但未被TFC证实；

一级亲属年龄＜35岁发生心源性猝死，可疑ARVC；

二级亲属患ARVC，由TFC或病理证实

5.预后　ARVC患者每年有10%的风险发生室性心动过速，包括SCD。预防SCD的唯一有效方法涉是ICD。但植入ICD是有创的，具有一定并发症；同时ICD会给患者带来一定的身体和精神的刺激，影响他们的生活，因此要严格地选择适应证。

图7-44列出国际不同学会对植入ICD的指征和流程。

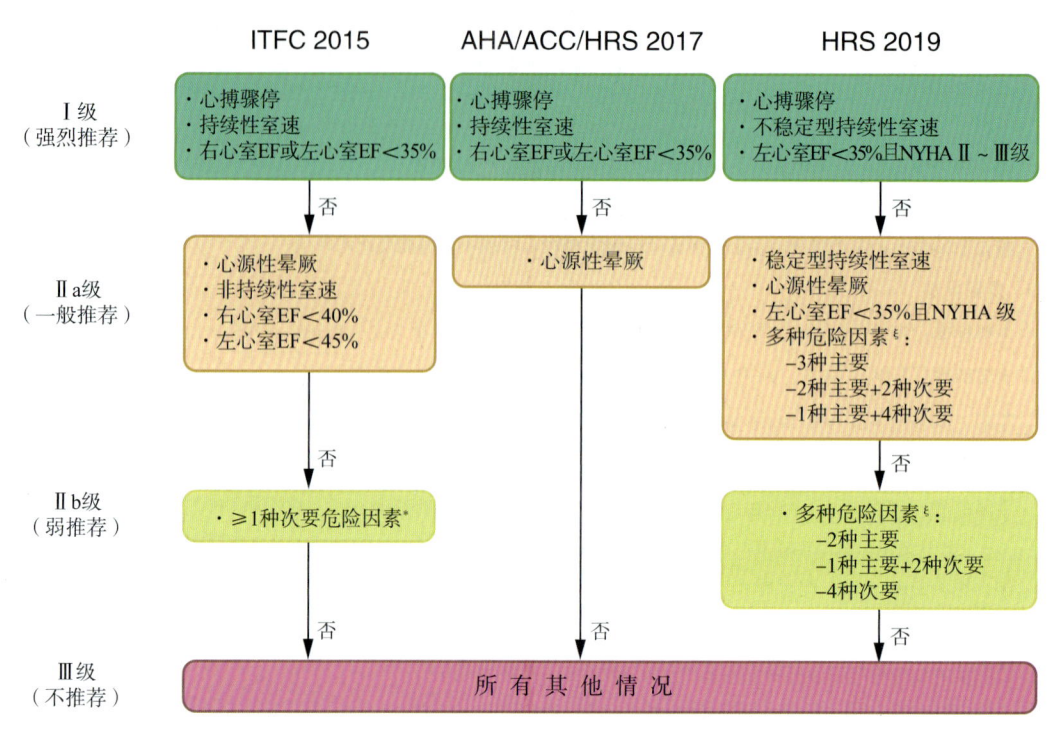

|  | ITFC 2015 | AHA/ACC/HRS 2017 | HRS 2019 |
|---|---|---|---|
| Ⅰ级<br>（强烈推荐） | ·心搏骤停<br>·持续性室速<br>·右心室EF或左心室EF<35% | ·心搏骤停<br>·持续性室速<br>·右心室EF或左心室EF<35% | ·心搏骤停<br>·不稳定型持续性室速<br>·左心室EF<35%且NYHAⅡ～Ⅲ级 |
| Ⅱa级<br>（一般推荐） | ·心源性晕厥<br>·非持续性室速<br>·右心室EF<40%<br>·左心室EF<45% | ·心源性晕厥 | ·稳定型持续性室速<br>·心源性晕厥<br>·左心室EF<35%且NYHA级<br>·多种危险因素ᵍ：<br>　-3种主要<br>　-2种主要+2种次要<br>　-1种主要+4种次要 |
| Ⅱb级<br>（弱推荐） | ·≥1种次要危险因素* |  | ·多种危险因素ᵍ：<br>　-2种主要<br>　-1种主要+2种次要<br>　-4种次要 |
| Ⅲ级<br>（不推荐） | 所 有 其 他 情 况 |||

图7-44 国际3个学会对ARVC患者植入ICD的适应证和流程的共识和指南：2015ARVC国际工作组共识（ITFC 2015）、2017美国心脏协会/美国心脏病学会/心律学会（2017AHA/ACC/HRS）、2019心脏节律学会（HRS 2019）

ITFC 2015次要标准：RV或RA扩张、年轻、男性、复合双基因杂合性、先证者状态、可诱发的VT/VF、电解剖图瘢痕或心内电压图上的斑点电图、下壁或>3个心前导联T波倒置、QRS碎裂、QRS振幅V1～V3≤0.48。HRS 2019主要标准：非持续VT、可诱发VT、LVEF≤49%。次要标准：男性、24h>1000个室性期前收缩（无非持续VT）、右心室功能不全（如2010TFC列出的主要标准）、先证者状态、多发性桥粒变异体

6.临床处理 对本病没有治愈的方案，只是减少症状、防止疾病的进展和预防猝死。当患者适合植入ICD时，经静脉或皮下的路径均可选择，取决于喜爱、血管状态和起搏选择，如心动过缓或抗心动过速起搏。其他治疗选择如下。

（1）生活方式：高强度和竞技性运动会使疾病提早出现，容易出现心律失常和结构性病变进展，因此，强力推荐患者和有危险的亲属限制运动。然而，尚不清楚什么强度的运动应该减少，以避免有害的后果，同时还能对患者的身体和精神健康有益。欧洲心脏学会指南建议：患者和有风险的亲属每周最大可进行150min低-中强度运动（3～6个代谢当量）。

（2）药物：ARVC患者的心律失常在情绪激动时出现，同时对β肾上腺素能刺激敏感，故β受体阻滞剂是第一线的推荐药物。如效果不好，可应用抗心律失常药物，索他洛尔和胺碘酮是最有效的。需要注意的是，这些药物都不能减少猝死的发生风险。针对心衰，可常规应用β受体阻滞剂、ACE抑制剂和盐皮质激素抑制剂，但尚无针对ARVC的临床研究结果。针对Wnt/β和NFκB通路的新治疗策略，在动物模型中表现出疾病退化，在未来可能会很有前途。

（3）心导管消融和心脏移植：频发单形室性心动过速可考虑射频消融以减轻症状，

但由于疾病的进展特性，完全解决室性心律失常是不可能的。此外，因为 ARVC 的基质是位于心外膜，通常需要经外膜途径消融。一些研究已证明，经外膜较经内膜消融取得明显好的结果。对心律失常无法治疗的患者，或顽固的心力衰竭患者，心脏移植是一个明确解决问题的方案。

**【总结】**

本例患者最后诊断为致心律失常性右心室心肌病（ARVC）。这是一种遗传性心肌病，具有高危心律失常，可导致青年时发生心源性猝死（SCD）。为预防 SCD，早期发现疾病非常必要，遗传试验的进展可在临床前阶段发现高危人群；然而，个体之间的不完全外显和高度可变的疾病表达使临床医师面临挑战，为了克服这些挑战，近年来，人们一直在研究针对个体量身定制的临床解决方案。为了提高疾病的早期发现，最近的研究显示，使用非侵入性组织特征和变形成像有很好的效果；为改善危险分层，建立了一个多变量室性心律失常的预测模型。

**【吴爵非教授点评】**

这是一名 15 岁女性的病例，她在 2021 年 3 月开始出现心悸、胸闷、气促和头晕等症状，且逐渐加重。2022 年 6 月 29 日，她入住南方医院心内科，患者完成了多项检查，包括心电图、动态心电图、2D 超声心动图、心脏磁共振、X 线胸片、肺动脉 CTA 和腹部超声等。检查发现室性心律失常、右心扩大及结构功能改变；同时患者有家族及遗传史和其他检查异常。ARVC 的诊断尚无金标准，这例患者从临床表现及心脏特征应考虑存在患有致心律失常性右心室心肌病（ARVC）。

这例患者的临床诊断也存在一些疑问，比如心脏磁共振并没有看到典型的脂肪信号，同时心脏结构及形态，以及左心室中部侧壁（第 11 段）可见透壁型延迟强化（LGE）似乎提示还存在左心的病变。另外患者虽然肺动脉 CTA 没看到肺栓塞的改变，但患者存在颈静脉血栓，同时心脏磁共振提示右心室心尖血栓，也不排除异栓症等导致慢性肺栓塞后右心改变。ARVC 最初认为是先天性缺陷导致右心室心肌发育不良，而最近发现其为心肌桥粒特定基因缺陷所致，进而重新认识该病为心肌病。ARVC 具有高风险的室性心律失常，可能导致年轻时发生 SCD，准确的早期检测对于预防 SCD 至关重要，该患者还应该进一步完善基因检测，以提供更多的诊断依据及预后相关的信息。

心电图、心脏磁共振、超声心动图在 ARVC 诊断中具有重要地位，其中超声心动图是很重要的影像学手段，对于右心室形态和功能起到早期发现的作用，但右心在超声心动图上有时容易被忽略，右心声学造影或者左心声学造影可以帮助更好地判断右心室形态，在怀疑 ARVC 的患者中应该常规进行。尤其这例患者心脏磁共振发现存在右心室心尖血栓，心脏的超声造影也能协助诊断及在随访中应用。

## 病例 9　肥厚型心肌病

**【病例简介】**

女性，21 岁。从 19 岁开始每于平地快走，或上楼梯 1～2 层时，出现胸闷、气促及黑矇，静息后即好转。9d 来，以上症状加重，情绪激动时也感不适，去当地医院检查，拟诊"病毒性心肌炎？""心肌淀粉样变？"于2022年7月22日入住南方医院心内科。

入院时一般状态良好，自动体位，发育营养正常，生命指标正常。颈静脉不怒张，心界不大，心律规整，心率94次/分，心音正常，未闻及心脏杂音。肝不大，下肢不肿。

心电图示窦性心律，电轴左偏，下壁及前壁导联为病理性Q波（图7-45）。动态心电图未提示心律失常，动态血压在正常范围。心脏超声提示各房室腔不大，室间隔轻度增厚（12mm），左心室前侧壁中上部显著增厚达16.9mm，内膜面回声增强。LVEF 70.16%。

实验室检查：高敏肌钙蛋白T 0.011ng/ml，前-脑利尿肽764pg/ml，免疫固定蛋白电泳：未检出异常条带。血常规、肝肾功能、甲状腺功能、血糖、血脂、电解质等均在正常范围。

为探讨心脏病病因，进行$^{99m}$Tc-MIBI心脏运动断层显像，运动前后未见心肌灌注异常（图7-46）。

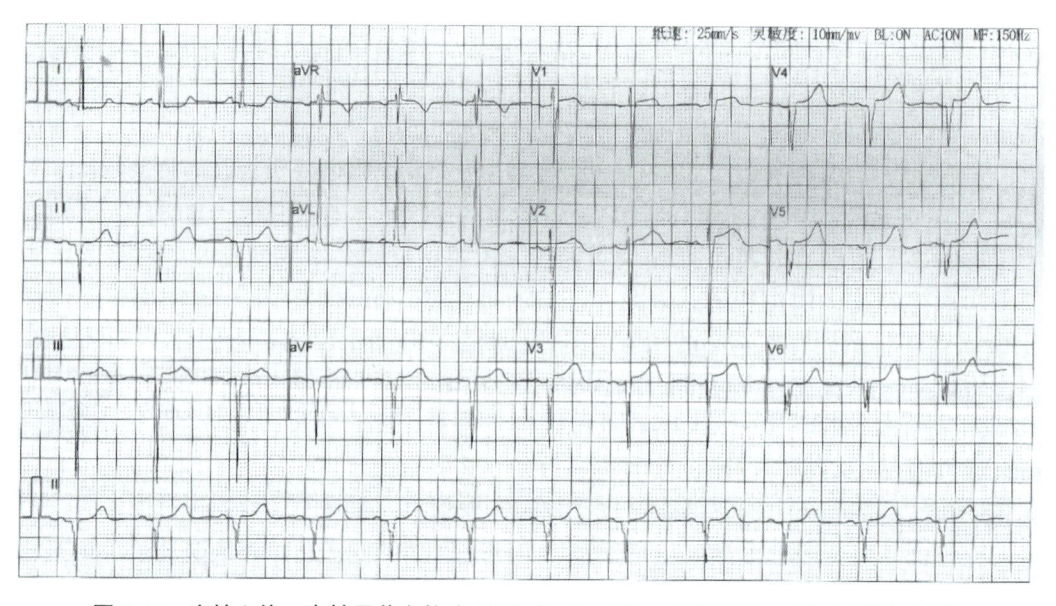

图7-45 窦性心律，电轴显著左偏（-52°），Ⅱ、Ⅲ、aVF及V3～V6导联为QS波

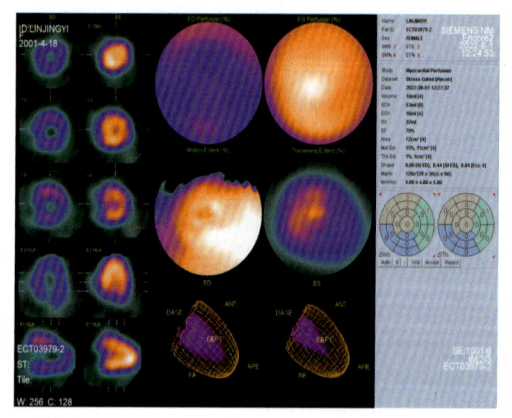

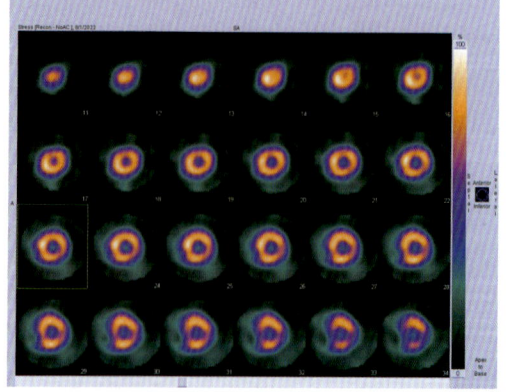

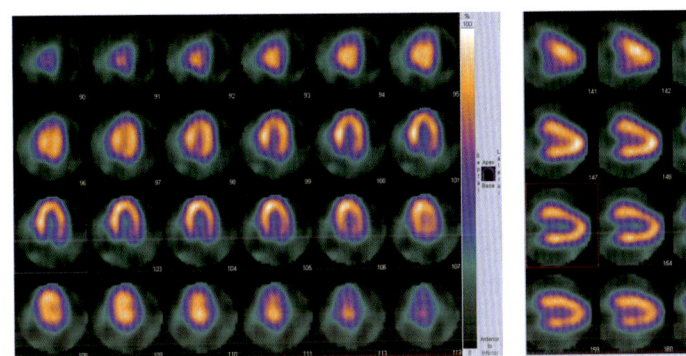

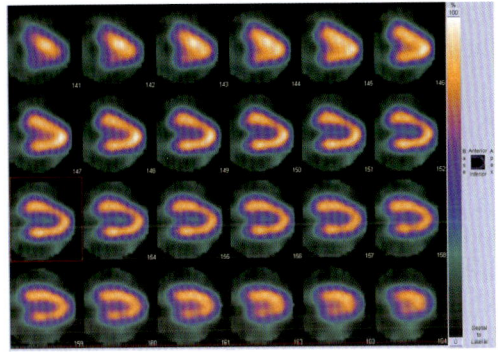

图7-46 $^{99m}$Tc-MIBI心脏运动负荷断层显像提示左心室心肌未见明显缺血性改变；左心室收缩功能正常，左心室前壁中段及基底部心肌节段室壁运动中度减弱

CMR提示左、右心室心肌未见灌注减低及缺损区，左心室基底段-中间段前壁及前侧壁心肌明显增厚，延迟增强示左心室基底段-中间段前壁及前侧壁肥厚心肌可见少许点状、线样延迟强化影（图7-47）。LVEF 68.9%。

入院后很快确定诊断，给予缓释美托洛尔及曲美他嗪治疗，病情稳定，于2022年8月3日出院。

最后诊断：肥厚型心肌病（非梗阻性），心功能NYHA Ⅱ级。

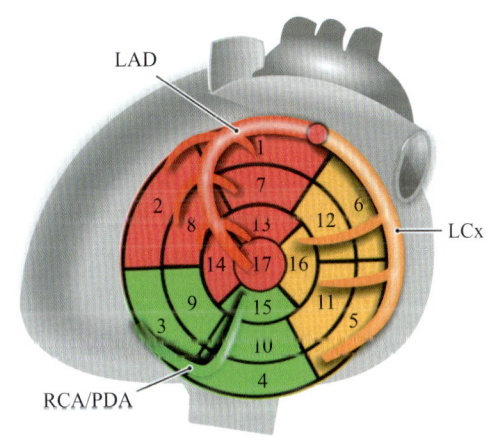

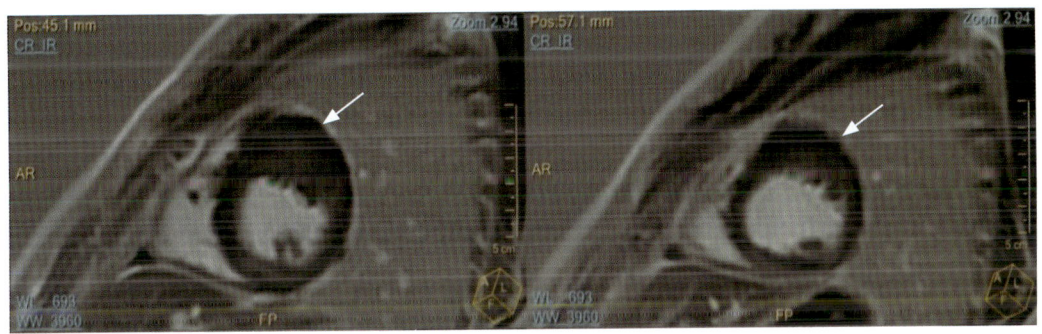

图7-47 CMR提示左心室前侧壁（1、6、7、12节段）心肌明显中，最厚心肌舒张期达23mm，增厚心肌中间点线状延迟强化（代表纤维）

【病例讨论】

# 一、关于肥厚型心肌病的基本观点

## （一）概念和病因

肥厚型心肌病（hypertrophic cardiomyopathy，HCM）指左心室壁的厚度增加，不能用异常的负荷增加（如高血压或瓣膜病）来解释。典型的左心室肥厚表现为严重和不对称，主要累及室间隔。然而，不对称的左心室肥厚并不是HCM特异性的，也可出现在高血压性心肌病和孤立的室间隔基底肥厚。

超过60%的HCM见于成人，由心肌肌节蛋白基因（sarcomere protein genes）突变造成且涉及常染色体显性遗传。最常见的突变与编码重链b肌球蛋白（MYH7）和肌球蛋白结合蛋白C的基因有关；而心肌肌钙蛋白I和T相关的基因（TNNI3，TNNT2）、原肌凝蛋白α-1链（TPM1）和肌凝蛋白轻链3（MYL3）则较少参与。肌节蛋白突变与更严重的肥厚、心肌纤维化和心源性猝死（SCD）患病率增加相关。

5%～10%的患者存在其他遗传疾病，包括代谢病（Danon病、Anderson-Fabry病、ATP-激酶-PRKA G2）和神经肌肉病（Friedreich共济失调）、线粒体疾病和畸形综合征。而25%～30%的患者病因不明。

特殊的病例是淀粉样变，包括遗传的甲状腺素运转蛋白（TTR）相关的淀粉样变、AL和老年淀粉样变，其与遗传性的HCM相似。

## （二）诊断流程

典型HCM的症状包括呼吸困难、心悸、胸痛、运动耐力下降和晕厥。如在心尖和胸骨左缘间听到收缩期喷射性杂音，杂音强度随前负荷和后负荷增加的动作而增强时，则可疑存在左心室流出道（LVOT）梗阻。成人HCM室壁的厚度在一个或多个节段要≥15 mm（通过超声、CMR或CT检测）。

1.心电图  心电图对HCM的诊断有重要价值，它可确定左心室肥厚、ST/T异常或病理性Q波，导致进一步的影像学（超声、磁共振）检查。要同时进行48h的动态心电图检查，以评估SCD的危险和检出可能发生卒中的心房颤动。心电图是HCM敏感的标志，较超声发现病变早（即患者可能携带责任基因突变，但尚未在临床充分表现），从而启动规律的监测。心电图提示为HCM的特异指标如下。

（1）符合左心室肥厚标准（Sokolow-Lyon标准：$S_{V1}+R_{V5}>3.5$ mV RaVL>1.1 mV。

（2）下壁导联病理性Q波，宽度≥40 ms，深度≥3 mm，同时伴正性T波，提示左心室不对称肥厚和心肌纤维化的区域。

（3）心前导联和（或）下壁导联出现巨大的（>10 mm）倒置T波，提示左心室心尖肥厚。

（4）心前或侧壁导联ST段抬高，但缺乏前壁心肌梗死，提示存在左心室心尖室壁瘤。

（5）房室传导阻滞提示伴有Anderson-Fabry综合征，即α-半乳糖苷酶A缺乏病和

*PRKAG2* 基因突变。

（6）QRS波低电压，没有肥胖、肺气肿和心包积液，提示伴有淀粉样变。

（7）预激综合征见于Danon病［是一种X连锁显性遗传病，由于溶酶体相关膜蛋白2（*LAMP2*）基因突变，导致骨骼肌和心肌减弱，以致多器官障碍，最终因严重心力衰竭死亡］和 *PRKAG2* 突变。短P-R间期，无预激综合征时，见于Anderson-Fabry综合征。

2.超声心动图　HCM超声心动图的主要影像学表现，在诊断和监测HCM患者中起到核心作用。多数患者是不对称的左心室肥厚，主要影响室间隔，其他还有同心型、心尖型、室中型。前侧或下壁型很少见。

当图像质量不好时，推荐应用超声造影和（或）磁共振。特别注意的是要全面探查左心室，以便发现左心室心尖肥厚及左心室心尖室壁瘤。

约1/3的HCM出现LVOT梗阻，主要是由于收缩期二尖瓣前移（SAM）。严重的室间隔肥厚、二尖瓣叶异常、乳头肌肥厚和移位也是促使腔内闭塞的原因。另外1/3的患者具有潜在的LVOT梗阻，通过减少前负荷和（或）后负荷，或增加心肌收缩力激发。临床实际工作中，多采用Valsalva动作（瓦氏动作）或硝酸酯诱发。

LVOT梗阻的定义是休息或瓦氏动作时，多普勒测定的峰值瞬间压力阶差≥30 mmHg。典型时，SAM伴随偏心的下侧方向的二尖瓣反流束。如二尖瓣反流束呈中心性，说明有二尖瓣本身病变，需用食管超声来进一步评估。

特别要注意的是其他与SAM无关的左心室压力阶差升高的情况，包括心室中部肥厚伴梗阻、主动脉瓣下膜或主动脉狭窄。此时，评估LVOT梗阻或主动脉狭窄的严重性具有挑战性。

10%的HCM为左心室腔中部梗阻，患者常有明显的症状，且增加心力衰竭和SCD风险。这些患者中，25%有左心室心尖室壁瘤及瘤内血栓形成（图7-48），由于心尖瘢痕，增加单形室速心血管死亡的危险。

HCM患者的LVEF通常保留，甚至因肥厚心肌的辐射径增加使LVEF增加，故左心室肥厚时，LVEF不是评估左心室收缩功能的可靠指标；此外，由于左心室腔缩小，每搏量可能减少。

新的超声心动图技术，如斑点跟踪超声，为评估左心室收缩功能提供了有价值的信

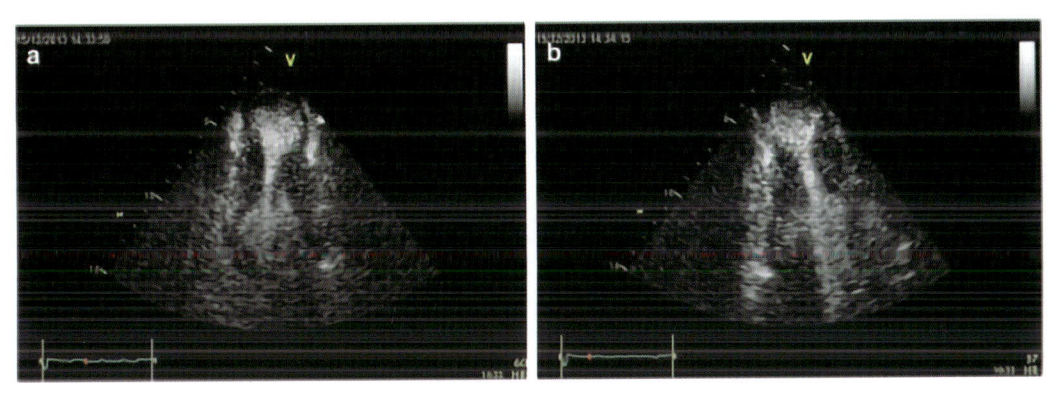

图7-48　超声造影。A.四腔心切面；B.二腔心切面提示左心室中部肥厚，伴心尖室壁瘤及瘤内血栓形成

息。HCM患者，纵向变形功能受到损害，在疾病早期，纵向应力减少可能有正常的EF，甚至出现在肥厚心肌的发生前，但发展到晚期，5%～10%的患者发展到"燃料耗尽"状态，肥厚的心肌退化，左心室扩张和左心室EF减少。LVEF＜50%表明收缩功能不全进展，常伴随快速的临床状态恶化。微血管功能不全导致普遍心肌缺血、心肌细胞死亡和纤维化。

HCM常伴有左心室舒张功能不全，舒张功能受限的指标：E/A＞2和E峰减速时间＜150 ms，代表不良预后。此外，平均E/e′比值＞14、左心房容积指数＞34 ml/m$^2$、三尖瓣反流束的速度＞2.8 m/s以及由组织多普勒影像测定的心肌速度指标：室间隔＜7 cm/s和侧壁＜10 cm/s，代表舒张功能不全和左心室充盈压升高。

3. 心脏磁共振　CMR用于超声心动图图像质量不好，不能充分显示左心室心尖和侧壁的可疑HCM患者。CMR有极好的空间分辨率，能准确测量最大的左心室壁的厚度，发现心尖动脉瘤、血栓和乳头肌异常。最近有研究表明，CMR发现的心肌隐窝可能是HCM伴肌节基因突变阳性患者的一个细微特征。

晚期钆增强（LGE）能确定心肌纤维化的程度，典型表现为在肥厚心肌中壁零散的分布，伴有室壁运动异常。HCM存在LGE代表不良预后，包括心血管死亡、心力衰竭死亡和全因死亡。

4. 正电子发射断层扫描（PET）　HCM患者常出现胸痛和心肌缺血，但没有心外冠状动脉病变，大多数是由于小血管病变。PET是一种可靠的无创技术，评估HCM微血管功能不全。具有微血管功能不全的HCM常预示不良预后。

5. 心源性猝死（SCD）的危险评估

（1）心源性猝死的常规危险指标（欧洲心脏学会指南）

1）年龄（儿童HCM预后较差）。

2）经胸超声测量的最大左心室壁厚度。

3）经胸超声测量的左房大小（胸骨旁长轴切面，2D或M型）。

4）静息或激发的最大的左心室流出道压力阶差（心尖三腔心或五腔心切面，脉冲或连续多普勒测定）。

5）家族史，有1位以上第一代亲属，年龄在40岁以下发生SCD，或任何年龄的第一代亲属确诊为HCM。

6）动态心电图记录到非持续室性心动过速（3个连续的搏动，频率≥120次/分，持续时间＜30 s）。

7）有不能解释的晕厥病史。

（2）心源性猝死的非常规危险指标

1）多个肌节蛋白基因突变。

2）碎裂QRS。

3）儿童HCM心率变异。

4）CMR的LGE提示心肌纤维化≥15%左心室重量。

5）大的左心室心尖室壁瘤和LGE提示有透壁广泛的纤维化，以及动脉瘤内的血栓形成。

6）总体纵向应变（GLS）。

**6. 遗传试验** 遗传试验在确诊HCM的应用逐渐增多，目的是确定病因的突变和无症状亲属的基因易感性。HCM是一种常染色体显性遗传，有50%的概率传染给后代，而散发常染色体隐性遗传的病例较少。首先检查患者，一旦责任基因突变被确定，推荐对一级亲属进行遗传筛选。如果亲属确定为同样的突变，则对其启动临床评估。如果遗传试验为阴性，则排除以后的随访。对未进行遗传试验或有不明原因的突变者也要进行临床评估。

### （三）HCM的治疗

1. 对HCM新的靶向治疗概略（图7-49）

结构异常
- 间隔肥厚
- 二尖瓣瓣叶异常
- 瓣膜下结构异常
- 收缩期向前运动/左心室流出道梗阻
- 二尖瓣反流

分子异常
- 肌动蛋白-肌球蛋白交联
- 心肌代谢
- 钠通道、钙通道
- 高动力型左心室功能，左心室舒张及顺应性受损
- 心肌细胞无序排列、心脏纤维化及不良重塑

基因异常
- 肌节蛋白基因突变

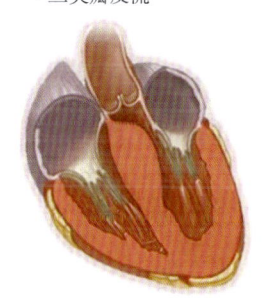

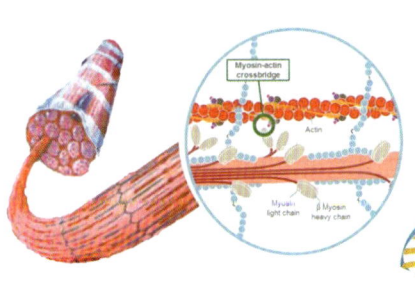

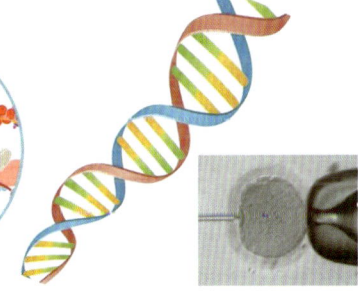

新型外科手术
- 乳头肌复位术、腱索切除术、二尖瓣修补术
- 根尖肌切除术
- 经导管二尖瓣修复术
- 射频间隔消融
- 高强度聚焦超声间隔消融

新型药物疗法
- 马瓦卡滕，CK-274
- 哌克昔林，曲美他嗪
- 雷诺嗪，依拉嗪
- N-乙酰半胱氨酸
- ARBs，醛固酮拮抗剂
- 他汀类

基于基因的疗法
- 等位基因特异性基因沉默
- 利用CRISPR/Cas9进行胚胎基因修复

图7-49 对HCM新的靶向治疗策略。左.针对结构异常的治疗措施；中.针对分子异常的药物治疗；右.基因治疗：针对肥厚型心肌病的遗传基础，利用CRISPR/Cas9进行等位基因特异性沉默和基因组编辑

2. 新开发的药物临床应用情况

（1）马瓦卡滕（mavacamten）：抑制心肌收缩。过度收缩是HCM的主要发病机制，大多数是由于已知的肌小节蛋白突变，约70%涉及心脏β-myosin重链（MYH7）和肌球蛋白结合蛋白C（MYBPC）的突变。肌球蛋白含有肌动蛋白横桥和肌肉纤维缩短的ATP酶——提供心肌收缩的分子驱动。已知MYH7的突变影响肌球蛋白的ATP酶活性和增加心肌力的产生；而MYBPC在肌节组织中的作用是阻碍肌原纤维的收缩。因此提出假设：HCM突变增加肌原纤维净力的产生，导致临床观察到的左心室过度收缩和僵硬。

Mavacamten是首个上市的口服小分子（美国），作为一种靶向心脏β-肌球蛋白的变构调节剂，引起可逆的抑制肌动-肌球蛋白桥接交义。在2020年7月，美国FDA授予

了mavacamten治疗梗阻性HCM的突破性药物资格。mavacamten最初开发用于治疗有症状的梗阻性肥厚型心肌病。基于其作用机制和治疗活性证据，mavacamten也正在临床上研究用于治疗有症状的非梗阻性肥厚型心肌病（HCM）和射血分数保留的心力衰竭（HFpEF）。

mavacamten FDA的提交是基于关键3期EXPLORER-HCM试验的结果。该试验在有症状的梗阻性HCM患者中开展，将mavacamten与安慰剂进行了比较。试验结果显示，mavacamten显示出强大的治疗效果，在症状、功能状态和生活质量方面有临床意义的改善，同时显示出缓解左心室流出道梗阻的能力。在EXPLORER-HCM主要和次要终点均达到了统计学意义。

（2）perhexiline（哌克昔林）和曲美他嗪：影响心肌代谢：HCM肌原纤维的突变导致无效利用三磷酸腺苷（ATP），心肌细胞产生过量的需求，这可能会导致耗尽能量的状态，破坏重要的自我平衡功能。在HCM突变携带者，磷酸肌酸与ATP的比值降低，相对多地利用脂肪酸，在缺血时影响心肌细胞的调节。

perhexiline在澳大利亚和新西兰被用作抗心绞痛治疗，是一种口服肉碱棕榈酰转移酶抑制剂I（CPT-1），被研究用于非梗阻性HCM。CPT-1减少脂肪酸进入线粒体，导致细胞更多依赖碳水化合物来产生ATP。临床前和早期临床研究提示与安慰剂对比，能很好地改变心脏代谢和提高运动耐力。但近期多中心的二期临床研究，因为缺乏疗效和副作用多而提前终止，由此也禁用于非梗阻HCM的治疗。与之相似，曲美他嗪是一种代谢调节剂，可逆性3-酮酰基辅酶A的抑制剂，在欧洲用于心绞痛的二线治疗。近来也证明其对非梗阻性HCM无效。

（3）离子通道-雷诺嗪和依拉嗪：肥厚型心肌病患者由于酶诱导的钠离子通道磷酸化，伴随晚期钠电流（INaL）活性增强，使细胞内钠（Na$^+$）增多；反过来，通过离子交换，形成钙（Ca$^{2+}$）超载。Ca$^{2+}$和Na$^+$失调导致心肌细胞力学改变（超收缩性和松弛障碍）和诱发心律失常。

雷诺嗪和依拉嗪是INaL抑制剂，理论上对HCM的心肌松弛、改善缺血和减少心律失常有益，在一个对无梗阻HCM开放标签的研究中，发现雷诺嗪有主观指标的改善。但在一个Ⅱ期临床试验中，虽然显示室性期前收缩减少，但未能对主观症状及脑钠肽等指标改善。较大的与安慰剂对照的临床试验也未显示其效果，且使ICD植入者放电增多。

虽然目前靶向膜离子通道的药物对治疗HCM尚无作用，但仍属于感兴趣的领域。临床前资料表明，地尔硫䓬和L型钙通道抑制剂在美国和欧洲是治疗梗阻性HCM标准治疗的一部分；能改变心脏能量学和减少左心室肥厚、心肌细胞紊乱和纤维化。同时，具有前-表型肌节突变的HCM患者，地尔硫䓬对改善左心室重构有益。

针对HCM的左心室重构及纤维化，临床探讨了血管紧张素受体阻滞剂、醛固酮阻滞剂、钠葡萄糖协同转运蛋白2抑制剂、N-乙酰半胱氨酸及他汀类药物，均未取得确切疗效。

3.心律失常和心源性猝死的处理 至少20%，甚至更多的HCM出现房性心律失常，患者一般都不能耐受。常用的抗心律失常药物有甲磺胺心定（sotalol）、胺碘酮（amiodarone）和丙吡胺（disopyramide）。心房颤动导管消融虽然效果不好（一次手术后，3～4年的复发率为70%），但应用仍增多。然而，外科在切除心肌同时的消融效果稍好（复发率为36%～51%）。

患者应根据指南进行危险分层，确定是否应植入ICD（植入性心脏起搏除颤器）。最近，一项"增强"的ACC/AHA风险分层将CMR上显示的LGE、左心室收缩功能障碍和左心室心尖动脉瘤列为ICD适应证。

与其他心血管患者比较，HCM患者多年轻（平均46岁），在缺少对室间隔缩小的治疗时，很少需要安装起搏器。

## 二、关于本例患者的诊断思考

对本例患者的认识是按诊断流程进行而逐渐清晰的。首先发现的问题是心电图上的病理性Q波。广泛前下壁的病理Q波是真正的心肌梗死，还是酷似的心肌梗死？$^{99m}$Tc-MIBI心脏断层显像及心脏磁共振回答了这个问题。真正的心肌梗死应表现为局部心肌灌注缺损，而本例患者的心肌血流灌注良好，说明患者的病理性Q波不是因冠状动脉闭塞所致。

心肌的炎症、坏死及纤维化均可在心电图上出现病理性Q波，即酷似心肌梗死，代表心肌电静止。本例患者无感染病史，CMR无炎症表现，肌钙蛋白也无明显升高，不支持病毒性心肌炎；免疫固定蛋白电泳未检出异常条带，又排除了心肌淀粉样变。直到CMR提示左心室前侧壁明显增厚，最厚处达23mm，才使诊断豁然开朗。

心电图是识别肥厚型心肌病非常重要的工具。常见表现是心电图上的左心室肥厚，以及心前导联上深的倒置T波。实则病理性Q波也是一种肥厚型心肌病的特征性表现，常表现为下壁和（或）前壁导联QS波，宽度≥40 ms，深度≥3 mm，同时伴正性T波，提示左心室不对称肥厚和心肌纤维化的区域。CMR有极好的空间分辨率，能准确发现和测量最大的左心室壁的厚度，在超声心动图不能充分显示心尖和侧壁左心室时，进一步的CMR检查是非常必要的。

## 三、关于HCM的预后

在目前治疗情况下，HCM的死亡率很低，且接近正常人的寿命，没有显著的不良事件。但基于临床和基因的多态性，某些HCM患者会出现风险，包括心力衰竭和心源性猝死（SCD）。近期一项荟萃分析，包含19个研究和12 146例HCM汇总分析结果，1年、3年、5年和10年的存活率各为98.0%、94.3%、82.2%和75.0%。年龄、NYHA分级、SCD家族史、晕厥、心房颤动、非持续性室性心动过速、最大左心室厚度和LVOT梗阻是最显著的心血管死亡因子。评估表明：非持续室性心动过速是最强的预测心血管死亡的因素；LVOT梗阻/室中部梗阻是最强的预测全因死亡和SCD因素。因此，早期识别这些危险因子和进行干预非常重要。

【总结】

肥厚型心肌病是心血管领域研究比较深入和完整的代表，从遗传性病因和基因突变，到系统的诊断流程，再到治疗上的进展，使本病的预后有了显著进步。我们在本章病例7和本病例中用了较大篇幅，陈述了有关对肥厚型心肌病的当前认识。

心电图和超声心动图是诊断肥厚型心肌病的突破口，但为了对本病的分型和危险分层有一个全面评估，必须联合多种诊断方法和影像学技术，特别是用瓦氏动作检出潜在的LVOT梗阻，以及用CMR发现最厚的左心室心肌。

图7-49展示了当前对肥厚型心肌病的治疗概略，特别是靶向药物治疗中的Mavacamten（肌球蛋白抑制剂）为治疗肥厚型心肌病提出光明前景。

**【谢志泉教授点评】**

本例患者为年轻女性，因活动后胸闷、气促、伴黑矇等症状就诊，心电图酷似心肌梗死变化，经心脏超声、心脏磁共振及 $^{99m}$Tc-MIBI心脏运动断层显像检查，显示左心室基底段-中间段前壁及前侧壁心肌明显增厚，延迟增强示肥厚心肌可见少许延迟强化影，且心肌未见灌注减低及缺损区。最后诊断为肥厚型心肌病（非梗阻性）。这个病例从症状和心电图特点入手，借心肌标志物、免疫指标、UCG、CMR检查，进行了规范诊断与鉴别诊断。资料完整，诊疗思路清晰，是一个经典的学习病例。

病例讨论了HCM的概念、病因、心电图等7种变化特征，详细描述了UCG中心肌肥厚的超声征象，以及左心室流出道（LVOT）梗阻的特点和检出的激发方式，此外还阐述了CMR等其他手段在诊断与鉴别诊断中的意义。

心律失常与心力衰竭是HCM病程中主要临床问题，心源性猝死（SCD）是一种常见的致死性结局，SCD评估和预防无疑是病情处置的核心之一。文中重点列出SCD常规危险指标与非常规危险指标，这对HCM致死性结局的防范有重要的指引价值。

在治疗层面，介绍了针对HCM结构、分子和基因异常靶点给出的新的治疗措施，其中重点解读了新药Mavacamten，能明显降低梗阻性肥厚型心肌病（HOCM）患者LVOT的压力阶差，并改善临床症状，呈示出令人振奋的治疗前景。

通过本例系统学习，对HCM带来更深入全面的掌握，大大提升了其诊治认知，并促发诸多临床处置的启迪。

### （一）诊断与病情评估

HCM是以心肌肥厚为特征的常染色体显性遗传病，左心室舒张末期任意室壁厚度≥15 mm可确诊，致病基因检测阳性者或遗传受累家系中，左心室壁厚度≥13 mm也可确诊，常分为梗阻性和非梗阻性，静息或激发后LVOT压力阶差<30 mmHg诊断为非梗阻性HCM。根据遗传学分为家族性和散发性；根据部位分为室间隔肥厚、心尖部肥厚、左心室壁弥漫性肥厚、双心室壁肥厚、孤立性乳头肌肥厚。HCM患病率为0.16%～0.23%（普通成人），平均为0.20%（1/500），实际估测（含表型和非表型基因携带者）高达0.5%（1/200）。约60%患者存在编码心肌小节相关蛋白基因变异，其中70%致病基因为*MYBPC3*基因和*MYH7*基因变异，遗传后代概率为50%。

HCM是一种高度异质性心肌病，从婴儿到老年均可能发病，其病程多样，症状不一，易误诊漏诊，因此在诊疗实践中，需努力做到以下几点。

1.掌握并记住有一种心脏病，称HCM。HCM的临床表现差异较大，多数患者临床无症状，只在体检或其他原因，行ECG和UCG检查时意外发现。部分有运动等相关的症状，如呼吸困难、胸痛、心悸及晕厥等。部分有早期症状，如本例出现呼吸困难、胸痛、心悸、晕厥等典型的临床症状。有些患者则沿着特定的病程发展，穿插着临床事件，有些甚至以SCD为首发表现才得于诊断。HCM有15%～25%患者至少发生过1次晕厥或晕厥前状态，主要原因为恶性心律失常和（或）血流动力学异常（LVOTO和自主神经功能）所致。

所以对有HCM家族病史、无症状有ECG改变、负荷下出现症状，以及有心脏症状患者，在诊断考虑冠心病、心肌炎、心包炎、心脏瓣膜病、继发性心脏病的同时，还要想到心肌病，尤其是年轻患者，任何形式下出现心血管症状，须排除HCM的可能，及时行ECG、UCG检查，做到不疏漏，尽早检出HCM。

2. 警醒心电图异常征象，继而UCG和CMR检查。HCM患者首次就诊时约有94%存在心电图异常，主要包括左心室高电压、病理性Q波及ST-T改变等，揭示左心室肥厚、缺血、复极异常及心律失常等，本例列举了常见7种典型心电改变。对疑及HCM患者，常规12导联心电图是最重要的必查项目，它可提供关于左心室高电压、复极异常及心律失常等信息，可用于HCM患者的初始评估、定期随访及家系成员的筛查。对于ECG出现前述7项变化征象，须提请UCG评估心脏状况，UCG检查是HCM临床诊断、病情监测、治疗选择及疗效评价的首选检查方法，它可测量心室壁厚度、测量LVOT压差、评估二尖瓣功能或结构异常、评估左心室舒张功能异常等。有条件者同时做CMR以进一步确诊，CMR检查是目前诊断HCM最准确的检查方法，也是目前评估心肌纤维化首选的无创性影像学方法。心肌纤维化评估有助于HCM的危险分层及预后判断，广泛纤维化（如≥15%左心室质量）显著增加HCM患者的SCD风险，与不良预后相关。

HCM患者常规12导联心电图检查的同时，24～48h动态心电图检查也非常必要。它可检出不同类型的心律失常，包括室上性和室性心律失常。其中非持续性室性心动过速（non-sustained ventricular tachycardia, NSVT）发生率在20%～30%，是年轻患者（年龄＜35岁）发生SCD的独立危险因子，而快速心室率（＞200次/分）、持续更长（＞7阵）及反复发作NSVT对于ICD治疗的室性心律失常的预测价值更大。

3. 家系调查与基因检测非常重要：家族史对于HCM患者的诊断及预后评估极具价值，有意义的家族史，包括家族成员诊断HCM或一级亲属在年龄≤50岁发生SCD、心力衰竭、心脏移植及植入式心脏转复除颤起搏器（implantable cardioverter defibrillator, ICD）治疗史等。HCM家族史或先证患者行基因检测非常必要，即使仅是非临床表型的基因变异携带者，也有利于病程监测、优生优育指导等。

4. 规范诊断流程：HCM诊断考虑应基于HCM家族史、不明原因的症状（如呼吸困难、胸痛、乏力、心悸、晕厥或先兆晕厥）、收缩期喷射性杂音与心电图异常。有一个或多个临床发现时，进一步行UCG和（或）CMR等检查，并排除其他继发于心源性、系统性或代谢性疾病导致的心肌肥厚。指南推荐诊断流程见图7-50。

## （二）SCD风险评估与防治

SCD是HCM患者的首位死亡原因，是最严重的并发症之一，致命性室性心律失常是最常见机制。因此HCM患者在初诊时即应行SCD风险评估与危险分层，以后每隔1～2年或临床状况发生变化时再次评估。评估内容至少包括：①既往心搏骤停或持续性室性心律失常病史；②早发HCM相关SCD家族史；③怀疑由心律失常引起，近期发生晕厥史；④极度左心室肥厚（室壁厚≥30 mm）；⑤左室心尖部室壁瘤形成；⑥ES-

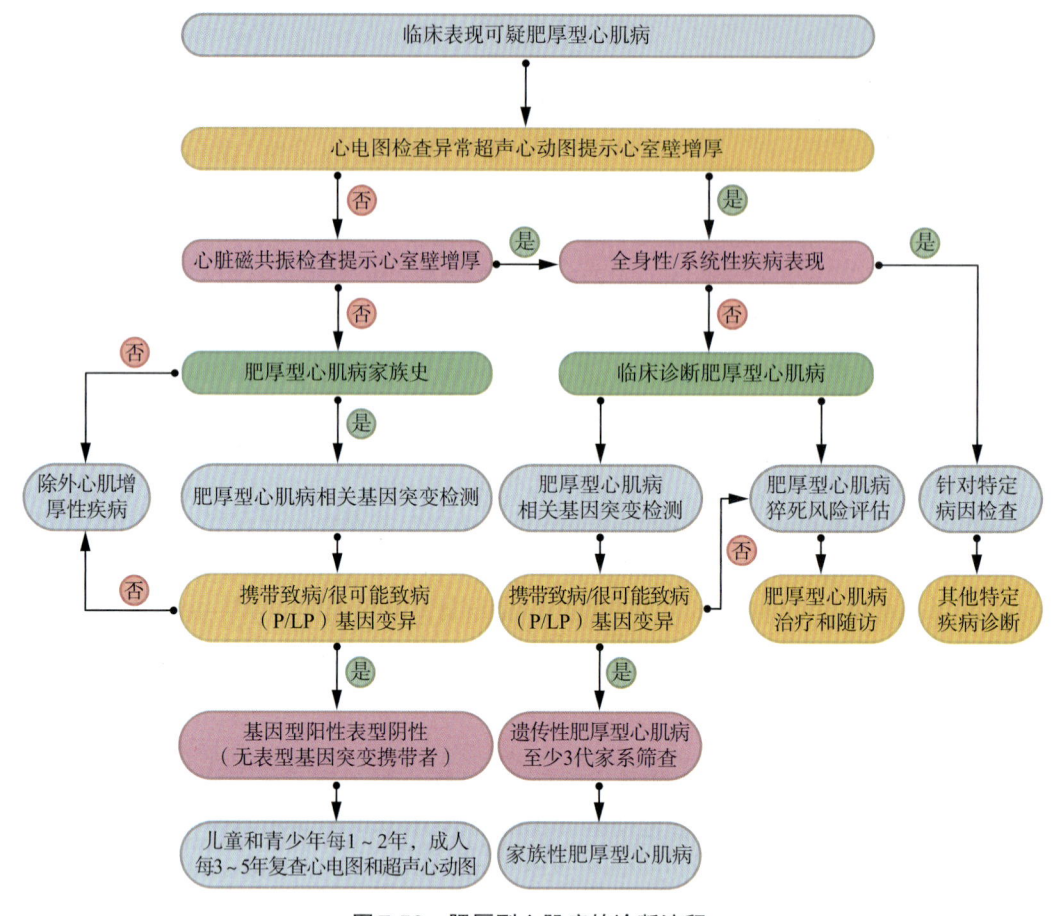

图 7-50 肥厚型心肌病的诊断流程

HCM（LVEF＜50%）；⑦24～48h 动态心电图检查发现 NSVT；⑧CMR 检查提示存在广泛心肌纤维化。应用 HCM Risk-SCD 模型进行危险分层：5 年 SCD 风险≥6%，定义为高危组；5 年 SCD 风险≥4% 但＜6%，定义为中危组；5 年 SCD 风险＜4%，定义为低危组。

根据 SCD 风险高低，决定预防和治疗措施。目前 ICD 是预防和治疗 SCD 的最有效措施。

1.既往明确发生过 SCD 事件，包括心搏骤停、心室颤动、持续性室速导致意识丧失或血流动力学紊乱的 HCM 患者，推荐植入 ICD 进行 SCD 二级预防。

2.HCM 患者 SCD 一级预防，国内外尚未形成普遍共识。我国指南推荐策略如图 7-51。

（三）掌握治疗及其进展

1.生活方式改善　生活方式管理可改善患者的生活质量与预期寿命，值得临床医师及患者共同把握。

HCM 患者应均衡饮食，控制体重指数，减少盐摄入量，多选择植物类食物，少食多餐，特别不建议饮酒，尤其是梗阻性 HCM 患者。

第7章 特殊的心肌病病因

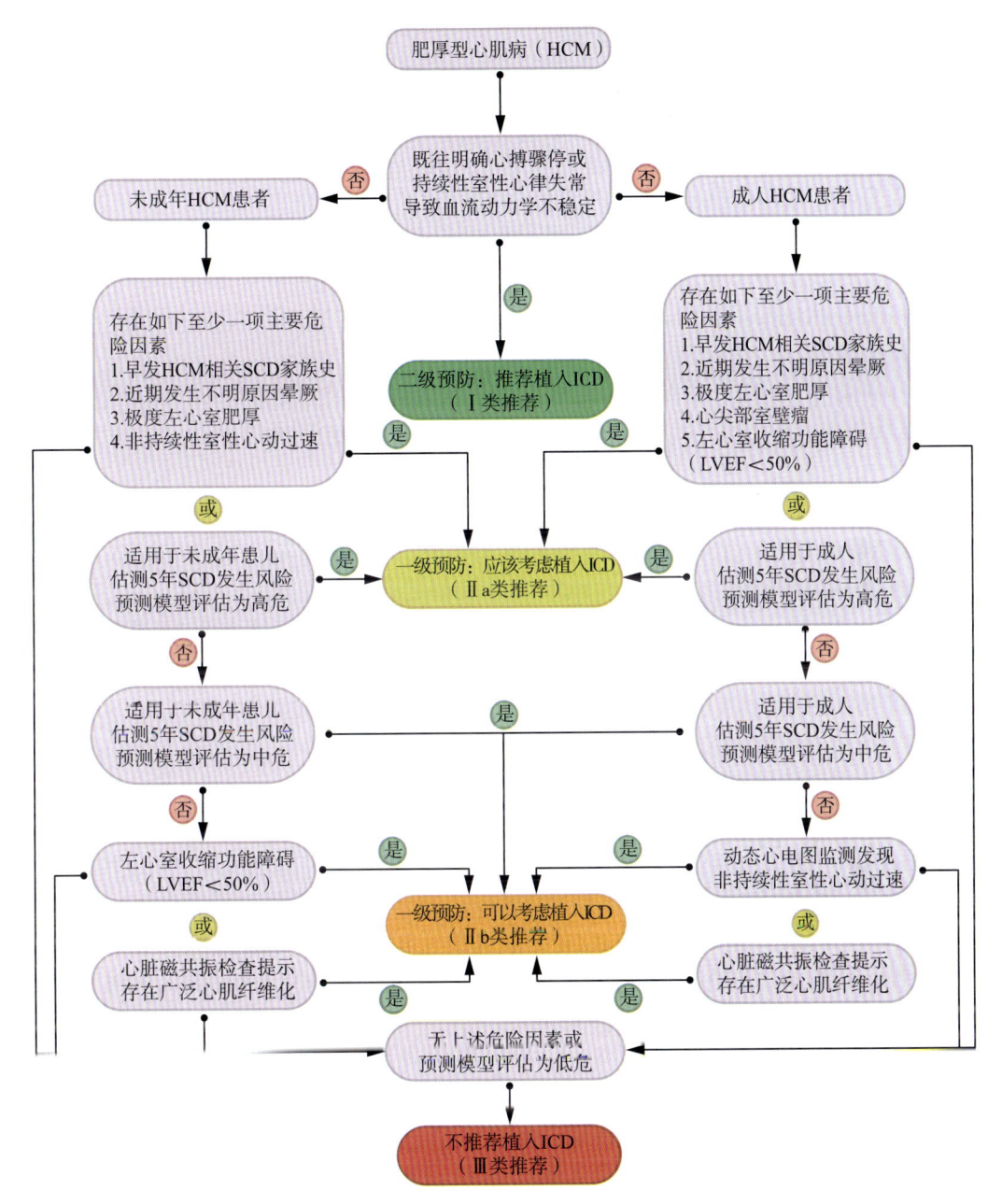

图 7-51 肥厚型心肌病患者 ICD 植入人群选择流程

HCM.肥厚型心肌病；ICD.植入式心脏转复除颤起搏器；LVEF.左心室射血分数；SCD.心源性猝死

关于运动：科学运动有助于 HCM 病情康复。如无 SCD 风险因素，可做低强度运动和娱乐活动；如有任何风险增加，可参加低或中等强度休闲活动；如仅 HCM 基因型阳性但表型阴性者，可参加各种运动，但每年应行表型特征评估和风险分层。HCM（尤其是梗阻性）是 SCD 的主要原因。由于存在运动诱发 SCD 的风险，因此对于临床诊断HCM 患者（尤其梗阻性），不建议参加中等强度或高强度的竞技性体育活动、刺激性的娱乐活动和高强度的体力活动。

253

2. 传统药物治疗

（1）β受体阻滞剂：可抑制心肌收缩力，降低LVOT压差，减轻LVOTO；可以减慢心率，改善患者的心功能和生活质量。目前作为一线治疗药物。对有症状梗阻性HCM患者，推荐使用普萘洛尔、美托洛尔和比索洛尔等，从小剂量起始，滴定至治疗有效或最大耐受剂量（通常指静息心率达到55～60次/分）。

（2）非二氢吡啶类钙离子通道阻断剂：具负性肌力和负性频率作用，可以减轻LVOTO，改善舒张期心室充盈，改善患者症状。对于β受体阻滞剂治疗无效、无法耐受或有禁忌的症状性梗阻性HCM患者，可候选使用，包括维拉帕米或地尔硫䓬，但注意不良反应和禁忌。

（3）丙吡胺：属Ⅰa类抗心律失常药，具有较强的负性肌力作用，抑制收缩力，减轻SAM现象和MR程度，可以降低LVOT压差。对严重症状的患者，推荐加用丙吡胺。

3. 新药

（1）Mavacamten：作为全球首创的心肌肌球蛋白抑制剂，其EXPLORER-HCM临床试验证实了Mavacamten治疗梗阻性HCM具有良好的疗效与安全性。EXPLORER-HCM研究结果表明，Mavacamten治疗组主要终点缓解率约为安慰剂组的2倍，显著降低运动后、静息和Valsalva激发后LVOT压差，次要终点包括运动能力、心功能、症状和健康状况均得到显著改善，NT-proBNP和cTnI水平也显著降低。

随后VALOR-HCM研究针对适合且拟行SRT的患者，结果进一步证明了Mavacamten在oHCM患者中良好的疗效与安全性，并扩展了Mavacamten治疗范围，为严重的梗阻性HCM患者提供手术外的首个药物选择。MAVERICK-HCM研究在非梗阻性HCM患者中进行，表明Mavacamten可降低与室壁应力和心肌损伤相关的标志物（NT-proBNP和cTNI）水平。

MAVA-LTE研究是EXPLORER-HCM研究的延伸，证明了Mavacamten长期的疗效与安全性，长期治疗能带来LVOT压差、临床症状和NT-proBNP水平的持续改善。

（2）Aficamten（CK-274/CK-3773274）：是另一种新型选择性小分子心肌肌球蛋白抑制剂，其药动学特性支持每日1次的给药计划。REDWOOD-HCM结果表明，Aficamten相比安慰剂可显著降低LVOTG和NT-proBNP水平。

4. 非药物措施　梗阻性HCM患者，除药物治疗之外，还可通过介入治疗、外科手术等来改善症状，降低风险。介入治疗方法主要包括经皮腔内室间隔心肌消融术（PTSMA）、经皮心肌内室间隔射频消融术（PIMSRA）和经皮心内膜室间隔射频消融术（PESA）。外科手术治疗包括Morrow手术（经典的室间隔肥厚心肌切除术）、改良扩大Morrow手术、经二尖瓣口左心室腔中部梗阻疏通术、经心尖心肌切除术以及经右心室心肌切除术。

对非梗阻性HCM患者的治疗主要集中于控制心肌肥厚进展、降低左心室充盈压力、减轻临床症状及治疗管理心律失常、心力衰竭等合并症。

（四）充满信心展望未来

1. 临床HCM具高度异质性特点，从婴儿到老年均可发病，提示发发病是一个过程，

第7章 特殊的心肌病病因

可能存在某些触发因素和机制，致使基因变异或沉默变异基因开放而发病，那么探讨触发因素和机制将是一件有趣的事。

2. 对HCM表型阴性基因变异阳性携带者及无症状患者，如何阻断或延缓发病与恶化为临床表型阳性者，期待有突破性研究。

3. HCM具有复杂的病理生理机制，包括LVOTO、二尖瓣反流、心功能不全、心肌缺血和自主神经功能不全等，未来将期待Mavacamten等各类药物，能够逆转心室肥厚，对SCD、心力衰竭、心律失常、ICD安装等终点事件产生令人振奋的改善。

4. 非药物治疗手段更加有效、安全、易行与成熟。

5. 基因疗法，如利用CRISPR/Case9胚胎基因剪辑修复等。

## 病例10　应激性心肌病

【病例简介】

女性，36岁。因呼吸困难伴心悸1周，意识丧失1h，于2022年8月4日入当地医院抢救。入院时患者呈昏迷状态，血压84/50mmHg，两肺湿啰音，心电为"室上性心动过速"，X线胸片呈肺水肿征。血气为严重酸中毒及二型呼吸衰竭，丙氨酸氨基转移酶（ALT）1319U/L，肌酐270μmol/L，尿酸986μmol/L，前－脑利尿肽8957.14pg/ml。诊断为急性肺水肿，心源性休克及多器官衰竭，即刻给予气管插管及呼吸机治疗，神志恢复，继续针对心力衰竭处理，拟诊"急性心肌炎"。病情稳定后，与2022年8月9日转至南方医院心血管内科CCU治疗。

入院后生命体征正常，神志清楚，停止气管插管及呼吸机后血气恢复正常，但高敏肌钙蛋白（0.280ng/ml）、前－脑利尿肽（2360.00pg/ml）和ALT（294U/L）仍升高。心电图提示前壁急性心肌梗死图形（图7-52），动态心电图有间歇性频发室性期前收缩、短阵室性心动过速。经胸超声心动图提示全心扩大，左心室室壁运动欠协调，左心室后壁基底段、下壁基底段和侧壁基底段运动减弱，左室EF 45.23%。X线胸片提示心脏扩大，轻度肺淤血征（图7-53）。

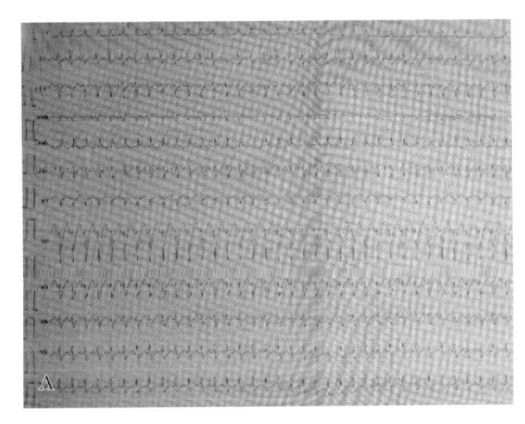

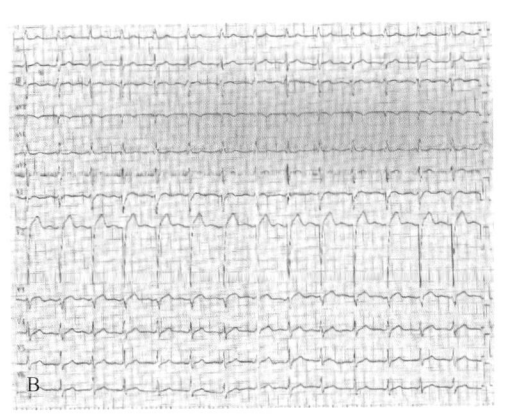

图7-52　A.发病时当地医院记录的"室上性心动过速"；B.南方医院入院时记录：窦性心律，P波小，V1～V3导联R波无递增，符合急性前壁ST段抬高性心肌梗死

于2022年8月13日行冠状动脉及左心室造影，冠状动脉正常，但左心室造影提示收缩期仅左心室中部收缩，心底及心尖无回缩（图7-54，图7-55）。同期左心室声学造影，也提示收缩期心尖无回缩（图7-56）。

CMR提示：①左心室运动减弱，左心室舒张末期容积为179.2ml，收缩末期为132.3ml，左室射血分数为29%，每搏输出量为46.9ml。②左心室室壁运动不协调，左心室心底部、中部、前壁、侧壁运动减弱。③灌注成像显示左心室心中部前壁、前侧壁灌注减低，右心室心肌未见明显的低灌注区。④延迟扫描左心室多个部位出现延迟强化（图7-57）。

诊断：①应激性心肌病（Takotsubo），急性左心衰竭，室性心动过速；②阵发性室上性心动过速。

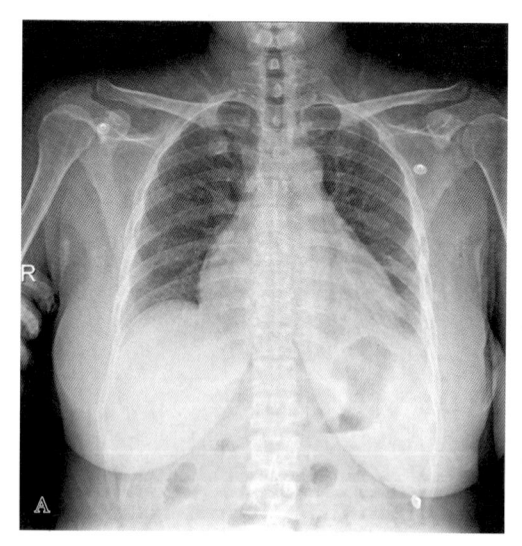

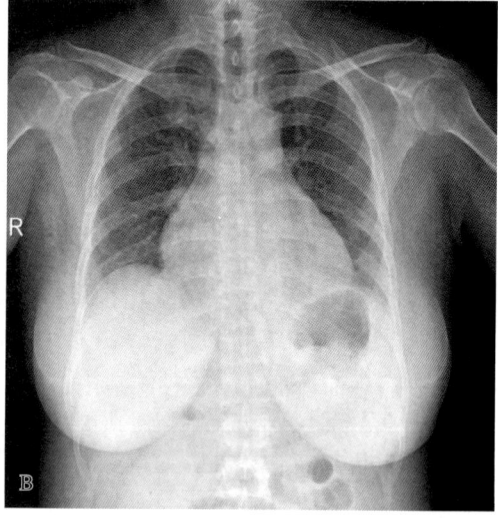

图7-53　A.入院后2d，提示心脏扩大，双下肺有渗出性病变；B.2d后，渗出性病变减轻，心脏有所缩小

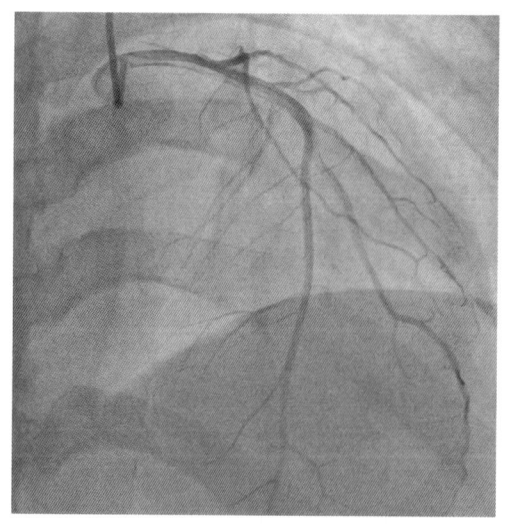

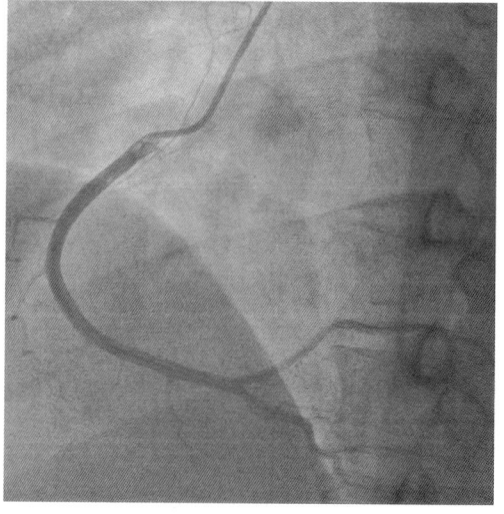

图7-54　冠状动脉造影提示左、右冠状动脉正常

第7章 特殊的心肌病病因

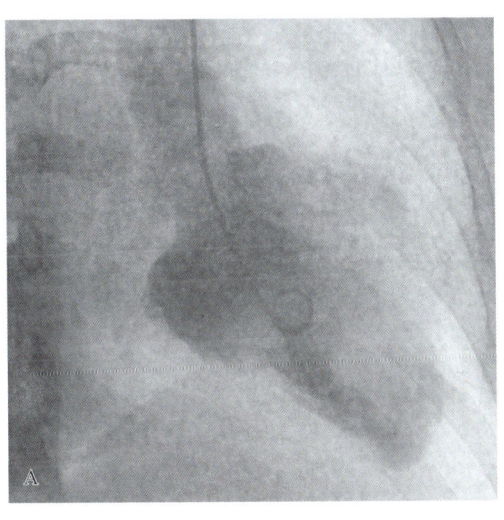

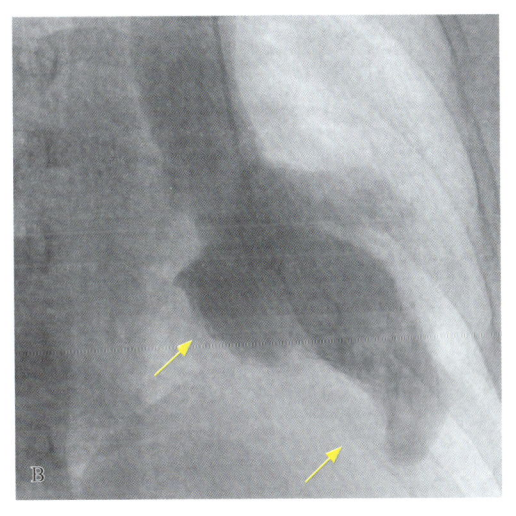

图7-55 A.舒张末期；B.收缩末期，见左心室基底部及心尖无回缩（箭头）

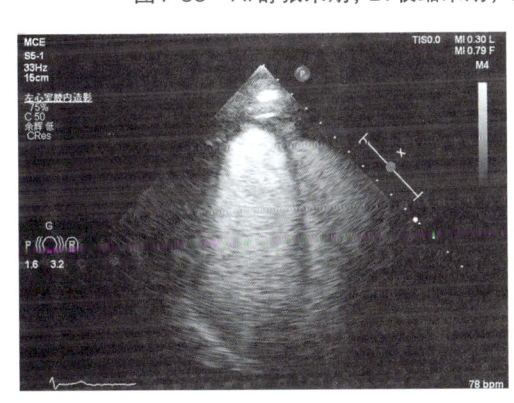

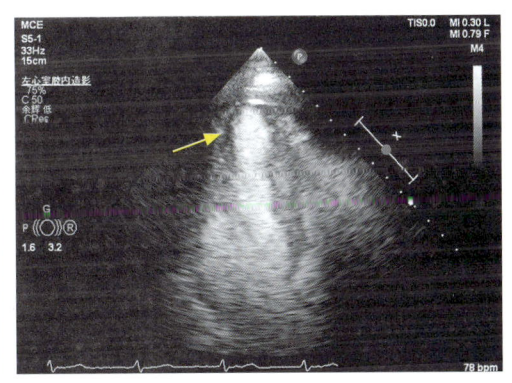

图7-56 左心室声学造影。A.舒张末；B.收缩末见心尖无收缩（箭头）

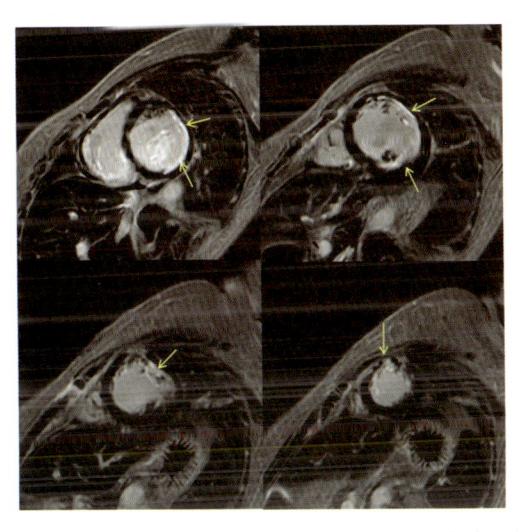

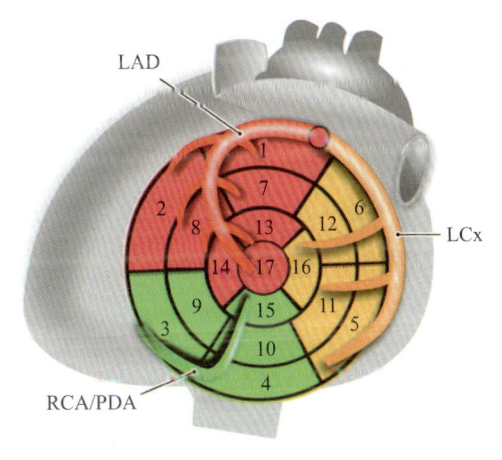

图7-57 灌注成像显示左心室心中部前壁、前侧壁（第7、12段）灌注减低；延迟扫描左心室心底部前壁、前侧壁、下侧壁（第1、5、6段）、心中部前壁、下壁、下侧壁、前侧壁（第7、10、11、12段）尖部前壁（第13段）可见多发心内膜下型延迟强化，心中部室间隔、下壁（第9、10段）可见散在小斑片状心肌中层强化（箭头所示为延迟强化部位）

257

按规范性心力衰竭处理,给予沙库巴曲-缬沙坦、美托洛尔、达格列净、螺内酯、他汀及万爽力等治疗,症状明显好转,于2020年8月21日出院。嘱8周后回院复查。

**【病例讨论】**

1.关于本例患者的诊断(表7-7)

**表7-7 应激性心肌病的各种诊断标准**

(1)心力衰竭协会-欧洲心脏病学标准协会
- 暂时的左心室或右心室室壁运动异常(RWMA),经常(但不一定)伴有应激因素。
- RWMA通常超过单支冠状动脉分布范围,呈环形分布,涉及环内的所有节段。
- 除外急性冠脉综合征。
- 新出现的可逆的心电图异常。
- 血清脑钠肽明显升高。
- 心肌酶轻度升高。
- 心脏影像上的左心室收缩功能在3~6个月随访中恢复。

(2)国际Takotsubo诊断标准(InterTAK诊断标准)
- 暂时左心室功能不全,表现心尖球形,或心室中部基底部或局灶性RWMA,也可涉及右心室,RWMA通常超过单支冠状动脉分布范围。
- 症状出现前常因情绪、体力活动,或两者兼有诱发。但不是必须具备的。
- 神经紊乱或嗜铬细胞瘤可促发应激性心肌病。
- 新出现的心电图异常。
- 心肌酶中等升高,但脑钠肽明显升高。
- Takotsubo出现明显的冠状动脉病变并不矛盾。
- 患者没有感染性心肌炎证据。
- 绝经后妇女易患此病。

(3)修改的梅奥诊所标准
- 暂时的左心室运动减弱、无运动或反常运动,涉及或不涉及心尖;RWMA通常超过单支冠状动脉分布范围;常有应激因素诱发,但不经常出现。
- 缺乏阻塞性冠状动脉病变,过斑块破裂的血管造影证据。
- 新出现的心电图异常或中等程度心脏生物标志物升高。
- 除外嗜铬细胞瘤和心肌炎。

参考各类应激性心肌病的诊断标准,本例患者表现为:急性发生的左心衰竭,伴室壁运动异常,范围超过单支冠状动脉分布,呈不典型心尖球形综合征;心电图提示前壁STEMI,但冠状动脉造影正常;肌钙蛋白及脑利尿肽升高;CMR提示多发内膜下LGE,无心肌水肿,不似心肌炎表现等;故本例患者支持应激性心肌病诊断,但无明显应激诱发因素。需进一步随访,观察室壁运动恢复情况。

2.有关应激性心肌病的当前观点 应激诱发的心肌病(SIC)是一种急性的心力衰竭,在症状和客观表现上都类似急性冠脉综合征,通常为老年妇女在情绪激动或体力活动后诱发。典型的超声表现为左心室心尖到中部节段运动减低或无运动，而基底部节段收缩增强；室壁运动异常（WMAs）是暂时的，数周内可以恢复。

最广泛被接受的SIC诊断标准是梅奥诊所标准：①暂时的WMA，范围超过单支冠状动脉的分布；②缺乏阻塞性冠状动脉病变或有斑块破裂的证据；③心电图的改变或轻度的肌钙蛋白升高；④除外嗜铬细胞瘤及心肌炎。有应激的事件，但不一定有。

在以后的报道中，对梅奥标准提出了挑战，特别是对强调没有阻塞性冠状动脉病变。Georgios Christodoulidis报道了4例典型阻塞性冠状动脉病变所致的AMI诱发SIC。4例均为单支前降支病变，室壁运动超过前降支供区，QT显著延长。

一般认为SIC是一种良性病变，但逐渐认识到，虽然SIC是可逆的疾病，但可伴随心血管并发症，如左心室流出道梗阻、二尖瓣关闭不全和心力衰竭，这些均可导致心源性休克。

当患者表现异常的室壁运动，不能用冠状动脉闭塞解释时就会可疑为SIC。典型的室壁运动异常为心尖运动减弱、无运动或反常运动，而心底运动增强。其他形式的运动异常包括反向性Takotsubo或不典型Takotsubo，表现为心室中部或基底运动减弱。局灶性应激心肌病是另外一种少见类型，表现为左心室灶性室壁运动异常，很难与心肌炎或心肌梗死相鉴别。

SIC常有心电图ST段改变，肌钙蛋白和脑钠肽升高，故必须做冠状动脉造影，除外冠状动脉病变。2020年，日本超声学会和欧洲心血管影像学会联合发表了有关用于应激性心肌病的诊断和预后判断的各种影像技术。

3. SIC的病理生理学

（1）神经-心血管联系：中枢自主神经系统在心血管调节中起到主要作用。颅内病变，如卒中或脑出血会有短暂心脏收缩功能改变和动态心电图改变，后来称这种现象为"神经源性顿抑"。在急性期，海马回、脑干和基底节血流增多，这种现象结束后血流恢复正常。

（2）情绪激动会引起心脏功能不全：应激引起复杂的新的皮质边缘通路激活，导致脑干去甲肾上腺素能神经和中下丘脑弓状核产生的与应激关联的神经肽Y（NPY）激活。急性应激源引起脑激活，增加去甲肾上腺素和MPY的生物利用度，使急性期肾上腺髓质或局部交感神经终末释放到循环中的肾上腺素和去甲肾上腺素量明显增多。

儿茶酚胺和NPY的激增导致心尖呈球形，主要机制有儿茶酚胺的直接毒性、心外冠状动脉和冠状动脉微血管痉挛、血管收缩和后负荷增加。实验资料表明，$β_2$肾上腺素能受体在心尖较心底表达多，相反的分布是去甲肾上腺素$β_1$肾上腺素能受体和神经-心脏轴的交感神经末梢则在心底较心尖稠密。

以前普遍认为，儿茶酚胺激增是心肌病的唯一反应；逐渐多地认识到另外的机制可能起到更重要的作用。儿茶酚胺水平增多是对心脏功能不全和低血压的反应，但不清楚去甲肾上腺素和NPY对SIC发生机制的作用。一种假设认为：儿茶酚胺对心脏的抑制作用导致心肌供需不匹配，最终发生心肌顿抑。因此，可以合理地认为，在NPY/去甲肾上腺素水平较高的个体，强力的应激源导致他们发展为SIC。

4. 应激性心肌病的预后因素　根据已有的报道，SIC占急性冠脉综合征（ACS）的0.7%～2.2%，曾经认为是一种可逆的良性病变。目前认为其死亡率与ACS相似，主要的不良心血管事件如心律失常、心源性休克和心室血栓同样常见。报道发现：男性、体力活动诱发和某些慢性病，如慢性肾病、恶性病、高体重指数、败血症、慢性阻塞性肺疾病和贫血伴随着不良预后。报道还发现，未证明血管紧张素转化酶抑制剂/血管紧张素受体抑制剂、β受体阻滞剂、钙通道阻滞剂和他汀等心脏病常用药物对SIC有生存获益。

【总结】

急性发作的无心外冠状动脉阻塞的心功能不全，除继发于各种心脏病外，要想到3种情况：①无冠状动脉阻塞的急性心肌梗死（MINOCA）；②急性心肌炎；③应激性心肌病。MINOCA以STEMI表现为主，常以冠状动脉斑块事件或冠状大、小动脉痉挛为促发因素；心肌炎有感染病史，CMR提示心肌水肿及心外膜下LGE；应激性心肌病则以室壁运动异常为突出表现。三者的鉴别需综合临床表现、血管造影、心脏超声及心脏磁共振等检查结果。

【随访记后续思考】

患者于2022年9月16日回院复查超声及心肌声学造影。见左心室、左心房、右心室、右心房的内径（mm）分别为52、42、30；39，左室射血分数44.10%，与5周前的各项指标（56%、44%、40%、45%及45.23%）相比，无明显改善，室壁异常也未见恢复。考虑到随访时间尚短，一般应激性心肌病的左心室功能恢复时间为3～6个月，我们要等待后续结果。

【区文超教授点评】

该病例是一个非常好的教学病例。通过一个"呼吸困难、意识丧失"的年轻女性病例把应激性心肌病（亦称Takotsubo综合征）临床表现、影像学特点、诊断标准及最新观点做了全面阐述。

首先，关于本病例的诊疗思路。患者以急性肺水肿、心源性休克为首发症状，诊断上首先容易想到的是"急性心肌梗死"或"重症心肌炎"，然而患者为年轻女性，无感染病史。虽然有新出现的心电图异常；但高敏肌钙蛋白只是轻度升高，临床表现及心电图异常与心肌生物标志物升高程度明显不相称，冠状动脉造影阴性亦不支持上述诊断。心脏彩超及心肌声学造影表现心尖球形，左心室局灶性室壁运动异常、CMR见多发内膜下LGE，无心肌水肿等则强烈提示"Takotsubo综合征"可能。

其次，关于流行病学特征。Takotsubo综合征在女性中常见，且主要发生在年龄较大的成人。一项国际Takotsubo心肌病登记研究纳入的Takotsubo综合征患者中，89.9%是女性，平均年龄为66.4岁。本例患者相对年轻，无明显应激诱因，亦不排除有遗传易感的可能性。有研究认为该病可能有遗传异质性，存在多基因遗传基础。

最后，关于本病例的治疗。Takotsubo综合征症状通常是一过性的，采取支持治疗可缓解。本例患者无明显躯体或情绪应激，故不需要针对应激治疗。患者表现为严重心力衰竭和休克，无显著的左心室流出道梗阻，按心力衰竭"新四联"治疗效果好，期待该病例后期随访的结果。

## 病例 11  阻塞性睡眠呼吸暂停（OSA）性心力衰竭

【病例简介】

男性，37岁。从2022年6月起出现夜间咳嗽，逐渐出现活动时气促，夜间憋气，不能平卧，遂于2022年8月9日入住南方医院心内科。

患者肥胖，体重指数34.6kg/m²，血压121/89mmHg，脉率116次/分，指端无明显发绀，颈静脉不显露，心律整齐，无心杂音，双肺呼吸音清晰，肝未触及，下肢不肿。

心电图呈现窦性心动过速（图7-58），动态心电图平均心率105次/分，偶发房性及室性期前收缩，无其他心律失常。动态血压提示昼夜平均血压均正常。

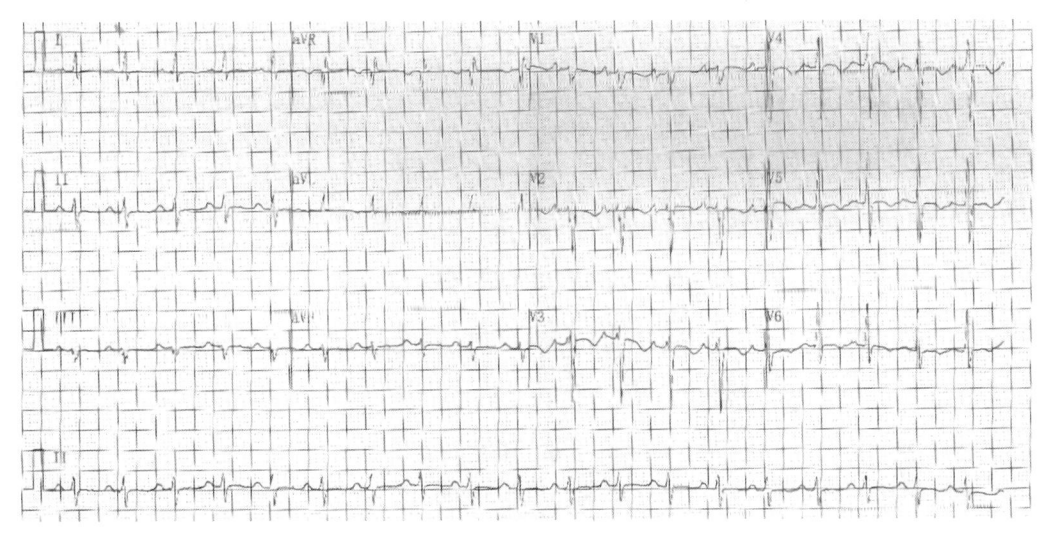

图7-58　窦性心动过速，电轴左偏，顺钟向转位，QTc延长，V1～V3导联r波递增不良，T波普遍低平

经胸超声提示全心扩大（左心室72，左心房51，右心室43，右心房49）(mm)，心室不肥厚，普遍运动减弱，各瓣膜轻度反流，心包少量积液，LVEF 33.3%。肝脏超声大小正常，肝静脉不增宽。

CMR提示全心增大，以左心室增大为著。左心室收缩力减低，LVEF 15%，每搏输出量为35.8ml。左心室基底部、中部前间隔壁、下间隔壁，心肌中部、外膜下区延迟强化，考虑扩张型心肌病的可能，请结合临床除外心肌炎后遗改变（图7-59）。

睡眠监测结果：气流分析时间为4小时20分，氧饱和度分析时间为5小时51分。检查期间总呼吸暂停155次，低通气50次；其中阻塞性暂停112次，中枢性暂停43次。最长呼吸暂停发生于04：24：45，长度为1分02秒。呼吸暂停低通气指数（AHI）47.4（正常＜5）。最长低通气时间发生于00：54：39，长度1分07秒。最低氧饱和度62%。结论：①睡眠呼吸暂停低通气综合征：重度；②夜间睡眠低氧血症：重度。

主要检验结果：血、尿、便常规正常，高敏-肌钙蛋白T 0.016ng/ml，前-脑利

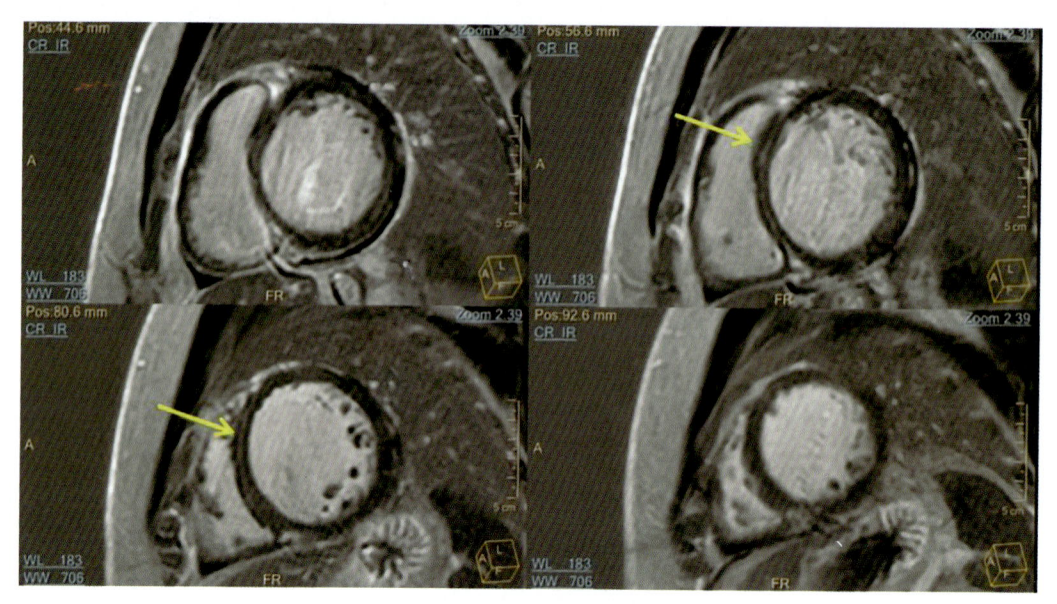

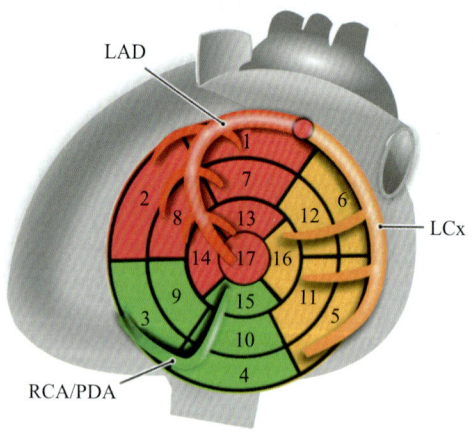

图7-59 CMR：左心室短轴切面，第2、3、8、9段、心尖部间隔壁（第13段）心肌中部、外膜下区延迟强化（箭头）

尿肽3669pg/ml，丙氨酸氨基转移酶70U/L，天冬氨酸氨基转移酶69U/L，总胆红素27.8μmol/L，白蛋白36.7g/L，肌酐106μmol/L，尿酸1008μmol/L，糖化血红蛋白5.5%，高密度脂蛋白胆固醇0.55mmol/L，D-二聚体3.17μg/ml FEU，乙型肝炎表面抗原升高（1992.00COI）。

患者入院后，给予夜间面罩正压通气（CPAP）治疗，应用标准的抗心力衰竭药物、非布司他抗尿酸和针对肥胖的司美格鲁肽注射，症状好转，于2022年8月18日出院，嘱改善生活方式，减轻体重，坚持CPAP和药物，到肝科治疗肝炎。

【最后诊断】

1. 阻塞性睡眠呼吸暂停综合征（重度）。
2. 非缺血性扩张型心肌病，NYHA Ⅲ级。
3. 代谢综合征：肥胖、高尿酸血症、低高密度脂蛋白胆固醇症。
4. 乙型肝炎，活动期，肝功能损伤。

【病例讨论】

1.有关阻塞性睡眠呼吸暂停（OSA）的当前认识　OSA的特征是夜间突然醒来、缺氧，以及睡眠时气道部分或完全阻塞引起的高碳酸血症，OSA的症状包括日间嗜睡、认知障碍和睡觉时打鼾。这些症状常被忽视而缺乏治疗，从而增加心房颤动、卒中、心力衰竭、心肌梗死、高血压和肺动脉高压等情况。40%～60%心血管病患者合并OSA。许多OSA患者合并糖尿病、高脂血症和高甘油三酯血症。交感神经过度刺激、代谢功能异常、内皮功能异常和炎症可能是OSA患者发生危险的病理生理机制。

OSA常见于低左室射血分数的严重心力衰竭（CHF）患者，伴有并发症和死亡率升高。有关OSA发展成为心力衰竭的若干病理生理机制已有报道，包括间歇性低氧血症和继发于反复觉醒和压力反射抑制的交感神经活力升高。除了病因联系之外，CHF患者还有高的OSA发生率。OSA是影响心血管功能的主要病症之一。OSA是发生高血压、心绞痛、心肌梗死和肺源性心脏病的主要危险因素，近期资料提示，OSA还导致心功能恶化，尤其是射血分数减低的心力衰竭（HFrEF）。

呼吸暂停低通气指数（AHI index），即每小时睡眠中呼吸暂停和低通气事件的平均数量，是描述OSA严重性最常用的度量。当AHI ≥ 5，说明存在OSA；当AHI ≥ 30说明OSA严重，当AHI ＜ 5，则除外OSA。

OSA与肥胖密切联系，体重指数（BMI）和AHI直接相关。BMI为30的人中40%存在OSA，BMI为40的人更为常见。

观察性资料表明，OSA是心力衰竭患者低生活质量、过多住院和早死的独立因素。值得注意的是，多个观察性研究表明，治疗OSA可减少住院率和改善存活率。至今，还没有针对心力衰竭合并OSA患者的随机对照研究（RCTs）评估持续气道正压（CPAP）治疗效果。既往的RCTs没有证明CPAP对心血管病二级预防有益，但可以改善生活质量。

2. OSA和心力衰竭病理生理　OSA的特点是由于上呼吸道软组织塌陷和颏舌肌松弛引起反复上呼吸道关闭，导致窒息（呼吸停止10s以上）和呼吸浅慢［呼吸减少加上低氧饱和度和（或）唤醒］。

脂肪沉积在上半身，包括内脏脂肪、舌部脂肪和喉部脂肪，以及液体潴留和水肿，均促使在仰卧位时上气道闭塞。液体从下肢转移到颈部时，可能引起咽部血管充血和水肿。造成以下效应，包括间歇性缺氧和高碳酸血症、重复地唤醒和胸内压波动大，导致自主神经失调，使交感神经活力升高，副交感神经张力减低及下丘脑-垂体轴失调。

间歇性的低氧-复氧导致产生氧自由基、氧化应激和炎症瀑布上调，如核因子激活的B细胞的κ-轻链（NF-κB）和肿瘤坏死因子-α（TNF-α）升高。

最后，间歇的负性胸内压摆动引起心房伸展增加（易发生心房颤动）、左心室透壁压力和后负荷增加，以及氧需求增加。

3. OSA的流行病学　多个观察性研究提示，OSA与反复住院相联系，治疗可降低住院率；特别是，严重的OSA因心力衰竭反复住院较无OSA的心力衰竭住院多1.5倍。

观察研究还提示，OSA在有并发症的心力衰竭患者中颈后生存差，治疗OSA可减少这种危险。在最大的研究，30 000人新诊断心力衰竭的医疗保险受益人中，治疗睡眠呼吸障碍可减少再住院、医疗保健花费和死亡率。两个其他研究表明，用CPAP有效地改善有并发症心力衰竭患者的存活,特别是那些顺应CPAP的患者。目前特别需要长期随机对照研究,评估治疗OSA如何有效地影响心力衰竭病程。

4. OSA的治疗和处理

(1) 行为和生活方式改变:美国睡眠医学会推荐,超重的人,体重指数应降到25kg/m$^2$,同时要调整血脂和血糖在理想范围,避免仰卧位睡觉。

(2) 持续应用气道正性压力(CPAP)治疗:CPAP就像气动夹板一样通过口罩接口向气道提供恒定的正压,同时不影响规律的呼吸。美国睡眠医学会推荐为轻-中-重度OSA的一线治疗。

(3) 下颌前移装置(MAD):不能耐受CPAP患者,可选择MAD,这些装置改变了下颌的位置,把它向前移动,防止上呼吸道关闭,其效果与CPAP相当,美国睡眠医学会推荐给OSA患者定制合适的MAD治疗。

(4) 外科治疗:有两个主要的外科手术。①上颌骨前移术(maxillomandibular advancement,MMA):通过改变上颌骨和下颌骨的位置扩大气道;②悬雍垂腭咽成形术(uvulopalatopharyngoplasty,UPPP):通过切除一部分软腭、小舌和扁桃体来扩大气道。外科手术用于CPAP和MAD治疗效果不好的患者。美国睡眠医学会提出要认真选择患者,对手术有风险的患者应避免手术。

(5) 舌下神经刺激:舌下神经刺激器类似于起搏器,因为它在呼吸过程中给舌下神经发送电信号,刺激舌头远离气道,防止气道塌陷。在选择此种治疗前要先用药物性睡眠内镜检查来评估塌陷的位置。

【总结】

1. OSA是全世界高度流行的病症,能增加心血管病的风险,同时降低生活质量和增加死亡率。预计未来几十年,伴随肥胖和年龄的增长,OSA会显著增多。本例患者非常年轻,但却因为高度肥胖导致的OSA已引起心脏明显扩大和心力衰竭,到了需挽救的地步。因此,医疗保健系统应注意对OSA的筛查,对住院的心力衰竭患者应常规进行睡眠监测,早期发现,早期治疗。

2. 目前针对OSA的一线治疗主要是减轻体重、CPAP、MAD和必要时的外科手术。

【程远雄教授点评】

睡眠呼吸暂停低通气综合征是指每晚睡眠过程中呼吸暂停反复发作30次以上或睡眠呼吸暂停低通气指数(AHI)≥5次/小时并伴有嗜睡等临床症状。呼吸暂停是指睡眠过程中口鼻呼吸气流完全停止10s以上;低通气是指睡眠过程中呼吸气流强度(幅度)较基础水平降低50%以上,并伴有血氧饱和度较基础水平下降≥4%或微醒觉;睡眠呼吸暂停低通气指数是指每小时睡眠时间内呼吸暂停加低通气的次数。主要分为三大类,分别是中枢型(CSAS)、阻塞型(OSAS)和混合型(MSAS),临床上最常见的类型为阻塞型。

睡眠呼吸暂停低通气综合征主要临床表现包括白天的临床表现:①嗜睡,为最常见的症状;②头晕乏力;③精神行为异常,注意力不集中、精细操作能力下降、记忆力和判断力下降,症状严重时不能胜任工作,老年人可表现为痴呆;④头痛,常在清晨或夜间出现,隐痛多见;⑤个性变化,烦躁、易激动、焦虑等,家庭和社会生活均受一定影响,由于与家庭成员和朋友情感逐渐疏远,可能出现抑郁症;⑥性功能减退,约有10%的患者可出现性欲减退。夜间临床表现:①打鼾,是主要症状,鼾声不规则,高低不等，往往是鼾声—气流停止—喘气—鼾声交替出现；②呼吸暂停；③憋醒；④多动不安；⑤多汗；⑥夜尿；⑦睡眠行为异常，表现为恐惧、惊叫、呓语、夜游、幻听等。

OSAHS患者常以心血管系统异常表现为首发症状和体征，可以是高血压、冠心病的独立危险因素。OSAHS患者高血压的发病率为45%，且降压药物的治疗效果不佳。表现为各种类型心律失常、夜间心绞痛和心肌梗死。多由于缺氧引起冠状动脉内皮损伤，脂质在血管内膜沉积，以及红细胞增多血黏度增加所致。

多导睡眠图（PSG）监测是确诊SAHS的金标准，并能确定其类型及病情轻重。对确诊的SAHS常规进行耳鼻喉及口腔检查，了解有无局部解剖和发育异常、增生和肿瘤等。头颅、颈部X线片、CT和MRI测定口咽横截面积，可做狭窄的定位判断。对部分患者可进行内分泌系统的测定。

阻塞型睡眠呼吸暂停低通气综合征的治疗策略如下。

1. 一般治疗　①减肥：饮食控制、药物和手术；②睡眠体位改变：侧位睡眠，抬高床头；③戒烟酒，避免服用镇静剂。

2. 药物治疗　效果不肯定。莫达非尼对改善白天嗜睡作用，应用于接受CPAP治疗后嗜睡症状改善不明显的患者，有一定效果。

3. 器械治疗　①经鼻持续气道内正压通气（nasal-continuous positive airway pressure，CPAP），适应证有：a.AHI≥15次/小时的患者；b.AHI＜15次/小时，但白天嗜睡等症状明显者；c.手术治疗失败或复发患者；d.不能耐受其他治疗方法者。禁忌证包括昏迷、肺大疱、咯血、气胸和血压不稳定者。②双水平气道内正压（bilevel positive airway pressure，BIPAP）治疗。③自动调压智能（Auto-CPAP）呼吸机治疗。④口腔矫治器（oral appliance，OA）治疗。

4. 手术治疗　①鼻手术；②腭垂软腭咽成形术；③激光辅助咽成形术；④低温射频消融术；⑤正颌手术。

OSA合并心功能不全者非常常见，但又很易被忽视。本病例存在OSA的高危因素，患者肥胖，BMI指数为34.6kg/m$^2$，完善睡眠呼吸监测提示重度睡眠呼吸暂停低通气综合征，重度夜间低氧血症，予夜间面罩正压通气、减重等治疗后，患者症状好转出院，提示诊断、治疗正确。通过本病例，提示我们在日后临床工作中，需要高度重视肥胖与OSA的密切关系，更应重视OSA在心血管系统疾病中的影响。同时要关注OSA患者体重系统控制，以达到病因控制。

## 病例12　心尖闭塞

【病例简介】

男性，60岁。于2021年初开始出现胸闷、气促、全身水肿及体重增加，当地医院住院，X线胸片发现心影增大、肺淤血及少量胸腔积液，腹部超声提示大量腹水；血脑钠肽6546ng/L，超敏肌钙蛋白T 0.036μg/L，D-二聚体：13.27mg/L，总胆红素53.5μmol/L，予以利尿及腹腔引流，症状好转出院。

出院后每日引流腹水可达500～1000ml，2021年6月15日因腹水引流不出，胸闷气促加重入住南方医院心内科。入院时为慢性病容，生命体征正常，颈静脉显露，双肺下部可闻及湿啰音，心律整齐，心率106次/分，心音低，未闻及心杂音，腹部膨隆，右下腹可见腹腔引流管，腹水为淡黄色，漏出液，肝可触及，肋下3cm，脾未触及，双下肢凹陷性水肿。心电图为窦性心律，低电压（图7-60）。X线胸片提示心影增大，双肺渗出（图7-61）。

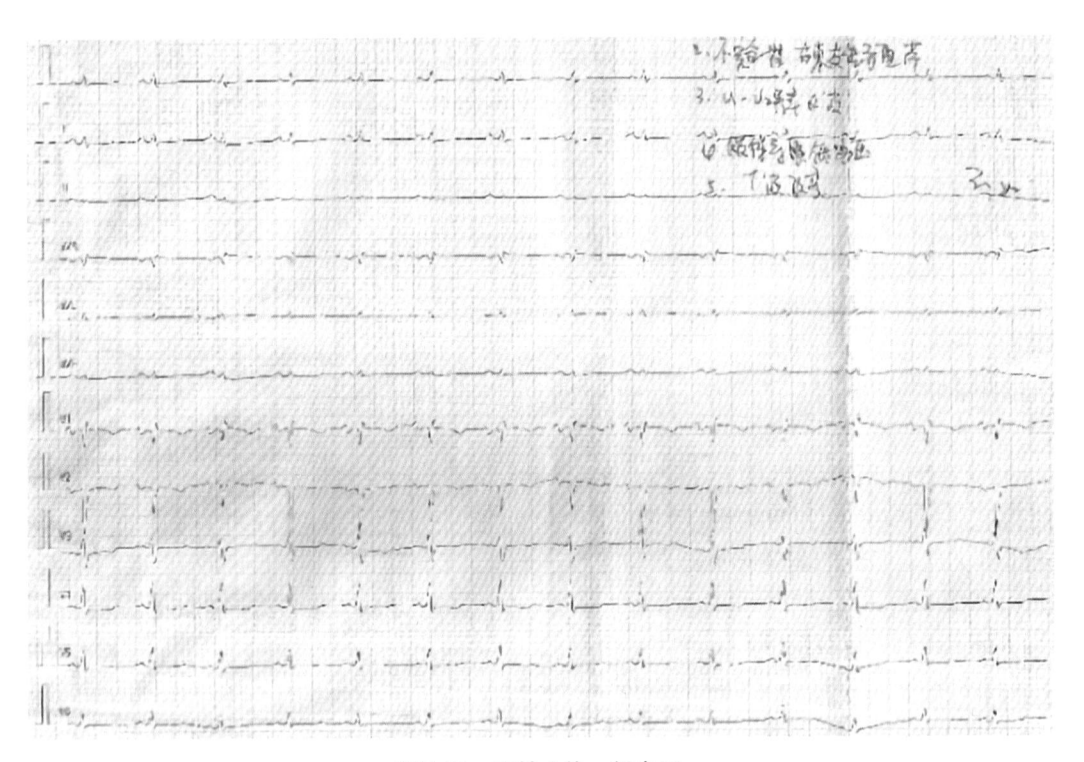

图7-60　窦性心律，低电压

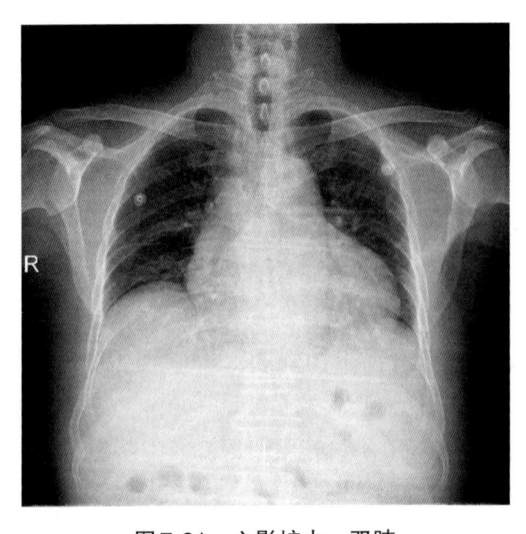

图7-61　心影扩大，双肺

心超提示右心房（RA）显著扩大（56mm），左心房（LA）、左心室（LV）及右心室（RV）各为41mm、36mm、37mm；室间隔、左心室后壁及心尖部肥厚；右心室心尖部肥厚，提示心尖肥厚型心肌病。右心室流出道肌性狭窄；三尖瓣重度关闭不全；中量心包积液，LVEF 59.44%（图7-62）。腹部超声提示肝大及三支肝静脉增宽。

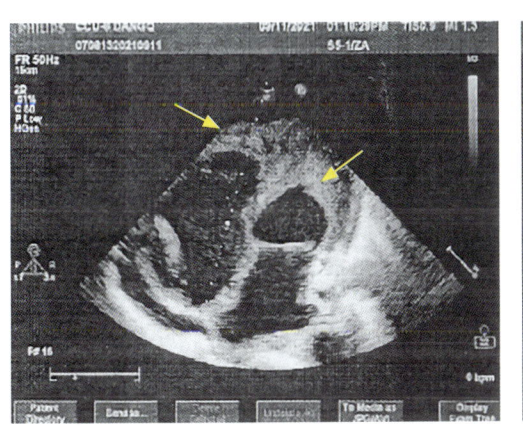

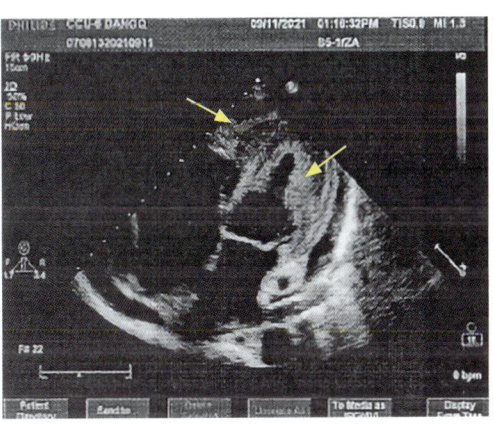

图7-62 2D超声，提示LV及RV心尖部肥厚，RA巨大，心包积液

同期，$^{99m}$Tc-PYP心肌淀粉样变显像阳性（图7-63），符合美国心脏病学会（AHA）心肌淀粉样变分级1～2级。

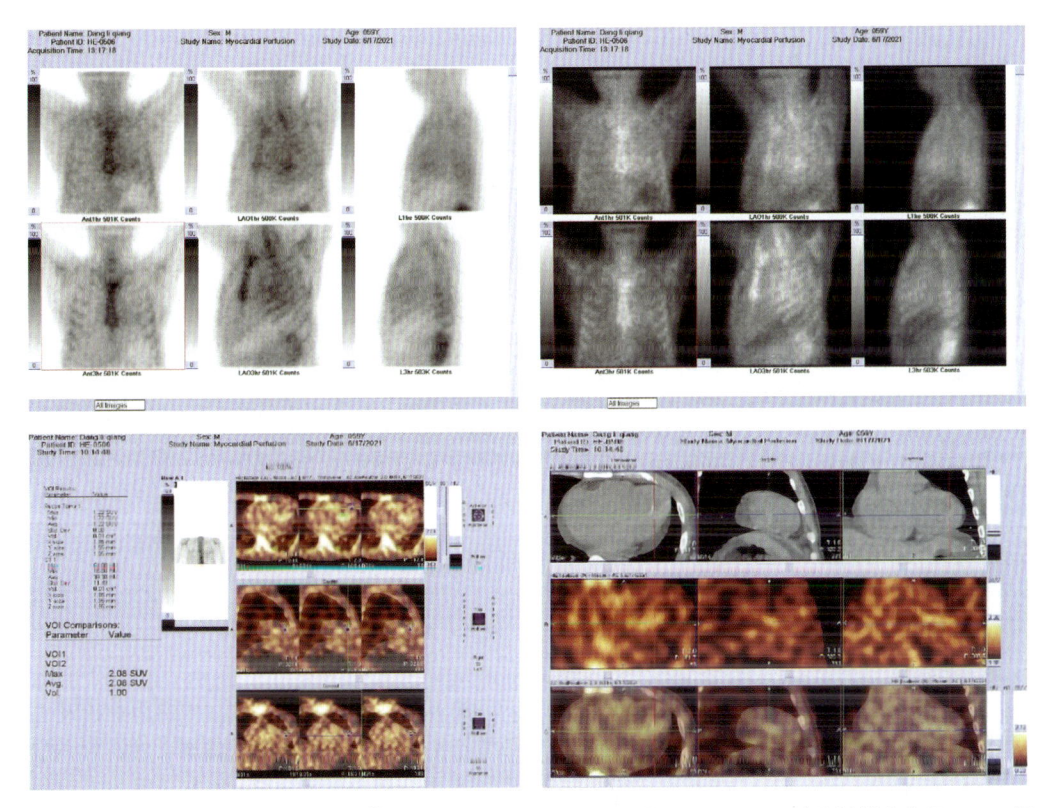

图7-63 心脏淀粉样变核素扫描（$^{99m}$Tc-PYP SPECT）结果符合2020 AHA心脏淀粉样变分级1～2级

2021-06-18行CMR检查（图7-64）：提示：①右心房明显增大，右心房后壁结节状异常信号，考虑血栓形成；右心室心尖闭塞，提示限制型心肌病可能。②左心室心尖段各壁心肌增厚伴小斑片状延迟强化，左、右心室心内膜明显增厚、灌注减低伴弥漫延迟强化，多考虑继发性的心肌淀粉样变性。③三尖瓣显著关闭不全；二尖瓣轻度关闭不全；肺动脉瓣明显增厚。④左心功能分析显示左心收缩功能略减低；左心室舒张功能减低，LVEF 66.0%。⑤心包腔内少量积液；双侧胸腔少量积液，以右侧为著；腹水。

主要化验检查：①血常规，白细胞总数$10.25×10^9$/L，嗜酸性粒细胞总数$2.65×10^9$/L，嗜酸性粒细胞百分数25.0%，血小板计数$58×10^9$/L；②总蛋白48.1g/L，白蛋白28.2 g/L，球蛋白19.9 g/L；③肌酐122μmol/L，胱抑素C：1.60；④前-脑利尿肽7311/00pg/ml；⑤血气分析示酸碱度7.452，二氧化碳分压18.2mmHg，氧分压59.5mmHg，乳酸：2.0mmol/L，实际碳酸氢根12.42mmol/L，标准碳酸氢根18.28mmol/L，血液减剩余-8.27mmol/L，细胞外减剩余-11.54mmol/L，呼吸指数7.84，提示为低氧血症及代谢性酸中毒；⑥碱性磷酸酶186U/L，$β_2$-微球蛋白2.98mg/L，免疫球蛋白、κ、λ轻链均正常，血清免疫固定电泳未检出异常条带；⑦24h尿蛋白定量0.23g/24h，尿Kapper轻链15.10mg/L，尿Lambda轻链6/36mg/L。

骨髓穿刺（2021-06-18）：原幼稚占9.0%，粒系增生减低，血小板生成不良，网状细胞比例偏高，其中可见个别噬血细胞。外周血白细胞数增多，嗜酸性成熟粒细胞比例升高，血小板减少。

经新活素和利尿等对症治疗，症状减轻，于2021年6月26日出院。模糊的出院诊

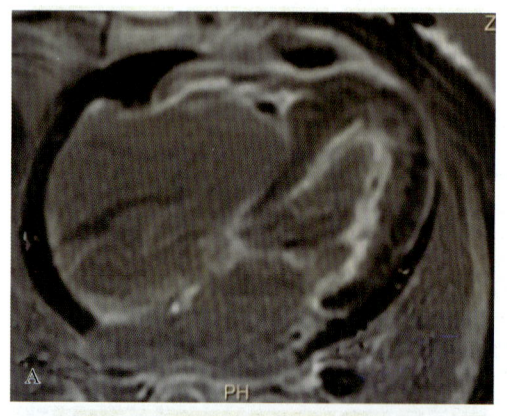

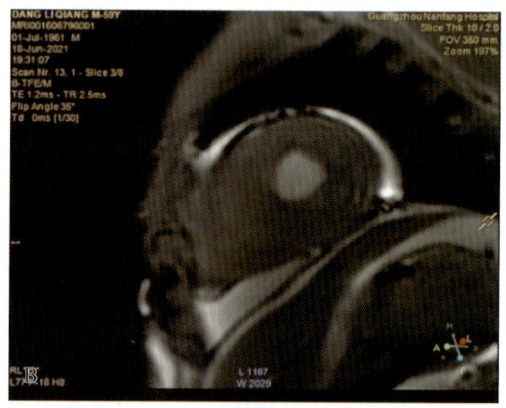

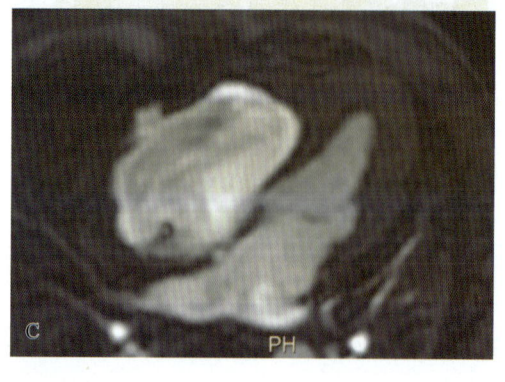

图7-64　A.巨大右心房，伴房内血栓及右心室心尖闭塞，左心室各壁增厚，左、右心室广泛内膜增厚及延迟强化；B.左心室心尖部狭窄；C.右心室心尖闭塞

断为慢性心力衰竭，限制型心肌病，心肌淀粉样变，骨髓增生综合征。嘱继续随访。

两个多月后，因症状反复，于2021年9月8日再次入住南方医院心内科。为进一步探明病因，于9月17日行心脏声学造影（图7-65），证实为右心室心尖闭塞，伴右心室流出道梗阻，巨大右心房。左心室心尖肥厚，左心室心尖部心腔也明显减小，接近闭塞，但嗜酸性粒细胞明显下降（图7-66）。

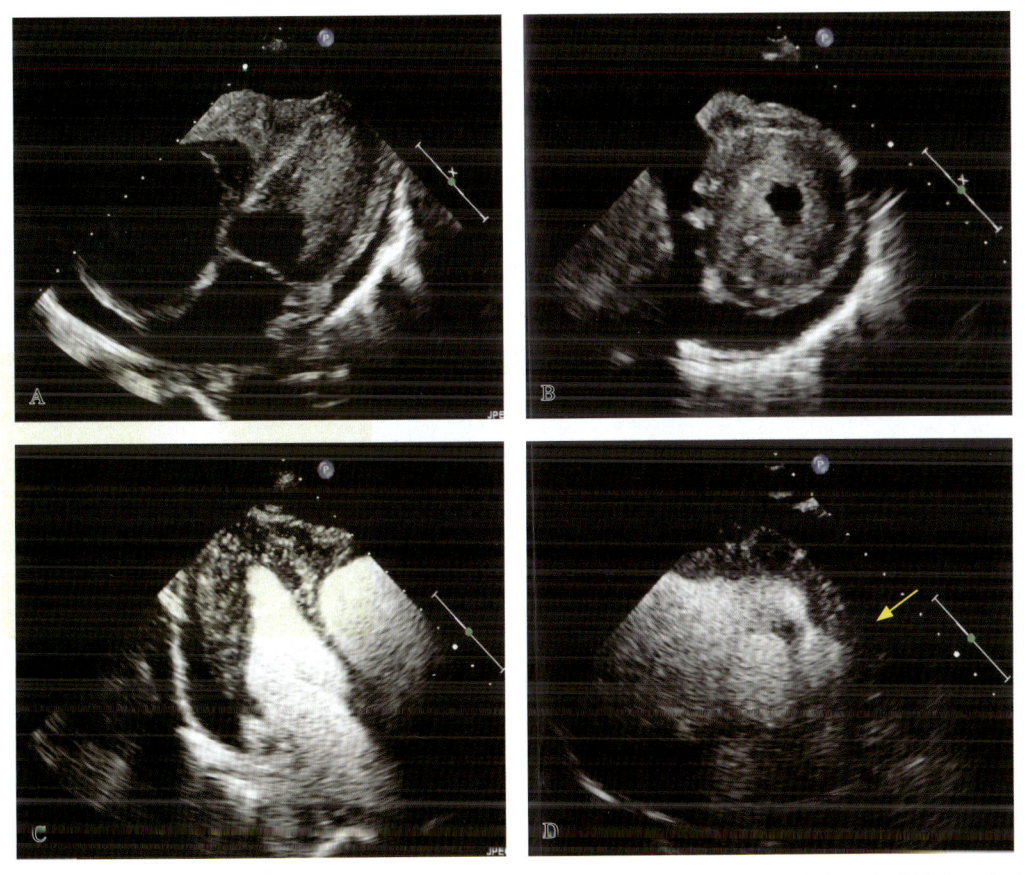

图7-66 心脏声学造影。A.四腔心，提示巨大右心房、右心室心尖闭塞伴右心室腔缩小；左心室心尖区心肌明显增厚；B.左心室心尖部室腔呈管状狭窄。C.系声学造影后，同样提示右心室心尖闭塞伴右室腔缩小；左心室心尖明显增厚，心肌灌注不均匀。D.右心室流出道狭窄

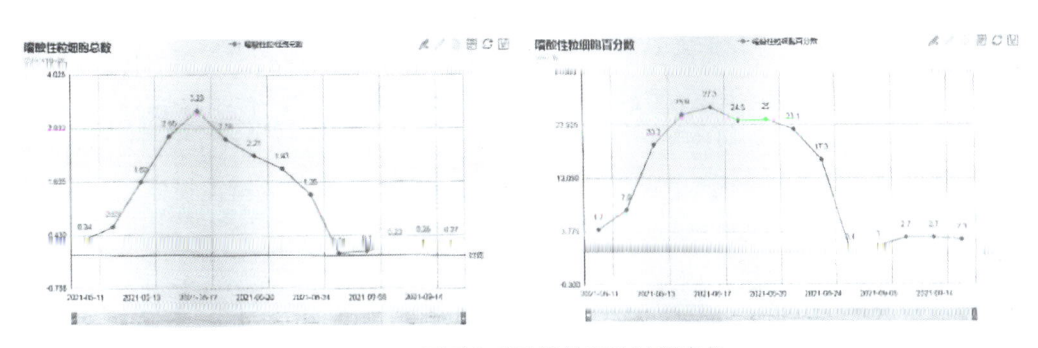

图7-66 周围血嗜酸性粒细胞计数变化

【病例讨论】

（一）对本例诊断的思考

这是一例严重而复杂的心脏病患者，两次住院做了许多检查，但出院的最后诊断都很模糊；有些检验，如组织刚果红染色和基因筛查，又因患者失访未能进行。根据已有的线索，试做以下诊断分析。

首先，患者明确表现为射血分数保留的心力衰竭（HFpEF），NYHA分级Ⅳ级，并发心源性肝硬化：呼吸困难、双肺淤血、肝大合并三支肝静脉扩张、双下肢凹陷性水肿、腹水、黄疸、白蛋白减少及前-脑利尿肽升高。

患者主要的检查发现双心室增厚和右心室心尖闭塞。引起心室增厚同时涉及心尖的心脏病主要有3个：心尖肥厚型心肌病、心肌淀粉样变和嗜酸性粒细胞增生性心内膜炎（Loffler's endocarditis）。三者的主要鉴别要点分述如下。心尖肥厚型心肌病主要是左心室心尖部心肌肥大，造成左心室心尖呈"尖屋顶样"狭窄（图7-67），但心尖不闭塞，很少涉及右心室，心电图表现为左心室肥厚和V5、V6导联T波深倒置。故本例患者可除外此症。

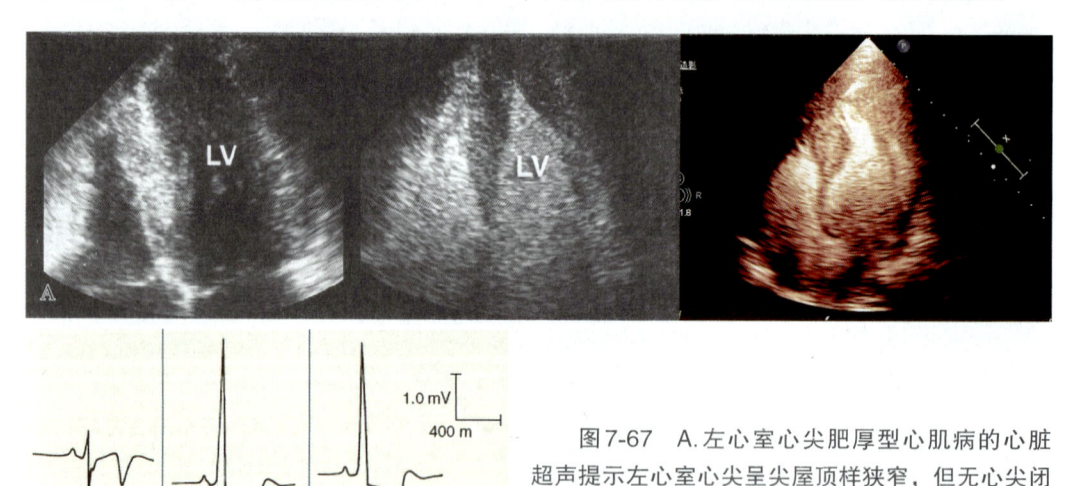

图7-67 A.左心室心尖肥厚型心肌病的心脏超声提示左心室心尖呈尖屋顶样狭窄，但无心尖闭塞，心肌灌注良好；B.心电图改变（V5）显示为左心室肥厚及T波深倒置

心肌淀粉样变常涉及整个心肌弥漫增厚，但不引起心尖闭塞，由于心肌为"假性增厚"，在心电图上常表现为"酷似前壁心肌梗死"图形（图7-68）。如果是轻链型淀粉样变（AL），除血清免疫固定蛋白电泳出现异常免疫球蛋白条带和（或）尿中出现轻链（M蛋白）外，骨髓检查应有浆细胞异常改变，同时应有组织刚果红染色阳性，证明有淀粉样变。本例显然不支持AL淀粉样变诊断。但本例锝-99mTc-焦磷酸盐SPECT提示阳性，是否说明有ATTR型淀粉样变？即前趋蛋白为转甲状腺素蛋白（ATTR）的淀粉样变？因未能进行液相色谱-串联质谱检查，加上总体影像学不支持淀粉样变，故目前不符合以ATTR淀粉样变为主线的临床诊断。

兼有心尖区为主的心肌增厚和心尖闭塞（单侧或双侧）的唯一病症是嗜酸性粒细胞增生性心内膜炎（Loffler病），心肌的增厚实质上是增厚的内膜。心肌声学造影能充分表达这个特征（图7-69）。CMR可提示广泛心内膜增生伴延迟强化。

第7章 特殊的心肌病病因

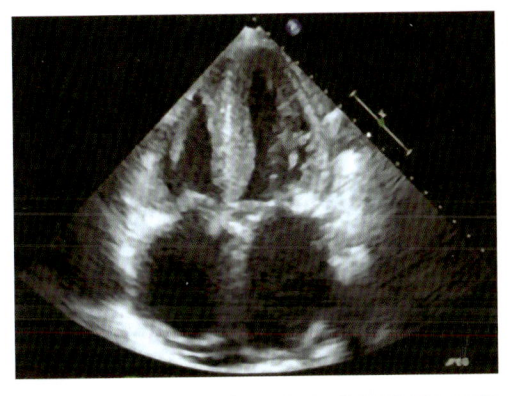

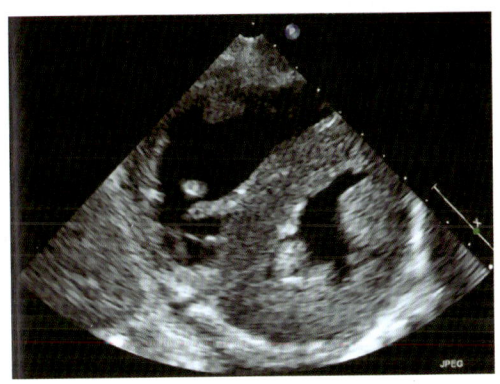

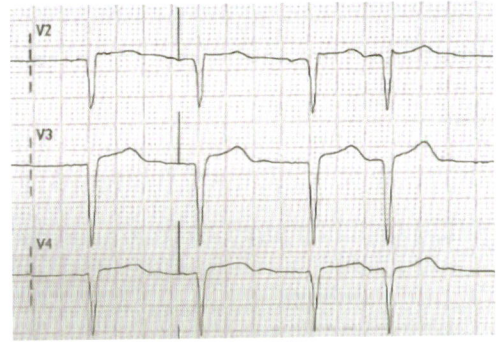

图7-68 心肌淀粉样变的超声及心电图改变；心肌弥漫增厚，但心尖不闭塞，伴心电图前壁导联（V2～V4）呈QS波

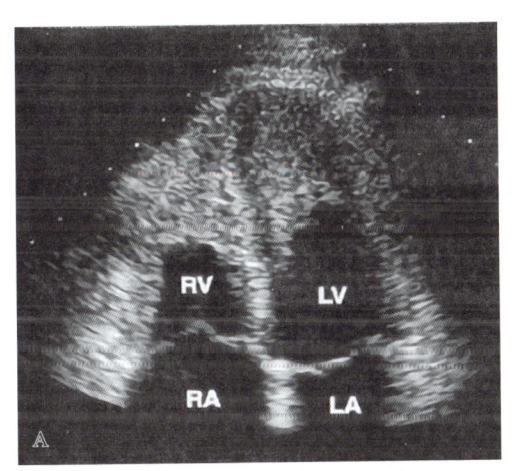

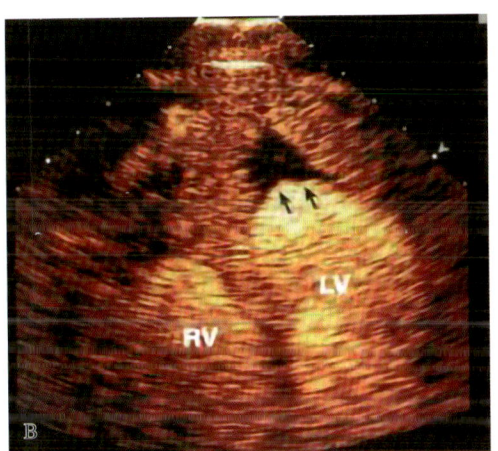

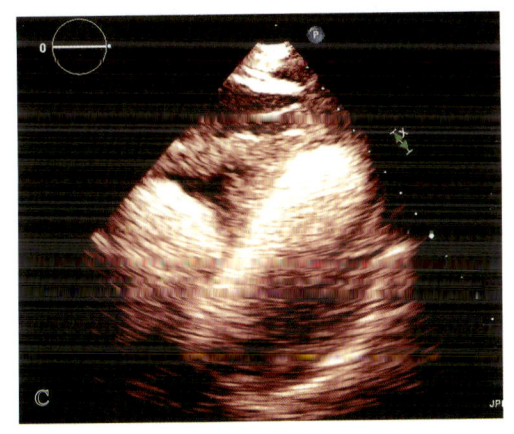

图7-69 超声及超声造影提示心尖增厚及心尖闭塞。A、B.左心室及右心室心尖均闭塞，C.为单侧右心室心尖闭塞

271

特发性或继发性嗜酸性粒细胞增多对心脏的损害主要引起心内膜心肌炎，常以心尖区为主。由于局部慢性炎症渗出、纤维化及血栓形成，造成心尖部闭塞、心室腔小、舒张受限、心房扩大，构成限制型心肌病。

Loffler病的发展经历3个阶段：第一阶段（急性期）广泛心肌炎症，最后心肌坏死。临床症状很少，超声可能正常，增强的CMR可能发现疾病，生物标志物（BNP）检查可能升高；第二阶段（中间期）血栓覆盖受损的内膜，二尖瓣或三尖瓣出现关闭不全，心脏扩大和心力衰竭，脑栓塞，影像证明有血栓，范围大时使心腔闭塞；第三阶段：纤维化期广泛的瘢痕导致心室限制，二尖瓣和三尖瓣的瓣下结构和瓣叶的瘢痕使瓣膜关闭不全，严重心力衰竭。

本病例周围血嗜酸性粒细胞升高，右心室心尖完全闭塞，心肌有明显的扩张受限，致巨大右心房，右心房有附壁血栓，右心室流出道梗阻应属于血栓性的。左心室心尖增厚应与右心室属于同一性质，但尚未达到心尖闭塞的程度。

目前诊断：①嗜酸性粒细胞增生性心内膜炎（Loffler病）；②限制型心肌病（双室性）；③射血分数保留的心力衰竭（HFpEF），NYHA Ⅳ级，并发心源性肝硬化和腹水。

### （二）关于Loffler病的治疗

在急性期或嗜酸性粒细胞显著增多时，可应用泼尼松使嗜酸性粒细胞长期维持在正常范围，同时应用抗凝剂预防血栓形成；在慢性期有显著血栓负荷，以及有明显血流动力学障碍时，可考虑手术清除血栓。

本书第一版第四章第一例患者为晚期右心室Loffler患者，因严重大循环淤血合并右心腔、三尖瓣和右心室流出道重度血栓性负荷，右心室流出道命悬一线，致重度呼吸困难、缺氧和多器官衰竭。在2016年11月24日，经心脏外科抢救性手术，清除了血栓，患者存活下来，继之长期抗凝和抗嗜酸性粒细胞治疗，2022年10月（术后6年）随访，一般情况好，无发绀，超声见右心室流出道通畅。

本例患者的右心房有附壁血栓，右心室流出道狭窄应为血栓性的，患者有严重的大循环淤血，发展到心源性肝硬化，曾动员患者进行右心血栓清除术，未能得到患者同意。

### （三）几个疑点

1.患者的周围血嗜酸性粒细胞为什么呈一过性升高的现象　嗜酸性粒细胞正常值为（0.05～0.50）×$10^9$/L，当嗜酸性粒细胞绝对计数超过15个细胞/ml，持续至少1个月，通常在6个月以上，即有嗜酸性粒细胞组织侵犯证据。已知病因有过敏、寄生虫感染、恶性疾病，如肉瘤和嗜酸性粒细胞白血病等，也有不明原因的特发性嗜酸性粒细胞增多症。

Loffler病在周围血及心肌活检中均有明显的嗜酸性粒细胞绝对值增多和局部嗜酸性粒细胞浸润现象，但在疾病后期，局部只见纤维瘢痕组织增生，骨髓也未见嗜酸性粒细胞比例增加（如上述手术病例）。本例患者第一次住院时嗜酸性粒细胞绝对值及比例均明显升高，但第二次住院确降到正常，原因不明。

2.关于本例的$^{99m}$Tc-焦磷酸盐显象阳性的问题　$^{99m}$Tc-焦磷酸盐心肌显像级别在2

级以上时，诊断ATTR型淀粉样变的特异性很高，而AL型淀粉样变则常为阴性，可能与ATTP型淀粉样变的淀粉蛋白中含有较多钙质，致对骨显影剂（焦磷酸盐）呈阳性有关。本例患者应进一步做组织刚果红染色检查，如结果为阴性，则淀粉样变诊断不成立，$^{99m}$Tc-焦磷酸盐心肌显像1～2级是否可理解为假阳性，是否在纤维瘢痕组织也能使焦磷酸盐沉积？如结果为阳性，则要考虑ATTR（野生型）与Loffler病叠加的问题，要进一步做心内膜活检及基因和蛋白鉴定。

3.关于本例血小板减少的问题　患者于本次发病1年前曾在外院诊断"骨髓异常增生综合征"和G6PD缺乏症。本次住院的血小板计数为$58×10^9$/L，骨髓穿刺结果为原幼稚占9.0%（增多），粒系增生减低，血小板生成不良，网状细胞比例偏高，其中可见个别噬血细胞。外周血白细胞数增多，成熟嗜酸性粒细胞比例升高，血小板减少。本例两次住院未对以上病症进行进一步探讨，其与Loffler病有没有遗传上的联系也不得而知。

【总结】
1.临床病症的表现常复杂多样，导致我们的思路混乱，抓出核心的病症会使思路简单和明朗。本病例的心尖闭塞就是一个核心的病症。
2.由于不能常规开展心内膜心肌活检和特殊病的基因和遗传学检查，使我们在对一些疑难杂症的诊断止步于临床水平。

【查道刚教授点评】
因缺少相关的病理检查报告，该患者的临床诊断存在很大的疑问。正如刘伊丽教授在讨论中提到的一样，鉴别诊断可聚焦于"心尖肥厚"这个特征上。在此，我们把常见心尖肥厚相关疾病的特点共同复习。

肥厚型心肌病患者组织病理检查显示心肌细胞肥厚、排列紊乱，肌细胞间不同程度的间质纤维化。此外，壁内冠状动脉结构异常，血管腔横截面积减小及扩张能力下降，导致应激时心肌血流增加迟钝（即"小血管性缺血"）。随着时间推移，反复的小血管缺血发作导致心肌细胞坏死，最终以纤维化代替。超声心动图发现左心室任何部位厚度>15mm，无其他原因即可临床诊断肥厚型心肌病。对于局限于心尖部明显肥厚的心肌病，则称之为"心尖肥厚型心肌病"。心尖肥厚型心肌病患者的心电图以深大的倒置T波为典型表现。增强CMR检查见到广泛LGE是发生心律失常风险的标志，更是发生猝死的独立危险因素。

在无基因确诊或病理检查支持情况下，肥厚型心肌病是一个排他性诊断。该患者缺乏心尖肥厚型心肌病的典型心电图改变，病变波及双心室，且伴有右心室心尖闭塞，不符合典型心尖肥厚型心肌病的特点，故需进一步查找心肌肥厚的其他可能性。

该患者有中等量心包积液，可能是其心电图低电压的原因之一。不过当临床上发现"超声提示心肌肥厚、心电图却呈现低电压"时，我们就需要警惕是否为心肌淀粉样变的可能。该患者未见明确的异常轻链，骨髓活检初步排除浆细胞疾病，故轻链型心脏淀粉样变的可能低。但该患者心脏淀粉样变核素扫描（$^{99m}$Tc-PYP SPECT）结果符合2020 AHA心脏淀粉样变分级1～2级，故仍需排除ATTR型心肌淀粉样变（ATTR-CM）的可能性。

据文献报道：$^{99m}$Tc标记的骨显像剂闪烁显像是早期诊断ATTR-CM最敏感的手段，比心电图、超声心动图或生物标志物都更早检测到心脏受累。对于$^{99m}$Tc-PYP 1分、单克隆免疫球蛋白阴性的患者，建议断层显像除外血池摄取。除外血池摄取后，建议结合CMR、ECG、超声心动和临床结果进行判断，如果怀疑ATTR-CM，建议进行活检。一般来说有症状的器官或组织活检阳性率＞95%，皮下脂肪为75%～80%，而骨髓仅为50%～65%。联合皮下脂肪和骨髓活检可提高诊断阳性率。由于心肌活检风险性较高，仅在有经验的单位开展。

该患者未做心肌淀粉样变相关病理检测，实属遗憾。在没有病理检测的情况下，如果能联系患者在半年或更长时间后进行$^{99m}$Tc-PYP显像随访对于明确诊断也十分有意义。

嗜酸性粒细胞增多综合征（hypereosinophilic syndrome，HES）是指间隔至少1个月的2次检查发现，外周血嗜酸性粒细胞绝对计数（absolute eosinophil count，AEC）＞$1.5×10^9$/L（＞1500/μl），伴有嗜酸性粒细胞增多所致器官功能障碍。HES包括不同的临床综合征。嗜酸性粒细胞性心肌炎，又称之为"Löffler心内膜炎"，是HES患者死亡的主要原因之一。

Löffler心内膜炎最早于1932年由Löffler报道而得名。男性多见。其发病机制可能与嗜酸性粒细胞脱颗粒现象有关，其中颗粒蛋白、组织因子等对心内膜及心肌有显著毒性作用。病理检查可以发现心肌损伤部位有嗜酸性粒细胞颗粒蛋白胞外沉积和嗜酸性粒细胞活化的证据。

需要特别注意的是，嗜酸粒细胞计数与器官损害并非线性相关。也是说：①AEC不能准确预测器官损伤，因为嗜酸性粒细胞是组织定居细胞，所以仅凭AEC不能准确预测器官受累。虽然嗜酸性粒细胞增多的并发症在AEC较高的患者中更常见，但也有一些持续性嗜酸性粒细胞增多症患者不会发生器官损伤，而轻度嗜酸性粒细胞增多患者也可能有明显的器官受累。②器官损伤必须通过临床评估和实验室检测进行评估。

本病的主要病理特征是心内膜和内心肌纤维化，内膜明显增厚，心肌顺应性降低，心脏内大量壁血栓形成，内膜下心肌坏死和嗜酸性粒细胞浸润。超声心动图可见心内膜增厚，心室腔扩大，心室心尖内血栓形成等征象，对于临床诊断有重要的提示价值。

该患者心脏CMR及超声表现均符合典型的Löffler心内膜炎，加上曾有典型的AEC明显升高，故Löffler心内膜炎可能性大。因缺乏病理报告支持，该患者仍难于确立相关诊断。

通过该病例的学习，我们可以进一步明确：若遇到AEC≥1500/μl的患者都应在1～2周后复查全血细胞计数，以确定嗜酸性粒细胞增多是短暂的、稳定的还是上升的；即使是在无症状患者中偶然检测到嗜酸性粒细胞增多，也应复查全血细胞计数。AEC持续＞1500/μl或AEC一直上升的患者应迅速评估是否有HES。对于可疑Löffler心内膜炎患者，在有条件时积极开展心内膜活检，将有利于及时确立相关诊断。

总之，该病例报告虽然没有给出最终诊断，但从中我们可以学习到两点：①抓主要矛盾，抽丝剥茧，从而形成主要的鉴别诊断内容；②病理、临床随访仍是临床疑难病例确诊的重要途径。

# 第8章

# 糖尿病合并心力衰竭

糖尿病是冠状动脉粥样硬化和冠状动脉微血管病最重要的危险因素，且糖尿病会导致心肌原发性损害，而临床常被忽视，故本书将其单列为一章。病例1在发生心力衰竭之前8年即确诊为2型糖尿病，8年后发展为糖尿病性心肌病，左室射血分数仅有40%；合并阵发性室性心动过速、糖尿病性肾病和糖尿病性眼损伤伴视网膜脱离。病例2多次住院，患者的诊断均仅停留在心力衰竭水平。本次入院后，发现患者糖化血红蛋白为10.2%，在口服葡萄糖耐量试验中，2h血糖达13.65mmol/L，最后发展为多支冠状动脉病变、扩张型心肌病、重度二尖瓣关闭不全、肺动脉高压和继发性重度三尖瓣关闭不全和心力衰竭4级，射血分数仅有6%。病例3以双下肢水肿为主诉，结果发现虽然糖化血红蛋白仅为6%，但负荷2h血糖达17.96mmol/L。

## 病例1 糖尿病性心肌病

### 【病例简介】

女性，41岁。8年前（时年33岁），因左眼突然视物不清，外院眼科诊断糖尿病视网膜脱离，给予手术治疗。然后不规则应用降糖药物。

2022年3月以来，时有发作性心悸、胸闷、气短、大汗、头晕及黑矇，经休息4～5h可自行缓解，未就医。6月22日，上述症状再发，持续时间长达10小时，伴恶心呕吐，入住当地医院，空腹血糖7.42mmol/L，糖化血红蛋白11.5%，N-pro-BNP 742pg/ml。住院期间行冠状动脉造影，未发现冠状动脉病变，出院诊断糖尿病酮症，阵发性室性心动过速。为进一步诊断治疗，于2022年6月30日入住南方医院心内科。

入院时：T 36.0℃，P 72次/分，R 22次/分，BP 113/74mmHg。一般情况好，自由体位，心脏及全身体格检查未发现异常体征。心电图为窦性心律，偶发室性期前收缩，陈旧性高侧壁心肌梗死（图8-1）。心脏超声提示各房室腔不大，室间隔稍增厚（12mm），左心室后壁不厚，左心室心尖部室壁运动减弱，左心室声学造影提示心尖部心肌灌注减少（图8-2），左室射血分数60.64%。

主要化验检查：空腹血糖5.95μmol/L，糖化血红蛋白12.0%，高敏肌钙蛋白0.284ng/ml，前-脑利尿肽366.90pg/ml，肌酐49μmol/L，GFR 102ml/min，尿白蛋白48.1mg/L，尿蛋白/肌酐比值6.1mg/mmol，HDL-C 0.96mmol/L，LDL-C 3.95mmol/L）。

2022年7月4日行CMR检查（图8-3）：①灌注显像提示左心室心肌中部间隔区（第8段）和心尖部间隔区（第14段）灌注减低。②延迟扫描提示左心室心底部、中部前壁（第1、7段），心中部前间隔区、侧壁（第8、11、12），心尖部间隔壁、侧壁（第14、

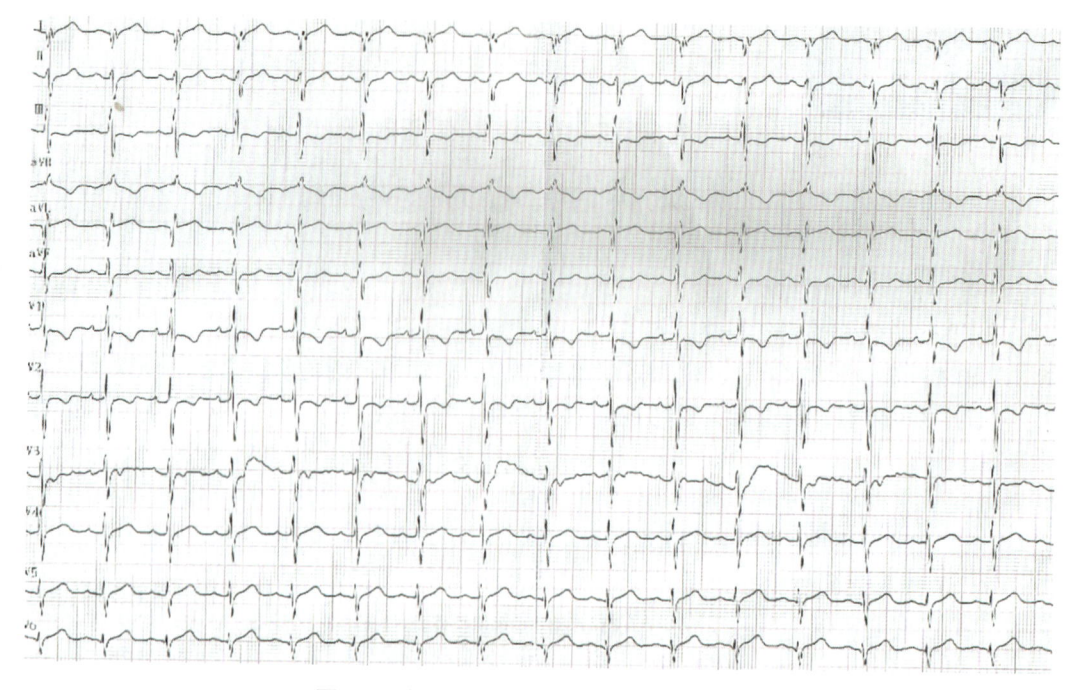

图8-1　窦性心律，I、aVL导联病理性Q波

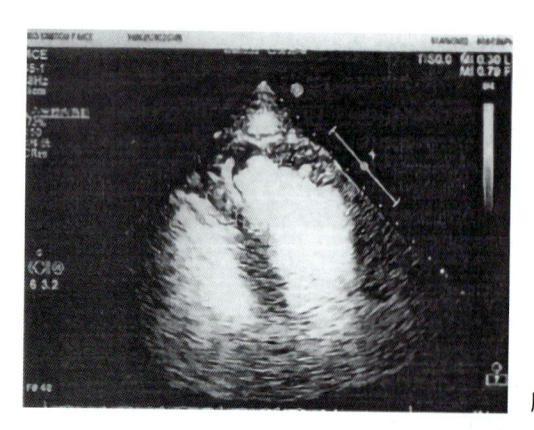

图8-2　左心室声学造影，提示左心室心尖心肌血流灌注减少

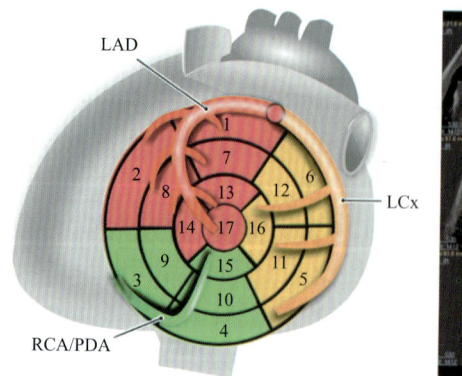

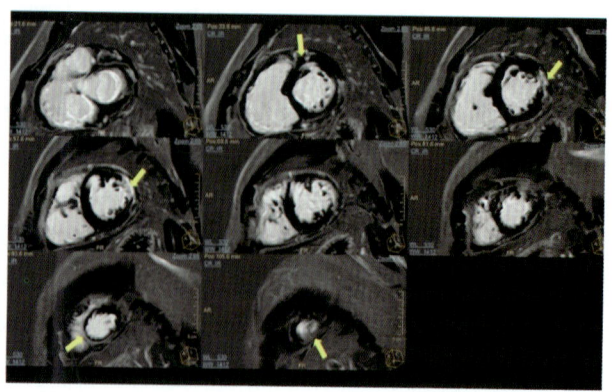

图8-3　CMR提示在左心室心肌多个部位晚期钆沉积（纤维化），涉及节段：心尖（14，16）；左心室前中部室间隔（7，8）；左心室侧壁（11，12）和下壁（4）

276

16段）多发心内膜下及透壁延迟强化，以心中部侧壁为重。室间隔心肌增厚，前壁及侧壁心肌变薄。③左心功能分析提示左心室运动不协调，左心室中部、心尖侧壁、前壁运动减弱。左心室收缩功能减退，左室射血分数为40%。

住院期间时有阵发性室性心动过速发作（图8-4），用可达龙可终止。于2022年7月13日行室性心动过速的射频消融治疗。首先诱发出来源于右心室流出道的室性心动过速，予以成功消融；后又诱发出来源于左心室心尖的室性心动过速，可自发终止，因心尖处不能除外有附壁血栓，故未进行此处的射频消融治疗。术后予以可达龙口服。

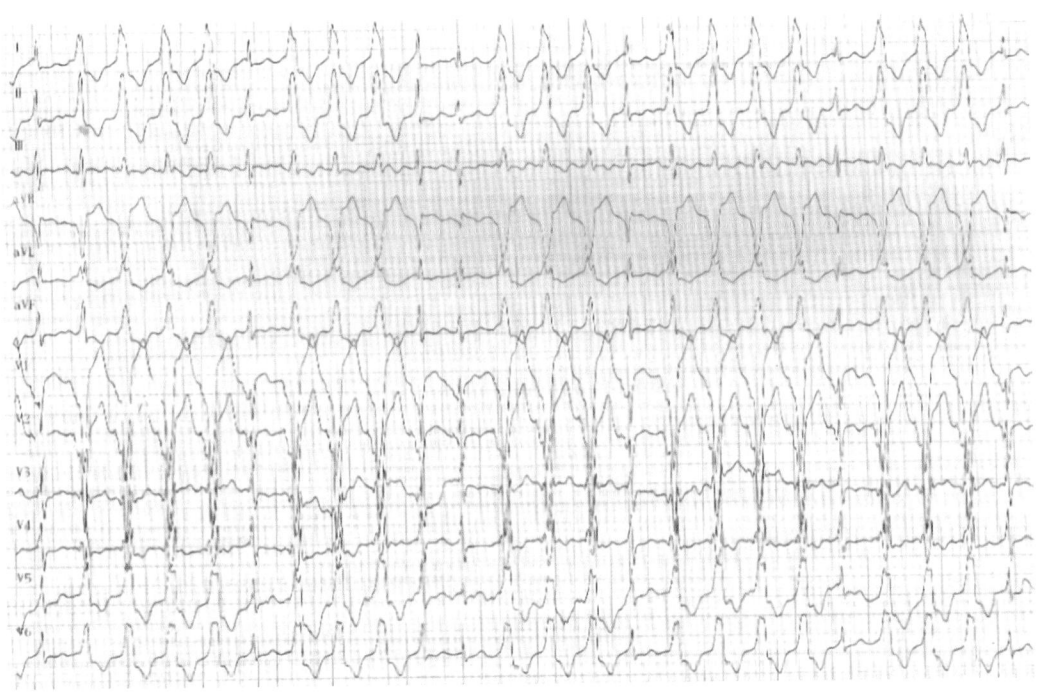

图8-4 快速增宽形态一致的QRS波群，频率150次/分，间有个别正常的QRS波群提示为阵发性室性心动过速

经应用达格列净（SGIT-2抑制剂）联合司美格鲁肽注射液（胰高血糖素样肽-1受体激动剂 GLP-1激动剂），患者血糖控制良好；继续用沙库巴曲-缬沙坦、尼可地尔、利伐沙班、他汀等药物，病情稳定，于2022年7月19日出院。嘱出院后在门诊随诊，根据情况再次入院处理源于左心室心尖的室性心动过速。

【最后诊断】 糖尿病性心肌病；糖尿病肾病。

【病例讨论】

1.糖尿病性心肌病的概念 1972年，Shirley Rubler通过尸解证实了糖尿病患者的一种新型心肌病，命名为糖尿病性心肌病（DC），这些患者有心力衰竭史，缺乏冠心病、高血压或瓣膜病。当时认为是由于弥漫的心肌纤维化、心肌肥厚和糖尿病微血管病所致。1974年Framingham研究进一步发现糖尿病在心力衰竭中的作用，1型和2型糖尿病动物模型证明了心肌细胞的舒张和收缩功能减退及特定的心肌细胞蛋白改变，将这个观点加入到DC定义，使之更具有完整性和结论性。

美国人群糖尿病的发病率为9.3%，糖尿病患者心力衰竭的发生率为19%～26%。心力衰竭可发生于1型和2型糖尿病，2型占90%～95%。弗雷明汉心脏研究提示19%的心力衰竭患者具有糖尿病，2型糖尿病发生心力衰竭的危险较无糖尿病者高2～8倍；糖化血红蛋白（HbA1c）水平增加1%，心力衰竭危险增加8%，且与血压、BMI（身体质量指数）、年龄和存在冠心病无关。说明2型糖尿病，如胰岛素抵抗和高胰岛素血症是导致心力衰竭的唯一因素；反之，HbA1c水平减少1%，则16%的心力衰竭危险和不良后果减少，这种双向的互相影响支持糖尿病性心肌病是独立的临床实体，存在糖尿病独立地发展为心力衰竭的危险。

2. 糖尿病性心肌病的发生机制　在生理状态下，胰岛素促进心肌、骨骼肌、肝脏、脂肪组织和其他代谢组织对糖的摄取，以保持葡萄糖的平衡。当胰岛素信号减少和（或）胰岛素抵抗和糖的运输减低时，促进代偿性胰腺分泌胰岛素增加，导致高胰岛素血症；胰岛素抵抗和高胰岛素血症经常伴有心肾代谢综合征，包括一系列心、肾代谢紊乱，导致早期阶段的心血管和肾脏病变。

胰岛素抵抗和高胰岛素血症引起全身的代谢紊乱，包括激活交感和肾素血管紧张素醛固酮系统、促进氧化应激、线粒体功能障碍、内质网应激和损害钙稳定导致心肌纤维化和心肌肥厚、心肌细胞死亡、冠状动脉微血管功能不全和最终的心力衰竭。

胰岛素抵抗和2型糖尿病致心肌细胞代谢紊乱的分子机制，包括：①在2型糖尿病状态，心脏PPARα（过氧化物酶体增殖物激活受体α）和PGC-1α（过氧化物酶体增殖物激活受体γ辅激活子1α抗原）表达增加，导致增强控制游离脂肪酸摄取和氧化的蛋白转录增加，以及循环游离脂肪酸增加；②由于葡萄糖较游离脂肪酸是更有效的底物，心脏代谢启动葡萄糖代谢转为游离脂肪酸氧化，降低了心脏工作效率；③进一步代谢紊乱，出现脂毒性和葡萄糖毒性，包括神经酰胺、晚期糖基化终产物、甘油二酯、活性氧增加，直至发展到心脏功能不全。

3. 糖尿病性心肌病的诊断　糖尿病性心肌病的诊断通常是通过超声心动图检查确定的。然而，该技术不能提供组织特征和显示间质变化的信息，主要是纤维化；CMR也可以为心肌重构提供明显的病理生理学数据，包括心脏结构、功能和力学，是评价左心室功能的参考标准。到目前为止，晚期钆增强扫描（LGE）是主要用于观察心肌细胞间隙的影像技术，应用钆前后定量测量$T_1$弛豫时间可以获得"$T_1$ mapping"技术，提供细胞外容积的信息。研究表明，糖尿病患者增加心肌间质纤维化，减少LV总长轴应力和导致亚临床舒张功能不全。

4. 本例患者的最后诊断　①2型糖尿病；②糖尿病性心肌病，阵发性室性心动过速，射血分数减少性心力衰竭，NYHA Ⅱ级；③糖尿病性肾损伤：蛋白尿；④糖尿病性眼损伤：视网膜脱离；⑤血脂异常：高密度脂蛋白降低，低密度脂蛋白增高。

【总结】

糖尿病性心肌病是糖尿病患者独特的心血管并发症，糖尿病对心肌的损害主要是通过胰岛素抵抗和高胰岛素血症来实现的，故评估糖尿病患者除关注血糖指标外，还应同步关注胰岛素的功能，SGLT-2抑制剂可望改善预后。

对糖尿病患者除关注冠状动脉病变外，早期就要注意心功能的评估，心脏磁共振提示的晚期钆增强影像对糖尿病性心肌诊断有重要价值。

**【吴平生教授点评】**

糖尿病性心肌病最初被描述为：没有冠状动脉疾病、高血压和瓣膜病的情况下发生心力衰竭的一种病理生理状态。

该患者冠状动脉造影未发现冠状动脉病变，BP 113/74mmHg，无瓣膜病，但有射血分数降低性心力衰竭的证据。

糖尿病性心肌病早期以舒张功能异常为特征。导致糖尿病性心肌病的病理生理因素包括全身代谢紊乱、肾素-血管紧张素-醛固酮系统激活、亚细胞成分异常、氧化应激、炎症和免疫调节失调。这些异常情况共同促进心脏组织间质纤维化、心脏僵硬/舒张功能障碍；随后，收缩功能障碍，导致临床心力衰竭综合征。最近的证据表明：冠状动脉内皮细胞和外泌体的失调也有助于糖尿病性心肌病的发展。

临床上，晚期钆增强扫描（LGE）可确定心肌间质纤维化。该患者2022年7月4日行CMR检查，LGE提示多个部位多发性心内膜下及透壁延迟强化，呈现典型心肌间质纤维化，是诊断糖尿病性心肌病的重要证据。该患者阵发性室性心动过速发作频繁，与较弥漫的心肌间质纤维化有关，但文献报道尚少。此外，糖尿病经常合并冠状动脉疾病和高血压，在这种情况下，如何判断是否有糖尿病性心肌病依然需要观察有无心肌间质纤维化。

糖尿病动物模型的最新研究表明：目前在糖尿病性心肌病发病机制中仅强调舒张功能异常可能不足以说明全貌，心肌细胞收缩减少是一个重要的因素，其收缩功能降低主要是由于线粒体钙处理异常和游离基质降低钙的水平，纠正这些变化可能导致新的治疗方法。

## 病例2  糖尿病合并心力衰竭

**【病例简介】**

男性，63岁。10年前开始有活动后胸闷、胸痛及气短，2018年（时年59岁）外院住院诊断为"扩张型心肌病"，伴中重度二尖瓣关闭不全及肺动脉高压，LVEF 16%。同时超声发现右锁骨下动脉至腋动脉有血栓性闭塞。2019年外院行冠状动脉造影，发现多支冠状动脉病变，植入冠状动脉支架3枚。术后按冠状动脉支架后二级预防治疗，症状明显减轻，直至2022年又感胸闷气促，夜间不能平卧，遂于2022年7月24日入住南方医院心内科。

既往有糖尿病史，不规则应用二甲双胍0.5g，每日3次口服及来得适10U，每日1次皮下注射，血糖值不稳定，波动大。

入院后，血压87/64mmHg（右侧），全天平均收缩血压97mmHg，颈静脉不怒张，肝颈静脉回流征（-），双肺音粗，未闻及啰音，心率64次/分，心律规整，未闻及心杂音。肝未触及，下肢轻度凹陷水肿。

心电图为窦性心律（图8-5），动态心电图24h平均心率为64次/分。间歇性频发室性期前收缩，短阵室性心动过速。室内传导阻滞，间歇性交界性逸搏及逸搏心律。

X线胸片提示左、右心室扩大，左心房扩大，肺动脉段突出，双肺门增大（图8-6）。经胸2D超声提示：全心扩大（mm）（左心室67，左心房48，右心室37，右心房49），重度二尖瓣关闭不全，反流面积：15.59cm²；重度三尖瓣关闭不全，肺动脉压

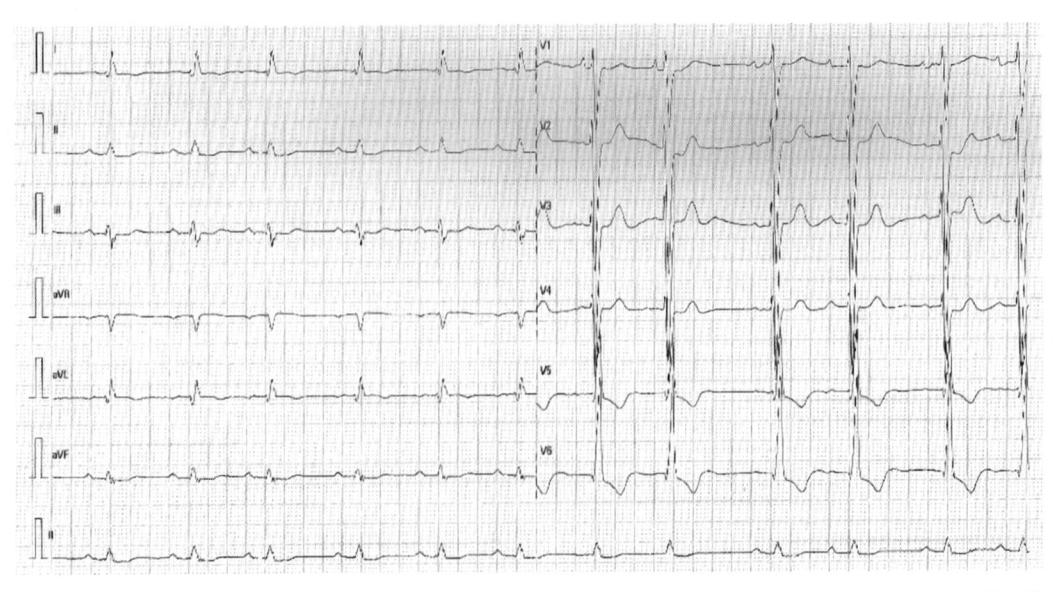

图8-5 心电图提示窦性心律，短阵房性期前收缩，二联律。QRS轻度增宽，V5、V6导联T波深倒置。全程有ST段下移及T波倒置

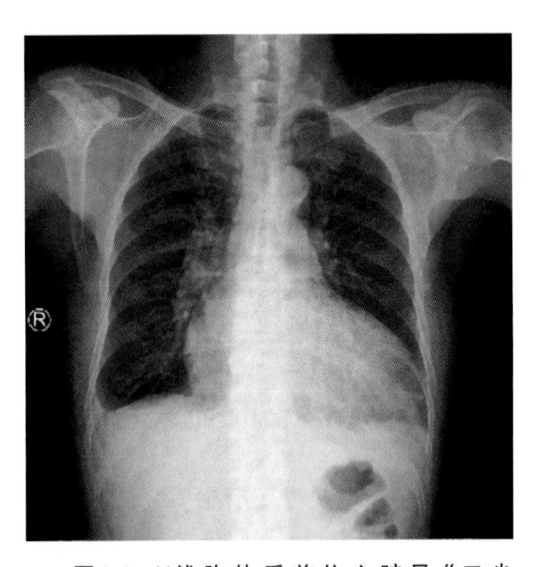

图8-6 X线胸片后前位心脏呈"二尖瓣-普大性"，重度增大，心尖向左下移位；右侧心缘呈"双重影"，右心缘向右扩大；左支气管稍受压、上抬；肺动脉段隆突；双肺门增粗、增浓

78mmHg；室壁运动普遍减弱，LVEF 24%（图8-7）。

CMR提示：①左心室收缩能力显著减低，左心室室壁运动减弱，运动欠协调，室壁明显变薄，室壁增厚率减低，左室射血分数为6%；②延迟扫描显示左心室基底部下间壁、下壁、心中部前间壁心肌中层多发线状延迟强化；③二尖瓣及三尖瓣重度关闭不全（图8-8）。

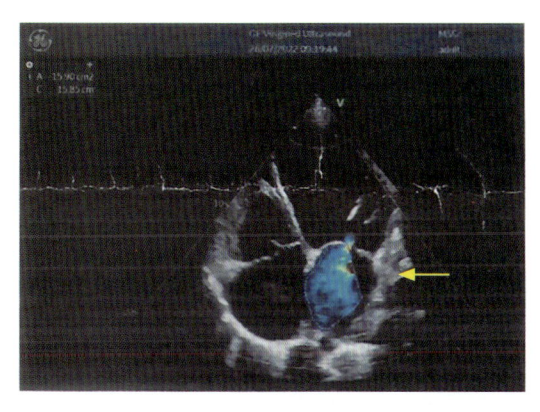

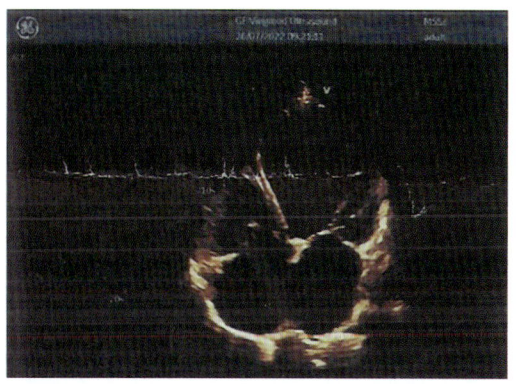

图8-7 经胸2D超声提示双心室及双心房扩大，重度二、三尖瓣关闭不全

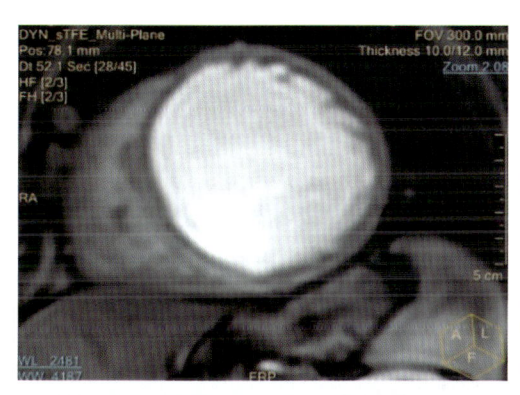

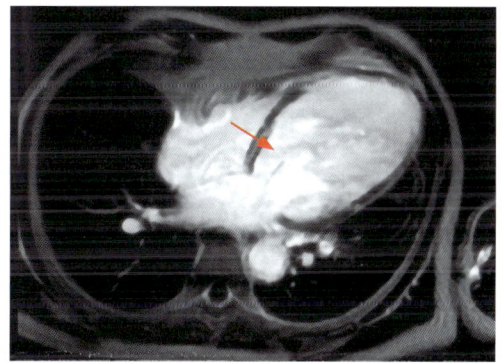

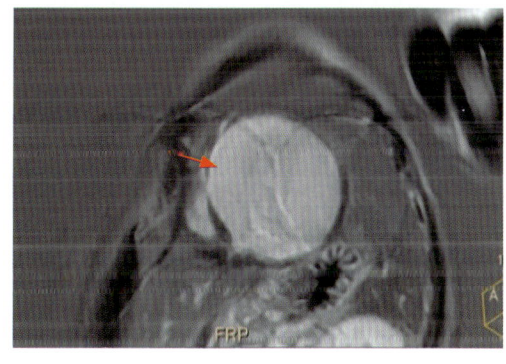

图8-8 CMR。心脏体积增大，以左心室增大为著，室壁明显变薄（下图）左心室心肌中层多发线状强化（箭头提示）

冠状动脉造影提示：①左冠状动脉双出口，左前降支（LAD）和左旋支（LCX）分别开口于左冠窦，无左主干冠状动脉；②左前降支（LAD）原开口闭塞后植入了3枚支架，支架内内膜不规则增生，开口有40%狭窄，中部有30%狭窄，TIMI血流3级。支架远端相当第三对角支开口处狭窄85%，此次植入PP2.75/24mm支架1枚；③右冠状动脉内膜不规则，中部狭窄60%，TIMI血流3级，未予处理（图8-9）。

实验室检查：①空腹血糖7.52mmol/L，糖化血红蛋白10.2%。口服葡萄糖耐试验提示口服75g葡萄糖后2h血糖、C肽和胰岛素均增高，符合2型糖尿病诊断（表8-1）。②高敏肌钙蛋白0.016ng/ml，前-脑利尿肽：4253.00pg/ml。③肌酐92μmol/L，肾小球滤过率75.99ml/min，尿酸449μmol/L。④高密度脂蛋白胆固醇0.90mmol/L，低密度脂蛋白胆固醇：2.13mmol/L。⑤其他，如甲状腺功能及肝功能正常。

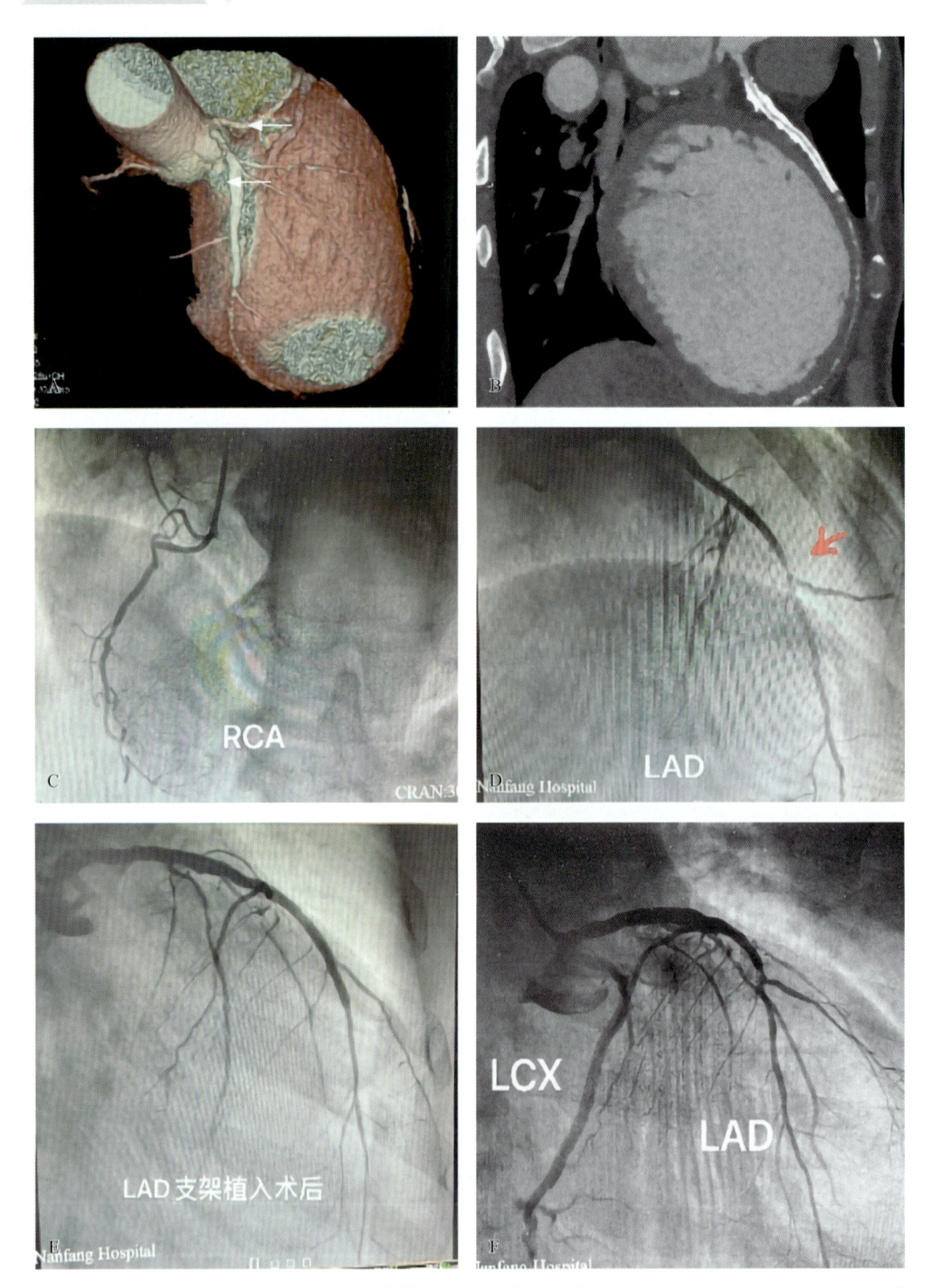

图8-9 冠状动脉CTA及冠状动脉造影。A.LAD及LCX分别开口于主动脉窦；B.LAD支架后；C.本次住院冠状动脉造影提示右冠细小；D、E.本次住院于LAD远段狭窄处植入支架前后，F.LCX正常

表8-1 口服葡萄糖耐量试验结果

|  | 空腹 | 1h | 2h |
| --- | --- | --- | --- |
| 血糖<br>（mmol/L） | 5.76<br>（正常值4.10～5.90） | 14.94<br>（正常值7.78～8.89） | 13.65<br>（正常值3.90～7.80） |
| C肽<br>（μU/ml） | 2.25<br>（正常值0.3～1.3） |  | 10.07<br>（正常值1.2～6.5） |
| 胰岛素<br>（μmol/ml） | 1.10<br>（正常值2.60～24.90） | 15.53<br>（正常值空腹5～10倍） | 35.26<br>（正常值＜30） |

【病例讨论】

(一）关于本例患者的诊断

本例患者多次住院，诊断为扩张型心肌病、冠心病、二尖瓣关闭不全及心力衰竭。本次入院后，发现患者有2型糖尿病，糖化血红蛋白为10.2%，在口服葡萄糖耐量试验中，2h胰岛素和C肽仍明显升高，说明患者有高血糖和高胰岛素血症。

糖尿病是冠状动脉粥样硬化和冠状动脉微血管病最重要的危险因素，本例患者存在多支冠状动脉弥漫性病变及心肌缺血。此外，糖尿病会导致心肌原发性损害（详见后续讨论），损害的心肌被纤维组织替代，CMR提示左心室心肌变薄，多处心肌中部出现线条样延迟增强，支持这种病理改变，结果表现为扩张型心肌病，心肌收缩功能明显减退；扩张的左心室致乳头肌方位改变，造成功能性二尖瓣关闭不全、慢性肺淤血、肺动脉高压和三尖瓣关闭不全，进一步加重心力衰竭和心脏扩大。

最后诊断：①2型糖尿病；②慢性冠脉综合征，冠状动脉支架成形术后；③糖尿病性心肌病，扩张型心肌病；④功能性二尖瓣关闭不全（重度）致肺动脉高压，继发性功能性三尖瓣关闭不全（重度）；⑤心力衰竭NYHA Ⅳ级，射血分数减低性心力衰竭（HFrEF）。

(二）糖尿病和心力衰竭的关系

1.糖尿病和心力衰竭之间存在互相影响　心力衰竭激活2个神经内分泌系统：肾素-血管紧张素-醛固酮系统和交感神经系统。前者增加水钠潴留，后者激活肝脂肪溶解、脂肪生成和糖异生，导致胰岛素抵抗和糖尿病。糖尿病的高甘油三酯反过来引起微血管和大血管并发症。血糖升高引起冠状动脉病变，失去心肌细胞导致缺血性心脏病和HFrEF；肌节僵硬和纤维化使左心室受限和HFpEF。炎症是引起这两种机制的标志。

因此，糖尿病的心力衰竭可因为冠状动脉病变导致心肌缺血，或者，通过原发性心肌损害导致心肌病。若干机制解释糖尿病性心肌病的心肌功能不全，心脏的机械活动不是唯一的影响因素，血管和全身因素也起到作用，能量获取异常和收缩性异常起到重要的作用。

2.能量底物的异常　正常情况下，心肌的代谢燃料70%来源于游离脂肪酸，30%来源于葡萄糖。然而，心脏是一个非常灵活的代谢器官，可改变能量来源，根据它们的可利用性。在禁食时，甚至可动用乳酸、丙酮酸、甘油和羟基丁酸。这个过程是通过朗德循环（Randle cycle）来调节的。其中，心脏运用某种底物的关键因素是葡萄糖的可利用率，高血糖减少游离脂肪酸的氧化率，反之也一样。

心力衰竭时，于线粒体水平发生能量处理异常：尽管心肌细胞增加了对游离脂肪酸和葡萄糖的摄取，但由于丙酮酸脱氢酶复合物（PDC）的阻断，不能使它们分别代谢为游离脂肪酸和丙酮酸，而是滞留于细胞质中，以致产生中间代谢产物，使信号传导改变、脂毒性和糖毒性。能量底物氧化的改变导致三羧循环的活性降低，使在电子运输链上产生供体烟酰胺腺嘌呤二核苷酸（NADH）和还原型黄素腺嘌呤二核苷酸（FADH），减少了磷酸肌酸/三磷酸腺苷（ATP）流量。故心力衰竭时的心功能可形容为"发动机失去了燃油"，特别是在能量需求增加的情况下，如运动状态（图8-10）。

糖尿病时，失去能量利用的灵活性，伴有细胞内葡萄糖转运蛋白1（GLUT-1），特别是葡萄糖转运蛋白4（GLUT-4）的减少，导致过氧化物酶体增殖物激活受体α（PPAR-α）表达增加，反过来引起脂肪酸降解酶增加和胰岛素抵抗。在这个过程中，游离脂肪酸的利用超过了葡萄糖。长期后，这个过程有利于线粒体解偶联，每个分子ATP的生成需要大量的氧。由于以下两个机制使这个能量无效：①脂肪酸氧化成每一个碳原子要较葡萄糖氧化多8%～11%的氧；②由于脂肪酸的增加，PPARα活性使线粒体表达解偶联蛋白3（UCP3）增加。两种机制均促使线粒体解偶联和失去质子梯度，结果产生无效的ATP产物。过量的脂肪酸也会使β氧化饱和，产生过多的神经酰胺、甘油二酯和活性氧聚集在心肌细胞质内，促使心肌脂肪变形和氧化应激，增加了脂毒性。反过来，过多的循环葡萄糖由于缺乏葡萄糖转运蛋白受体而不能被吸收，而产生多元醇和己糖胺，激活致氧化和致炎症通路，生成高级糖化终产物（AGEs），增加糖毒性（图8-11）。

当缺乏有用的燃料时，酮体（主要是D-β-羟丁酸）产生增加，为氧化磷酸化提供

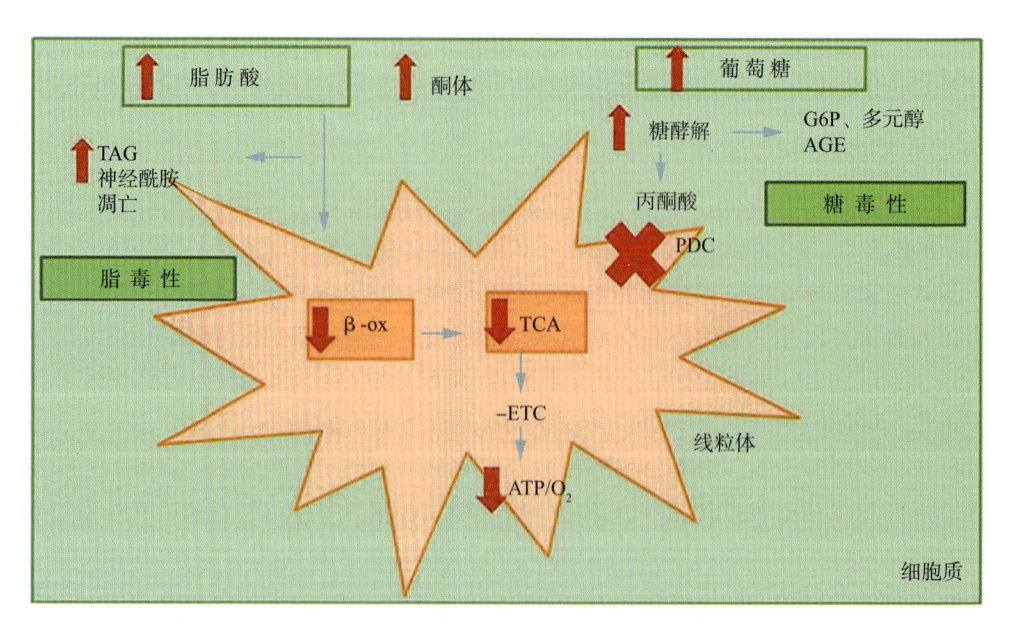

图8-10 心力衰竭时的代谢紊乱。AGE.糖基化终末产物；ATP/O$_2$.三磷酸腺苷/氧比；β-ox.β氧化；ETC.电子传送链；G6P.葡萄糖-6-磷酸；PDC.丙酮酸脱氢酶复合物；TAG.三酰基甘油酯；TCA.三羧酸

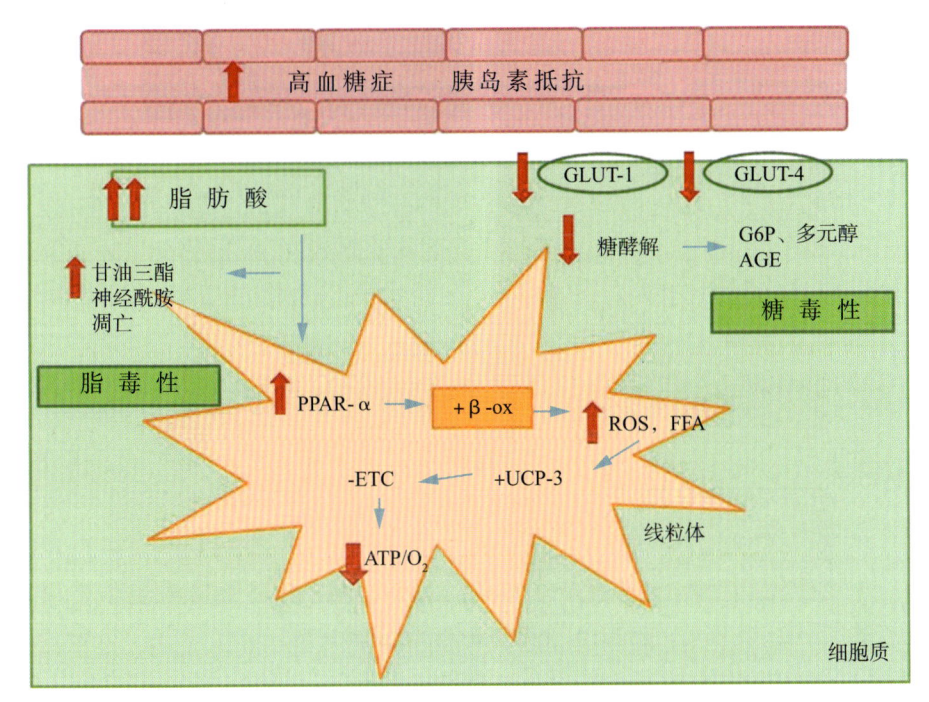

图8-11 糖尿病的代谢紊乱。GLUT-1.葡萄糖转运蛋白1；GLUT-4.葡萄糖转运蛋白-4；AGE.糖基化终末产物；$ATP/O_2$.三磷酸腺苷/氧比；β-ox.β氧化；ETC.电子传送链；G6P.葡萄糖-6-磷酸

另一种潜在的燃料，可改善24%能量的有效性。酮体典型的产生是在禁食情况下由脂肪组织释放，通过游离脂肪酸不完全的氧化而来。因此，心力衰竭时，当其他燃料（葡萄糖和游离脂肪酸）应用减少时，可在体内发现较多酮体。然而，尚不清楚，酮体的存在是否构成心力衰竭的原因、结果或代偿机制。酮体增加心肌细胞对游离脂肪酸的摄取，故改善能量的有效性。

### （三）糖尿病性心肌病的两种独立的临床类型：HFpEF和HfrEF

高甘油三酯、脂毒性和胰岛素抵抗更易导致限制性心力衰竭，即射血分数保留的心力衰竭（HFpEF）；自动免疫机制更易导致扩张型心力衰竭（HFrEF）。两种表型均有微血管稀疏，即毛细血管表面与心肌细胞表面成比例的减少，同时都存在高级糖化终产物（AGEs）的沉积（图8-12）。

HFpEF时左心室肥厚和僵硬，心肌细胞也肥厚，具有正常的肌群结构，但具有高静息张力和反应性纤维化（心肌细胞中增加胶原的沉积）。由于高血糖、脂毒性和微血管稀疏直接导致冠状动脉微血管床内皮功能不全。内皮功能不全引起心脏重构和一氧化氮利用减少，反过来减少蛋白激酶G的活力；由于细胞骨架蛋白，如肌联蛋白（titin）的高度磷酸化，减少心肌的膨胀性，增加心肌细胞的僵硬。

扩张性/HFrEF时，由于缺血或毒性作用导致心肌细胞丢失，引起炎症和自动免疫反应，使心肌细胞失去触发能力；高甘油三酯和脂毒性引起组织缺氧导致氧化应激。左心室扩张伴肌原纤维损伤，被纤维组织取代（胶原纤维不仅在心肌细胞之间沉积，同时广泛地取代丢失的心肌细胞）。

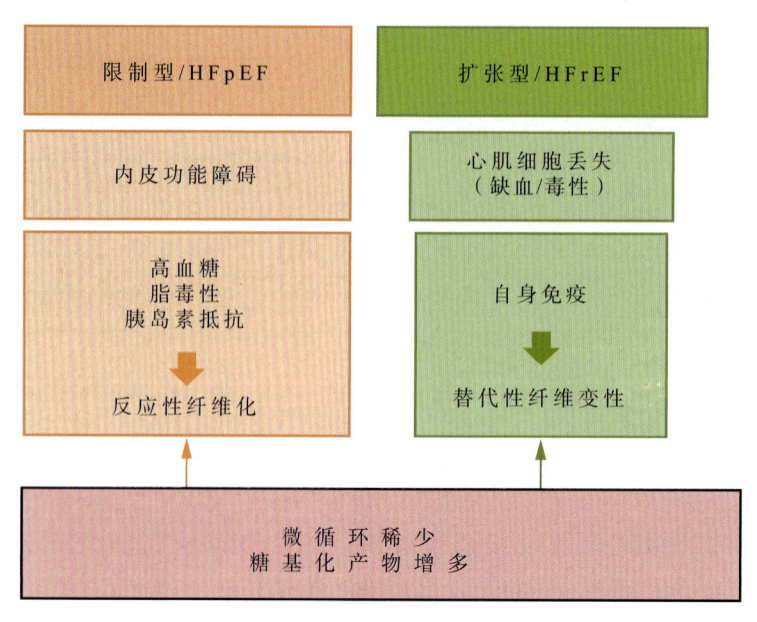

```
┌─────────────────┐      ┌─────────────────┐
│  限制型/HFpEF   │      │  扩张型/HFrEF   │
└─────────────────┘      └─────────────────┘

┌─────────────────┐      ┌─────────────────┐
│   内皮功能障碍   │      │   心肌细胞丢失   │
│                 │      │   （缺血/毒性）  │
└─────────────────┘      └─────────────────┘

┌─────────────────┐      ┌─────────────────┐
│     高血糖      │      │                 │
│     脂毒性      │      │    自身免疫     │
│   胰岛素抵抗    │      │                 │
│        ↓        │      │        ↓        │
│   反应性纤维化   │      │   替代性纤维变性 │
└─────────────────┘      └─────────────────┘
          ↑                        ↑
          └────────────┬───────────┘
         ┌─────────────────────────┐
         │     微循环稀少          │
         │     糖基化产物增多      │
         └─────────────────────────┘
```

图 8-12 糖尿病心肌病的两种表型

## （四）糖尿病心肌病的诊断

糖尿病心肌病的主要诊断依据为：具有心力衰竭的症状和体征，除外冠心病、瓣膜病、先心病、高血压和浸润性疾病，同时脑钠肽水平升高。

确切的诊断需要通过心内膜心肌活检，发现上述的组织学特征，然而，侵入性手段有一定风险，目前仅用在实验性研究和可疑浸润性心肌病，用其他方法未能确诊的患者。

在影像学方法中，最值得提的是超声心动图，尤其是斑点跟踪技术，能测量心脏周期内3个轴：径向，纵向和周向的心肌变形。糖尿病心肌病在3个方向都存在变形，尤其长轴变形更有预测价值。磁共振成像（MRI）可发现沉淀性病变、纤维化或潜在的缺血；靶向MRI可测量心动周期中的变形，因而可发现早期阶段的糖尿病心肌病。国际指南推荐在各种类型心力衰竭患者应用这些技术。

目前还在动物和人类中，探讨糖尿病心肌病在循环中的生物标志物，反映疾病的过程，如脂肪变性、收缩性异常和纤维化。

## （五）糖尿病心肌病的治疗

本文综述了各种治疗糖尿病的药物对糖尿病心肌病的影响，目前没有特殊药物针对糖尿病心肌病的治疗。

1. 二甲双胍的作用　①抑制线粒体呼吸链（复合物Ⅰ）的酶，减少ATP的产生，增加AMP的产生。因此，这种药物在获取线粒体能量方面具有潜在的作用。②AMP激活了AMP活化蛋白激酶（AMPK），抑制胆固醇和脂类的合成，减少肝脏糖异生。③通过AMPK，二甲双胍也增加一氧化氮的可用性，从而改善内皮功能。尽管目前尚无二甲双胍治疗DM2和HF住院患者的临床试验，但队列和病例对照研究、综述和荟萃分析均显示二甲双胍可降低因心力衰竭而导致的死亡率和再入院率。目前，建议将二甲双胍作为

2型糖尿病和心力衰竭患者的一线治疗药物。

2.格列酮类和噻唑烷二酮类　这些胰岛素增敏剂激活核受体PPAR-γ，这对脂肪组织中游离脂肪酸的储存发挥有益的影响，重建葡萄糖作为细胞能量的来源。这些药物还能改善一氧化氮依赖性血管舒张，并对炎症和血管重构具有积极作用；然而，这些药物会引起钠和水的滞留，一些研究表明心力衰竭的风险增加，特别是罗格列酮和吡格列酮。因此，格列酮目前是心力衰竭的禁忌证。

3.胰高血糖素样肽-1受体激动剂　这些药物通过增加胰岛素分泌、降低胰高血糖素和降低体重来降低血糖。在动物中已经证实了许多效果，包括减少缺血/再灌注损伤，改善重塑，以及由于一氧化氮的增加而改善内皮功能。在临床试验中，Liraglutide和Semaglutide报道了在有心血管事件史的高危2型糖尿病患者中降低了心血管死亡率、非致死性心肌梗死和非致死性卒中的综合风险，在二级预防中起作用。

4.二肽基肽酶4抑制剂　与胰高血糖素样肽-1激动剂一样，这些药物通过增加胰岛素分泌和减少胰高血糖素分泌，发挥降糖作用。除了沙格列汀外，这些药物对心血管起到中性作用。在SAVOR-TIMI试验中，沙格列汀显示住院风险增加27%。

5.钠-葡萄糖共转运蛋白2抑制剂（SGLT-2抑制剂）　这些降血糖药物抑制近曲肾小管的钠/糖苷转运蛋白2，从而促进独立于胰岛素分泌的葡萄糖（糖尿）和钠的肾脏消除。

这些药物还负责其他有益的血流动力学效应，如增加利尿（利尿效应），降低收缩压和减少血管容积，以及减少心脏前负荷和后负荷，从而改善心肌氧供。

这些药物也对心肌细胞代谢产生作用，主要是在实验研究中报道的，例如酮体、脂肪酸和胰高血糖素的增加和通过NHE抑制，减少细胞内钠，这可能介导抗炎和抗氧化作用。

这些研究已经将SGLT-2抑制剂与改善线粒体能量的获取、逆转$Na^+/Ca^{2+}$不平衡和减少心外膜脂肪联系起来。在EMPA-REG OUTCOME研究中，恩格列净降低了38%的心血管死亡、非致死性心肌梗死和非致死性卒中的合并事件，并降低了35%因心力衰竭住院的风险，尽管该研究中只有10%的患者既往有心力衰竭病史。最近，EMPA-HEART研究，在97例2型糖尿病和稳定型冠状动脉疾病患者中应用心脏MRI，证明恩格列净在左心室重构中的潜在作用（在基线和6个月），降低了心室质量，特别是在基线高度肥大的患者中。

少数患者的研究报告称，接受恩格列净治疗的糖尿病患者在3个月后舒张功能得到改善。最近，DAPA-HF试验研究了在HFrEF患者（伴或不伴2型糖尿病）标准治疗中加入达格列净的效果，结果显示在有糖尿病和无糖尿病的情况下，达格列净降低了心力衰竭的心血管死亡率和住院率，并改善了积极治疗组的生活质量。无论是否患有糖尿病，达格列净的耐受性均很好，没有较高的治疗停药率。这项研究的结果打开了这一药理学组治疗心力衰竭和2型糖尿病的潜在大门。

6.胰岛素　在HFpEF表型的糖尿病心肌病患者中，胰岛素的大量使用未能证明舒张功能的改善。胰岛素治疗并不能逆转糖尿病的代谢紊乱，而是与体重增加、水钠潴留有关。

7.其他治疗方法　如锌补充剂、铜螯合剂、AGE受体阻滞剂和β受体阻滞剂，已经在动物研究中进行了测试，结果明显是有益的。

**【总结】**

在原因不明的心力衰竭中，要注意糖尿病的筛查。糖尿病可通过累及冠状动脉和（或）心肌，导致心功能不全。根据不同程度的心肌缺血及心肌病变，临床表型多样，可表现为HFpEF或HFrEF，即心肌限制型心力衰竭和心肌扩张型心力衰竭。钠-葡萄糖共转运蛋白2抑制剂的问世给糖尿病心肌病患者带来福音。

**【吴平生教授点评】**

糖尿病患者心力衰竭风险增加2～4倍，在Framingham心脏研究中，男性增加了近2倍，女性增加了4倍。心力衰竭患者中，糖尿病的患病率高于普通人群2～2.5倍。因此，凡是心力衰竭的患者均应该行糖尿病的相关检查以排除或诊断糖尿病。该患者多次住院，均将其诊断为扩张型心肌病、心力衰竭，延误了多年，这是个教训。

糖尿病可通过3个方面影响到心肌：微血管和大血管病变导致心肌缺血，糖尿病本身直接对心肌产生有害影响。该患者冠状动脉造影提示多支血管病变，毫无疑问，大血管参与了心肌缺血的过程；狭窄相关血管TIMI血流3级，不知道有没有排空减慢现象，如果有的话表明微血管也有问题，其实，糖尿病患者微血管病变很普遍。该患者心脏磁共振延迟扫描显示：多个部位心肌中层多发线状延迟强化，这是糖尿病性心肌病的特征性表现。也就是说，这个患者可能大血管、微血管及糖尿病本身直接对心肌均产生了有害影响。

糖尿病合并心力衰竭可表现为：早期以舒张功能异常为主；随后，出现收缩功能障碍。最新研究表明：糖尿病性心肌病发病机制中仅强调舒张功能异常可能不足以说明全貌，心肌细胞收缩减少是一个重要的因素，其收缩功能降低主要是由于线粒体钙处理异常和游离基质降低钙的水平，纠正这些变化可能导致新的治疗方法。

## 病例3 双下肢水肿

**【病例简介】**

男性，55岁。患者于2022年11月9日无明显诱因发现双下肢水肿，伴全身乏力及食欲减退。次日去当地医院，行胸腹CT检查，诊断为心功能不全、主动脉及冠状动脉硬化、双侧胸腔积液、双肾多发囊肿，给予利尿、护胃、补钠及抗感染治疗，症状无明显改善，遂于11月11日入住南方医院心内科。

2020—2021年，曾有三次晕厥发作，当地医院诊断"短暂脑缺血"，间断服用药物，2022年以来未再有晕厥发作。否认高血压、糖尿病及冠心病史。

入院时：T 36.4℃，P 98次/分，R 18次/分，BP 114/97mmHg。自由体位，无指端发绀，无颈静脉怒张，胸廓形态正常，双肺中下部可闻及密集细湿啰音。心律规整，心率98次/分，无心杂音。肝触诊不满意，腰骶部轻度凹陷性水肿，双下肢对称性中度凹陷性水肿。

入院前晚（11月10日22:28）急诊室血气分析结果（经鼻吸氧状态下）：总二氧化碳10.50mmol/L，酸碱度7.444，氧分压14.00kPa，二氧化碳分压2.30kPa，实际碳酸氢根11.60mmol/L，标准碳酸氢根16.10mmol/L，细胞外碱剩余-11.9mmol/L，细胞内碱剩余-10.6mmol/L，50%氧饱和度时氧分压3.20kPa。以上血气结果说明组织缺氧及代偿性代谢性酸中毒。

入院前晚急诊室血生化检查：钾离子3.30mmol/L，钠离子117mmol/L，氯离子80.8mmol，无机磷1.91mmol/L，肌酐283μmol/L，肾小球滤过率20.86ml/min，尿酸741μmol/L，胱抑素C 2.91mg/L。以上结果说明患者有低钠、低氯、低钾、高磷；肾功能不全（4级）和高尿酸血症。

入院当日X线胸片提示有双肺渗出、肺门扩大、胸腔积液及心影扩大；胸部CTA提示：肺动脉未见明显异常；双肺散在炎症，部分为慢性；双侧胸腔积液，并邻近肺组织轻度膨胀不全；右心稍大；主动脉及左冠状动脉硬化；双侧胸背部皮下软组织水肿（图8-13）。心电图有所T波稍低平（图8-14）。

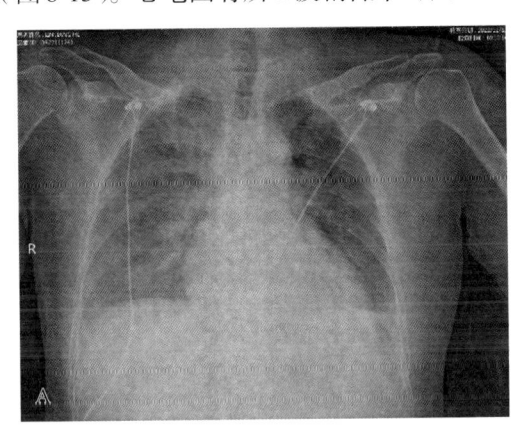

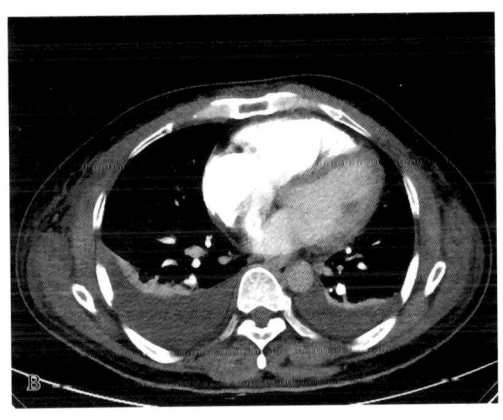

图8-13 A.X线胸片提示双肺渗出性病变，双侧胸腔积液，心影扩大；B.胸部CTA提示双侧胸腔积液，右心稍大

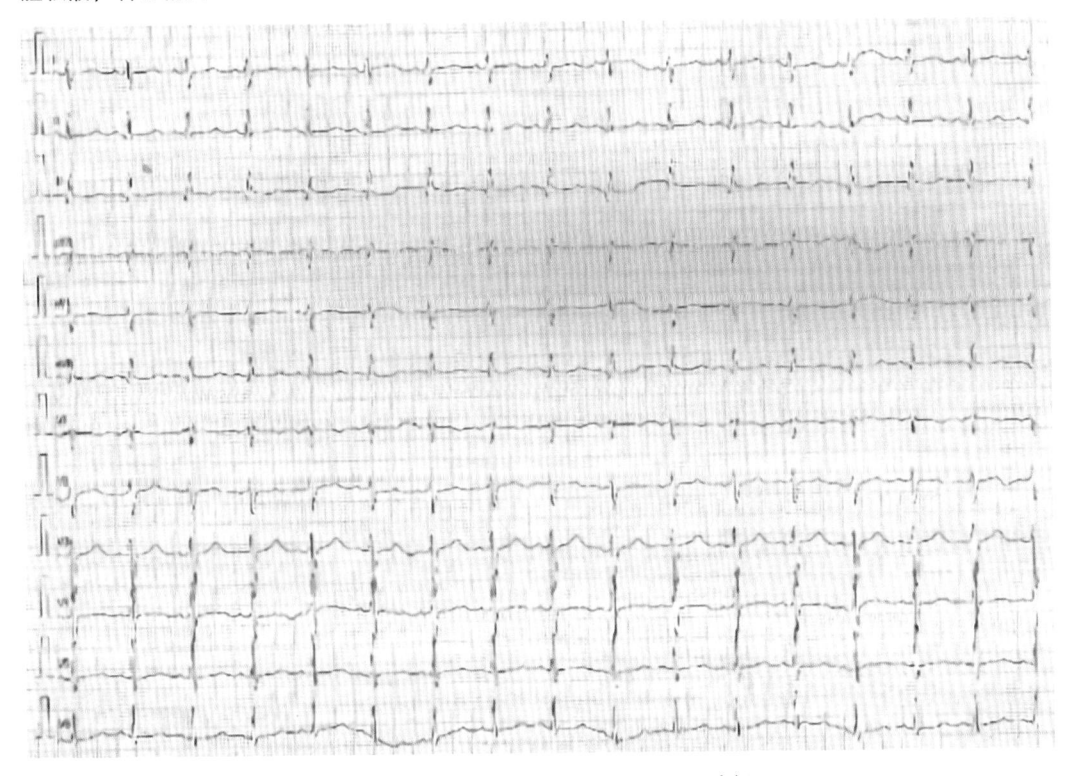

图8-14 窦性心律，心率98次/分，T波低平

入院后心脏超声提示：右心房、右心室及左心房扩大。分别为44mm、35mm、40mm，左心室不大（43mm）；心室不肥厚，瓣膜无异常，左室射血分数为57.65%，具有少量心包积液和中等量胸腔积液。腹部超声提示肝静脉轻度扩大，双肾大小正常，双下肢动静脉血流通畅。冠状动脉造影及右心导管测压值均正常。

入院后进一步实验室检查发现：①心脏损害，高敏肌钙蛋白0.047ng/ml，前-脑利尿肽11 656pg/ml；②炎性指标高，C反应蛋白9.64mg/L，白介素-6 22.50pg/ml，降钙素原0.732pg/ml，白细胞$12.86×10^9$/L；③轻度贫血（血红蛋白99.8g/L），血浆蛋白低（总蛋白57.1g/L，白蛋白36.7g/L）；④糖耐量异常，口服葡萄糖耐量试验提示空腹、服糖后1h、服糖后2h的血糖分别为3.67mmol/L、11.61mmol/L、17.96mmol/L；胰岛素分别为3.35μU/L、49.63μU/L、140.70μU/L，糖化血红蛋白6.0%；⑤血脂异常，甘油三酯3.90mmol/L，高密度脂蛋白胆固醇0.81mmol/L，低密度脂蛋白胆固醇3.16mmol/L；⑥尿蛋白稍增多，24h尿蛋白定量0.27mg/L，$β_2$-微球蛋白0.52mg/L。

经纠正低钠、低氯、低钾，使电解质恢复正常；同时给予司美格鲁肽注射液［新型长效胰高糖素样肽-1（GLP-1）类似物］、安达唐（达格列净片）及利尿和补充白蛋白等抗心力衰竭治疗，患者下肢水肿消退，心、肾功能好转，于2022年11月20日出院，继续维持治疗，门诊随访。

出院诊断：①2型糖尿病；②糖尿病性心肌病，射血分数保留型心力衰竭（HFpEF）NYHA Ⅳ级；③糖尿病性肾病，肾功能4级；④电解质紊乱，低钠、低氯、低钾及高磷。

【病例讨论】

（一）有关此病例的诊断过程

此病例的诊断是一个典型的由表及里、由浅及深、由局部到全身的过程。患者突出的表现是双下肢水肿，在除外下肢静脉系统血栓外，认为肾功能不全和电解质紊乱是主要病因，心功能不全是肾功能不全的结果。特别是右心导管测压正常和冠状动脉造影正常后更强化了这个认识。

刘伊丽教授查房，认为要进一步探讨肾功能不全的病因，虽然患者的糖化血红蛋白为6%，但并不是一个理想值，建议做糖耐量检查（OGTT），结果揭示出患者有隐袭的糖尿病，服糖后2h血糖达17.96mmol/L，胰岛素达140.70μU/L，具有明确的糖耐量异常和高胰岛素血症。原来糖尿病是本病例的始作俑者，导致心脏和肾脏受损，优化了治疗方案后，相信患者会有显著的疗效。

（二）胰高血糖素样肽-1受体激动剂（GLP-1RA）和钠-葡萄糖协同转运蛋白2抑制剂（SGLT-2i）对心肾功能的保护作用

经历10余年的降血糖药心血管结局研究（CVOT）证明GLP-IRA和SGLT-2i介导的心血管和肾的保护作用，导致了近年对糖尿病治疗策略的变化，促使临床医师对心肾高危患者应用这些新的降糖药，不论血糖的控制情况如何。

1. GLP-1RA　胰高血糖素样肽-1（GLP-1）是由31个氨基酸组成的肽链，其由肠道L细胞分泌，是通过进食反应分泌（直接腔内刺激和间接神经刺激）的天然葡萄糖调节肽，在人体内具有多重生理作用。GLP-1可增加心脏输出，具有心脏保护作用。GLP-1RA可通过抑制炎症、抑制氧化应激、改善内皮功能等，抑制动脉硬化进程，从而进一步降低动脉粥样硬化性心血管病（ASCVD）所致终末心脑血管事件发生，减少心血管死亡。

GLP-1RA的CVOT（GLP-1受体激动剂的心血管结果研究）：美国食品药品监督管理局（FDA）规定CVOT研究终点必须包括心血管死亡、心肌梗死和卒中，可以包括不稳定型心绞痛入院、紧急再血管化治疗等；即必须证明新型降血糖药物不增加糖尿病患者动脉粥样硬化性心血管疾病（ASCVD）终末事件（MACE）的风险。

研究探究了2型糖尿病患者进行GLP-1 RA治疗后的心血管获益情况。研究显示，利拉鲁肽（leader）、司美格鲁肽（sustain-6）、艾塞那肽（exscel）、阿必鲁肽（harmony outcomes）、度拉糖肽（rewind）和艾本那肽（amplitude-o）与安慰剂相比，大多数glp-1ra可显著降低患者的MACE发生率。

2. SGLT-2抑制剂　　SGLT2主要分布在肾脏，主要作用于肾脏近曲小管（90%的葡萄糖重吸收）。多数SGLT-2i是以根皮苷的结构为基础进行修饰而来，通过抑制肾小管对葡萄糖的重吸收降低血糖。SGLT-2i主要通过调节肾脏近曲小管对葡萄糖和钠重吸收，增加尿糖、尿钠排泄；减缓肾衰竭、减轻心脏前后负荷进而降低心力衰竭及其引起的心脏终末事件。

SGLT-2抑制剂的CVOT：恩格列净（empa-reg outcome）、卡格列净（canvas）、达格列净（declare-timi）、艾托格列净（vertis cv）和索格列净（scored）探究了2型糖尿病患者进行SGLT-2i类药物治疗时的心血管获益情况。EMPA-REG试验显示，恩格列净可降低MACE风险达14%。CANVAS试验显示，卡格列净可降低MACE风险达14%。SCORED试验显示，索格列净可显著降低MACE风险达26%。

3. GLP-1RA对比SGLT-2i

（1）GLP-1RA对比SGLT-2i均可降低3P-MACE（全因死亡、心肌梗死、卒中）发生。GLP-1RA在MACE及MACE每个组成部分上的一致性获益表现，提示该类药物抑制动脉硬化及血栓事件。SGLT-2i则更有可能因为保护肾脏、利钠利尿、改善心肌代谢，从而减少心力衰竭与心力衰竭所致心血管死亡，最终改善MACE复合终点。

（2）GLP-1RA对比SGLT-2i均可降低心血管死亡风险：两项研究显示GLP-1RA和SGLT-2i均可显著降低心血管死亡。但SGLT-2i组间异质性高，提示其综合结果主要由EMPA-REG研究所驱动，需逐一解读每项研究。GLP-1RA可显著降低糖尿病患者远期心肌梗死风险和卒中风险。亚组分析显示，对于2型糖尿病患者而言，无论患者已确诊心血管疾病还是合并心血管危险因素，GLP-1RA类药物均可降低远期MACE发生风险。无论患者是否合并2型糖尿病，SGLT-2i均可使患者具有心血管获益。

钠-葡萄糖共转运蛋白2（SGLT2）抑制剂通过抑制近端肾小管SGLT2的活性增加尿葡萄糖排泄，从而达到降糖作用。目前国内上市的SGLT2抑制剂包括达格列净、恩格列净、卡格列净和艾托格列净。由于其降糖机制并不依赖胰岛素，因此，极少发生低血糖。SGLT2抑制剂还有减重，特别是减少内脏脂肪的作用。胰高糖素样肽-1受体激动剂（GLP-1）剂通过与GLP-1受体结合发挥作用，以葡萄糖浓度依赖的方式促进胰岛素分泌和抑制胰高糖素分泌降低血糖，并能延缓胃排空，抑制食欲中枢、减少进食量，兼具降低体重、血压和血脂的作用，更适用于胰岛素抵抗、腹型肥胖的糖尿病患者，且单独应用GLP-1受体激动剂时低血糖发生风险低。目前国内上市的GLP-1受体激动剂有艾塞那肽、利拉鲁肽、利司那肽、贝那鲁肽、度拉糖肽、聚乙二醇洛塞那肽，均需皮下注射。

【总结】

2021年4月19日，由中华医学会糖尿病学分会组织编写的《中国2型糖尿病防治指南（2020年版）》发表于《中华糖尿病杂志》和《中华内分泌代谢杂志》上。新版指南关于2型糖尿病的诊断标准和治疗有了最新的说明（表8-2）。

表8-2 2型糖尿病的诊断标准

| 诊断标准 | 静脉血浆葡萄糖或HbA1c |
| --- | --- |
| 典型糖尿病症状（烦渴多饮、多尿、多食、不明原因的体重下降） | |
| 加上随机血糖 | ≥11.1mmol/L |
| 或加上空腹血糖 | ≥7.0mmol/L |
| 或加上葡萄糖负荷后2h血糖 | ≥11.1mmol/L |
| 或加上HbA1c | ≥6.5% |
| 空腹状态指至少8h没有进食热量 随机血糖指不考虑上次用餐时间，一天中任意时间的血糖 | |

本例患者无典型糖尿病临床症状，且糖化血红蛋白仅为6%，如果不进行葡萄糖负荷试验，将会贻误糖尿病诊断，也可能失去最优化的药物治疗。当临床遇到不明原因的心肾损害时应常规筛查糖尿病。

【吴平生教授点评】

糖尿病是当今心力衰竭的主要原因，因此，对心力衰竭的患者几乎都要考虑排除或诊断糖尿病，此患者给出了很好的例证。目前的证据表明心力衰竭患者无论是否有糖尿病均可以从SGLT2抑制剂治疗中获益，这里说的无论是否有糖尿病应该打个引号，因为心力衰竭临床试验并没有把OGTT纳入必需的标准，也就是说，这些心力衰竭的患者中可能隐藏了部分用OGTT可以诊断的糖尿病患者。因此，OGTT非常重要。但是，OGTT检查有很多讲究，例如，所用的口服葡萄糖溶液并没有引起太多关注，事实上，通常使用的不是纯的、新鲜制备的葡萄糖溶液，而是制药公司制备的现成溶液。有学者头对头比较了不同的口服葡萄糖溶液，包括为改善味道和气味而添加的赋形剂，可对饮用葡萄糖溶液后的血糖升高产生影响；这些因素也会对内源性胰岛素分泌产生影响。所以，需要在OGTT中使用标准化口服葡萄糖溶液。

此外，OGTT检查次数对诊断也有影响。有个47项研究（422 754名参与者）的荟萃分析；29项研究一步、11项研究两步和7项研究三/四步确定糖尿病诊断。T2DM诊断率分别为一步6.6%、二步13.1%和三步/四步27.9%。这个结果告诉我们多步骤策略提高了糖尿病最终诊断，我们不要以为一次检查就可以完全排除糖尿病。

# 第9章

# 局灶性房性心动过速

电冲动起源和局限于心房的心动过速称局灶性房性心动过速（FAT）。FAT常发生于健康的人，没有结构性心脏病。约有10%的FAT发展为扩张型心肌病。本章报道的病例1为一位22岁女性，因为心动过速最后发展为射血分数减低性扩张型心肌病伴急性左心衰竭，经射频消融使房速消失。病例2为一个8岁男童，发现心动过速1年余，心功能良好，但左心房已达40mm，经射频消融消除房速可避免发展为心动过速性心肌病。

## 病例1 局灶性房性心动过速介导的心肌病

【病例简介】

女性，22岁。于2021年11月初出现心悸、胸闷及气促，当地医院住院，心电图提示"室上性心动过速"，超声提示两心房稍大，LVEF 36%，血脑利尿肽5158pg/ml。症状逐渐加重，血氧饱和度（$SaO_2$）在鼻管吸氧情况下为90%，给予无创正压供氧，$SaO_2$可达98%。因病情较重，于2021年11月18日入住南方医院CCU。

入院时：体温36.5℃，脉搏112次/分，呼吸16次/分，血压92/67mmHg，半卧位，双肺底散在湿啰音，心率112次/分，节律整齐，呈奔马律，未闻及心脏杂音，肝不大，下肢不肿。

入院后反复出现不同频率的阵发房性心动过速（房速），以及不同程度的房速伴二度及短阵Ⅲ度房室传导阻滞（图9-1～图9-5）。

X线胸片提示双心室扩大，肺门昂著，双肺渗出性病变，以下肺为主，支持肺水肿征（图9-6）。

超声心动图提示全心扩大（左心房46mm，右心房43mm，左心室55mm，右心室36mm），心室搏动普遍减弱，左室射血分数43.66%，心包少量积液。

CMR：全心增大，左心房前后径约41mm，右心房前后径约44mm，左心室内径约60mm，右心室内径约52mm。左心室壁运动普遍减低，收缩能力减低，左室壁广泛变薄，二尖瓣中度关闭不全，三尖瓣轻度关闭不全。

左心室功能参数如下：左心室舒张末期容积198.8ml，收缩末期164.9ml，左室射血分数17%，延迟扫描显示间隔壁基底段-中央段心肌内可见线状稍高信号延迟强化（LGE），提示心肌纤维化（图9-7）。

主要化验结果：①血常规，白细胞$14.36×10^9$/L，嗜酸性粒细胞$0.00×10^9$/L，血红蛋白127g/L，血小板$256×10^9$/L。②肝功能，丙氨酸氨基转移酶88 U/L，天冬酸氨基转移酶30U/L；总胆红素34.6μmol/L；血浆蛋白电泳正常；凝血酶原时间15.0s，国际标准

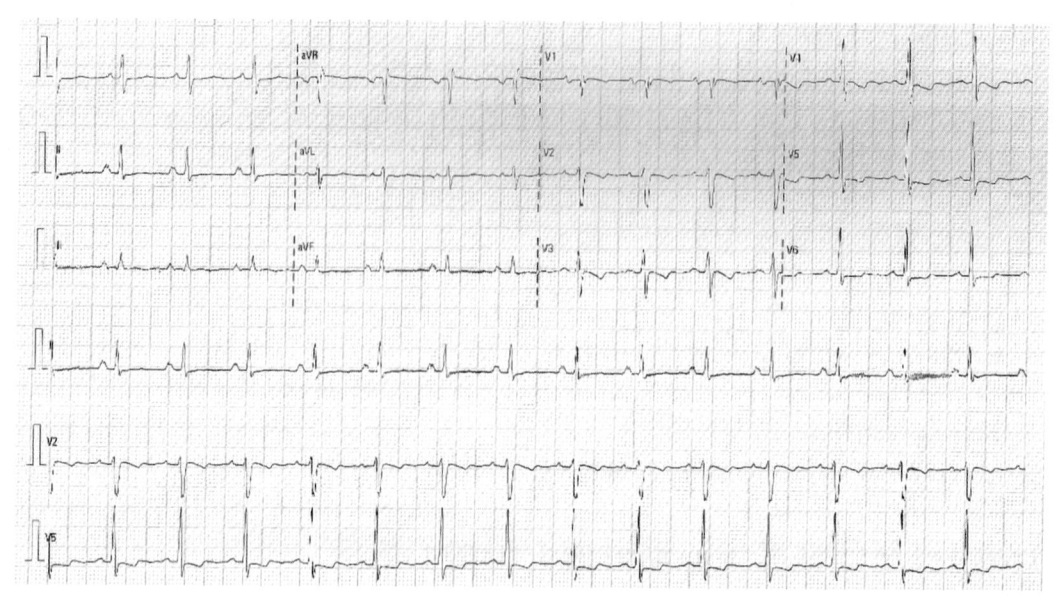

图9-1　窦性心律89次/分，广泛导联T波低平

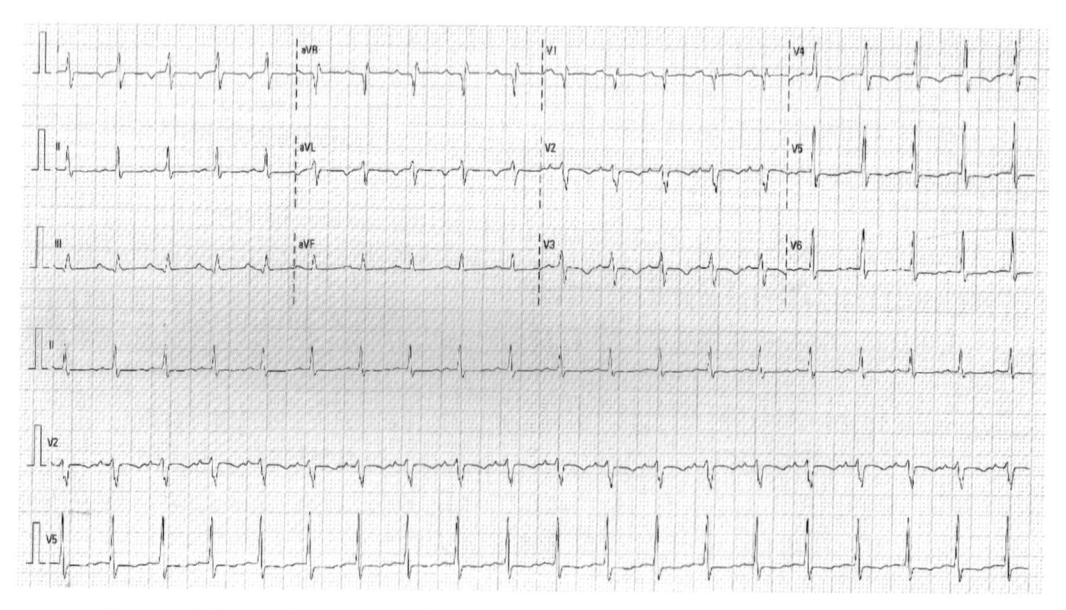

图9-2　房性心动过速。心房频率：118次/分，P波形态与窦性不同，I导联P波倒置

第9章 局灶性房性心动过速

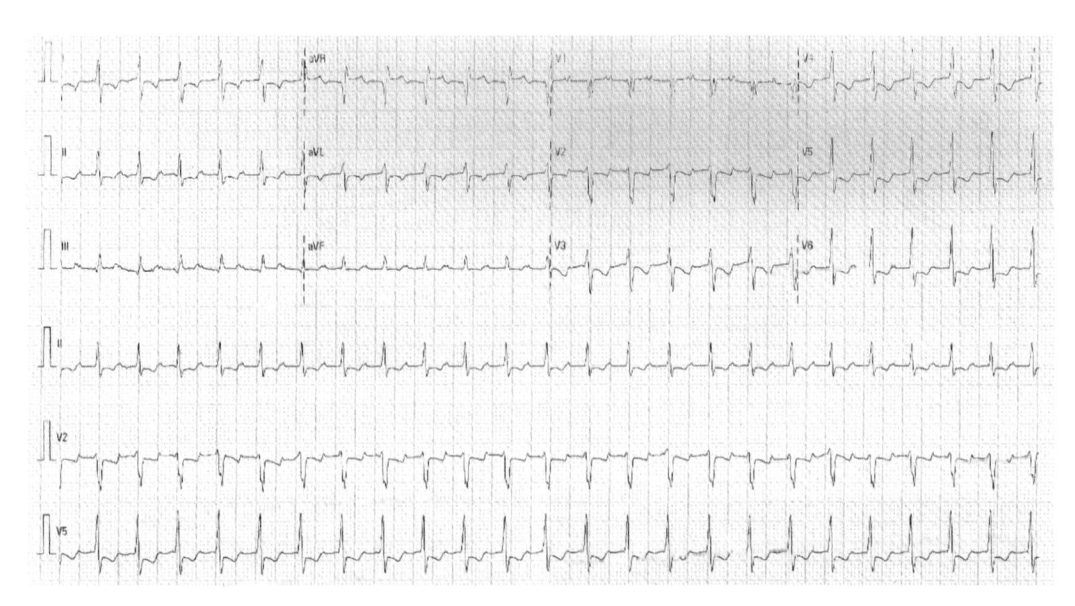

图9-3 频率更快的房性心动过速，心房频率145次/分

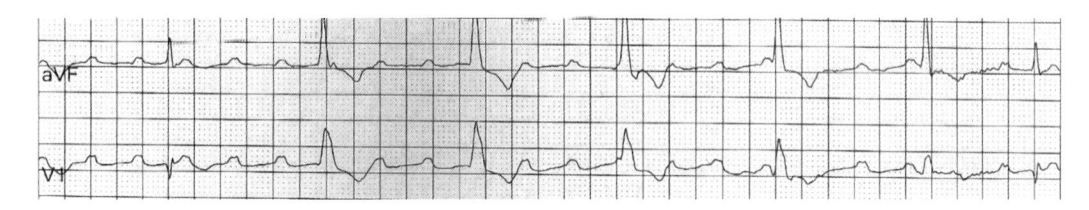

图9-4 房性心动过速，短阵Ⅲ度房室传导阻滞及室性逸搏性心律

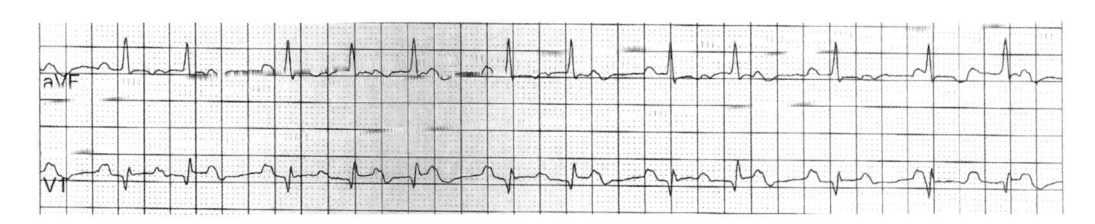

图9-5 房性心动过速伴不同程度的Ⅱ度文氏传导阻滞

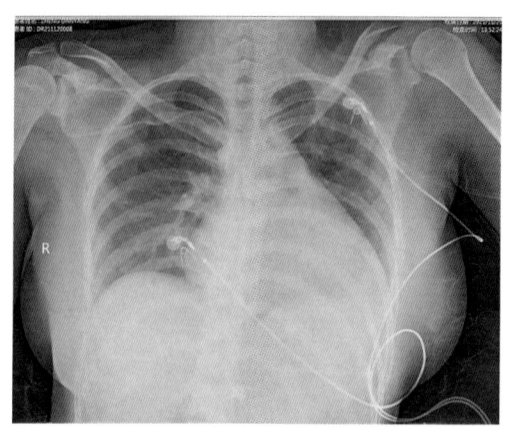

图9-6　X线胸片提示心脏向两侧扩大，两肺渗出性病变，以下肺为著，支持肺水肿

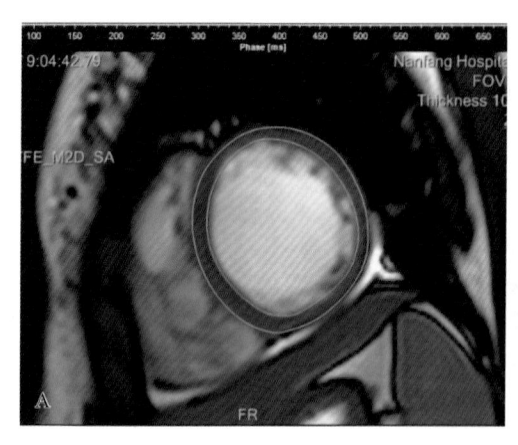

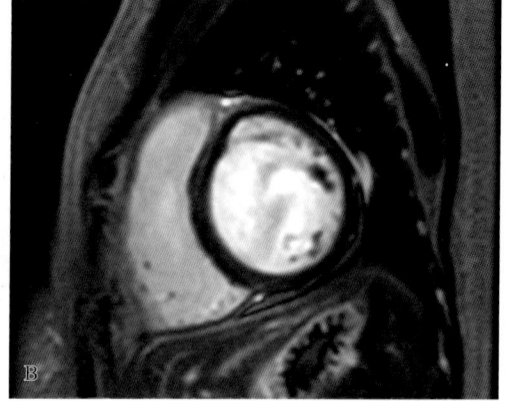

图9-7　CMR。A.提示左心室扩大，壁变薄；B.左心室肌中部线形LGE

比率1.32。③肾功能，血肌酐85μmol/L，尿酸545μmol/L，肾小球滤过率83.79ml/min，尿蛋白阴性。④抗体检查，抗中性粒细胞胞质抗体（CANCA-Pr3）、抗中性粒细胞胞质抗体（PANCA-MPO）、自身抗体16项均为阴性。⑤其他，糖化血红蛋白4.8%，总胆固醇95mg/dl，高密度脂蛋白胆固醇0.94mmol/L，低密度脂蛋白胆固醇1.50mmol/L，甲状腺功能及电解质均正常。

【诊治经过】

根据临床肺水肿征、全心扩大、左室射血分数下降及血前-脑利尿肽升高，无冠心病表现、无高血压及糖尿病、无酗酒、非妊娠等情况，考虑心动过速可能是心力衰竭病因，诊断为非缺血性扩张型心肌病，心功能Ⅳ级。

考虑频发房性心动过速是导致心功能不全的主要病因，于2021-11-22行心电生理检查，在房性心动过速状态下逐步构建心房电解剖模型（图9-8），分析房性心动过速起源于左下肺静脉前壁，于该处放电消融。继之在右心房程序刺激，也可诱发房性心动过速，但不能持续，难以标测，遂终止手术。术后于2021-11-23日复查动态心电图，全程只有2个室性期前收缩及2个房性期前收缩，无房性心动过速及其他心律失常。

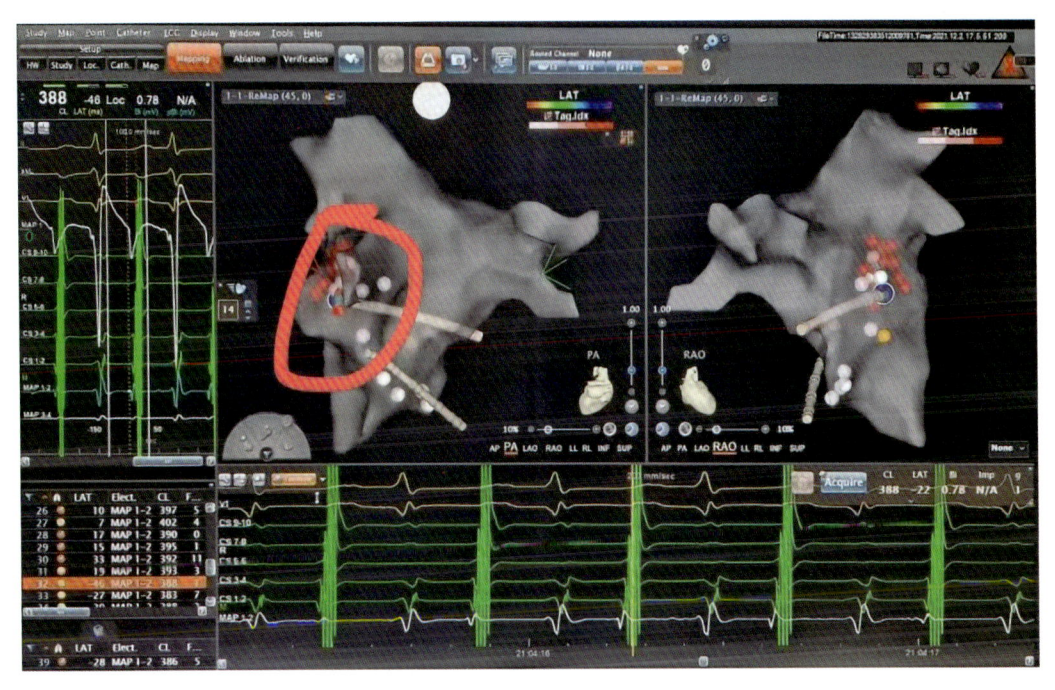

图9-8 心房电解剖图。在心脏背后左下肺静脉处（红圈标示）为消融靶点

**【最后诊断】**

①局灶性房性心动过速伴间歇Ⅱ度及Ⅲ度房室传导阻滞；②房性心动过速致射血分数减低性扩张型心肌病；③心功能NYHA Ⅳ级。

**【病例讨论】**

1. 关于局灶性房性心动过速（FAT） 房性心动过速分为两个大组：大折返性和局灶性。典型的大折返性房性心动过速是心房扑动。典型的心房扑动起源于右心房，其向前的电路为三尖瓣环，向后的电路为嵴终肌和咽鼓嵴。在这个电路中，电活动可以顺钟向或逆钟向运行。

电冲动起源和局限于心房的心动过速称局灶性房性心动过速。FAT常发生于健康的人，没有结构性心脏病。其他可能的病因有缺氧、肺部疾病、缺血性心脏病、兴奋剂（可卡因、咖啡、巧克力、麻黄）、酒精、代谢紊乱、地高辛中毒及交感神经张力升高等。FAT一般是一种良性心律失常，需与其他房性心律失常，如心房颤动和心房扑动相鉴别。局灶性房性心动过速需做出准确的诊断以指导适当的治疗。

FAT可由3种机制引起（单独或联合）：自律性、触发性和微折返性。FAT常由异常的自律性升高引起，即4相自动除极。被触发的活动具有自动性增强的特征。

2. FAT与窦性心律相鉴别 心电图检查有以下特点：①心房率通常为150～200次/分；②P波形态与窦性者不同，在Ⅱ、Ⅲ、aVF导联通常直立；③常出现二度Ⅰ型或Ⅱ型房室传导阻滞，呈现2:1房室传导者亦属常见，但心动过速不受影响；④P波之间的等电线仍存在（与心房扑动时等电线消失不同）；⑤刺激迷走神经不能终止心动过速，仅加重房室传导阻滞；⑥发作开始时心率逐渐加速。

大多数情况P波形态可除外窦性心律，但起源于嵴终肌或右侧肺静脉的FAT易误诊为窦性心动过速。本例患者最初的动态心电图就诊断为窦性心律，因24h均为无休止的不同频率的房速。起源于不同部位的FAT，其房性P波形态与窦性P波的区别详见图9-9。

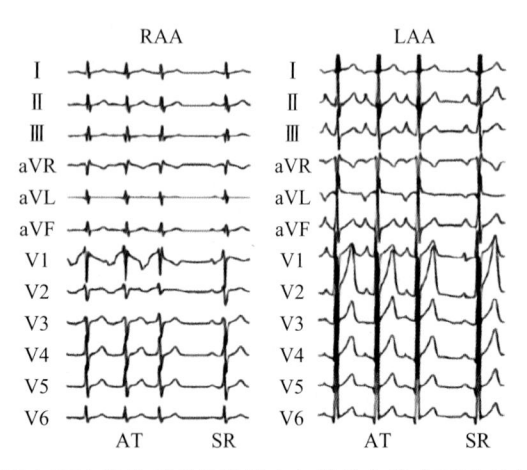

图9-9 房性心动过速（AT）发作时的P波形态与窦性心律（SR）比较：RAA（右房耳）起源时，V1、V2导联在AT时P波宽、倒和切迹，Ⅱ、Ⅲ、aVF导联正向；LAA（左房耳）起源时，P波在下壁导联切迹、正向，V1～V6导联P波宽、正向，Ⅰ导联负向

3. FAT发展为心肌病的因素　Caroline Medi等报道：FAT患者有10%发展为心肌病。持续或非常频发的心动过速，以及发作心动过速时平均心动过速周期较长，特别是频率较慢的无休止的房速是发展为心肌病的主要条件；其次有遗传因素，血管紧张素转化酶基因多态性与心肌病关联：含有缺失等位基因的基因型使血管紧张素转化酶和血管紧张素Ⅱ浓度升高。在持续心动过速患者，肾素-血管紧张素系统过度表达容易发展为心肌病。

4. FAT的治疗　首先应针对基础疾病及发作诱因的治疗，症状明显伴心室率快的患者，可用β受体阻滞剂及钙拮抗剂。如应用电转复而不同时应用药物时会引起反复的心律失常，因为会引起自律性升高，加重FAT。

对于无休止的房速发作，对药物治疗反应不好时应采用针对心房冲动起源点进行射频消融（RFA）治疗。2020年，国外一篇应用三维电解剖标测系统对60例儿童FAT进行RFA治疗随访6年的经验报道，总成功率为96.6%，且无严重并发症。图9-10描述了此60例FAT患者心房冲动起源点的分布。成功射频消融后，97%患者平均3个月（2.8个月±2个月）后左心功能得以恢复（图9-11）。

【总结】

FAT中约10%可发展为心肌病，较慢的无休止的心动过速容易进展到心肌病。通过射频消融治疗，这种心肌病是可逆的。故早期识别FAT至关重要。

【彭健教授点评】

本例为年轻患者，以心力衰竭、心动过速入院，以反复发作及无休止心房性心动过速、心脏扩大及LVEF明显下降为主要特征。既往无器质性心脏病病史，近期无

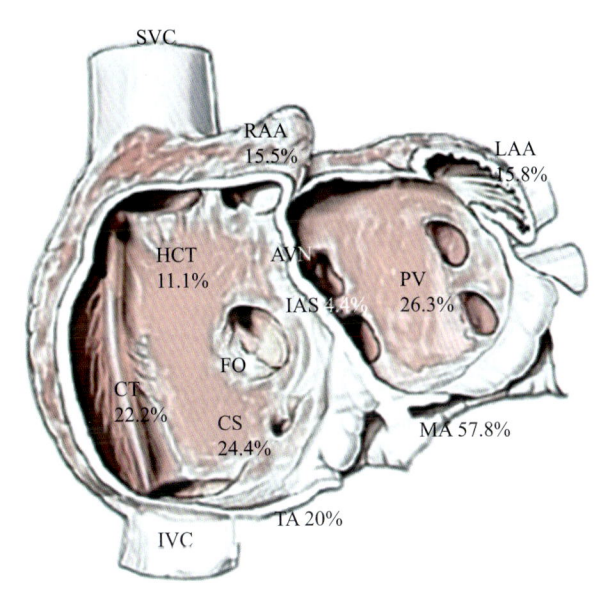

图9-10 60例FAT心房冲动起源点分布。AVN.房室结；CS.冠状窦；CT.嵴终肌；FO.卵圆孔；HCT.高位嵴终肌；IAS.房间隔；IVC.下腔静脉；LAA.左心耳；MA.二尖瓣环；PV.肺静脉；RAA.右心耳；SVC.上腔静脉；TA.三尖瓣环

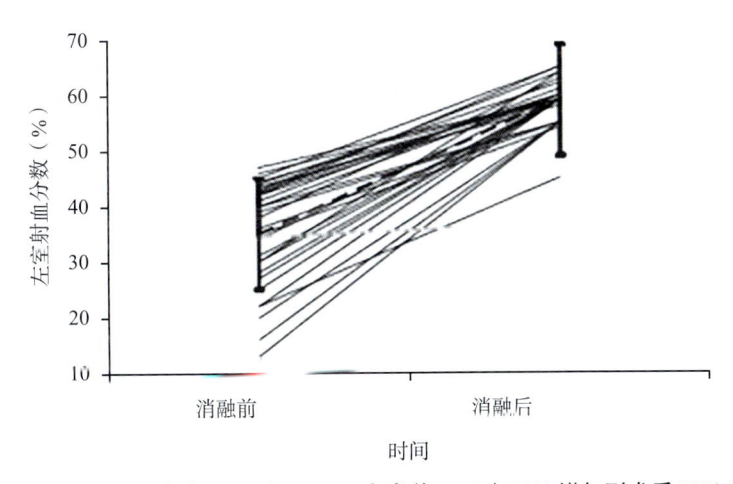

图9-11 射频消融治疗FAT后，LVEF由术前35%±11%增加到术后59%±3%

心肌炎表现。持续的心动过速可导致心脏收缩力下降、心脏扩大，引起心动过速心肌病。而心力衰竭患者，因心脏重构、纤维化病灶、电重构及传导异常，常合并有心律失常，多以心房颤动、室性期前收缩及心动过速多见。心动过速心肌病的诊断需心动过速病史、心力衰竭表现，经控制心律失常后心功能改善作为诊断标准，常为回顾性诊断。

本例患者急性起病，既往无器质性心脏病病史及高危因素，术前完善了心脏磁共振检查，对于诊断房性心动过速导致心动过速心肌病具有独特的参考价值。对于心动过速心肌病的治疗，控制及根治心律失常是首要和最关键的，可选用药物或消融治疗，对于机制明确的心律失常，消融治疗常可达到根治性效果。病例中电生理检查发现，为起源于左下肺静脉前壁局灶性房性心动过速，经消融治疗复查动态心电图未见房性心动过速发作，心律失常得到根治。可增加随访资料（心律失常发作及心功能逆转情况）进一步夯实心动过速心肌病诊断。总体而言，该病例诊治及时，诊断较为明确，符合心动过速心肌病病程表现，治疗效果明确。

## 病例2 一个8岁男童的心律失常

【病例简介】

从2020年开始，该男童时有"感冒"后气促，按"鼻炎"治疗。2021年11月因症状加重到南方医院心内科门诊就诊，平静心电图提示为窦性心律，房性期前收缩，动态心电图提示有频发的房性心动过速和"阵发心房颤动"（图9-12）；超声心电图提示左心房增大（40mm），心包少量积液。LVEF：67.53%；CMR提示双房稍大，心包少量积液，心肌中层有线状晚期增强（LGE），未见心肌炎症及水肿征象。2022年1月18日入住南方医院心内科。患儿一般情况及发育营养状态良好，生命体征正常，查体及检验无特殊发现。

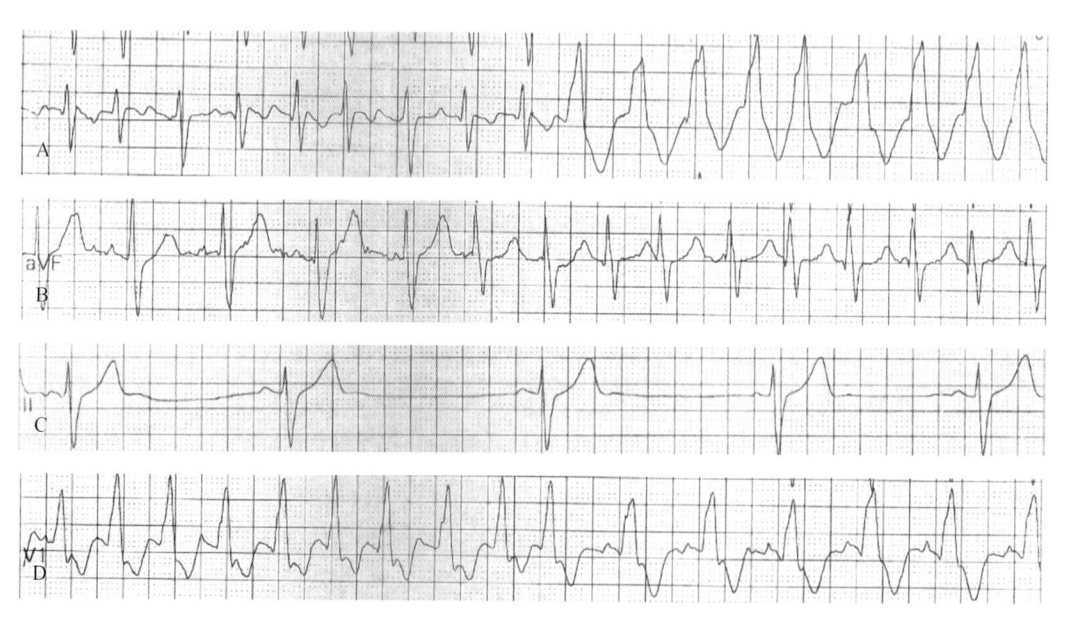

图9-12　A.间歇性完全右束支传导阻滞；B.房性心动过速；C.窦性心动过缓；D.心房颤动

【电生理检查及射频消融治疗】

2022年1月21日在全身麻醉下行食管超声及心内电生理检查和射频消融治疗。经左右股静脉分别置入St-Jude冠状窦（CS）电极到冠状窦，和4级导管到右心室。行心室S1S2 500/350 10ms程序刺激，可见VA分离。将4级导管置于高位右房，可见4级导管A波最早；CS78行S1S2 500/350 10ms程序刺激，S2 270ms房室结不应，未诱发出心动过速；予异丙肾上腺素静脉滴注，将心率提升到110次/分左右，继续行CS78，S2

310ms诱发出房性心动过速，周长约400ms，可持续发作，发作时以CS 9/10级A波最早，表明房速可能起源窦口附近，遂决定行房速射频消融。先从右房标测开始，Seldlinger法，再次穿刺右股静脉，经鞘管送入普通拉锁电极导管到右房，在房速状态下，逐步构建右心房电解剖模型，分析冠状窦口前下方于房速发作时激动最早，较P波提前，遂交换TCQ压力大头于该处放电消融（20W-25W-55℃）50s，并于周边巩固，消融过程中出现交界性心动过速，停止放电后。逐步恢复为窦性心律（图9-13）。

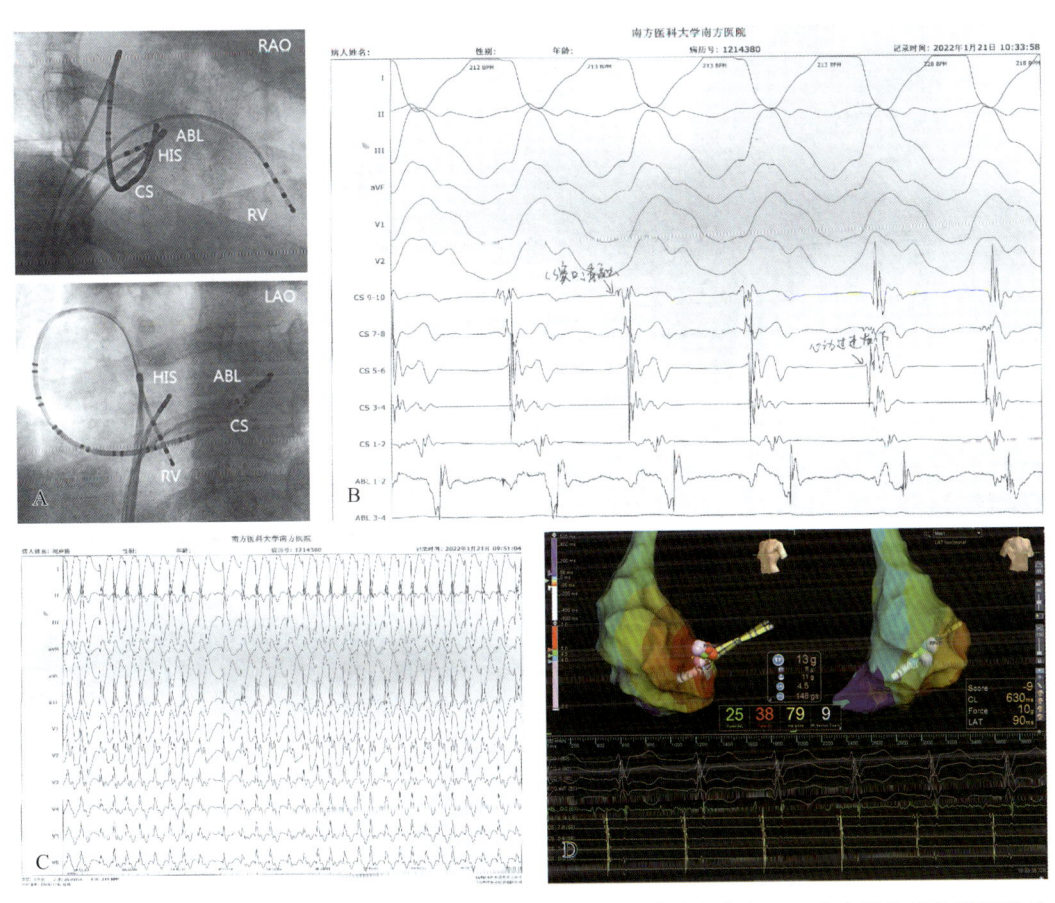

图9-13 本例灶性房性心动过速诊断及治疗。A.常规心内电极标记；B.术中诱发出快速不整的房速（放射不同频率的冲动）；C.心内电生理发现提前出现的心房冲动位于冠状窦口前下方；D.构建电解剖图提示冲动最早部位，此处消融成功

再以异丙基肾上腺素静脉滴注后CS78 S1S2 500/350 10ms程序刺激，S2 280ms可诱发出宽QRS心动过速，将4级导管置于His处，测得心动过速时，HV40ms，超速抑制中止心动过速后。经窦律下传的HV为60ms，患者术前心电图有间歇性完全性右束支传导阻滞，考虑宽QRS心动过速为束支型室速伴室内差异传导，将大头置于右心室标测P电位后行右束支消融，体表心电图提示为完全性右束支传导阻滞。再用异丙基肾上腺素静脉滴注下程序刺激，未诱发出心动过速，手术成功（图9-14）。

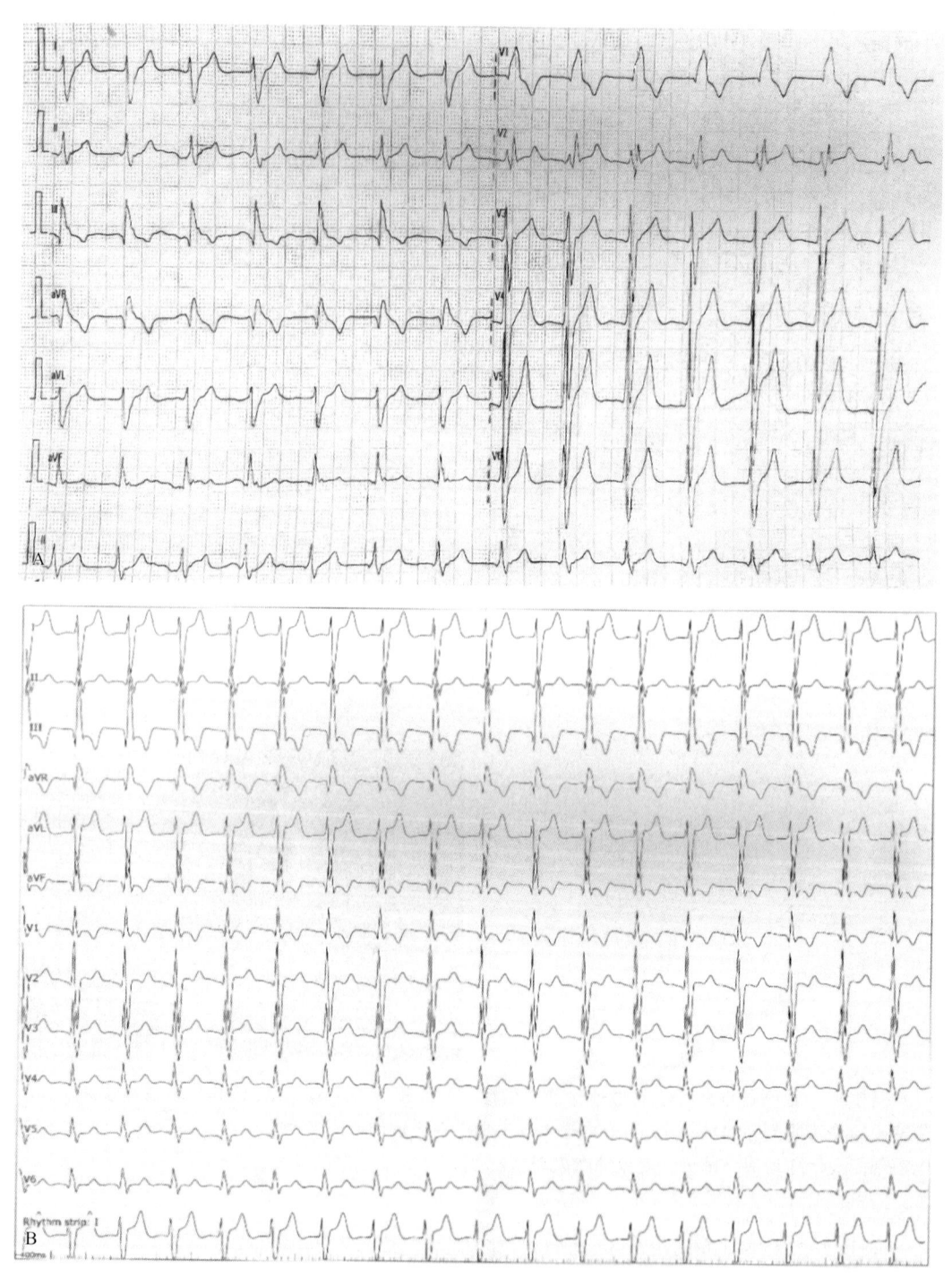

图9-14 A.室性心动过速(电生理提示房室分离);B.右束支消融后买心动过速停止发作

【最后诊断】
①局灶性房性心动过速(冠状窦口起源);②束支型室性心动过速?
【病例讨论】
1.关于儿童局灶性房性心动过速 局灶性房性心动过速(FAT)是起源于心房(非

302

窦房结区）自动的、快速发射的冲动，是儿童少见的室上性心动过速。尽管这种心动过速一般认为是良性的，且在控制心律失常后是可逆的，但反复发作的FAT会导致心动过速性心肌病。较小的儿童对抗心律失常药物治疗敏感，故对低龄儿童，药物治疗推荐为一线治疗。≥3岁儿童反复发作的、有症状的FAT，特别是有心动过速性心肌病者很难自动恢复，应尽早进行导管射频消融治疗。三维电解剖扫描系统能提供精确的异位灶定位和应用较少的X线透视完成导管消融治疗。

G.T.Sahin等在2020年报道了60例儿童局灶性房性心动过速，应用三维电解剖扫描系统进行射频消融治疗和6年随访结果。60例中有15例发展到心动过速性心肌病（25%），大部分（75%）的局灶性房性心动过速是在右侧，超过一个病灶的有4例。47例应用射频消融，9例应用冷冻消融，两者兼用的有4例。即刻成功率为95%，4例复发病例在第二次射频消融中有3例成功，故总成功率为96.6%，且不伴有严重的并发症。

这是一个最大的应用三维电解剖扫描系统对儿童和婴儿局灶性房性心动过速治疗的评估，有几点重要发现：①应用三维电解剖扫描系统进行导管射频消融治疗儿童FAT，是安全有效和节省X线照射的方法；②成功射频消融治疗后，能使许多心动过速心肌病的患者心功能恢复正常；③冲洗式射频消融导管能安全用于较大和较深的心房组织消融。

心动过速导致的心肌病（T-CM）仅指由于室率增加（不管心动过速的来源）导致的可逆性左心室功能不全。发展为T-CM的危险不仅取决于心动过速的类型，还取决于发作的时程和频率。有报道10%的房速发展为T-CM，心率快的房速T-CM发生率可达37%；而且，交界性折返性心动过速，常表现为增速的室上性心动过速（SVT）发生率最高，可达20%～50%。尽管心房纤颤（AF）是最常见的心律失常，但对此人群尚没有明确的T-CM发生率的报道。儿童的T-CM 59%源于房速，23%源于持久的交界性折返性心动过速，7%源于室性心动过速。

本患者的房速诊断明确，发作时心室拖带呈VAAV现象，有可见的A多于V现象，同时标测能寻找到冠状窦口A波最早，消融有效并不再诱发，均表明患者房速诊断明确，呈局灶向四周扩布。局灶房速的消融效果较好，多起源心房一些交界组织区域，例如冠状窦口、瓣环、界嵴、心耳口部等区域。只要诊断明确，目前在三维标测工具指导下，成功率较高。

2.酷似心房颤动的局灶性房性心动过速　异位的房性心动过速占儿童室上速的14%，常由心肌细胞自律性增加引起，也不排除触发活动。最常见的异位病灶在右心耳的界嵴，围绕肺静脉，但也可在右心房和左心房的任何部位。心电图上的P波与窦性P波不同，心动过速发作时房率为130～300次/分，可伴有Ⅰ度和Ⅱ度房室传导阻滞。当冲动发生频率不一时酷似房颤率。

3.关于束支折返型室性心动过速的心电图特点　束支折返型室性心动过速表现为持续性单形性室性心动过速。发作时QRS≥0.12s，常可出现室房分离。大多呈左束支阻滞图形。因为束支折返激动最常见的是QRS呈左束支阻滞图形，即激动经左束支逆传至希氏束，再由希氏-右束支系统前传至心室。少数患者的QRS波呈右束支阻滞图形，激动经右束支逆传至希氏束而前传经左束支至心室。心室率不快，常可自然终止，但易复发。

在能诱发出束支折返型室性心动过速者的常规心电图上，窦性心律时，往往有室内传导延迟的表现，常是非特异性室内传导延迟，也可表现为典型的左束支阻滞或右束支阻滞图形。这种图形并非肯定某侧束支真正发生了阻滞，而有可能是其传导延迟的程度足以使室上性激动沿对侧束支下传而引起心室激动。此外，一侧束支的前向传导完全阻滞时，其逆向传导仍可正常，所以仍可能发生持续性束支折返。

【随访】

2022年10月14日随访，无明显自觉症状，一般情况好，生活质量如常。心脏超声指标与术前比较无明显变化：LV、LA、RV、RA腔径（mm）术前分别为43、40、28、36；术后分别为48、39、32、40；LVEF术前后分别为57.53%及61.70%。术后心律失常完全消失（图9-15）。

南方医科大学南方医院
广州大道北1838号
电话：　　传真：

记录开始日期 16/10/2022　　动态心电图分析报告　　记录开始时间 8:35

| | | | | | |
|---|---|---|---|---|---|
| 患者姓名： | | HIS登记号：002563465 | | 卡号：11024878591755186938 | |
| 地址： | | 年龄：9 岁 | 生日：23/01/2013 | 性别：男 | |
| 患者来自：门诊 | | 起搏器：无 | 体重： | 身高： | |
| 申请科室：心血管内科门诊 | 申请医生： | | | | |
| 门诊号：1214380 | 住院号： | 床位号： | | | |
| 临床诊断：1:阵发性房性心动过速 202207消融 | | | | | |
| 病史及治疗过程： | | | | | |

| 心率 | | 室性节律 | | 心率变异性 | |
|---|---|---|---|---|---|
| 最慢心率-5 间期： | 39 bpm at 4:02 | 室早总数： | 0 | SDNN-24 小时： | 188 |
| 最快心率-5 间期： | 135 bpm at 8:47 | 成对室早总数： | 0 | SDANN： | 134 |
| 平均心率 - 24 小时： | 67 bpm | 室速总数： | 0 | SDNN Index： | 125 |
| 小时计最慢平均心率： | 53 bpm at 23:00 | 最长的室速： | 无 | rMSSD： | 163 |
| 小时计最快平均心率： | 90 bpm at 9:00 | 最快心率的室速： | 无 | pNN50： | 57 |
| 分析心搏数： | 81163 | 最慢心率的室速： | 无 | 频域功率-24小时： | 14151.6 |
| 分析的分钟： | 1211 | 每一千心搏/每小时室早数： | 0.00/0.00 | 最小频域功率小时： | 5869.9 |
| 动态心电图记录时间： | 23小时，7分钟 | 室早百分比%： | 0.00% | 最大频域功率小时： | 28351.6 |
| | | R on T： | 无 | | |
| **ST 段分析** | | **房性节律** | | **心动过缓** | |
| 总 ST 分钟 CH1： | 0 (I) | 房早总数： | 48 | 停搏大于2.00秒： | 0 |
| 总 ST 分钟 CH2： | 0 (II) | 成对房早总数： | 4 | 最长的停搏： | 无 |
| 总 ST 分钟 CH3： | 0 (III) | 房速总数： | 0 | 最长R-R间期 | 1.71秒(04:05:03) |
| 最大 Delta ST 下降： | 无 | 最长房速： | 无 | **QT** | |
| 最大 Delta ST 上升： | 无 | 最快心率房速： | 无 | | |
| 最长的 ST 段： | 无 | 每一千心搏/每小时房早数： | 0.59/2.00 | 最大QT： | 521毫秒(II) |
| ST 段的最快心率： | N/A | 房早百分比%： | 0.06% | 最大QTc： | 559 ms |
| 缺血总负荷 | 0.0[illegible] | 交界性心搏总数/交界速： | 0/0 | 最大QTc间期： | 于 10:20. HR 89 bpm. |
| | | 房颤/房扑百分比： | 0 | 室性逸搏 | 无 |

图9-15　2022-10-16随访的动态心电图

【王月刚教授点评】

该患者的房性心动过速诊断明确，发作时心室拖带呈VAAV现象，有可见的A多于V现象，同时标测能寻找到冠状窦口A波最早，消融有效并不再诱发，均表明患者房性心动过速诊断明确，呈局灶向四周扩布。局灶房性心动过速的消融效果较好，多起源心房一些交界组织区域，例如冠状窦口、瓣环、界嵴、心耳口部等区域。只要诊断明确，目前在三维标测工具指导下，成功率较高。

本例是否是束支折返心动过速，仍然存疑，由于患者后面不能诱发，导致诊断不能明确。患者室性心动过速诊断比较明确，发作RBBB图形心动过速时，有V波多于A

波的表现，同时比窦律下HV缩短了20ms。V波＞A波，提示心室的电活动占据主导地位，考虑室性心动过速；而HV仍提前40ms，考虑室性心动过速与希-浦系统有关，因比窦律缩短15ms以上，考虑有可能是分支起源，如果是右束支参与的束支折返，则HV应该不变或轻微延长，根据Josephson的教科书，一般不会超过15ms，此例患者缩短了20ms，这是不支持束支折返的原因；但是患者由于心室率很快，起初准备标测右束支电位明确右束支的传导顺序时，心动过速被终止，右束支阻滞下，心动过速不发作，表明右束支可能参与，最后消融右束支后结束手术。综合这些，该患者的宽QRS心动过速诊断不明确，能比较大把握说的是患者宽QRS心动过速是室性心动过速可能。

# 第10章

# 无冠状动脉阻塞的心肌梗死

2021年,欧洲心脏病学会再次发表了有关对无冠状动脉阻塞的心肌梗死(myocardial infartion with non-obstructive coronary arteries,MINOCA)的新认识。强调在确定MINOCA诊断后,要进一步探讨病因,主要从冠状动脉血管内影像技术及心脏磁共振两方面来筛查病因;此外,强调只有缺血性病因才诊断为MINOCA,非缺血性病因为非MINOCA(如心尖球形综合征、急性心肌炎等)。MINOCA在临床上分为两型:1型MINOCA指动脉粥样硬化不稳定斑块引起的急性缺血事件,包括斑块破裂、斑块腐蚀和喷发结节;2型MINOCA包括氧供减少(如冠状动脉痉挛、冠状动脉栓塞、冠状动脉内皮功能不全及自发性冠状动脉夹层)以及心肌氧的供求矛盾。

病例1因冠状动脉自发夹层所致,通过冠脉内血管超声确诊,实属不易。病例2是一个非常疑难的MINOCA病例,虽然通过心脏磁共振发现了重要的线索,即患者存在非缺血性扩张型心肌病,且文献也明确指出非缺血性扩张型心肌病可出现MINOCA,但我们对这个病例的诊断没有十足把握,因此请教了北京协和医院心血管内科朱文玲教授,在点评中发表了她的见解。病例3为一例在过敏反应基础上出现的急性冠脉综合征,称为Kounis综合征,发病率极低,国内外报道极少见。严格地说,它不应该属于目前认为的狭义的MINOCA,因为患者的心肌梗死非因冠状动脉斑块不稳定,也非冠状动脉的氧供求矛盾。但因为发病机制尚不十分清楚,我们暂时将其列入了本章。

## 病例1 冠状动脉自发夹层

【病例简介】

女性,35岁。于2021年7月16日7时20分无明显诱因突发心前区痛,呈压榨性,伴头晕,7时40分出现晕厥,家人呼叫"120",急诊于当地卫生院。当时心电图呈"冠状窦心律",心前导联R波递增不良(图10-1),肌钙蛋白I<0.1ng/ml,未予处理返家。

当日17:00,因胸痛加重自行去区人民医院急诊,心电图提示:前间壁梗死,分期不定,侧壁T波异常(图10-2),肌钙蛋白I 4.88ng/ml。嘱转上级医院。当日23时07分达南方医院,急查高敏肌钙蛋白T>2.000ng/ml,23时35分,嚼服阿司匹林300mg及替格瑞洛180mg,0时15分进入心导管室。

冠状动脉造影提示:左主干冠状动脉(LM)无明显狭窄,左前降支冠状动脉(LAD)从开口到近段呈管状狭窄,与邻近段比较,狭窄程度约50%。TIMI血流3级;左旋支冠状动脉(LCX)及右冠状动脉(RCA)无狭窄,血流TIMI 3级。左心室造影

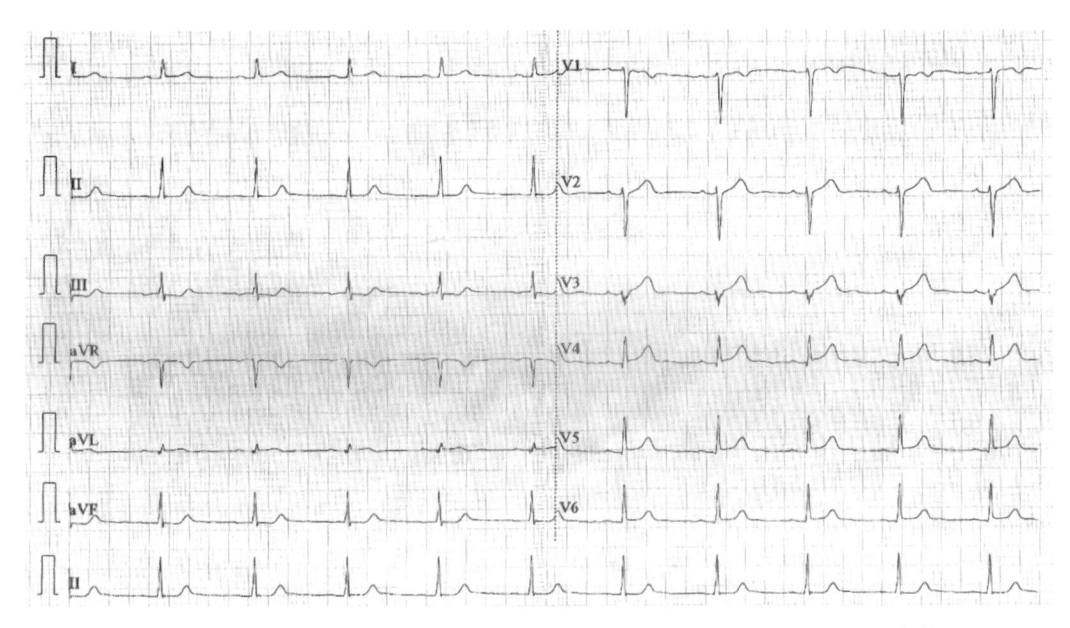

图10-1　P<sub>Ⅲ</sub>：浅倒，P<sub>Ⅱ、aVF、aVR</sub>不明确，V1～V3导联R波无递增，T波高耸

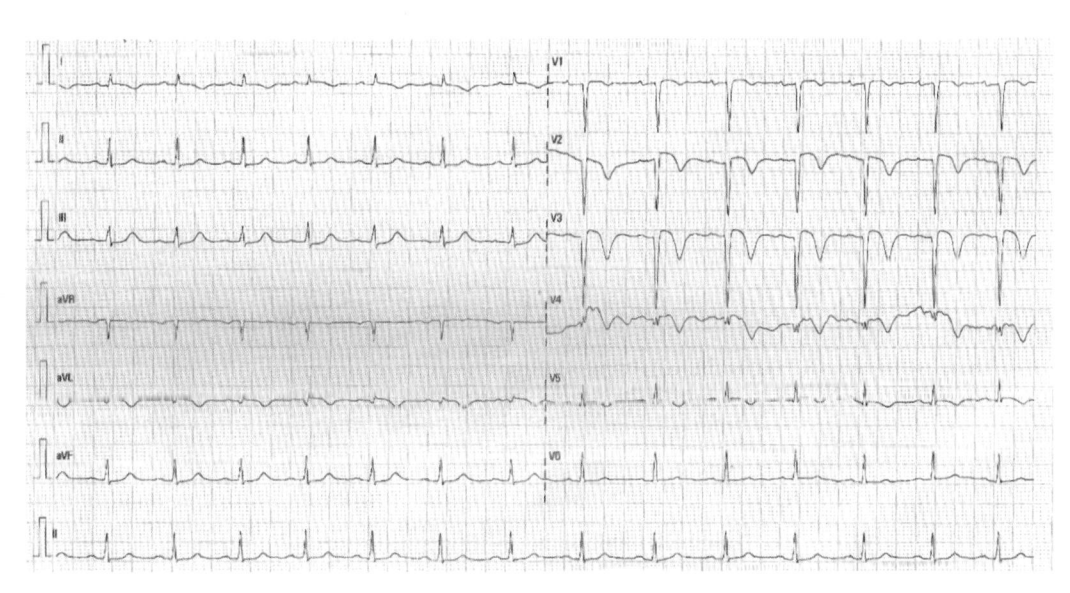

图10-2　窦性心律，前壁导联（V1～V4）呈QS波伴T波深倒置，符合前壁心肌梗死演变

见心尖反常运动。LAD行血管内超声检查发现开口到近段长段夹层（图10-3），最小真腔面积为4.78mm²。未对病变干预，过程顺利，结束手术。

术后于7月17日0时50分入住CCU。当日前-脑利尿肽（pro-BNP）12 546.00pg/ml，高敏肌钙蛋白T 5.430ng/ml。超声心动图提示广泛前壁运动减弱，EF 41.67%。心电图仍呈现广泛前侧壁T波深倒置。心肌损伤指标呈快速下降趋势，符合急性心肌梗死特点（图10-4）。经药物治疗，临床症状逐渐恢复，于7月27日出院。

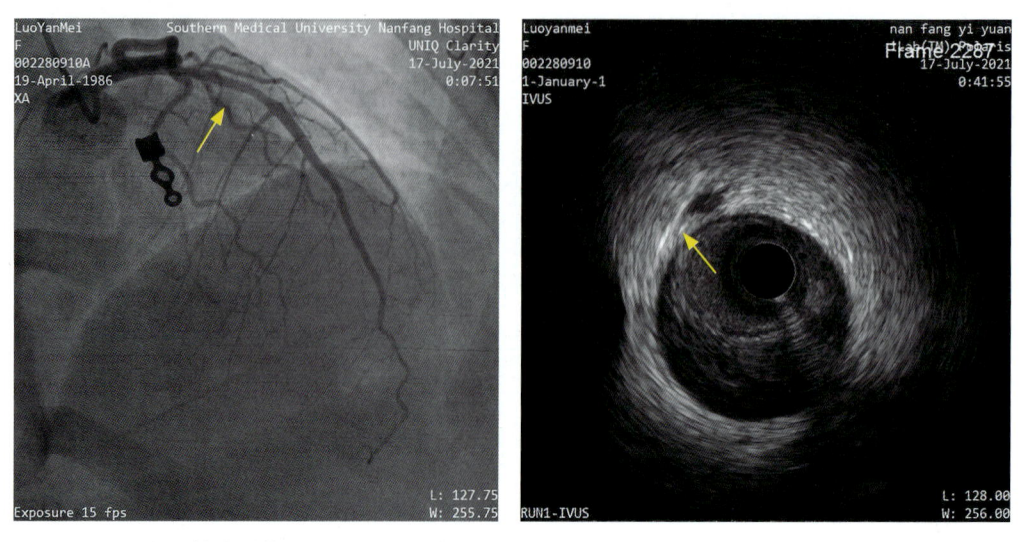

图10-3　左图箭头所指为LAD近段呈管狭窄处，狭窄程度与邻近段比较约50%；右图箭头所指处为IVUS所见：管腔下部大片壁内血肿，未见内膜撕裂

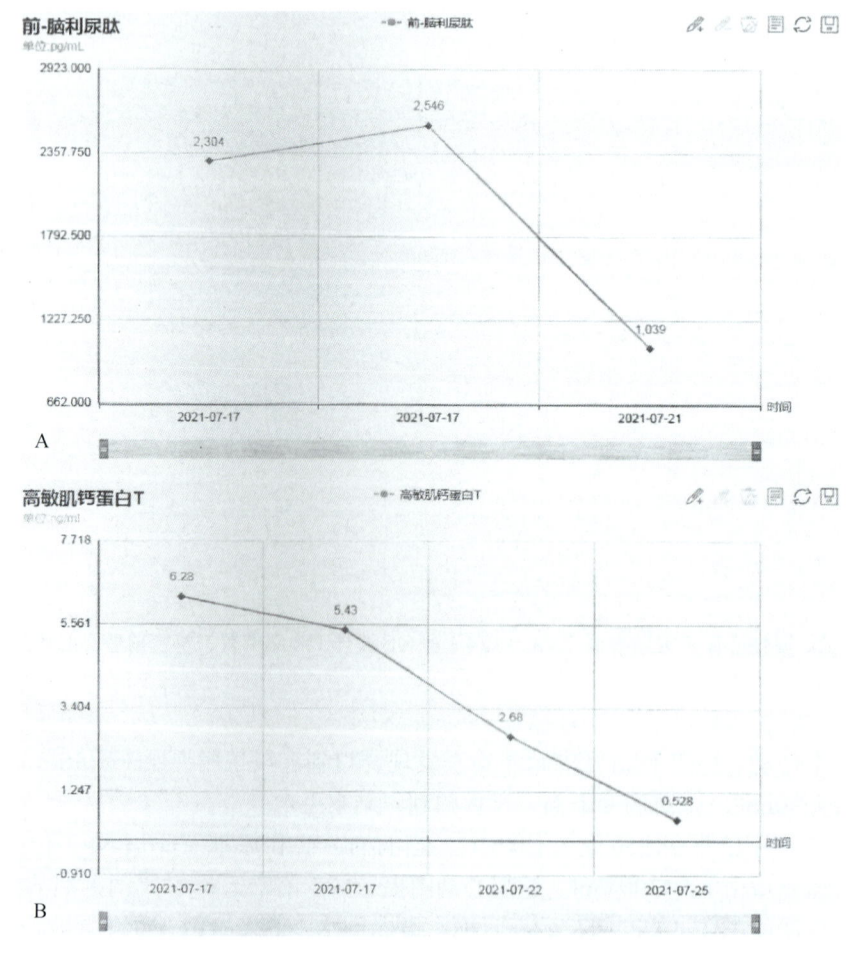

图10-4　pro-BNP（A）及hsTNT表现为快速下降形式（B）

第10章　无冠状动脉阻塞的心肌梗死

【最后诊断】

①无阻塞性冠状动脉病变的急性心肌梗死（MINOCA）；②自发性左前降支冠状动脉夹层（SCAD）。

【病例讨论】

1.关于MINOCA的最新认识　2021年，欧洲心脏病学会再次发表了有关对MINOCA的新认识。强调在确定MINOCA诊断后，要进一步探讨病因，主要从冠状动脉血管内影像技术及心脏磁共振两个方面来筛查病因；此外，强调只有缺血性病因才诊断为MINOCA，非缺血性病因为非MINOCA（如心尖球形综合征、急性心肌炎等）。缺血性的MINOCA包括两类病因：1型与冠状动脉斑块相关联，2型由冠状动脉供求矛盾引起（图10-5，图10-6）。

当临床表现为急性心肌梗死，且冠状动脉造影无阻塞性冠状动脉病变时，应同步完成左心室造影，以除外心尖球形综合征，此时可初步诊断为MINOCA，要从冠状动脉血管内影像技术、心脏磁共振两方面进一步筛查病因。冠状动脉血管内影像技术主要发现有无不稳定斑块、冠状动脉痉挛和自发夹层；心脏磁共振则主要诊断急性心肌梗死、心尖球形综合征、急性心肌炎及其他心肌病，从而对MINOCA作出病因诊断，做进一步病因处理。部分病例经以上检查仍未获得病因线索，则要继续随访，按急性心肌梗死及动脉粥样硬化二级预防药物治疗。

MINOCA在临床上分为两型：1型MINOCA指AS不稳定斑块引起的急性缺血事件，包括斑块破裂、斑块腐蚀和喷发结节；2型MINOCA包括氧供减少，如冠状动脉痉挛、冠状动脉栓塞、冠状动脉内皮功能不全及自发性冠状动脉夹层，以及心肌氧的供求矛盾。氧的供求矛盾可因严重高血压、严重贫血、心动过缓性心律失常、心动过速性心律失常、严重缺氧和严重低血压所致。

本例患者急性胸痛发病，临床符合急性前壁心肌梗死，冠状动脉造影正常，符合MINOCA诊断，经血管内超声检查发现为LAD自发夹层。

2.关于冠状动脉自发性夹层（spontaneos coronary artery dissection，SCAD）　SCAD为自发性冠状动脉内膜分离，非医源性或外伤所致，与动脉粥样硬化无关。由多种因素联合引起，包括性别、激素波动、基础动脉病变、遗传和环境，由体力活动和情绪激动诱发；女性占SCAD的87%～95%，平均出现年龄为44～55岁。其发展过程如图10-7。

根据Saw等报道，SCAD发病时的主要症状为胸痛，可放射到上肢和颈部，其次可有恶心呕吐、出汗、呼吸困难、背痛、昏迷、室性心动过速/心室颤动、疲倦、头痛和晕厥（图10-8）。

急性SCAD的处理以非手术治疗为主，但如临床血流动力学不稳定，涉及左冠状动脉主干或两个冠状动脉主支的近段夹层，应采取冠状动脉支架或搭桥治疗。药物治疗方面主张在急性期和长期应用β受体阻滞剂。急性期的阿司匹林和氯吡格雷双联抗血小板1～12个月治疗可能有益，之后改为阿司匹林长期应用。

新的P2Y12抑制剂，如替格瑞洛或普拉格雷在SCAD的作用尚未确定，GPⅡb/Ⅲa抑制剂也未在SCAD患者中评估。抗凝药物及溶栓药物在SCAD应避免使用。

关于血管紧张素转化酶抑制剂或血管紧张素受体阻滞剂仅限于在明显左心功能不全

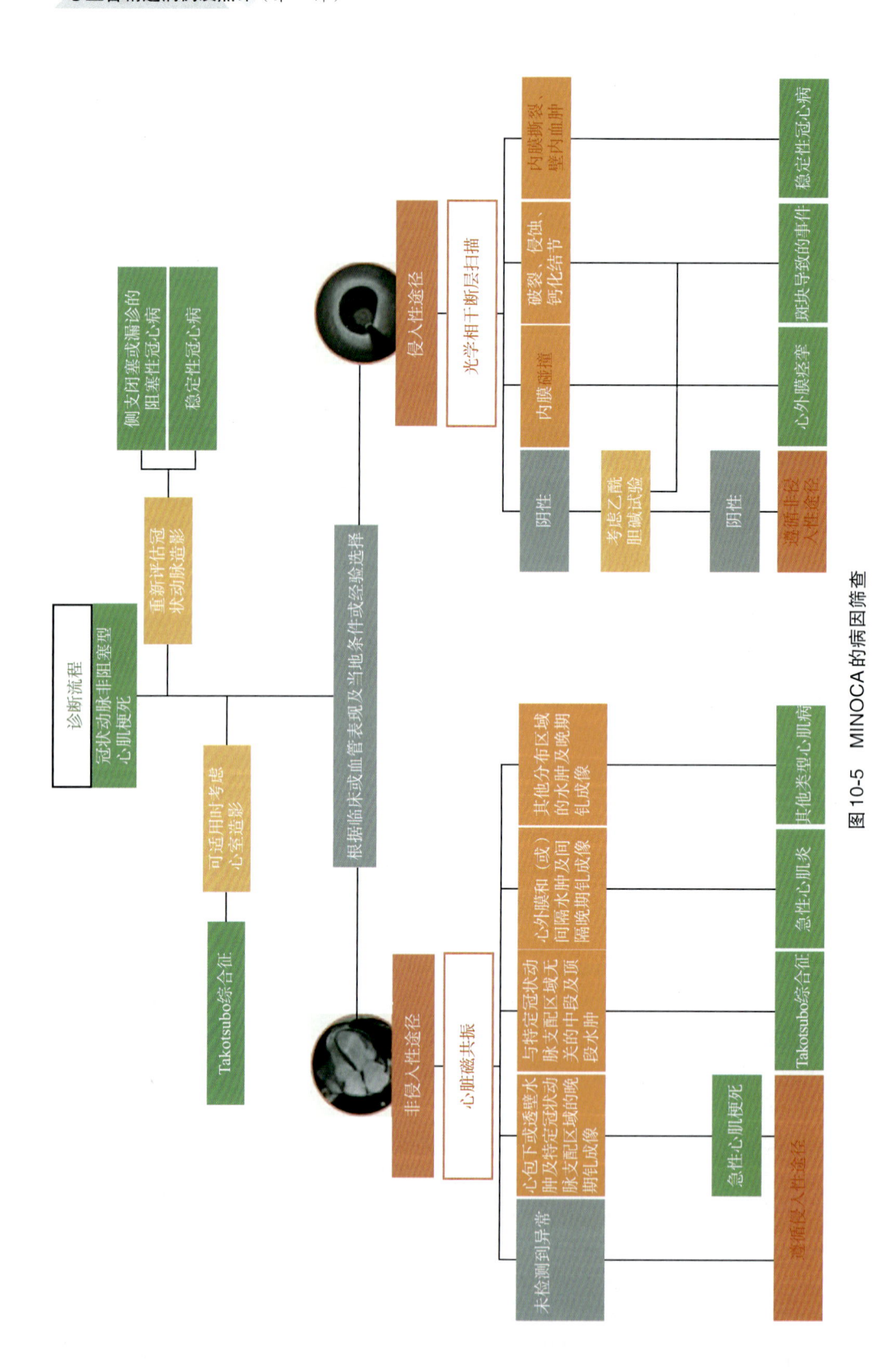

图 10-5 MINOCA 的病因筛查

第10章 无冠状动脉阻塞的心肌梗死

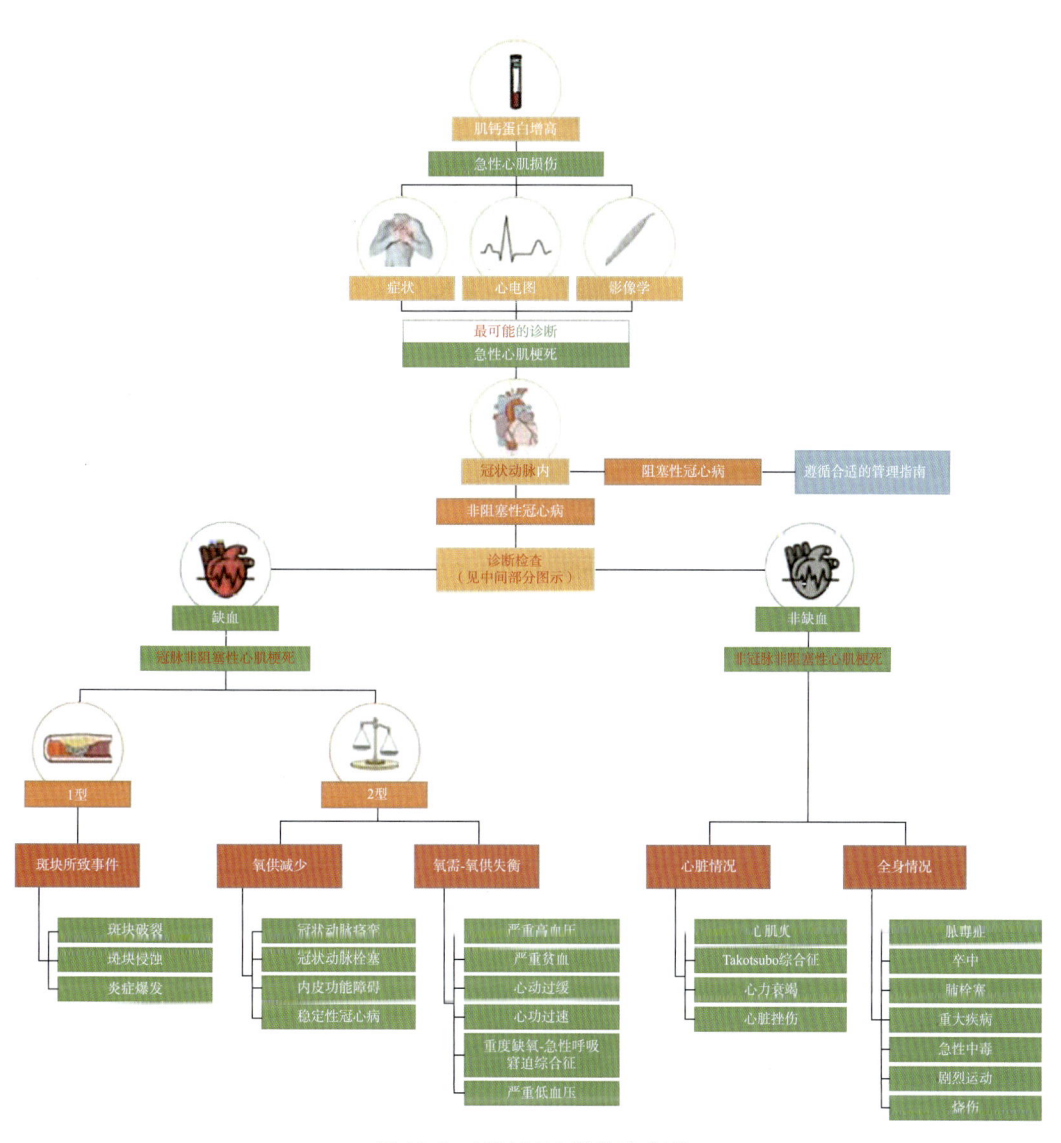

图10-6 MINOCA的临床分型

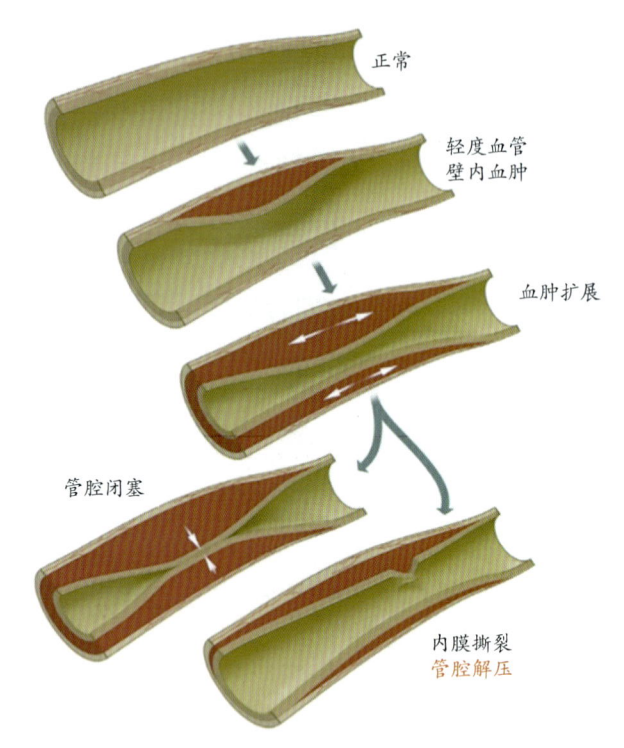

图10-7 提示SCAD自发过程：由上至下，代表动脉内膜分离、形成壁内血肿、血肿逐渐扩大使管腔闭塞或内膜撕裂血管壁血肿减轻（D.F.© MAYO 2020）

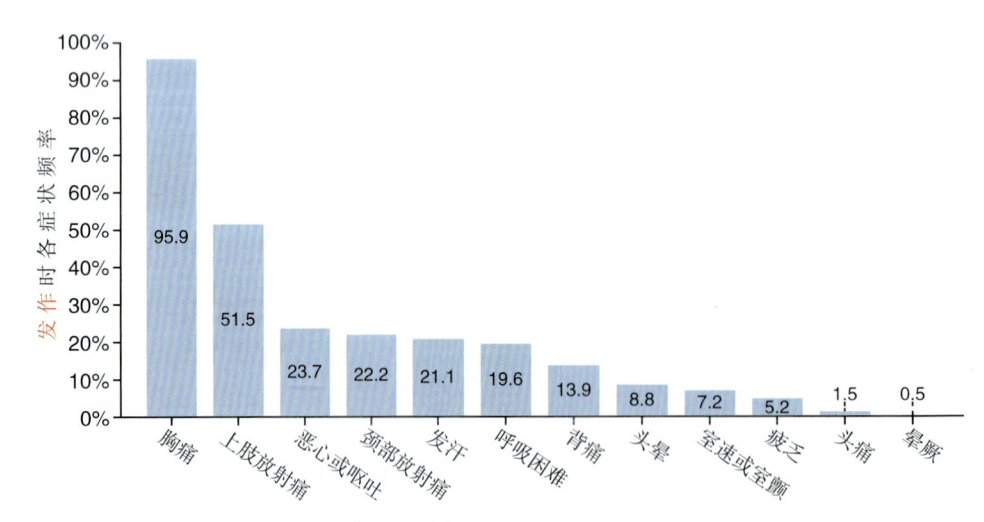

图10-8 SCAD在临床的主要表现（引自Saw et al.Spontaneous Coronary Artery Dissection Review.JACC，VOL68，NO.3，297-312，2016）

的SCAD患者中应用。他汀类降脂药也仅限于在有明显高脂血症的患者中应用。

如在急性SCAD后≥26d重复冠状动脉造影，几乎100%患者的冠状动脉夹层已经愈合。

【总结】

无冠状动脉阻塞病变的急性心肌梗死（MINOCA）并不能使心血管医师放心，要进一步寻找基础病因,尤其要探讨缺血和非缺血病因的鉴别诊断方法。

**【冯力教授点评】**

病例1为一例年轻女性患者,因胸痛2d,晕厥1次入院。心电图提示:窦性心律,前壁导联(V1～V4)呈QS波伴T波深倒置,符合前壁心肌梗死演变,hs-TnT>2.000ng/ml,诊断为急性心肌梗死,行冠状动脉造影检查发现左前降支冠状动脉(LAD)从开口到近段呈管状狭窄,狭窄程度约50%。TIMI血流3级;其余血管检查未见狭窄病变,左心室造影见心尖反常运动。当临床表现为AMI,且冠状动脉造影无阻塞性冠状动脉病变时,左心室造影也符合心肌梗死的表现,故诊断为MINOCA。而该术者未止于此诊断,鉴于此患者为年轻女性,LAD近段狭窄病变,故利用IVUS对LAD进行检查,发现开口到近段自发性冠状动脉长短夹层,最小真腔面积为4.78mm²。因IVUS所示,管腔下部大片壁内血肿,未见内膜撕裂。考虑此次心肌梗死系血肿逐渐扩大使管腔高度狭窄直至一过性闭塞所致。此因患者血流动力学稳定,故结束手术,同时避免抗凝治疗。

冠状动脉自发性夹层(spontaneos coronary artery dissection,SCAD)多发于青中年女性,由多种因素联合引起,包括激素波动、基础动脉病变、遗传和环境,由体力活动和情绪激动诱发,因此对于此类患者的胸痛不能片面只想到雌激素对青年女性的心血管保护作用而忽略青年女性胸痛的特点,此病例临床资料充足,术者临床思维缜密,是很好的示范病例。

## 病例2 难识别的心肌病

**【病例简介】**

女性,1972年出生。从2015年(时年43岁)开始,共在南方医院住院4次。第一次住院(2015-01-10至2015-01-15)和第二次住院(2018-05-16至2018-05-19)在肾脏内科;第三次住院(2018-05-27至2018-06-01)和第四次住院(2021-07-10至2021-07-16)在心血管内科。

(一)肾脏内科住院简介

2014年健康检查尿常规发现尿蛋白(2+),于2015年首次住院检查。主要检验的结果:①随机尿蛋白(2+～3+),24h尿蛋白定量1.42～4.86g/24h,尿微量蛋白/尿肌酐比值132.0mg/mmol。②肾功能正常:肌酐59μmol/L,胱抑素C 1.01mg/L,24h尿肌酐清除率117 L/24h。③炎症和免疫指标:C反应蛋白0.31mg/L,红细胞沉降率20mm/1h,免疫球蛋白:IgM 2.27g/L、IgA 1.95g/L、IgG 10.18g/L,血清总补体33.7U/ml。出现自身抗体:ANA 13.2U/ml、ds-DNA18.3U/ml、Sm 8.0U/ml、A-RNP 5.3U/ml,出现抗肾小球基膜抗体(GBM)2.8RU/ml、抗中性粒细胞胞质抗体(ANCA)91.7AAU/ml)、PMO-ANCA(抗原主要是骨髓过氧化物酶-MPO)105.8AAU/ml、PR3-ANCA(抗原主要是蛋白酶-3)33.8AAU/ml。④肝功能:总蛋白58.7g/L、白蛋白30.4g/L、球蛋白28.3g/L。⑤其他:糖化血红蛋白5.6%,血钾4.36mmol/L,低密度脂蛋白胆固醇(LDL-C)3.0mmol/L。

2015-01-13行肾穿刺活检术：免疫荧光见肾小球5个，IgG$_1$（3＋），IgG$_2$（±），IgG$_3$（±），IgG$_4$（－）。病理诊断：继发性膜性肾病可能性大。2018年出院诊断为肾病综合征，膜性肾病。启用他克莫司（tacrolimus，又名FK506）治疗。后又改为激素维持治疗。

### （二）心血管内科住院简介

2018年5月27日凌晨2:30，突发胸痛从熟睡中醒来，胸痛呈压榨性，伴恶心、反酸、头痛及呼吸困难；3:30到社区医院，测血压左侧为157/92mmHg，右侧为167/97mmHg，心电图为"T波改变"，当即转南方医院急诊科。急查肌钙蛋白I37.94ng/ml，肌红蛋白537.8337.94ng/ml，肌酸激酶心肌同功酶＞62.4937.94ng/ml；三项心肌酶谱均明显升高，拟诊急性心肌梗死，给予硝酸甘油，转心导管室。

心导管检查提示冠状动脉四主支均无狭窄，血流均为TIMI 3级，左心室造影未发现室壁运动异常，遂转入CCU观察。入CCU时已无胸痛，神志清楚，体温36.2℃，脉搏99次/分。呼吸18次/分，血压178/89mmHg。颈静脉无怒张，双肺呼吸音清晰，无啰音，心律整齐，心音正常，无心杂音及心包摩擦音，肝不大，双下肢不肿。心电图为窦房结游走心律，Ⅱ、Ⅲ、aVF导联T波倒置，肌钙蛋白I 39.739ng/ml，按急性冠脉综合征治疗，肌钙蛋白I逐渐降至0.436ng/ml，前-脑利尿肽545.40pg/ml。最后诊断为非ST抬高性急性心肌梗死，高血压2级出院。

2021年7月9日因情绪激动后5h，于晚9:00突发胸痛，性质如前次，于7月10日凌晨3:00来南方医院急诊。神志清楚，自动体位，心肺无异常体征。心电图提示窦性心律，Ⅰ、aVL导联电压较低，疑有病理性Q波（图10-9）。高敏肌钙蛋白T＞50ng/ml，前-脑利尿肽3319.00pg/ml（图10-10），血气分析：PO$_2$ 19.50kPa，SaO$_2$ 98.90%。急诊冠状动脉造影及左心室造影正常。心脏超声提示心内结构正常，LVEF 51.46%。住院期间行超声左心室造影和心肌声学造影，无典型的室壁运动异常，心肌灌注良好。按急性冠脉综合征治疗，各项指标逐渐恢复正常，出院诊断也为"非ST抬高心肌梗死"。

2021-09-02门诊随访，行CMR检查，提示左心室增大，LVEF 38%，心尖矛盾运动，左心室心尖多发钆延迟强化，代表心肌纤维化，详见图10-10。

2021-09-02门诊随访，行CMR检查（图10-11），提示左心室增大，LVEF 38%，心尖矛盾运动，左心室心尖多发钆延迟强化，代表心肌纤维化。

【病例讨论】

1.关于本例的心血管病诊断　本例患者于2018年及2021年两次以急性胸痛发病，其中一次由情绪激动诱发，伴一过性肌钙蛋白及前-脑利尿肽升高，但冠状动脉造影正常，故最初诊断应为"MINOCA"，要进一步探讨病因。

患者虽然没有进行IVUS或OCT检查，但心电图没有典型的缺血性改变，故不支持冠状动脉病变所致的胸痛；起病无发热及呼吸道或消化道症状，CMR未见心肌水肿，故不支持急性心肌炎；发病后左心室造影及超声造影均未发现室壁运动异常，又否定了常见的应激性心肌病（心尖球形综合征）诊断。

按MINOCA病因筛查流程，常规行CMR检查，有了重要发现，揭示了本例基本的心血管病是"非缺血性扩张型心肌病"。患者没有慢性心力衰竭的临床表现，超声心动

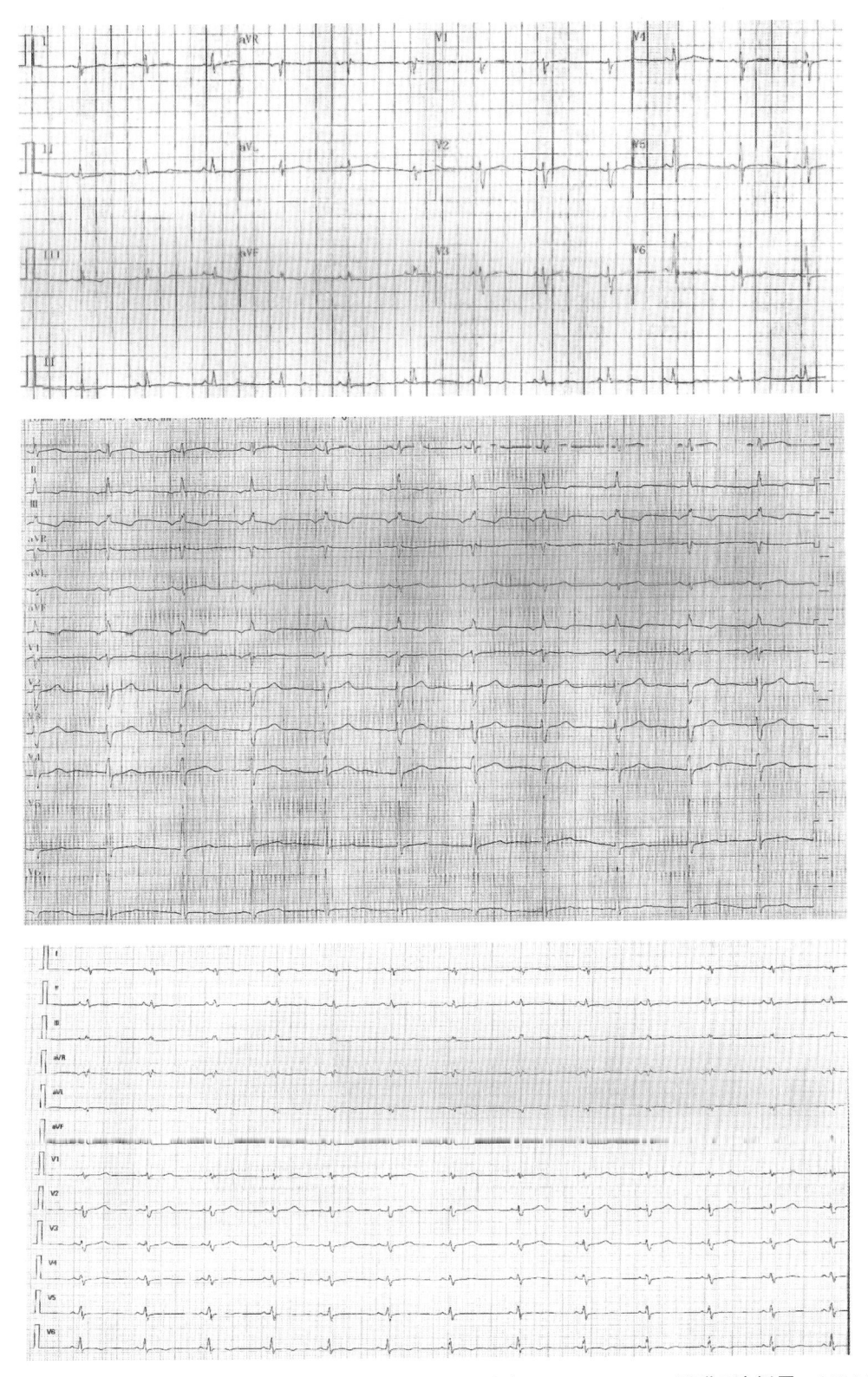

图10-9　历年心电图：2015年心电图正常，2018年提示Ⅱ，Ⅲ，aVF导联T波倒置。2021年与2015及2018年比较，I导联出现病理性Q波，aVL导联转为QS波

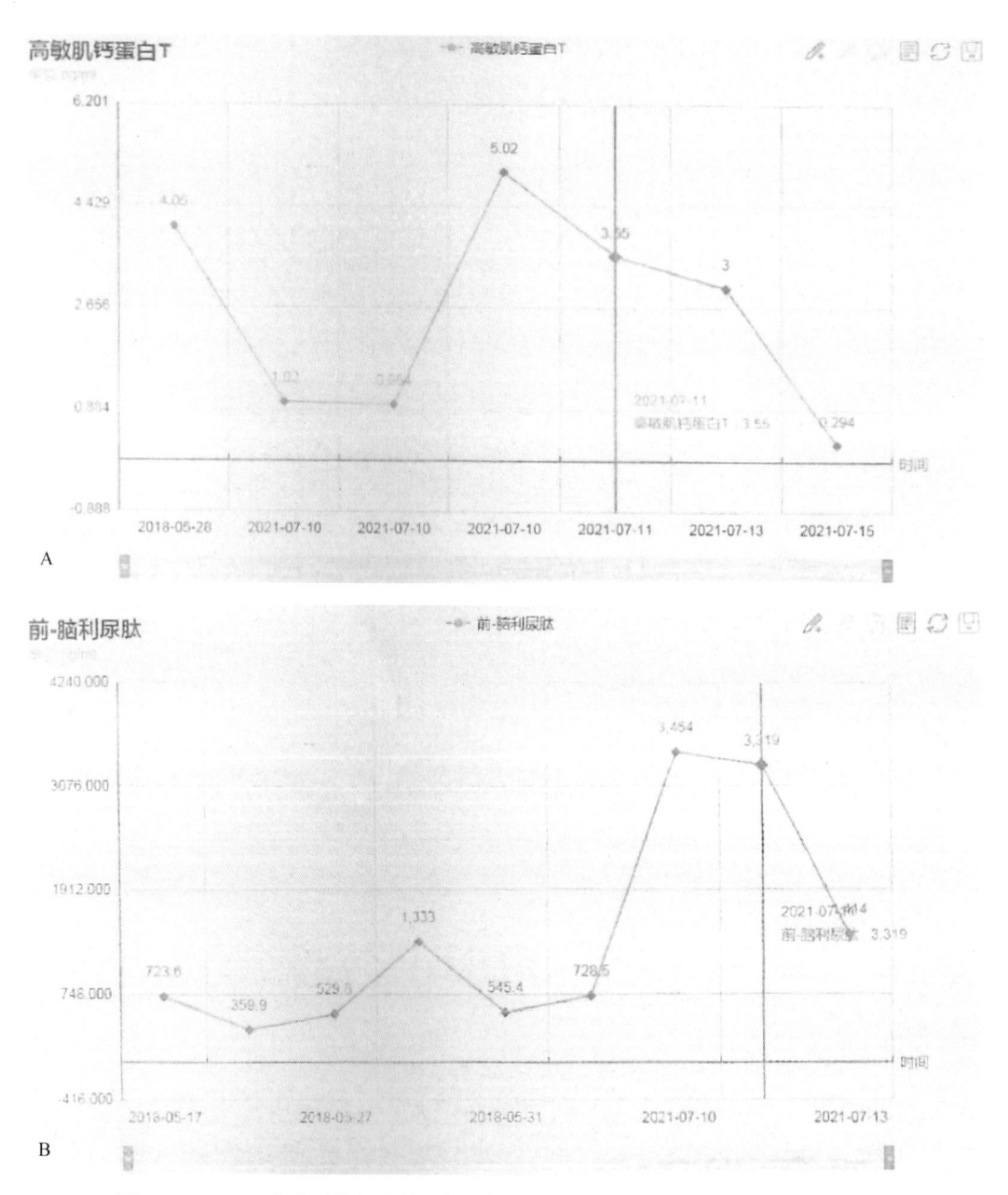

图10-10　2021年住院期间高敏肌钙蛋白（A）和前-脑利尿肽（B）一过性增加

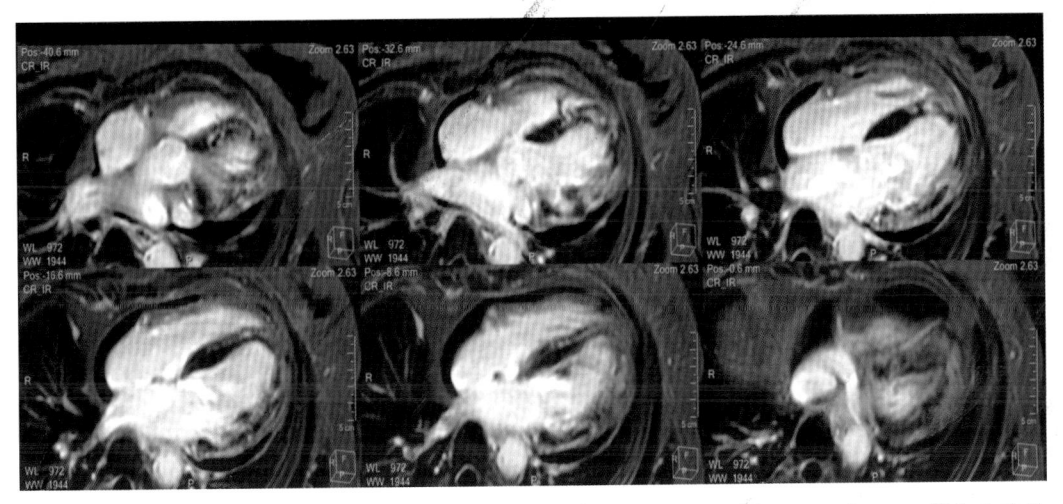

图 10-11 CMR：①心影增大，以左心室增大为主，心尖矛盾运动，LVEF 38%；②左心室前壁基底段-中间段局部灌注稍减慢伴心内膜、中层及心外膜延迟强化，部分呈透壁性改变；③左心室基底段间隔壁、中间段及心尖段各壁心肌散在多发延迟强化，以心肌中层及心外膜显著，考虑心肌多发损伤或心肌纤维化；④心包腔内少量积液

图未提示心脏扩大，且超声所测的左室射血分数（51%）与CMR所测的EF（38%）有如此大的差距，急诊时血气分析正常，没有缺氧，说明不是急性左心衰竭等等，都使我们对此诊断感到意外，经仔细核对姓名和住院号，确认无误后不得不承认CMR是金标准。

至于两次急性胸痛发病，伴肌钙蛋白及前-脑利尿肽一过性升高与慢性心肌病的关系仍无法圆满解释，是否系在心肌病基础上遭遇了应激性心肌损伤，特别是在情绪激动后发病？

最后诊断：①MINOCA；②非缺血性扩张型心肌病；③高血压2级；④膜性肾病；⑤NYHA心功能2级。

2. 非缺血性扩张型心肌病可成为MINOCA的基础病因 根据Reynolds HR针对妇女的研究，联合OCT和CMR可确定84.5%的MINOCA病因，缺血性病因占75.5%，非缺血性病因占24.5%。非缺血性病因包括心肌炎Takotsubo综合征和非缺血性心肌病。

Reynolds等报道，联合OCT和CMR，非缺血性心肌病占MINOCA病因的2.6%（图10-12）。Gatti M等报道了CMR在MINOCA患者中的研究，其中扩张型心肌病占MINOCA患者的2%（图10-13）。

3. 关于非缺血性扩张型心肌病（NI-DCM） 非缺血性心肌病的概念是在无冠状动脉病变及其他心脏负荷性病变基础上表现为左心室或双心室收缩功能不全，经常伴有扩张。此类患者较为年轻，较少并存病，在合理药物和器械装置治疗下，具有较高的左心室重塑逆转率。

NI-DCM可由多种病因导致：①心肌炎。急性心肌炎后，25%～30%进展为NI-DCM。②化学药物（如蒽环类）可致心肌结构和功能的不可逆损害；其他毒性物质，如可卡因、酒精可导致可逆性NI-DCM。③快速室上性心律失常和频发室性期前收缩可引起左心室收缩功能不全，最后发展为可逆性NI-DCM。④变应性肉芽肿血管炎又称

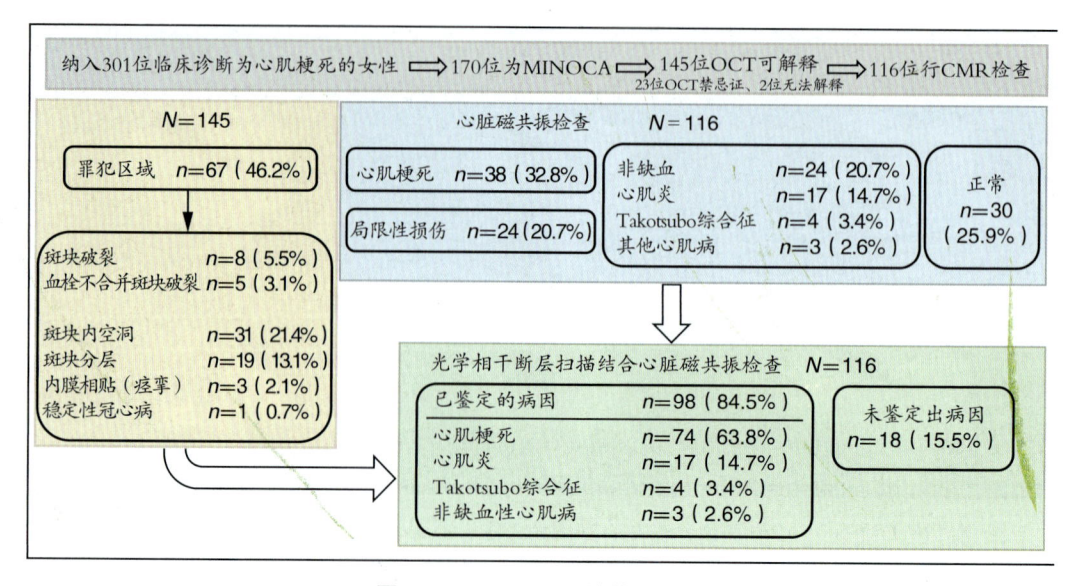

图10-12 MINOCA的基础病因

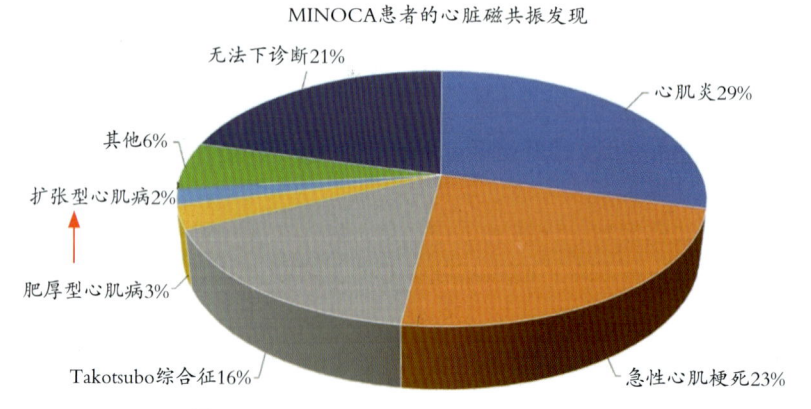

图10-13 CMRzai1MINOCA患者的发现

Churg-Strauss综合征。是一类原因不明、主要累及中小动脉的系统性坏死性血管炎和结节病（sarcoidosis）。⑤围生期心肌病。在排除了以上病因后，极可能为基因病因，据报道，NI-DCM患者，40%有基因背景，超过50个致病基因受累。本病例的病因尚需进一步探索。

4. 关于膜性肾病与NI-DCM的联系　日本学者Kumi Fujita等报道了因LMNA突变导致膜性肾病和扩张型心肌病的病例，其中提出，LMNA突变可导致各种疾病，这些疾病统称为"椎板病（laminopathy）"，包括扩张型心肌病、肌肉营养不良、神经病变、早衰症和部分脂肪营养不良。LMNA（1q21.2-q21.3）编码层状A/C蛋白，属中间丝家族，该蛋白系在体细胞核膜内，与核膜的稳定和细胞分裂的调节有关。Cheungpasitporn W等报道应用rituximab（利妥昔单抗）治疗膜性肾病后出现NI-DCM。

【反思】

1. 因为遵循不明原因MINOCA一定要做CMR的原则，才发现本例有NI-DCM。如果在2018年第一次胸痛住院时就进行CMR检查，则会早3年明确诊断，早些给予合理治疗。

2.本例心肌病的表现实在是难以辨认：患者没有慢性心力衰竭的临床表现，超声心动图未提示心脏扩大，且超声所测的LVEF（51%）与CMR所测LVEF（38%）有较大的差距，急诊时血气分析正常，没有缺氧，说明不是急性左心衰竭等都使我们对此诊断感到意外，经仔细核对姓名和住院号，确认无误后不得不承认CMR是金标准。

3.明确了NI-DCM后并不是诊断的终点。NI-DCM的背后是什么？NI-DCM与膜性肾病是否属于同一种基因背景？在2015年诊断膜性肾病时是否已经有心肌病了？这些都有待于进一步探索。

【总结】

1.本例NI-DCM的表现非常隐蔽，除心电图上Ⅰ、aVL导联R波逐渐丢失外，几乎没有什么临床线索，实属少见。

2.各种似乎没有关联的病之间可能存有内在的联系，本病例可能是在基因和免疫背景下出现了膜性肾病和NI-DCM，在此基础上发生了两次应激性事件。

【朱文玲教授点评】

这是一例非常好的病例，值得思考和总结。本例MINOCA诊断成立，NI-DCM是本例患者MINOCA的基础病因。关于NI-DCM的病因分析，在病例讨论中提到了变应性肉芽肿血管炎和膜性肾病与NI-DCM的联系。我也认为本例不符合心肌炎的临床表现。也无心尖球形综合征的影像学诊断依据。就患者的临床表现，提出初步的想法。

1.患者于2014年发现尿蛋白，2015年因蛋白尿住院检查，发现自身抗体包括ANA、dsDNA、Sm、A-RNP、GBM及ANCA阳性：PMO-ANCA、PR3-ANCA。诊断为肾病综合征，膜性肾病（抗肾小球基底膜抗体型肾病）。抗肾小球基底膜抗体型肾病现在称为抗肾小球基底膜抗体病，是一种自身免疫病。如果同时存在ANCA阳性，可出现肾脏以外的脏器受累，类似ANCA相关小血管炎。例如肺、肾受累的肺出血-肾炎综合征。血清抗髓过氧化物酶抗体（MPO）、抗蛋白酶3抗体（PR3）和抗肾小球基底膜抗体（GBM）联合检测对自身免疫性血管炎有较高的诊断价值。本例冠状动脉未见阻塞性病变，但是有抗肾小球基底膜抗体病，并且存在抗髓过氧化物酶抗体及抗蛋白酶3抗体，故ANCA相关性血管炎不除外，也符合一元论的诊断原则。冠状动脉血管炎可以解释患者的MINOCA表现。临床也需进一步除外冠状动脉微血管病变。患者2018年在他克莫司治疗后继以激素治疗，是否见到临床胸痛ACS发作减少的疗效？如果存在血管炎，激素维持量治疗需维持相当长的时间，可在免疫内科随诊治疗。

2.从图10-11的心脏MRI影像学所见，室间隔似乎增厚，中间可见LGE、LVEF减低，其心肌病变需除外ATTR型心肌淀粉样变（转甲状腺素蛋白淀粉样变心肌病，ATTR-CM）。可进一步检查血和尿免疫固定电泳，如结果不存在M蛋白和轻链，有别于浆细胞增殖的AL型淀粉样变。然后可行PYP心肌核素显像，阳性即可确诊ATTR型心肌淀粉样变。不必行心肌活检。之后需行*ATTR*基因检测，ATTR基因突变者为遗传性*ATTR*基因突变型，无基因突变者为ATTR野生型。目前，欧洲委员会（EC）已批准将辉瑞生产的氯苯唑酸（tafamidis）用于野生型或遗传性转甲状腺素蛋白淀粉样变心肌病（ATTR-CM）的成年患者。临床试验显示可降低全因死亡率和住院率。

## 病例3  Kounis综合征（过敏性急性冠脉综合征allergic acute coronary syndrome）

【病例简介】

女性，52岁。于2015-11-7因"感冒"自服"藿香正气水、幸福伤风素、头孢氨苄"，2015-11-8出现全身皮疹伴瘙痒。遂至广东省皮肤病医院就诊，以"药物超敏综合征"住院治疗，查谷丙转氨酶（ALT）126U/L，谷草转氨酶（AST）42U/L，给予抗过敏、肾上腺皮质激素、丙种球蛋白冲击和护肝治疗，2015-11-13皮疹消退，瘙痒缓解，但复查肝转氨酶进行性升高。

11月15日8：30突发胸骨后持续性隐痛，向左上肢及肩背部放射，伴大汗淋漓、全身乏力、持续约1h，予对症处理缓解。心电图：窦性心律，完全性右束支传导阻滞（cRBBB）伴前壁导联ST段抬高（图10-14）。肌酸激酶（CK）2194.5U/L，肌酸激酶同工酶（CK-MB）114.67U/L，肌红蛋白2372ng/ml，肌钙蛋白I测定2033ng/L。于2015-11-17 21：00以"肝损查因"收入我院感染科治疗。

患者11月17日入感染科后测血压86/54mmHg，超敏肌钙蛋白I 31.672ng/ml，肌红蛋白（MYO）>1000.0ng/ml；肌酸激酶同工酶质量120.85ng/ml。前-脑利尿肽7332pg/ml。给予负荷量双联抗血小板、抗凝、营养心肌、升压治疗。11月18日2：45突发心房颤动，心率140～175次/分，给予可达龙泵入，3h复律后转入心血管内科CCU。

转入心内科后心电图呈急性前壁及右室ST抬高性心肌梗死，伴完全性右束支传导阻滞（cRBBB）（图10-14）。超声心动图提示室间隔和左心室后壁稍增厚，室间隔及左心室前壁运动减弱，心包少量积液，LVEF 42%。急诊冠状动脉造影见四主支冠状动脉均无明显狭窄，血流TIMI 3级，未做左心室造影。

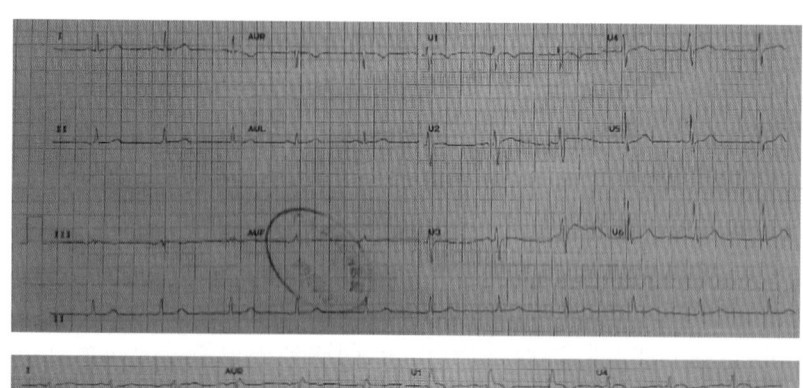

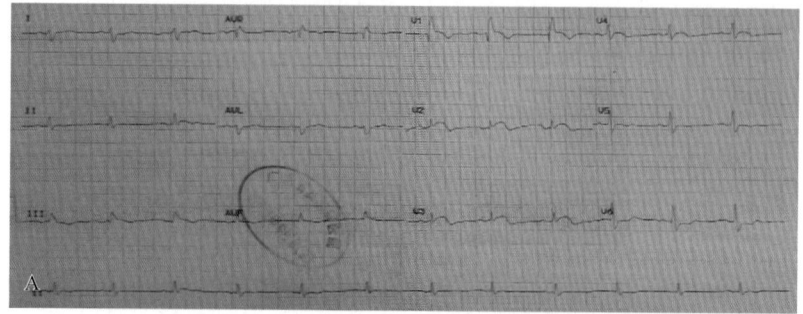

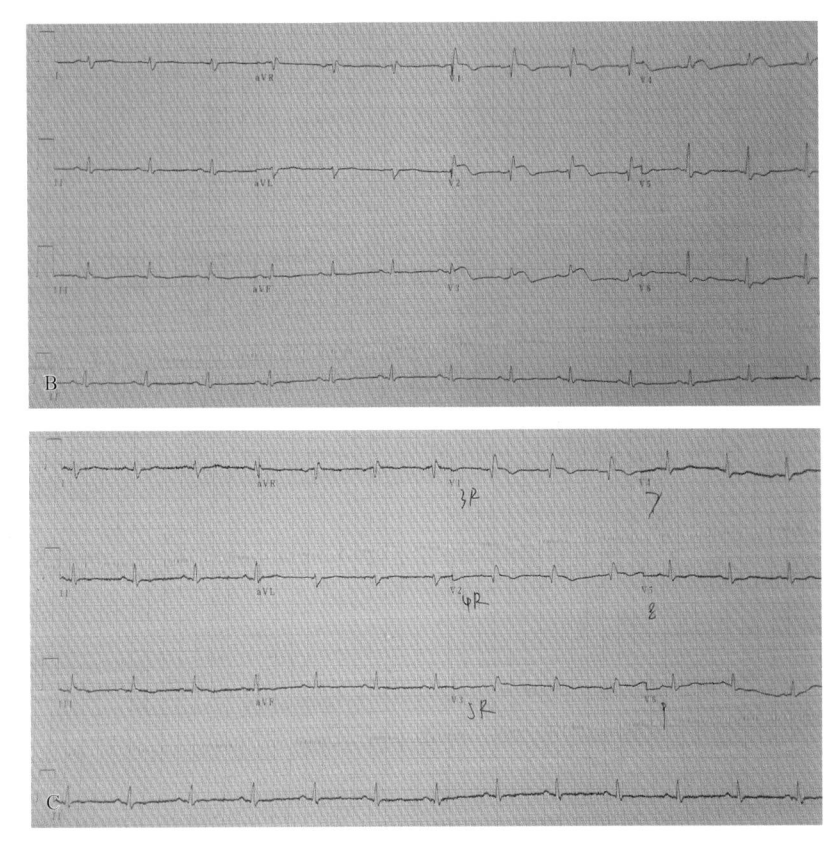

第10章 无冠状动脉阻塞的心肌梗死

图10-14 A：2015-11-09皮肤病医院记录，提示正常心电图；B：2015-11-17皮肤病医院胸痛发作后2d记录，提示V1～V4前壁导联ST段抬高；C为11月18日转心内科后的18导联心电图，提示V1～V4，V3R～V5R ST段抬高，V1、V2、V3R、V4R、V5R导联病理性Q波，V1导联呈cRBBB图形

经激素地塞米松及支持治疗，包括多烯磷酯酰胆碱、阿拓莫兰护肝；潘妥洛克、达喜护胃；莱博通、复方氨基酸等能量支持及乐灵抗感染治疗，病情逐渐好转，1周后LVEF升至69%，心肌各项酶指标恢复正常。

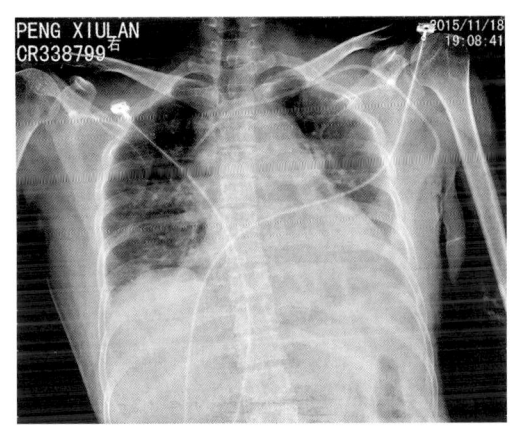

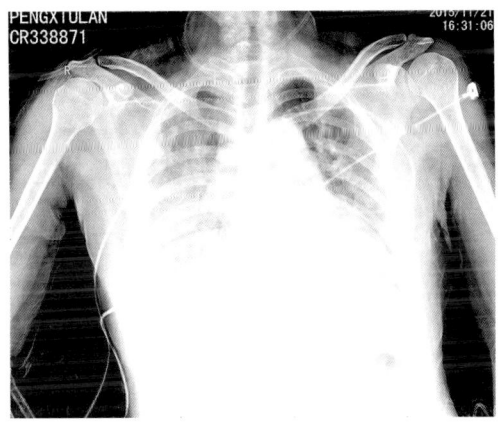

【最后诊断】

Kounis综合征：①药物超敏综合征；②急性冠脉综合征：广泛左心室前壁及右心室ST抬高性心肌梗死、完全性右束支传导阻滞、急性肺水肿（图10-15）。

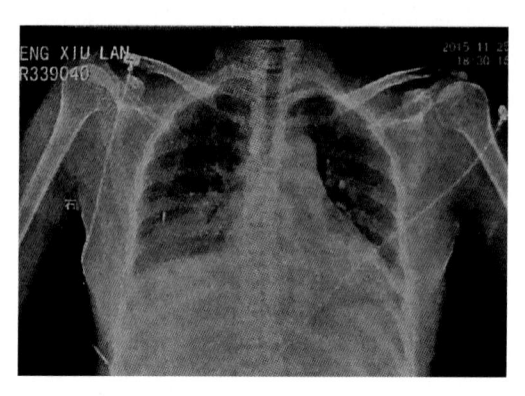

图10-15　11月18日X线胸片呈轻度肺水肿征，11月21日肺水肿明显加重，11月30日恢复

【病例讨论】

Kounis（KS）综合征系指发生急性冠脉综合征（ACS）伴有过敏反应状态下的肥大细胞和血小板激活。心脏综合征和过敏反应的联系已被怀疑有几十年，1950年Pfister和Plice报道了一例49岁男性急性心肌梗死患者伴有注射青霉素后出现的荨麻疹。1951年，Kounis和Zavras引用了"过敏性心绞痛"和"过敏性心肌梗死"名词，现在称为Kounis综合征。已证明多种药物和环境因素可触发此症。提出的病理生理机制涉及肥大细胞脱颗粒引起炎症因子释放炎症介质，包括组胺、白三烯和前列腺素，可产生冠状动脉平滑肌收缩效应，导致冠状动脉痉挛（KS Ⅰ型）、冠状动脉斑块不稳定（KS Ⅱ型）或引起支架内血栓形成（KS Ⅲ型）。诊断基于临床表现、心电图、超声心动图和血管造影。急诊科医师要警觉KS，在急诊室及时诊断和处理。

肥大细胞在过敏反应中起到重要作用。在过敏反应中，肥大细胞的激活是通过免疫球蛋白E（IgE）与结合在高亲和力受体（FcεRIs）上的抗原发生交联作用；还可发生于存在过敏毒素的情况下，如C3a和C5a，腺苷或其他刺激源。激活导致释放多种已形成的炎症介质，如组胺类、胰蛋白酶和糜酶，以及新产生的花生四烯酸衍生的介质、细胞因子和趋化激素。

肥大细胞存在于心脏组织，尤其选择在冠状动脉斑块上，肥大细胞能浸润在斑块腐蚀区或破裂区，同时作用到基础的平滑肌细胞。肥大细胞在冠状动脉斑块上的负荷量较在正常冠状动脉上的负荷量大200倍。肥大细胞诱发释放的介质对冠状动脉有许多影响，包括血管痉挛、斑块破裂和血栓形成。组胺释放可导致冠状动脉血管收缩、降低舒张压和促进内膜增厚，促进斑块破裂和血栓形成。

组胺还能启动血小板激活和聚集，血栓中和血栓周围的肥大细胞可导致肝素和类胰蛋白酶诱导的纤维蛋白原降解，使斑块不稳定和血栓形成。白细胞三烯是潜在的血管收缩剂，糜酶和组织蛋白酶-D可使血管紧张素Ⅰ转变为血管紧张素Ⅱ，也是潜在的血管收缩物。已知诱发Kounis综合征的因素见表10-1，其中最常见的诱发因素为抗生素（27.4%）和昆虫咬伤（23.4%）。

## 第10章 无冠状动脉阻塞的心肌梗死

表10-1 已知引起Kounis综合征的原因

| 药物 | 食物 | 环境因素 |
| --- | --- | --- |
| 镇痛药（阿司匹林，安乃近，曲马多） | 罐头食品 | 蜂蜇伤 |
| 麻醉药（依托咪酯，异氟烷，咪达唑仑，异丙酚，瑞芬太尼，罗库溴铵，溴化物，琥珀胆碱，咪噻芬） | 鱼 | 黑窗蜘蛛咬伤 |
| 抗生素（盘尼西林，头孢菌素，丁胺卡那霉素，环丙沙星，克林霉素，洁霉素，甲硝唑，甲氧苄啶，磺胺甲噁唑，万古霉素） | 猕猴桃 | 草地 |
| 抗真菌药（氟康唑） | 蘑菇 | 膜翅目（昆虫）|
| 抗凝药（肝素，重组水蛭素） | 甲壳类动物；贝类等有壳的水生动物 | 水母蜇伤 |
| 抗肿瘤药（氟二氧嘧啶，希罗达，卡铂，昂他克，干扰素，紫杉醇，长春花生物碱） | 西红柿 | 胶乳 |
| 抗病毒药（二甲马钱子碱，奥可他书） | 蔬菜 | 蝎蜇伤 |
| 造影剂（碘海醇，碘克酸，葡甲胺，泛影酸盐，二磺酸钠） | | 黄蜂蜇伤 |
| 糖皮质激素（倍他米松，氢化可地松） | | |
| 非甾体抗炎药（阿氯芬酸，双氯芬酸，萘普生） | | |
| 质子泵抑制剂（南索拉唑） | | |
| 皮肤消毒剂（氯己定，聚维酮碘） | | |
| 溶血剂（链激酶，组织型纤溶酶原激活剂，尿激酶） | | |
| 其他：别嘌醇，安非他酮，氯吡格雷，右旋糖酐，依那普利，艾司洛尔，果糖，佳乐施，胰岛素，碘剂，铁剂，氯沙坦，鱼精蛋白，破伤风，抗毒素，格拉菲宁，氨水杨酸。 | | |

**【总结】**

1. 在过敏反应基础上出现的急性冠脉综合征称为Kounis综合征，发病率极低，国内外报道极少见，其发病机制尚待进一步研究明确。

2. 临床有典型的急性冠脉综合征和过敏性休克的临床表现，冠状动脉结构基本正常，心电图常有多导联ST段提高，病情平稳后ST段可恢复正常。

3. 治疗需兼顾过敏反应和由此所致的急性冠脉综合征。

**【冯力教授点评】**

患者为中年女性，因"感冒"自服中成药及抗生素后出现全身皮疹伴瘙痒。血生化提示肝功能损害，在皮肤科住院诊断为"药物超敏综合征"予抗过敏、丙种球蛋白冲击和护肝等治疗。1周后因突发胸骨后持续性疼痛，伴大汗淋漓、持续约1h，入住CCU。体格检查血压偏低，心电图呈急性前壁及右心室ST抬高型心肌梗死，伴完全性右束支传导阻滞。心肌酶学指标符合急性心梗诊断，超声心动图提示室间隔和左心室后壁稍增厚，室间隔及左心室前壁运动减弱，LVEF 42%。急诊冠状动脉造影未见异常。

因患者明确的服用抗生素后出现全身过敏反应在前，心绞痛症状在后，同时心电图有急性多导联ST段提高，心肌酶学指标也符合心肌梗死的表现，遂行冠状动脉造影检查，结果未见异常，病情平稳后ST段也恢复正常，所以诊断Kounis综合征是合理的，据此治疗也是有效的。

Kounis综合征是患者对一些物质过敏、在过敏反应状态下，肥大细胞和炎症细胞激活，被激活的肥大细胞与炎症细胞相互作用及相互激活，肥大细胞脱颗粒、炎症介质释放，多器官系统出现相应症状，心血管系统表现为急性冠脉综合征的相关症状和体征——心绞痛的症状、心肌缺血相应的心电图和血清酶学的改变。日本的Kounis综合征患病率是2%，国内尚没有Kounis综合征的流行病学资料。

Kounis综合征是在出现过敏反应的各种表现（皮肤瘙痒、荨麻疹、恶心、呕吐、吞咽困难、呼吸困难、低血压等）的同时或之后出现急性冠脉综合征的临床表现。

根据急性冠脉综合征的病理生理机制，Kounis综合征分3型。

1. Ⅰ型　患者冠状动脉正常，过敏反应引起内皮功能及微血管功能异常引发冠状动脉痉挛，这种冠状动脉痉挛可能造成心肌梗死，也可能心肌酶学正常。

2. Ⅱ型　既往存在动脉粥样硬化斑块，在急性过敏反应过程中冠状动脉痉挛、斑块受损、破裂，引发急性冠脉综合征。

3. Ⅲ型　冠状动脉支架内血栓。在对支架内血栓进行免疫组化分析发现，支架内血栓存在肥大细胞和嗜酸性粒细胞浸润，提示支架内血栓形成可能与过敏反应相关。

目前报道的引发Kounis综合征的主要过敏介质包括药物和环境因素。

肥大细胞和嗜酸性粒细胞的激活及其介导的组胺释放可能参与Kounis综合征的病理生理过程。

Kounis综合征的诊断：①过敏介质的接触史；②过敏反应的相关临床表现，伴随心肌缺血的临床表现；③冠状动脉造影结果：Ⅰ型正常，Ⅱ型冠状动脉存在斑块，Ⅲ型支架内血栓；心肌核素显像有助于发现冠状动脉造影正常但心肌存在缺血的情况。④实验室检查：血清组胺（过敏反应8min内在血液循环中存在）、胰蛋白酶（过敏反应30min至2h可以检测到）、嗜酸性粒细胞升高、IgE抗体增加。结合有过敏介质的接触史；过敏反应的相关临床表现，伴随心肌缺血的临床表现；而且冠状动脉造影结果正常，故属于Kounis综合征Ⅰ型，随后抗过敏作用的组胺受体拮抗剂和糖皮质激素治疗有效，也证明了这一点。整个病例作者思路清晰严谨，理论扎实，如果再行左心室造影注意与心尖球形综合征相鉴别，以及展示外周血嗜酸性粒细胞计数等结果，病例就更加完美。

# 第11章

# 新技术在心血管病的应用

本章介绍了3项在心血管病应用的新技术。第一项是心脏收缩调节器（CCM），2019年在美国上市，2021年在中国上市。CCM联合植入型心律转复除颤器（ICD）和心脏再同步化治疗（CRT）成为晚期心力衰竭患者非药物治疗的选择。第二项是经导管缘对缘二尖瓣修复（TEER）技术，在本例急性心肌梗死合并乳头肌断裂及重度二尖瓣关闭不全患者应用了此项技术，获得成功。在专家点评中介绍了TEER技术目前的应用现状。第三项为经导管主动脉瓣植入术（TAVI），本章介绍了3个不同病因的严重主动脉严重狭窄患者应用TAVI的结果，并详细解读了有关TAVI具有里程碑意义的PARTNER系列临床研究。

## 病例1 心脏收缩调节器用于心力衰竭病例

【病例简介】

女性，55岁。于2022年3月初无明显诱因出现活动后气促，上二楼即可出现，休息后可稍缓解，有夜间忽然憋醒和不能平卧现象。1个月后到某医院住院，心脏超声发现左心室扩大，LVEF 27%，频发房性及室性期前收缩。脑钠肽697.2pg/ml，高敏肌钙蛋白41pg/ml，有高血压和脑梗死病史。

冠状动脉造影示左、右冠状动脉开口无异常，冠状动脉呈右优势型，左主干未见明显狭窄，前向血流TIMI 3级；LAD中段约50%狭窄，前向血流TIMI 3级；LCX中段约30%狭窄，前向血流TIMI 3级；RCA内膜不整，PL弥漫性病变伴20%～60%狭窄，前向血流TIMI 3级。为求进一步治疗，于2022年4月10日到南方医院心内科住院。

入院后体温36.3℃，脉搏78次/分，呼吸18次/分，血压132/75mmHg。双肺呼吸音清，未闻及干、湿啰音。心界向左侧扩大，心率78次/分，节律齐，未闻及病理性杂音，肝未触及，双下肢无水肿。

高敏肌钙蛋白T 0.048pg/ml，前-脑利尿肽331.80pg/ml，血常规、尿常规、肝功能、肾功能、电解质和甲状腺功能均在正常范围。

X线胸片提示左心室扩大（图11-1）。心电图为窦性心率，酷似前壁陈旧性心肌梗死。心脏超声提示（mm）左心室55，左心房45，右心室29，右心房38，肺动脉24，LVEF 39%。动态心电图提示全程有135个房性期前收缩和463个室性期前收缩。

【术前诊断】

①非缺血性扩张型心肌病；②偶发性房性期前收缩及频发性室性期前收缩；③心功能NYHA Ⅲ级；④高血压2级；⑤陈旧脑梗死。

2022年4月13日，经患者知情同意行心脏收缩调节器（CCM）植入。手术过程与植入普通单腔起搏器一致，区别在于CCM在右心室室间隔植入两条电极，两电极植入处相距2cm（图11-2）；一般建议右侧植入，留室间隔左侧待未来可放ICD（植入型心律转复除颤器）。

术后无明显不适，自诉气促减轻，于2022-04-15出院。出院带药：沙库巴曲缬沙坦、达格列净、螺内酯、美托洛尔缓释片、呋塞米及瑞舒伐他汀。继续随访。

【病例讨论】

1.心脏收缩调节器（cardiac contractility modulation，CCM）的概况　CCM是治疗心力衰竭的一种新的装置，在心肌绝对不应期发送脉冲电信号。随机对照的临床研究表明，CCM是一种安全和有效地改善心力衰竭症状、生活质量、功能状态和运动能力的治疗方法。

CCM信号是非兴奋性的大流量（7.5V，超过20ms）电脉冲，在心肌动作电位的绝

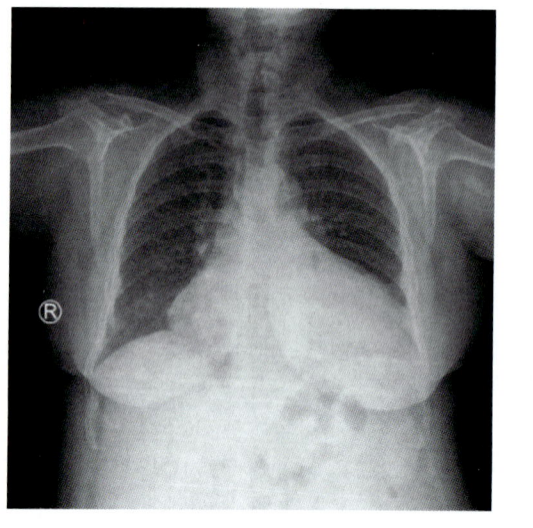

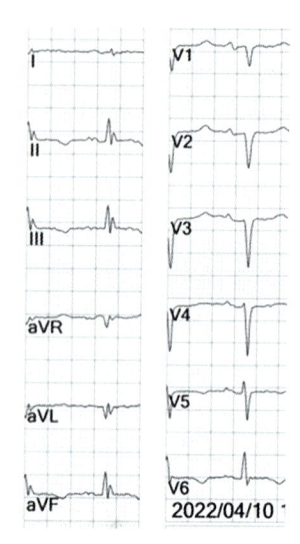

图11-1　X线胸片提示心脏向两侧扩大，窦性心律，V2～V4导联R波递增不良

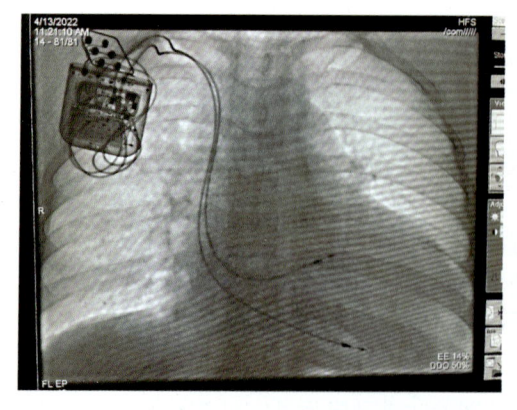

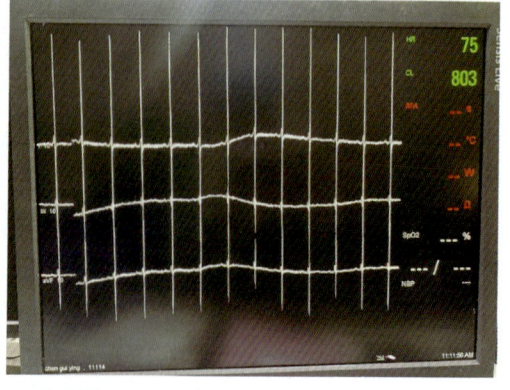

图11-2　CCM植入术后，左图提示两电极位于室间隔右心室面。右图为CCM工作心电图（QRS波较小）

## 第11章 新技术在心血管病的应用

对不应期发放，这些脉冲激活细胞内的活动，改变心肌基因表达、蛋白水平和磷酸化，以增强钙的释放，结果是增强心肌收缩力，且增加心肌收缩力不增加氧的消耗，故使心脏效能改善（图11-3）。

Optimizer System（图11-4）：通过一个植入的脉冲发生器和两个标准的导联，将CCM信号发送到室间隔。这个系统最早应用于2002年，最新的Optimizer Smart 2021年问世。与一般植入装置不同的是电池可在家里充电，一周一次。由于电池的寿命可长达15年，可能不需要做更换装置的手术。

2.治疗心力衰竭的急性效应　CCM是一种在心脏周期的绝对不应期进行非兴奋性电模拟的心内治疗。作者之前评估了CCM在离体成年兔心室心肌细胞中的作用，发现了钙和收缩性的短暂增加。在此次研究中，试图将这些结果扩展到人心肌细胞，使用人诱导多能干细胞来源的心肌细胞（HiPSC-CMs）来建立一个体外评估CCM的稳健模型。

HiPSC-CMs以单层细胞形式镀在柔性衬底上进行研究。通过荧光和视频分析评估收缩性、钙处理和电生理。CCM脉冲应用于A-M系统4100脉冲发生器。在起搏14 V/

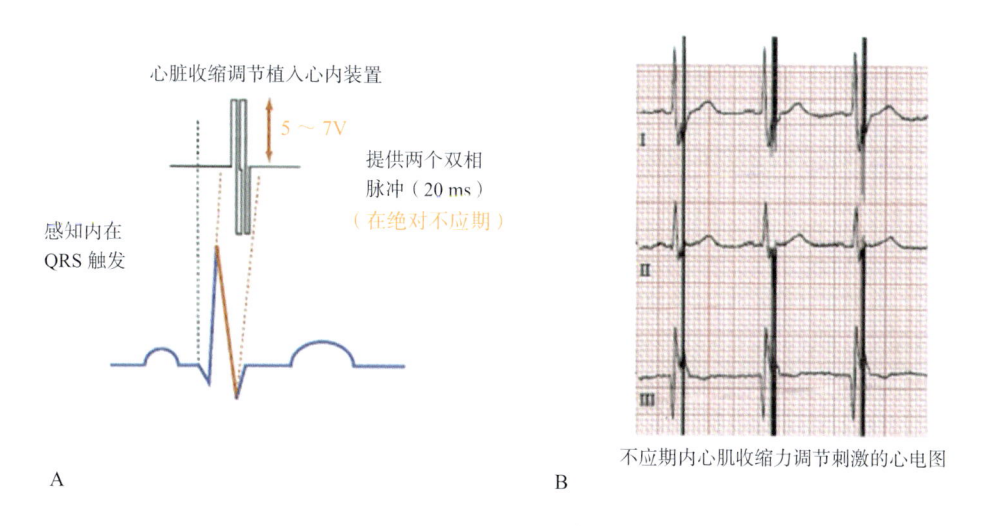

图11-3　CCM的刺激；A.CCM植入到心脏内的装置感知到内源性QRS启动，然后在绝对不应期，+20ms中发送两个双向的5～7V脉冲；B.植入了CCM的患者，在心电图Ⅰ、Ⅱ、Ⅲ导联的不应期可看到CCM脉冲波定时发放

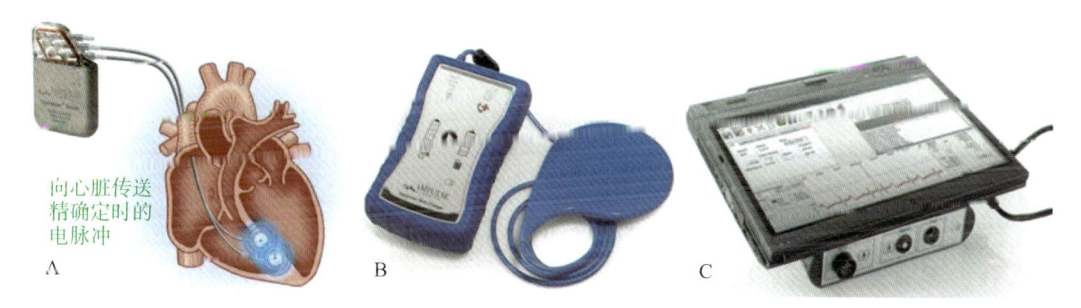

图11-4　目前的Optimizer system装置（A～C）。A.Smart植入CCM脉冲发生器，带有心内导联；B.家用充电器；C.无线程控器

cm（64 mA）和CCM 28 V/cm（128 mA，相位振幅）时，观察到强劲的hiPSC-CMs反应。在这些条件下，hiPSC-CMs表现出增强的收缩特性，包括增加收缩幅度和更快的收缩动力学。同样，钙瞬变振幅增加，钙动力学加快。

此外，电生理特性的改变导致动作电位持续时间（APD）缩短。停止CCM刺激后，观察到效果消退。当细胞外钙浓度从2 mM降低到0.5 mM时，CCM诱导的hiPSC-CMs收缩能力的增加更加明显。本研究提供了CCM对hiPSC-CMs影响的综合表征。这些数据代表了首次在hiPSC-CMs中研究CCM，并提供了一个体外模型来评估生理学相关机制，并评估未来心脏电生理医疗设备的安全性和有效性。

3. CCM治疗心力衰竭的临床研究　2006年以后发表了一系列CCM的里程碑临床试验，对比CCM加上按指南规范用药（GDMT）和单独GDMT的近期和远期效果和安全性。根据FIX-HF-5C试验，CCM植入后，85%的患者改善Ⅰ级NYHA（纽约心功能分级）级别，43%的患者改善Ⅱ级NHHA级别，没有患者有NYHA恶化。对比CRT（心脏同步化治疗），近20年报道，有18%～19%患者对CRT无反应。

CCM-REG是迄今最大的一个多中心、前瞻性、观察性登记研究，观察应用CCM的3年死亡率，与应用SHFM（SeattalHear Failure Model 西雅图心衰模型）评估的死亡率相比较。总共140个病例，均同时应用指南规定的抗心力衰竭药物。评估结果提示：应用SDFM法评估的存活率在LVEF 25%～45%，和较低的LVEF 25%～34%组患者的存活率无差别（P: NS）；而CCM组LVEF 25%～45%患者存活率较SHFM评估明显为高（$P = 0.046$）。此外，CCM组患者的NYHA级别和生活质量明显改善，所有患者2年的住院率明显减少。

4. 心力衰竭患者植入CCM及其他机械装置的选择　超过80%的患者，同时需要ICD和CCM。新一代的Optimizer装置兼有这两种功能，植入一个脉冲发生器，带一个起搏导线，一个ICD导线；唯一的双电池设计具有充电技术，寿命达20年。

关于心力衰竭患者植入装置治疗的选择见图11-5，所有患者均要给予合理的药物治疗。

【随访资料】

见表11-1。

表11-1　CCM后患者随访资料

| | 术前<br>（2022-04-12） | 术后3d<br>（2022-04-15） | 术后50d<br>（2022-05-30） | 术后130d<br>（2022-08-24） |
| --- | --- | --- | --- | --- |
| 左心室内径（mm） | 56 | 57 | 54 | 51 |
| 左室射血分数（%） | 27 | 39 | 43 | 42.86 |

【总结】

这是我们第一例为非缺血性扩张型心肌病患者植入CCM装置，同时应用规范的抗心力衰竭药物。进一步要加强随访，比较CCM＋药物与单纯药物治疗的患者获益。

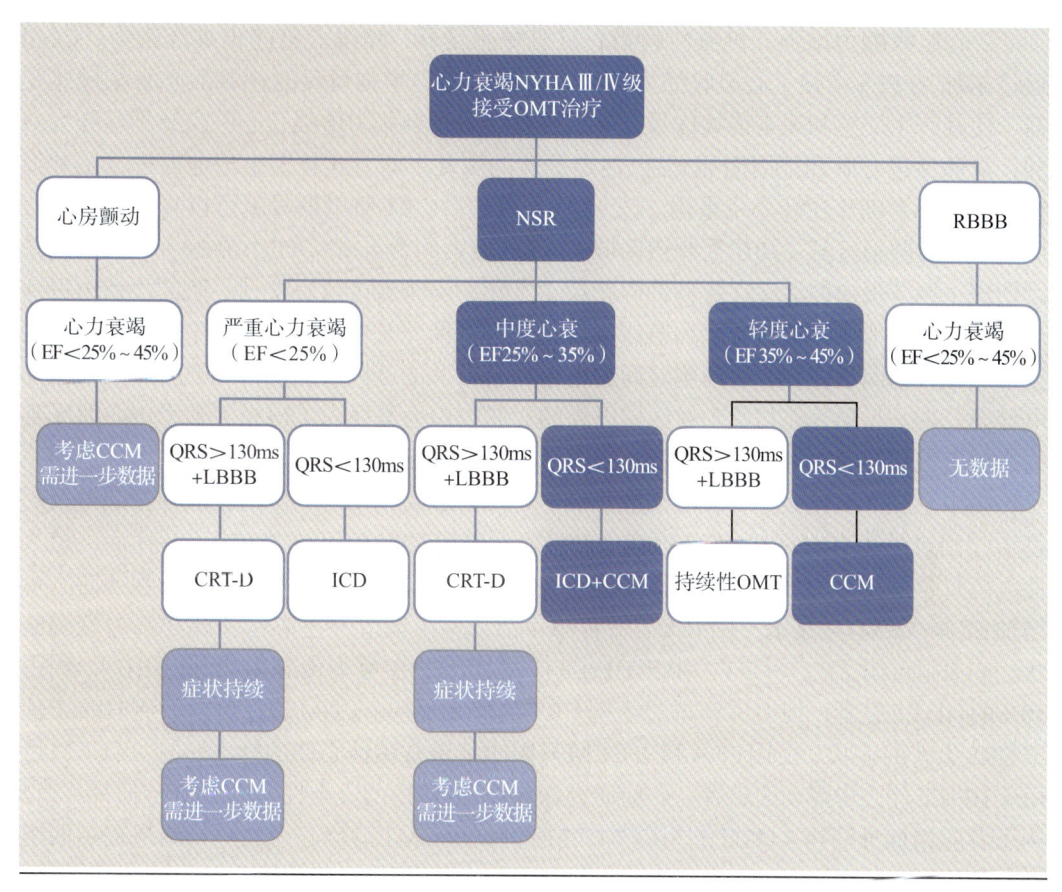

图 11-5　心力衰竭患者的心脏植入装置决策路径：深蓝色盒子代表根据随机临床试验和目前指征为CCM治疗；浅蓝色盒子代表根据登记试验或未来方向采用CCM治疗。CRT指征包括NYHA为Ⅱ级的患者。在美国，CCM的指征为NYHAⅢ级患者。EF.射血分数；RBBB.右束支传导阻滞；NSR.正常窦性心律；OMT.合适的药物治疗

## 【刘伊丽教授点评】

慢性心力衰竭是一个逐渐恶化的病理生理过程，是多数心血管疾病的最终转归，其治疗包括药物治疗与非药物治疗。在优化药物治疗难以逆转心力衰竭进展及恶化的情况下，非药物治疗如心脏移植、心脏复律除颤起搏器植入、心脏再同步化治疗及心脏收缩力调节器给心力衰竭治疗带来了新希望。

CCM工作原理是在心肌的绝对不应期（离QRS波起始30ms）发送电刺激（持续22ms），增加局部收缩力，通过局部刺激改善钙离子调节蛋白、自主神经平衡调节心力衰竭状态下过度激活的交感活性，从而逆转心脏病理重构，改善心脏功能。

1.在心脏绝对不应期内给高频电刺激，增强心肌收缩力。1971年Rogel等在犬动物模型中发现，在心脏绝对不应期给予刺激可改善心肌兴奋性。CCM给予心室肌绝对不应期电刺激（AFPES），不会诱发动作电位，不引起心脏收缩。基础研究亦证实AFPES能够延长心肌细胞动作电位平台期，导致钙离子跨膜内流增加，改善肌浆网钙ATP酶活性，从而增加心肌收缩力。

2.心肌收缩力增强，机械性刺激心脏机械感受器，增强心脏迷走神经张力。CCM通过施加AFPES增强了心肌收缩力，局部心肌收缩力增强可反射性激活心脏机械感受器，使其产生交感和迷走传入信号，导致心脏迷走神经张力增强、心脏交感神经张力减弱，从而促进心脏和外周循环交感/迷走平衡的恢复。此方式较为生理地促进自主神经恢复平衡，有助于逆转心室重构。CCM植入数秒后，CCM电信号就可以直接传递到心肌上一片椭圆形区域（初始受刺激区域），该区域大约为4cm×7cm，在这个区域内，关键钙离子调节蛋白的活性在数秒钟内就被正常化，不久就可以观察到心肌的收缩力得到改善；CCM植入数小时内，心力衰竭患者的病理性胎儿基因程序就会被中断，并恢复为正常的成人基因程序。心肌细胞之间的电渗偶合有关的基因表达也得到改善，从而增加电导率，进一步导致在初始刺激区域以外的心肌收缩力增强；CCM植入数月内心肌受到的机械应力和神经激素压力逐渐降低从而可以逆转心肌重构改善心力衰竭。

多中心临床试验表明，在心功能Ⅲ级、LVEF 25%～45%、不适合双心室起搏及药物治疗困难的患者，可从CCM治疗中获益。虽然药物治疗可改善LVEF及存活，植入性电装置也常用于心力衰竭治疗。植入性心脏转复除颤器（ICD）作为原发性预防，可增加EF减少的心力衰竭（HFrEF）患者的存活，但不能改善左心室功能和心力衰竭症状。心脏同步化治疗（CRT）限于HFrEF伴宽QRS的在束支传导阻滞（LBBB），约占30%的HFrEF患者；但有30%的患者对CRT治疗无反应。CCM治疗可以改善HFrEF伴窄QRS患者的症状。美国FDA移去CCM只限于"正常窦性心律的标签"，提出CCM可用于HFrEF伴心房颤动的患者。一些研究探讨CCM使用的安全性，FIX-HF-5研究，215例患者应用标准药物（OMT）及CCM，213例仅用OMT治疗心力衰竭，结果提示两组的安全性没有差别。

目前我们应用CCM的经验还不多，需要更多地在临床上针对HFrEF，在OMT治疗基础上，对NYHA仍处于Ⅲ～Ⅳ级的患者应用CCM，观察这种治疗途径对患者症状及预后的改善情况。

## 病例2　经皮二尖瓣钳夹术治疗急性心肌梗死并发二尖瓣关闭不全

【病例简介】

男性，75岁。从2021年12月下旬开始，时有晚睡前出现发作性心前区疼痛，向左上臂及后背放散，伴全身大汗，休息好转，未予处理。2022年1月23日晚，出现以上类似症状，较前加重，于1月25日入当地医院诊治。当时心脏听诊于心尖区可闻及3级收缩期杂音，心电图无特异性ST-T改变，肌钙蛋白及前-脑利尿肽增高，诊断非ST抬高急性心肌梗死（AMI），按AMI常规治疗。1月27日突发呼吸困难，血氧饱和度降至88%，考虑为急性左心衰竭，给予气管插管，上呼吸机，同时给予持续肾净化治疗（CRRT）后，于1月29日转到南方医院CCU。

转入时呈镇静剂安眠状态，在呼吸机支持下，体温36.6℃，脉搏108次/分，呼吸21次/分，血压105/53mmHg。心律不整，二尖瓣听诊区可闻及3级以上收缩期吹风性作杂音，向左腋下传导。高敏肌钙蛋白T 1.50ng/ml（正常值：0.00～0.014），前-脑利尿肽3447pg/ml（正常值：0.00～300）。心电图提示为心房颤动（图11-6A），后转为窦性心律（图11-6B），无显著病理性Q波，Ⅱ、Ⅲ、aVF导联T波浅倒置，有室性期前收缩。

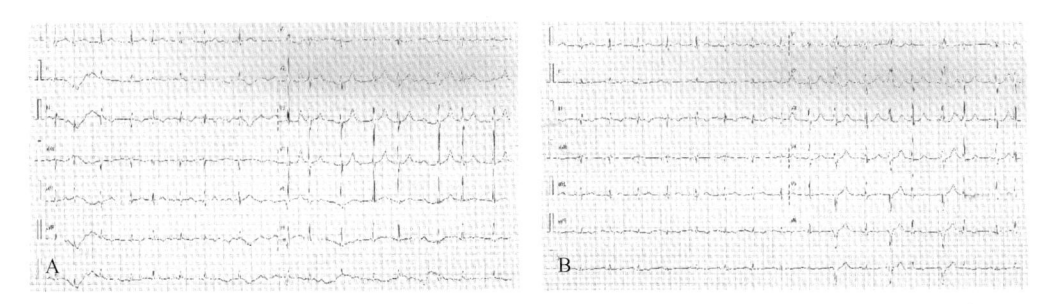

图11-6　A.入院当日，呈心房颤动，T$_{Ⅱ,Ⅲ,aVF}$浅倒；B.恢复窦性心律，有室性期前收缩

患者入院当日下午行冠状动脉造影，提示冠状动脉为左优势，三支病变。左前降支冠状动脉近中段弥漫病变，最窄处达90%，血流TIMI 3级，成功植入2枚支架；左旋支冠状动脉近中段弥漫性病变，最窄处达85%，血流TIMI 3级，成功置入2枚支架；右冠状动脉近中段弥漫性病变，最窄处为75%，血流TIMI 3级，未予处理。由于患者血压偏低，血流动力学不稳定，术中用去甲肾上腺素维持，并在冠状动脉造影完成后，支架植入前，经股动脉置入主动脉内球囊反搏（IABP）。

入院时（2022-01-30）经胸超声心电图提示：左心室46mm，左心房46mm，左心室侧后壁心尖运动减弱，二尖瓣前瓣脱垂伴中-重度关闭不全，LVEF 55.2%；1周后（2022-02-08）复查超声，左心室和左心房分别增大到56mm和52mm，二尖瓣重度反流，LVEF降至43.26%。

患者一直依赖呼吸机及血管活性药维持生命体征。入院次日出现发热，白细胞总数高达21.88×10$^9$/L，X线胸片提示双肺渗出性病变，出现肺部感染伴肺水肿加重，痰培养出粪肠球菌和鲍曼不动杆菌等耐药细菌，经肺部灌洗及强力抗生素美平和万古霉素等治疗，肺部感染逐渐好转（图11-7）。

2022-02-17成功完成经导管缘对缘修复术（transcatheter edge to edge repair，TEER）。手术过程顺利，应用了两枚夹子，将二尖瓣缘对缘钳夹，钳夹后舒张期左心房室压力阶差为3mmHg，说明未造成二尖瓣狭窄，同时收缩期仅有轻度反流（图11-8），二尖瓣杂音消失，TEER手术成功。

术后第3天，顺利停止呼吸机和拔除气管插管，患者神志清楚，继续针对肺部感染应用抗生素和肠内外营养供给，各项检验指标逐渐恢复（图11-9）。

患者在病情好转的情况下，又因合并上消化道出血、急性胰腺炎，以及反复的肺部感染等使病情波折，经过长达72d的住院（2022-01-29～2022-04-11）抢救治疗，最终于2022年4月11日好转出院。

随访：出院2个月后，一般情况明显好转，6月11日门诊查血前-脑利尿肽：1510.00pg/ml，较前明显减少。2022年系列超声心动图改变（表11-2）提示二尖瓣反流及心功能逐渐好转。

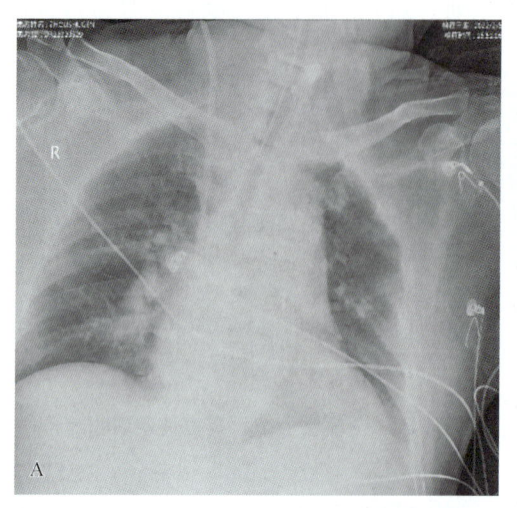

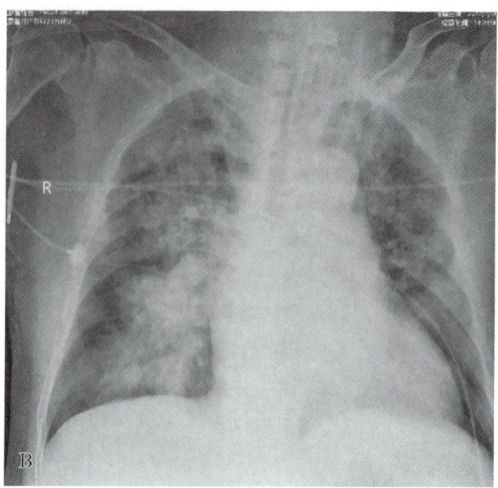

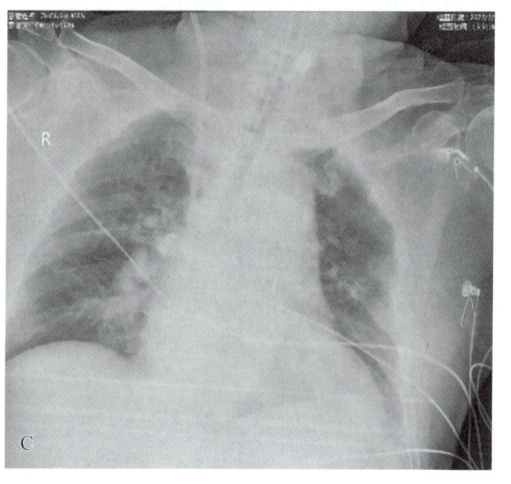

图11-7　A.置入IABP和冠状动脉支架后,心影扩大,双肺渗出性病变;B.双肺渗出病变加重,呈团片状,提示感染及肺水肿;C.炎症渐吸收

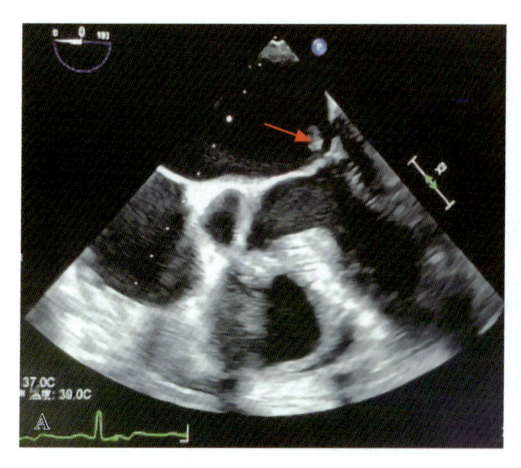

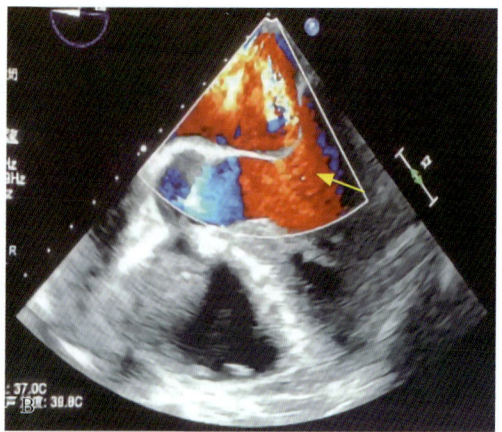

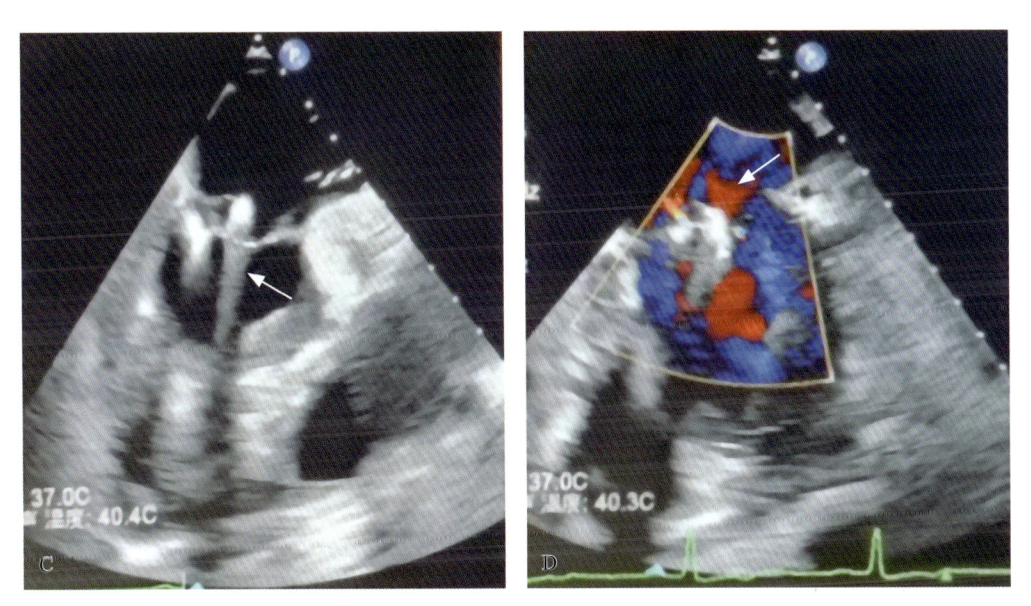

图11-8　食管超声显示手术前后二尖瓣病变及功能变化：A.箭头提示二尖瓣前瓣乳头肌断裂及残端；B.箭头提示乳头肌断裂处血液向左心房显著反流；C.箭头提示两个夹子将二尖瓣缘对缘钳夹；D.箭头提示仅有轻度的二尖瓣反流

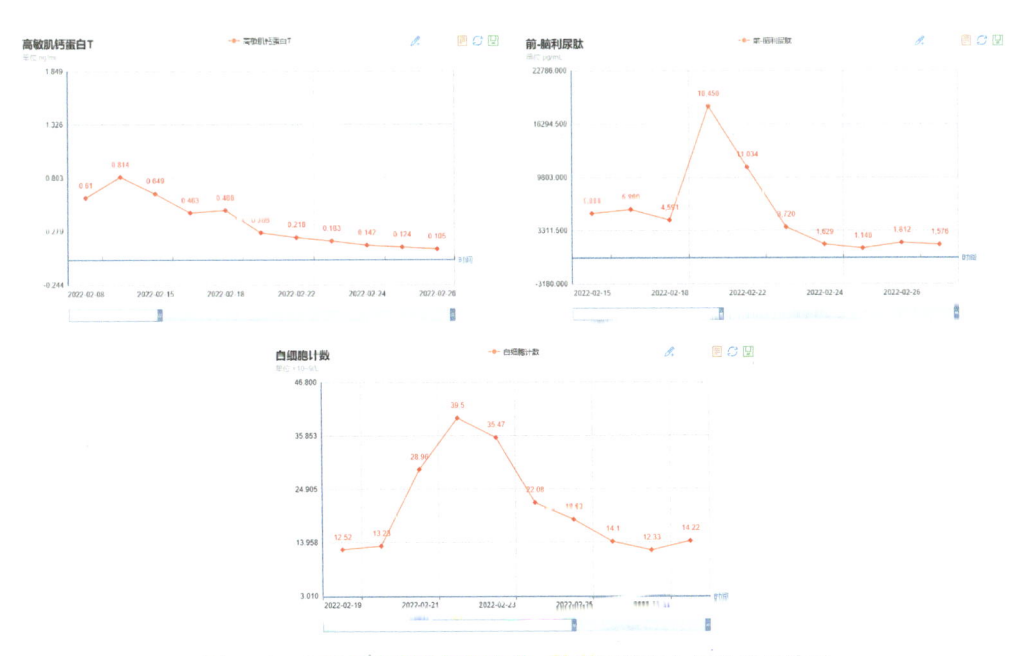

图11-9　入院后血清肌钙蛋白前-脑利尿肽和白细胞恢复情况

表 11-2　2022年超声心动图各项指标变化

| | 左心房 | 左心室 | 右心房 | 右心室 | 肺动脉 | LVEF（%） | 二尖瓣反流程度 |
|---|---|---|---|---|---|---|---|
| 3-8术前 | 52 | 56 | 34 | 34 | 26 | 43.26 | 重度 |
| 3-23 | 54 | 54 | 41 | 36 | 28 | 43.8 | 中重度 |
| 4-8 | 48 | 49 | 40 | 34 | 27 | 53.71 | 中度 |
| 5-11 | 44 | 50 | 33 | 29 | 29 | 68.00 | 中度 |
| 6-8 | 48 | 49 | 42 | 29 | 27 | 50.51 | 中度 |
| 7-20 | 46 | 53 | 41 | 35 | 26 | 56.57 | 轻中度 |
| 9-21 | 48 | 52 | 42 | 35 | 27 | 54.81 | 轻中度 |

各腔径单位为毫米（mm），LVEF.左室射血分数

【最后诊断】

①急性冠脉综合征：非ST段抬高型心肌梗死并发急性二尖瓣关闭不全；②急性左心衰竭，肺水肿；③肺部感染。

【病例讨论】

2021年美国心血管学会（AHA）有关急性心肌梗死（AMI）机械并发症的科学声明中指出，过去数十年中，由于对心血管病的一级预防，AMI的发病率明显减少。但是，大范围的AMI、延迟就医、经皮冠状动脉重建（PCI）后的无复流导致心肌组织水平缺乏血流再灌注或不良的冠状动脉血流仍是发生机械并发症的危险因素。

在AMI再灌注治疗时代，由于乳头肌断裂导致的二尖瓣关闭不全的发生率有所下降（0.05%～0.26%），但住院的死亡率依然高达10%～40%。二尖瓣由两组乳头肌支持：前侧乳头肌和后侧乳头肌，前者由左前降支冠状动脉和左旋支冠状动脉双重血供，后者由右冠状动脉或左旋支冠状动脉单独血供，故后乳头肌断裂较常见。乳头肌断裂可能为部分断裂或完全断裂，对临床严重性有不同的影响。

乳头肌断裂的危险因素包括老年人、女性、有心力衰竭病史、慢性肾病和第1次AMI延迟就医。一般发生在AMI后数日，50%患者以肺水肿形式发病，迅速进入心源性休克状态。由于左心房和左心室的压力迅速平衡，可以听不到心脏杂音，部分乳头肌断裂在经胸超声可能不被识别，但经食管超声可明确诊断；LVEF常为低-正常，冠状动脉造影可显示1支或2支病变，伴梗死相关冠状动脉闭塞。

最初的急救包括血管活性药物（去甲肾上腺素和多巴胺）和机械性呼吸支持，超过70%患者在二尖瓣手术前需要应用主动脉内球囊反搏（IABP）作为循环支持，因为它能减少PMR伴严重二尖瓣反流的后负荷。IABP能给乳头肌断裂患者提供接近0.5 L/min的心排血量。机制是在舒张期增加主动脉压力，在左室射血期减少平均动脉压，使左室射血的阻力减少，即后负荷减少，同时在舒张期增加冠状动脉血流灌注。减少后负荷能减少反流容积和反流分数，结果使心脏指数增加。应用经皮左心室辅助装置和静脉-动脉体外膜氧合（ECMO）的经验很少。

关于对乳头肌断裂治疗的建议（AHA 2021）：①对于部分乳头肌断裂，且血流动力学稳定的患者，可由拥有二尖瓣修复方面的专业技术的外科医师进行急诊二尖瓣修复

术；②对于乳头肌断裂合并严重二尖瓣关闭不全及心源性休克的患者，应用药物治疗作为进一步介入治疗的桥接；③根据患者年龄和是否需要长期抗凝来选择生物瓣或机械瓣置换；④对有外科禁忌证的患者可选择经导管缘对缘二尖瓣修复（TEER）治疗；⑤同步进行冠脉搭桥手术可达到最佳的血管重建，与单独二尖瓣手术的死亡率相似；⑥对任何有高合并症/死亡率的治疗选择，尊重患者的意愿和考虑治疗价值是非常重要的；⑦虽然二尖瓣外科手术是标准的治疗手段，但当患者有外科禁忌证时，药物治疗作为二尖瓣置换的桥接、TEER、临时机械支持作为长期心室辅助或心脏移植的桥接可以考虑。

本例是一个急性心肌梗死，以重度二尖瓣关闭不全并发肺水肿和心源性休克为主要表现的老年病例，肺水肿基础上的肺部感染又加重了治疗的难度。经过及时冠状动脉重建、心血管活性药物、呼吸机械支持、循环机械支持（IABP）、合理的抗生素应用和呼吸道管理，并在适宜的时机完成了TEER手术，最终挽救了患者的生命。

救治这例患者的过程是非常艰难的，虽然患者的冠状动脉得到及时重建以及严重的二尖瓣关闭不全能应用TEER技术获得成功，但患者出现了多种严重的合并症，包括肺部感染、上消化道出血和急性胰腺炎，每一种合并症都是致命的，都会导致前功尽弃。在医护团队日以继夜严密监护、多科协作和精准治疗的努力下，患者终于康复出院了。

【总结】

在再灌注治疗时代，急性心肌梗死的机械并发症明显减少，但住院的死亡率仍然很高。乳头肌断裂并发急性二尖瓣关闭不全属于常见的机械并发症，虽然心外冠状动脉得到重建，但心肌未获得允分的血流灌注，尤其是乳头肌这个血流终端最容易受到侵袭，是导致乳头肌断裂的原因。

在进行二尖瓣手术或TEER之前，需要经过一个2周左右的相对漫长和难熬的药物和机械辅助治疗阶段，密切观察病情变化、及时合理地针对性处理各种并发症、合理的手术时机的选择都是最重要的。

【修建成教授点评】

在我国乃至世界范围内瓣膜疾病的患病人数都处于连年增长状态，2019年我国的瓣膜疾病患病人数高达3630万人，主动脉瓣狭窄、二尖瓣反流及三尖瓣反流患者分别占心脏瓣膜疾病患者的11.8%、29.1%和25.1%。二尖瓣反流是最为常见的心脏瓣膜疾病，可分为原发性反流和继发性反流。导致原发性反流的常见病因包括退行性病变、纤维肌发育不良、风湿性心脏病及心内膜炎、二尖瓣脱垂、腱索断裂等，而继发性二尖瓣反流主要是继发于心房或心室疾病，如缺血性心脏病、扩张型心肌病等，因心房或心室疾病造成心脏扩大导致瓣膜反流。通常早期为明显症状，但是一旦有出血症状，则多已有不可逆心功能损害，如心悸、咳嗽、劳力性呼吸困难。中重度二尖瓣反流的患者若未得到有效治疗则3年生存率＜55%。

（一）TEER相关循证医学证据

相对于仅适用于部分患者的外科手术以及仅能暂时缓解临床症状的药物治疗，经导管缘对缘修复术（TEER）有着非常明显的优势，例如无须体外循环，可实时反流评估，瓣膜夹可重复定位，住院时间较短。

MitraClip是目前应用最为广泛的经导管二尖瓣缘对缘修复器械，第一代MitraClip

原型产品于2002年问世，其设计核心采用了Clip Arm + Gripper的设计，Clip Arm可做0°～120°的运动进行瓣叶抓捕，Gripper为带有倒刺的金属丝用于稳定瓣叶。而后雅培针对Clip Arm和Gripper的结构进行不断优化，第四代MitraClip G4有4种型号的钳夹可供选择，可以获得更大钳夹面积，增加了夹子独立抓取功能，还可提供持续左心房压力监测，操作更加简单（图11-10）。

| MitraClip 原型产品真实图像 | 第二代 MitraClip-NT 设计特点 | 第三代 MitraClip-NTR/XTR | 第四代 MitraClip |

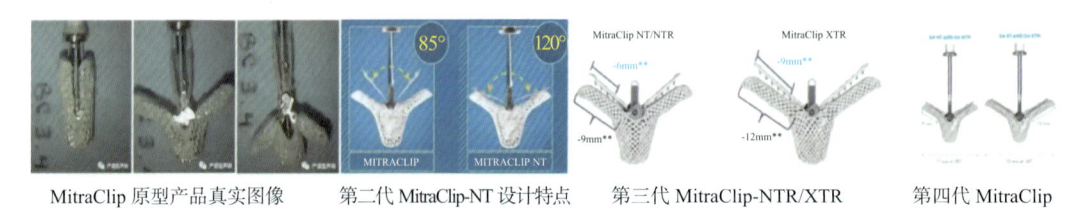

图11-10　二尖瓣缘对缘修复器械 MitraClip

各指南中针对MitraClip的推荐意见主要基于EVEREST Ⅱ和COAPT试验。多中心随机对照试验EVEREST Ⅱ以退行性、非风湿性MR患者为研究对象，大部分为二尖瓣脱垂的患者，结果显示MitraClip可明显减轻MR严重程度，改善左心室功能。其5年的随访结果进一步证实了MitraClip的长期安全性及有效性：MitraClip组和外科手术组的死亡率没有明显差异，并且术后1～5年随访期间，两组因二尖瓣功能障碍需再次手术率均较低。COAPT随机对照试验在继发性二尖瓣反流中验证了MitraClip的有效性。COAPT试验将合并心力衰竭的严重继发性性二尖瓣反流患者随机分为接受最佳药物治疗或最佳药物治疗联合MitraClip治疗组，结果显示最佳药物治疗联合MitraClip治疗可显著改善继发性二尖瓣反流患者的生活质量、死亡率及再住院率。药物＋MitraClip治疗组的术后3年随访期间的累积住院率较单纯药物治疗组降低，且因心力衰竭住院的相对风险降低51%，死亡相对风险降低33%。

**（二）欧美临床指南的推荐意见**

欧洲心脏病学会（ESC）在2021年对其2017年发布的心瓣膜病的管理指南进行了更新。

基于COAPT研究结果，对于继发性二尖瓣反流TEER治疗推荐等级提升至Ⅱa。同时强调GMDT重要性，指南更新增加了沙库巴曲缬沙坦、SGLT2抑制剂等新型药物。

尽管ESC指南基于COAPT研究结果对于继发性二尖瓣反流行TEER的推荐级别有所提升，但是由于同期进行的MITRA-FR研究给出了迥异的结论，故而指南强调TEER的实施需要严格筛选适应证。对于继发性MR患者的手术时机及治疗获益目前仍需要进一步严格把控。

2020年的美国ACC/AHA指南中，原发性MR外科手术治疗仍然是MR干预的金标准，目前已积累了足够的循证医学证据。对于严重原发性MR且手术高危的患者，解剖适合，同时预期寿命大于1年的患者进行经导管缘对缘修复术是合理的（推荐等级Ⅱa）。虽然外科手术仍然是原发性MR的首选治疗方法，但是TEER技术为急性心肌梗死合并二尖瓣重度反流，常合并多种合并症，导致外科手术风险明显增高，或者无法过渡到最佳外科手术时机的患者提供了生机。这项技术的微创性，对患者血流动力学影响小，使得这部分危重患者可以耐受TEER治疗。同时个人体会，急性心肌梗死合并二尖瓣反流机制常在原发性MR基础上合并继发性MR，有时候有房性MR，使得TEER治疗难度提高，对手术质量提出更高要求。

对于继发性MR，既往指南并未推荐行TEER，而AHA指南基于COAPT研究结果，建议经最佳药物治疗后仍有持续症状、LVEF在20%～50%、LVESD≤70mm和肺动脉收缩压≤70mmHg，解剖合适的重度MR患者可行TEER（推荐级别为Ⅱa）。就现阶段而言，经导管缘对缘修复术是应用最广泛、证据相对较为充分的治疗手段，对原发性和继发性MR均有一定的治疗效果，其安全性、有效性以及耐久性得到了一定程度的证实。MitraClip目前也已上市进入商业化阶段，10余款国产二尖瓣钳夹器械正在进行临床试验。未来随着多种二尖瓣修复及经导管二尖瓣置换技术不断成熟，将为MR患者提供更多选择。

## 病例3　经导管主动脉瓣植入术（TAVI）

### 病例3-1　先天性二叶主动脉瓣

【病例简介】

女性，64岁。10年来活动后胸闷症状逐渐加重，伴有头晕、黑矇及胸痛，于2023年1月3日入住南方医院心内科。查体发现主动脉区听诊区有3级以上收缩期吹风性杂音，向颈部传导。心电图为左心室肥厚及心肌缺血（图11-11）。

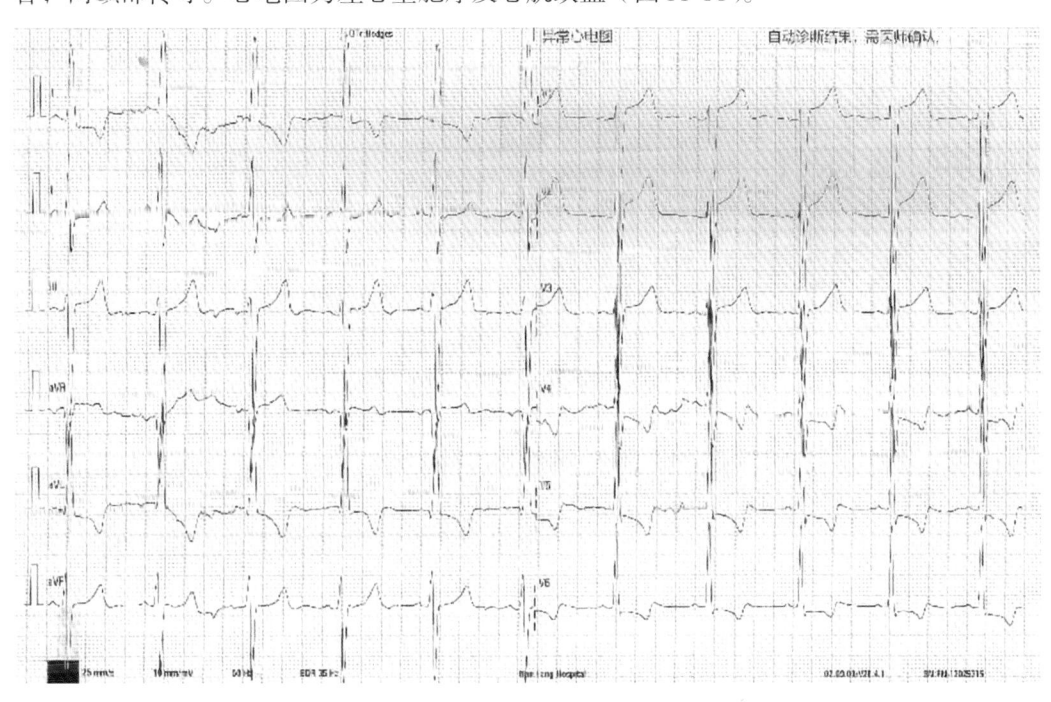

图11-11　窦性心律$R_{V5}+S_{V1}=6.651mV$，Ⅰ、aVL、V4～V6导联T波深倒置

超声心动图提示主动脉瓣增厚钙化，疑为二叶，主动脉瓣口血流速度为710cm/s，最大压力阶差为202mmHg，平均压力阶差为110mmHg，提示重度狭窄，同时伴有中度关闭不全，左室射血分数为51.18%。化验检查：前-脑利尿肽：1628pg/ml，丙型肝炎抗体：65.500COI，其余化验检查正常。

胸部CT提示：0型二叶式主动脉瓣，重度钙化，钙化呈较重团块分布于窦内，钙化分布均匀，瓣叶对合缘处存在不规则纤维增厚和钙化粘连，升主动脉瘤样扩张（图11-12）。冠状动脉CTA提示3主支冠状动脉无明显狭窄。STS评分（society of thoracic curgeons）8.9%，提示外科手术风险高。

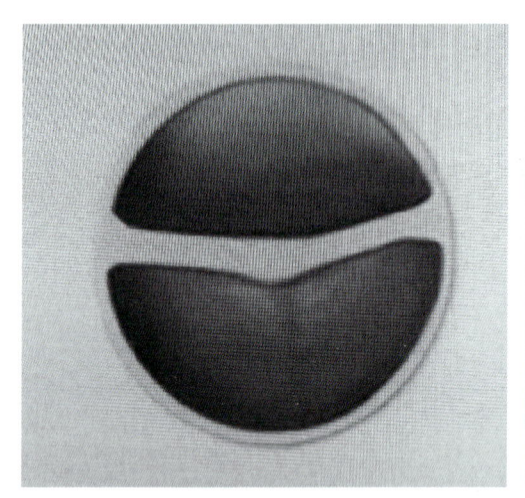

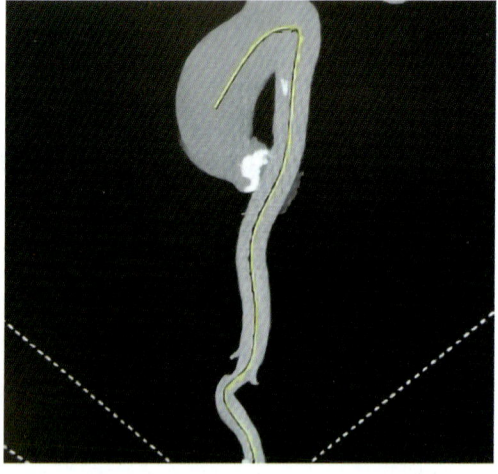

图11-12 胸部CT。左图提示对称性二叶主动脉瓣。右图提示主动脉瓣口严重狭窄及钙化，升主动脉瘤样扩张

【手术过程】

1.在超声和数字减影（digital subtraction angiography，DSA）实时指导下穿刺左右侧股动脉，于左侧股动脉成功植入20F鞘管，采用直头导丝成功跨瓣后，交换猪尾导管，测量主动脉压力为128/58mmHg。经右侧股动脉测量左心室压力为337/16mmHg，压力阶差接近200mmHg。

2.交换超硬Landerquest导丝至左心室，采用18mm球囊在180次/分起搏下成功行球囊预扩张，造影见球囊扩张充分稳定，无腰无漏。

3.在超硬导丝的支撑下推送自膨胀瓣膜23mm，成功释放后造影见瓣膜位置良好，冠状动脉通畅，无瓣周漏及传导阻滞发生。监测术后主动脉压力为162/73mmHg，左心室压力为162/27mmHg。压力阶差由术前200mmHg下降至0mmHg。经胸超声提示瓣膜展开形态和位置理想（图11-13），残余轻微瓣周漏，主动脉前向流速接近1m/s，心包未见明显积液。

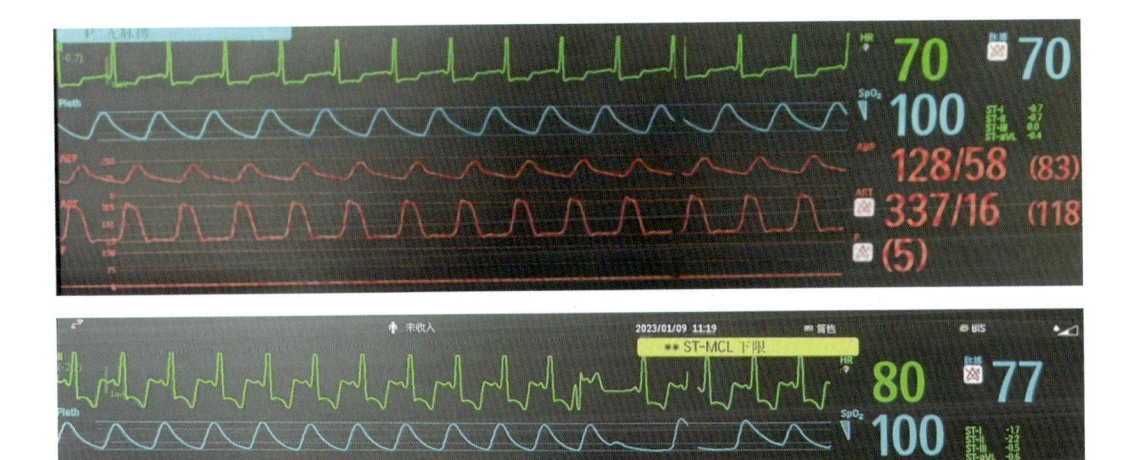

图11-13 手术前后压力监测：上图为手术前左心室压力（327/16mmHg）和主动脉压力（128/68mmHg）；下图为术后左心室压力（162/27mmHg）和主动脉压力（162/73mmHg）

## 病例3-2 大动脉炎合并主动脉瓣上重度狭窄及主动脉瓣重度度关闭不全

**【病例简介】**

女性，1976年12月30日出生。从2007年（时年31岁）到2021年，14年间分别在某大学附属医院心内科和南方医院心内科多次住院，共住院9次。

因劳力性心绞痛，最早在2008年发现左主干冠状动脉（LM）狭窄97%及右冠状动脉（RCA）开口阻塞，进行胸廓内乳动脉-左前降支冠状动脉（LIMA桥）及RCA静脉搭桥。术后3个月又因心绞痛于LAD植入2枚支架；2014年因静脉桥闭塞于RCA近段植入1枚支架。2019年又因支架内狭窄，于LM及左旋支冠状动脉（LCX）行药物球囊扩张。2021年冠状动脉CTA提示LM及RCA支架内狭窄。主动脉CTA提示左锁骨下动脉及椎动脉共同起源于主动脉弓，开口处重度狭窄；降主动脉多发管壁病变，致管壁不规则和狭窄，CT重构图提示腹腔干近段呈细线，肠系膜上动脉起始处轻度狭窄，左肾动脉起始呈线状狭窄。

2021年出院诊断：大动脉炎，V型，全主动脉干及分支多处狭窄合并：①多支冠状动脉严重狭窄，不稳定型心绞痛；②主动脉瓣重度狭窄及中度关闭不全；③升主动脉根部主动脉窦炎症伴血栓形成。

**【主动脉瓣病变演变过程】**

2014年心脏超声提示主动脉瓣上约10mm处可见环形狭窄，内径约11.15mm，局部血流速度加快（$V_{max}$ 215cm/s），压力阶差（PG）18mmHg，主动脉瓣可见中度反流信号。临床未闻及心杂音。2017年开始，于主动脉瓣听诊1区可闻及收缩期杂音；心脏超声持续提示主动脉瓣上狭窄及主动脉瓣中度关闭不全；二尖瓣叶增厚、钙化伴轻度狭窄及重度关闭不全。2021年心脏超声提示主动脉瓣重度狭窄（最大血流速度422cm/s，平均主动脉口压力阶差36mmHg）及中度关闭不全。心脏听诊A1区3级以上收缩期杂音，向双侧颈部传导。主动脉CTA提示主动脉窦内充盈缺损，可疑血栓，导致主动脉口狭窄（图11-14）。二尖瓣中度关闭不全。

2022年10月9日再次入院复查，于同年10月21日行冠状动脉造影＋PCI＋经皮主动脉瓣植入（TAVI）。术前主动脉CTA提示三叶式主动脉瓣，纯反流，窦内基本无钙化，瓣叶严重增厚，瓣叶对合缘处存在瓣叶增厚和纤维粘连，窦管连接区（STJ）呈收口形态，严重狭窄，左心室流出道呈直筒形态，升主动脉扩张（图11-15）。

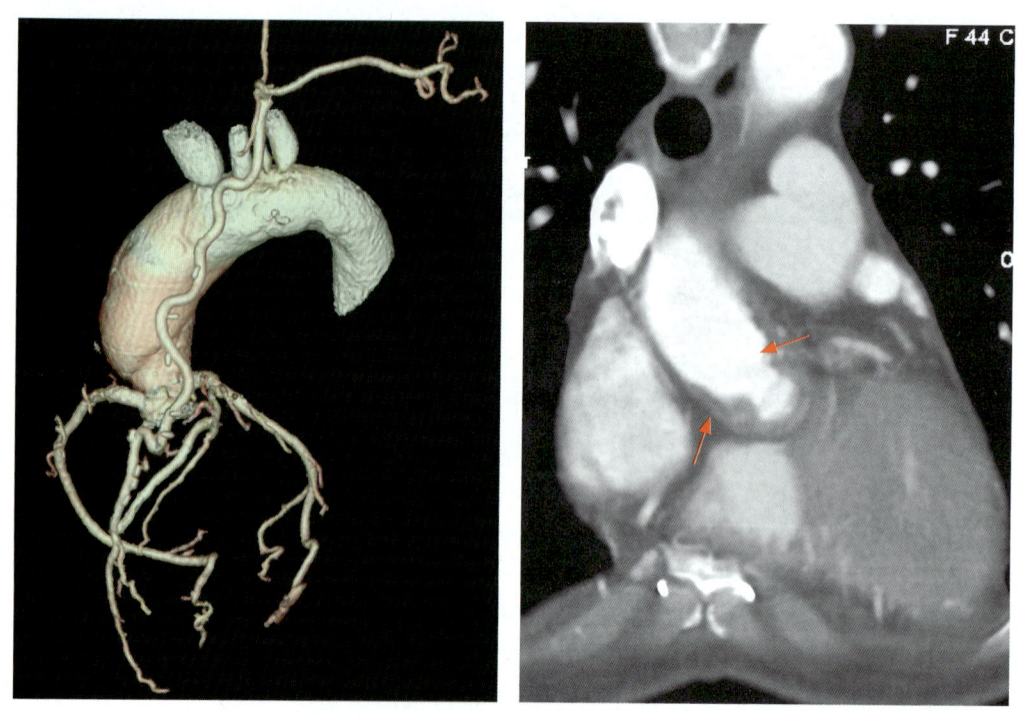

图11-14　主动脉根部窦内炎性阴影（3个箭头所指区域）影响左、右冠状动脉开口

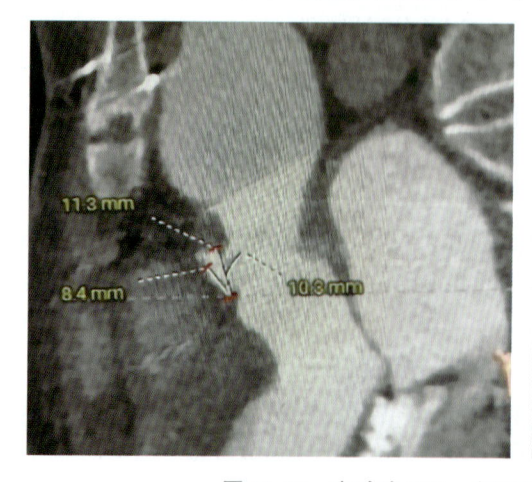

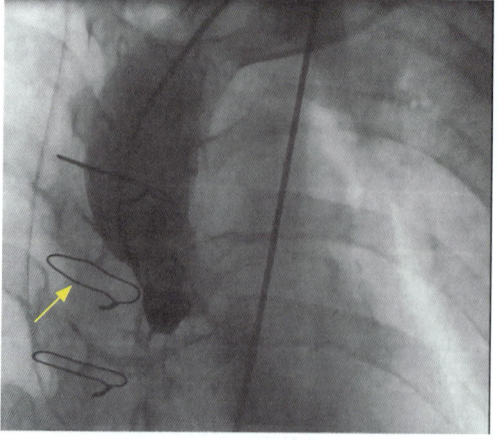

图11-15　主动脉CTA。提示窦管连接区（STJ）重度狭窄

【手术过程】

1.在超声和DSA实时指导下穿刺患者双侧股动脉,由于患者右侧桡动脉闭塞,穿刺患者右侧肱动脉成功植入6F鞘管,于左侧股动脉成功植入20F鞘管。冠状动脉造影提示:左主干开口90%狭窄,LCX轻度动脉粥样硬化改变,轻度狭窄,LAD可见对冲血流,LIMA桥血管通畅。RCA近端80%狭窄,中远段大致正常。首先在LM-LCX植入支架一枚,突出LM开口2～3mm。

2.采用直头导丝成功跨瓣后,交换猪尾导管,交换超硬Landerquest导丝至左心室,同时右侧冠状动脉内预留子母导管和支架行冠状动脉保护。采用18mm球囊在180次/分起搏下成功行球囊预扩张,造影见球囊无腰无漏,左、右冠状动脉均未显影。

3.在超硬导丝的支撑下推送自膨胀瓣膜23mm,成功释放后造影见瓣膜位置良好,右冠状动脉显影不佳,释放RCA内支架,突出RCA开口至窦管连接(STJ)高度,造影显示右冠状动脉内通畅,血流TIMI 3级。主动脉根部造影见轻微瓣周漏,无传导阻滞发生。经食管超声提示瓣膜展开形态和位置理想,残余轻微瓣周漏,主动脉前向流速接近1m/s,心包未见明显积液。

4.由于瓣膜释放后轻微压缩LM支架,决定采用开窗技术穿瓣膜支架网眼至LM内支架,采用NC球囊行LM内支架内扩张,支架膨胀良好,血流TIMI 3级。

5.退出股动脉内大鞘,造影见左侧股动脉闭塞,外科切开后血流恢复。拔出右侧肱动脉内MP导管,造影见肱动脉重度狭窄接近闭塞,经导管送入冠状动脉支架于肱动脉处释放,造影见血流恢复3级,无出血及血肿。

6.压力检测:术前左心室压力176/8(64)mmHg,主动脉瓣上压力146/52(82)mmHg,升主动脉压力145/51(82)mmHg;左心室和主动脉压力阶差为30mmHg,术后压力阶差减至5mmHg。

## 病例3-3 主动脉瓣重度狭窄(退行性变)伴中度关闭不全

【病例简介】

女性,91岁。时有头晕伴晕厥发作1年余,于2021年8月4日入南方医院心内科,发现主动脉听诊区有3级以上收缩期杂音,向颈部传导,动态心电图有短阵室性心动过速,超声提示主动脉瓣重度狭窄。STS评分10.3%。

2021年8月12日胸部CTA提示:冠状动脉有多支钙化病变,无显著狭窄。三叶式主动脉瓣,轻度钙化,钙化分布不均匀,主要分布于瓣叶边缘及管壁附着缘,无冠瓣分布最重,瓣叶增生肥厚。双侧髂动脉明显扭曲,右侧髂总动脉瘤,近心端局限性狭窄,左侧髂总动脉瘤样扩张,双侧股动脉穿刺区域可见多发钙化斑块(图11-16)。

【手术过程】

1.右侧颈静脉植入临时起搏器至右心室起搏。DSA实时指导下穿刺右侧股动脉,翻山造影指导下穿刺左侧股动脉,于左侧股动脉成功植入20F鞘管,采用直头导丝成功跨瓣后,交换猪尾导管,测量主动脉压力为103/46mmHg,左心室压力为187/9mmHg,压力阶差85mmHg。

2.交换超硬Landerquest导丝至左心室,由于瓣膜严重狭窄且合并较大的主动脉瓣

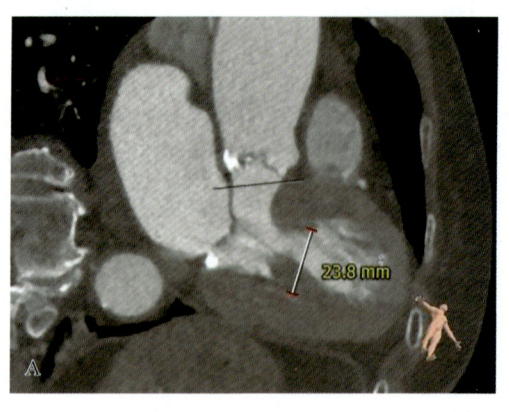

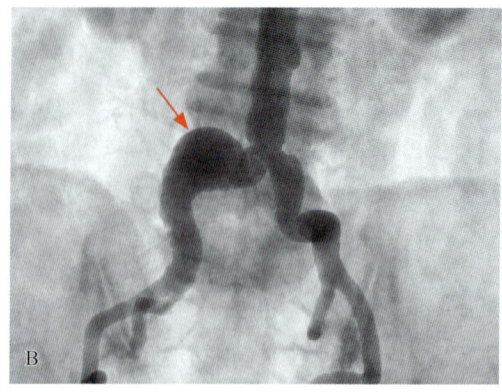

图11-16 胸部CTA。A.提示主动脉瓣钙化及狭窄；B.提示左髂总动脉瘤

环-心室角度，球囊难以跨瓣，决定采用序贯球囊扩张的方式，分别在抓捕器辅助下尝试14mm，18mm球囊在180次/分起搏下成功行球囊预扩张。

3.在超硬导丝的支撑下推送沛嘉Taurus Elite 23mm自膨胀瓣膜成功跨过主动脉瓣膜进入左心室，反复尝试后成功释放瓣膜，造影见瓣膜位置良好，冠状动脉通畅，无瓣周漏及传导阻滞发生。监测术后主动脉压力为113/73mmHg，左心室压力为114/45mmHg。压力阶差由术前85mmHg下降至1mmHg。经胸超声提示瓣膜展开形态和位置理想，残余轻微瓣周漏，主动脉前向流速接近1.1m/s，心包未见明显积液。

4.退出瓣膜输送系统，外周血管造影提示腹主动脉-髂动脉全程弥漫病变，合并动脉瘤形成，决定行外周动脉支架手术，成功在外周植入Y形支架一枚，术后血管狭窄明显减轻，动脉瘤消失（图11-17）。

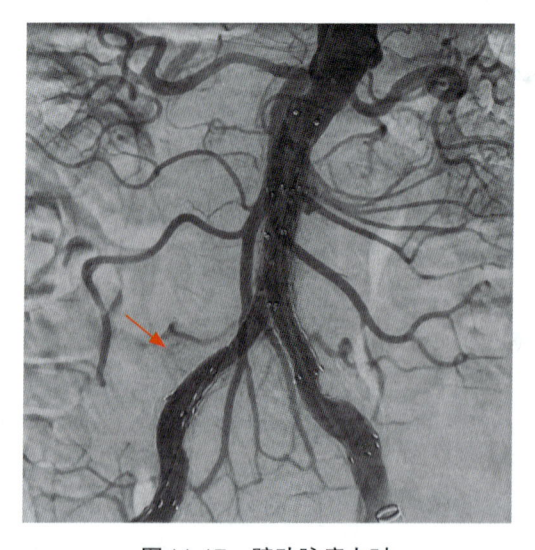

图11-17 髂动脉瘤小时

【病例讨论】

（一）有关经导管主动脉瓣植入（TAVI）的PARTNER系列里程碑研究

主动脉狭窄是一个具有漫长隐袭时间的疾病，一旦出现症状后的2～5年，病情迅速进展。在未能得到治疗的患者中，症状出现后2年的死亡率接近50%。通过外科瓣膜置换可以减轻症状和改善患者的存活率；在没有严重并发症的情况下，手术死亡率很低。然而，在临床实践中，至少30%有症状的主动脉狭窄病人因为高龄、左心室功能不全或存在多种并发病状态而未能进行外科瓣膜置换手术。对于这些高手术风险的患者，值得用较少创伤的治疗方法来取代。

经导管主动脉瓣植入（Trannscatheter Aortic Valve Inplantaion，TAVI）是一种新的操作，将一个人工生物瓣通过导管插入到自然的病变的主动脉瓣中。自2002年完成首例后，很快在全球用于治疗严重主动脉狭窄伴有手术高风险的患者。PARTNER（Placement of Aortic Transcatheter Valves）系列研究是一个多中心随机临床试验，在严重主动脉狭窄的高危病人中，比较TAVI和标准治疗结果。系列研究结果为临床应用TAVI技术的基础。

2010年发表的PARTNER1研究结论：基于TAVI一年后的任何原因死亡率较标准治疗（83%为球囊主动脉瓣成形）低20个百分点，球囊膨胀的TIVI应作为不适合外科手术的严重主动脉狭窄患者的标准治疗。

2016年发表的PARTNER2研究结论：发现具有严重症状的中等危险程度的主动脉狭窄病人，经外科置换瓣膜和经导管植入瓣膜2年后，具有相似的死亡或致残性卒中的主要终点，和相似程度的心脏症状减轻。

2019年发表的PARTNER3研究结论：严重主动脉狭窄伴低危外科手术死亡的患者，TAVI治疗1年的复合终点（死亡、卒中或再住院）明显低于外科主动脉瓣置换术。

（二）TAVI存在的问题和展望

自从2002年首次在人类完成TAVI以来，经导管主动脉瓣植入术已成为严重主动脉瓣狭窄患者的明确选择，而且逐渐扩展到外科风险较小的较年轻的患者。随着术者经验的增加和经导管心脏瓣膜传送系统设计的改进，使合并症明显减少。

考虑到寿命的延长，那些对老年人"影响较小"的合并症可能对年轻人有较长期的影响。如轻度的瓣周反流、低衰减的瓣叶增厚、房室传导阻滞需要安装起搏器或将来冠状动脉的入口等都可能有不良的影响；此外，经导管植入的生物瓣最后将退化，需要重新介入。

1.经导管生物瓣的耐用性　和外科生物瓣一样，经导管送入的瓣膜会随时间退化。虽然都应用了抗钙化处理，但在操作上有不同，经导管送入的瓣膜会通过扭曲或后扩张使瓣膜受到损害，而外科植入的生物瓣，操作者会遵循"不接触瓣膜"的原则。

晚期瓣膜衰退的患者将来一定会增多，与合并症、年龄的增长、解剖因素、组织内生长和瓣膜的设计有关。对年轻患者，随寿命延长，重复植入瓣膜势在必行。RedoTAVI（经导管瓣膜内再植入瓣膜）已成为可接受的治疗选择。

2.未来冠状动脉的入口问题　保留选择性插入冠状动脉口的能力是重要的需关切的问题，特别是冠心病或年轻的患者，他们将来可能会发生冠心病。冠状动脉口可能因自然瓣膜的移位，因高瓣环的经导管生物瓣叶超越冠状动脉口所致。

3.传动系统的受累和起搏器的植入　在随访中，术后1个月新植入起搏器的发生率达6.6%～17.4%根据经导管生物瓣平台和操作技术而不同。多数临床试验中，新出现的左束支传导阻滞＞20%。

4.瓣周漏（periovalvoular lea，PVL）的问题　由于经导管生物瓣的设计改进和操作者的经验增加，近年PVL明显减少。超过轻度的PVL在PARTNER3应用SAPIEN 3 THV为＜1%，应用self-expandable THV为3.5%。但轻度PVL的发生率仍然很高，两个试验分别达29%和33.1%

5.终身的处理　由于越来越多的年轻人应用了TAVI治疗，需要认识到他们一生中可能要超过一个主动脉瓣植入。对TAVI或外科瓣膜置换需要两者兼顾的整合：如：①先行外科，接着TAVI，接着再做TAVI(瓣膜中植入瓣膜)；②先行TAVI，接着外科，接着…。

6.将来的考虑　手术前的周密计划，特别是患者特异的CT仿照可提供有价值的观察，以确定介入方式，外科或经导管，以及优化的THV平台。需要考虑的问题包括早期和晚期发生传导系统病变、起搏器、PVL、瓣膜环的损伤、冠状动脉入口的损伤或冠状动脉闭塞。对可能长寿的患者，最初的决策决定了第二次的方案，理想的是先行TAVI。

【总结】

法国Alain G.CRIBIER教授于2002年4月16日，在世界上首次为一位57岁主动脉严重狭窄患者成功完成了TAVI手术。20年来，TAVI技术在全球扩展应用，已成千上万主动脉狭窄患者获益。根据PARTNER系列临床研究，TAVI的死亡率已从2010年的30.7%，降到2019年的1.0%。

本章介绍的3例患者，分别由先天性二叶主动脉瓣、大动脉炎和退行性病变导致的严重的主动脉狭窄，患者具有中至高危程度的30d外科手术死亡风险，在TAVI同时还进行了冠状动脉PCI（病例3-2）和髂主动脉的动脉瘤封闭术（病例3-3）。最后3例TAVI均获得了成功。

【修建成教授点评】

TAVR已经成为外科极高危和高危患者的主要治疗方式。随着技术的普及，低危、低龄占比越来越高，据美国TCT2022报告，在全美65岁以下接受主动脉瓣置换患者中，TAVR占比逐年增加，2021年达到47.5%。这一方面是由于部分低龄患者合并多器官疾病，导致外科风险高，也有受患者和医师选择创伤更小的TAVR的倾向影响。更年轻、寿命更长患者接受TAVR，需要更注意患者全生命周期的治疗策略考量、瓣膜耐久性、瓣膜血栓、卒中、未来冠状动脉介入治疗问题等都要受到更多关注。

另外一方面随着生活水平和全民医疗保障的进步，平均寿命延长，高龄接受TAVR治疗的患者逐步增多，这部分老年人常合并泛血管疾病，同时或者分步处理这些疾病从技术上是完全可行的，更好的把握适应证，全面考虑患者治疗策略，可以延长这部分老年人寿命，提高生活质量。

# 第12章

# 新冠病毒感染与心血管病症

虽然严重的呼吸衰竭是新冠病毒感染死亡的主要原因，但住院的新冠病毒感染的患者中，28%的肌钙蛋白值升高，说明有心肌损伤；一些患者在康复后还会出现心血管病的症状，甚至发生猝死。从而学术界对新冠病毒感染与心血管病症的关联引起重视。本章将结合有关病例，详细引述了当前国际上对这种关联的认识。

## 病例1 新冠病毒感染与心源性猝死

【病例简介】

男性，28岁。于2022年12月13日凌晨在家中突然发热，体温达39℃，自服美林（布洛芬）退热，在家休息，经新冠病毒抗原检测确定为阳性。12月15日出现频繁呕吐，拒绝住院，护士到家中予以输液及美西康（抑制胃酸）和甲氧氯普胺等治疗。12月16日联系患者，诉呕吐症状减轻。12月18日19:30外地家属来电说联系不到患者。20:00医院去人到家中破门而入，见患者卧床，面色苍白，大汗，呼之不应，触摸有体温，颈动脉搏动微弱。20:09发现颈动脉搏动难以触及，立即行床边复苏抢救，并组织力量进行气管插管，用气囊辅助呼吸，将患者运送到南方医院急诊室。

到达急诊室为12月18日21:03，患者心跳仍未恢复，双侧瞳孔散大固定。立即予以上呼吸机，同时安装ECMO（体外膜肺氧合），于23:30入重症医学科继续抢救。

2022-12-19 05:33:11重症医学科病程记录：体温35℃，脉搏66次/分，呼吸（呼吸机辅助）14次/分，血压63/36mmHg，双肺散在湿啰音，心律整齐，无杂音。

化验检查：①血常规，白细胞$1.77\times10^9$/L，血红蛋白101g/L，血小板$48\times10^9$/L；②电解质，总钙1.98mmol/L，氯离子80.3 mmol/L，钾离子5.61mmol/L，镁离子1.66 mmol/L，钠离子128mmol/L；无机磷4.22mmol/L，葡萄糖30mmol/L；③肾功能，肌酐447μmol/L，胱抑素C 1.64mg/L，尿酸1043μmol/L；④肝功能：丙氨酸氨基转移酶267U/L，天冬氨酸氨基转移酶414U/L，凝血酶时间94.8s，活化部分凝血活酶时间>180s，凝血酶原34.9s；⑤心肌损伤指标：肌钙蛋白0.574ng/ml，前脑利尿肽1709.00pg/ml，心型肌酸激酶55U/L，肌红蛋白定量>3000.00ng/ml；⑥炎症指标：C反应蛋白26.29mg/L，D-二聚体95.00μg/ml FFU，白介素-6>5000.00pg/ml。

经以上积极救治，病情仍持续恶化，大量血管活性药输入，血压仍难以提升，电解质紊乱和严重酸中毒难以纠正，2022-12-19 18:00，血压降至27/22mmHg，19:50心电图呈直线，临床死亡。

最后诊断：新冠病毒感染，心源性猝死。

**【病例讨论】**

1. 关于本病例的诊断　患者很年轻,既往有5年糖尿病史及白内障手术史,不规则地应用胰岛素治疗,无胸闷及胸痛症状。本次以高热发病,新冠病毒抗原阳性,发病5d后突然出现心搏、呼吸停止,经救治心搏一度恢复,但生命征象持续恶化,于发病24h死亡。由于资料不完整,死后也未进行尸解检查,只能从逻辑和经验上对此例患者进行事后诊断分析。

在没有意外的情况下,一般的心搏、呼吸骤停都源于恶性心律失常,最常见为心室颤动(VF)。患者既往没有晕厥史,没有应用特殊药物,也没有低血钾及高血钾病史;导致VF的原因多由于急性冠状动脉主干闭塞所致的广泛心肌缺血,或严重的心肌病变(暴发性心肌炎)。本例患者没有冠心病的线索,于高热发病后数日突发心搏、呼吸骤停,伴肌钙蛋白及炎症指标升高,多考虑为暴发性心肌炎所致。

2. 新冠病毒感染致急性心肌炎的机制　新冠病毒感染相关的心肌损伤机制,即由SARS冠状病毒(severe acute respiratory syndrome coronavirus,SARS-Cov-2)病毒介导的心肌损伤机制,包括:①直接的心肌细胞损伤;②直接的内皮细胞损伤和内皮细胞炎;③高凝状态间接引起心肌损伤;④细胞因子风暴;⑤细胞抗体形成、介导触发敏感个体对病毒感染的自身免疫反应(图12-1)。这些认识逐渐地被多个全球相关中心的尸解系列报告所确定。

直接侵入心肌的理论是基于心肌细胞存在血管紧张素转化酶2(ACE2)受体(一种膜蛋白),它是SARS-Cov-2进入心肌的入境口。另外一个理论是SARS-Cov-2感染内皮细胞,导致内皮细胞炎,是一种炎性毛细血管损伤,伴有纤维素沉积和补体瀑布的终末

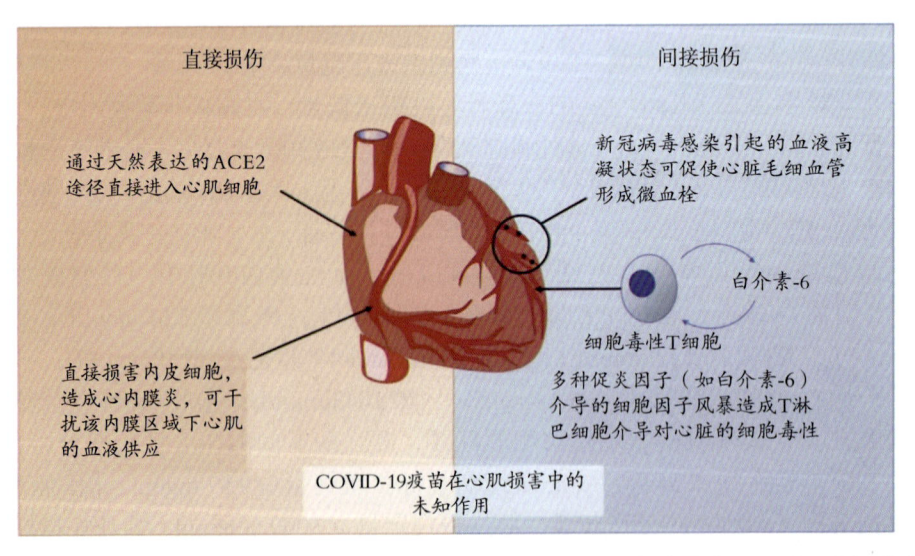

图12-1　由SARS-Cov-2感染引起心肌细胞损伤的机制:直接损伤是病毒通过心肌细胞或内皮细胞上自然表达的ACE2受体进入心肌细胞。间接损伤可能由于新冠病毒感染患者的高凝状态,促进微血栓形成,阻断心肌的毛细血管血流,或通过T淋巴细胞介导的细胞毒性,作为细胞风暴部分现象。2021年4月以来,有报道各类新冠病毒感染免疫制剂所致的心肌炎和心包炎,特别是青年男性患者,机制尚不清楚

蛋白激活，介导由受累血管供应的心肌组织损伤。以上是经新冠病毒感染患者尸体检查确定的组织学改变。

3. 新冠病毒感染致急性心肌炎的目前观点　Teresa Castiello 等报道了新冠病毒感染和急性心肌炎的系统回顾共报告了 38 例，包括 26 例男性，其中 24 例年龄<50 岁。12 例有组织学资料（8 例为心内膜心肌活检，4 例为尸解）。心脏磁共振是主要的影像学诊断心肌炎手段（25 例），收缩功能在急性期和治疗期有显著的不同。5 例患者在住院期间死亡。

新冠合并心肌炎的发病率估计为每 10 万人有 22 例，本回顾仅总结了报道的人数，不能反映真实的发病率。心肌炎流行情况依赖心肌损伤指标——肌钙蛋白升高，新冠病毒感染患者有 19%～28% 伴有心肌损伤。中国健康委员会报告，死者中有 11.8% 肌钙蛋白 I 升高或住院中有心搏骤停。在缺乏心肌缺血的情况下，肌钙蛋白升高在一定的临床背景下，可能提示为心肌炎。进一步的筛查如 CMR，做的很少，故最后的诊断很难确定。

Sars-CoV-2 通过其刺突蛋白（spike protein）结合到血管紧张素转化酶 2 受体（ACE2），同时进入各种细胞，包括上皮细胞和吞噬细胞；结合了 SARS-CoV-2 的受体也在心肌表达。小鼠动物模型表明病毒能调节 ACE2 的活力，间接引起心肌炎症。

虽然在心肌的间质中发现有新冠病毒感染的 RNA，而且心内膜心肌活检中发现有 SARS-CoV-2 的特异的基因序列，但 SARS-CoV-2 感染引起心肌损伤的确切机制仍大部分不清楚。Esxher 等在 104 个可疑心肌炎或不可解释的心力衰竭患者的心内膜心肌活检组织中发现 5 个标本有 SARS-CoV-2 基因组，但只有 2 个患者符合 Dallas 心肌炎诊断标准，其余的患者作者认为系另外的心肌受损的组织病理机制，如小动脉闭塞导致的缺血。

目前公认的理论是：病毒启动高度炎症反应瀑布导致心肌受损。第一例报道的新冠病毒感染介导的心肌炎，组织学证明是直接 SARS-CoV-2 感染心肌细胞伴有很少的心肌细胞坏死，提示心肌细胞的高炎症反应，而不是由于病毒感染直接使心肌细胞丢失。

4 例与新冠病毒感染相关，且临床符合急性心肌炎的尸解心脏组织学检查表明：患者均存在弥漫炎症浸润和局灶的心肌坏死。异常的免疫学反应，特点为中性粒细胞和单核细胞增多、淋巴细胞减少以及全身的致炎细胞因子和生长因子增多。尸解还应包括毒理学和分子学检查结果，但所有的报道都没有提供这个信息。

新冠病毒感染的心脏的损伤经常伴有多器官衰竭。为了区分心肌炎和心肌损伤，可应用欧洲心脏病学会的心肌炎诊断标准，需要至少一个匹配的临床表现和一个诊断标准，除外冠心病（冠状动脉造影）和其他心血管及非心血管病因。在缺少组织学证据时，心源性休克酷似暴发性心肌炎。导致心源性休克的心脏损害可能机制为：氧的供与求不匹配、呼吸性酸中毒和缺氧，以及细胞内钙的超负荷致心肌细胞凋亡。虽然不同心脏损害的病因可能相似，均与宿主的免疫反应促发细胞因子瀑布相关联，但特异的心脏损害可能有差异。

4. 诊断新冠病毒感染相关心肌炎的危险信号　①淋巴细胞减少占 83%，中性粒细胞和血小板减少占 1/3。②炎性标志显著升高（D- 二聚体、铁蛋白、C 反应蛋白）。③肌钙蛋白升高与高炎症状态相关联，是心肌损伤的标志，可能提示心肌炎；缺乏其他提示进展的新冠病毒感染的实验室标志时，异常的肌钙蛋白升高应直接指向孤立的心脏表现；相反，高水平的肌钙蛋白兼有普遍的炎性指标升高说明多器官衰竭和高炎症反应。④相似情况，脑钠肽（NT-proBNP）与不良预后相联系，反映血流动力学负荷和功能不全。⑤其他：心肌炎的心电图改变不是特异的，各种改变均可出现。经胸超声在心肌炎可有整体和局部运动低下，壁的厚度增加可能代表水肿，38例中有7例可疑心肌炎的超声正常。⑥CMR：可进行组织定性，2009年发布了急性心肌炎的CMR诊断标准，即路易斯湖标准（Lake Louise Consensus Criteria，LLC），其主要针对急性心肌炎的3个核心病理特征：水肿、充血以及坏死或纤维化。该标准包括$T_2$加权成像、钆早期增强和心肌延迟强化成像，2项以上呈阳性即可诊断急性心肌炎。2018年LLC进行了升级，要求必须满足至少1项对水肿敏感的序列（$T_2$加权成像或$T_2$ mapping）以及至少1项$T_1$序列[$T_1$ mapping、细胞外容量（ECV）、心肌延迟强化（LGE）成像]同时阳性才能诊断急性心肌炎。⑦心内膜心肌活检仍是心肌炎诊断的金标准，最常见的组织病理学类型是淋巴细胞性心肌炎，典型特征为T淋巴细胞和巨噬细胞浸润，B淋巴细胞稀少。

5. 尸解检查发现　根据欧洲心肌炎病理指南，斑片状炎症浸润在缺少心肌坏死的情况下不足以诊断心肌炎。在淋巴细胞性心肌炎，血液和心肌的聚合酶链反应（PCR）是诊断心肌炎的金标准。一个国际多中心组完成的21例新冠病毒感染死亡病例的尸解中，3例诊断为淋巴细胞性心肌炎，18例（86%）在心肌中有广泛的巨噬细胞浸润，不伴有心肌损伤。

一个德国研究组报告：2例心内膜心肌活检，见心肌炎症，伴淋巴细胞和巨噬细胞增加；有趣的是，患者新冠病毒感染的咽拭子试验阴性，然而，IgG抗体为阳性，更为明显的是，在心肌中发现有由实时荧光定量PCR（RT-PCR）完成的SARS-CoV-2的特异核酸，提示心肌炎确实发生过。

一组12例新冠病毒感染中有5例的心肌中具有SARS-CoV-2 mRNA证据，但临床上未有诊断。

6. 预后　肌钙蛋白升高伴有不良的预后，但确实的预后尚不明确。心肌炎可发生于上呼吸道感染或严重的SARS-CoV-2感染后；心肌损伤与已有的心血管危险因素无关；心室功能不全与死亡率增加相关。我们的资料表明，心肌炎具有中等程度的预后，如果能得到及时的治疗。

7. 治疗　目前，治疗心肌炎大部分为支持性的，如对危重患者进行机械循环支持。当有左心室功能不全时，要按指南的推荐治疗。目前的共识：由活检证实的心肌炎可用免疫抑制剂清除病毒如泼尼松和硫唑嘌呤，但不一定适用于新冠病毒感染的患者。报道的患者治疗上的差异性很大，有10例患者应用羟化氯喹和（或）抗病毒药物，12例应用皮质类固醇，至今仅有4例患者应用托珠单抗（tocilizumab）为白介素-6受体单克隆抗体注射剂。出院患者的肌钙蛋白应降至正常，无恶性心律失常，同时要加强门诊随诊。

【总结】

本例患者为本院职工，因居住点距离医院近才可能获得如此密集的救治，但终因错过了最佳时机，致抢救失败。

对于有慢性病的人，即使年轻，感染了SARS-CoV-2后都有可能转为重症，这类患者宜早期住院。本例患者患有糖尿病，拒绝住院，发病5d后在家中现骤然恶变，非常遗憾！

**【周忠江教授点评】**

新冠病毒可造成心肌损伤、心肌炎、心律失常、心力衰竭及心源性休克，可诱发心肌梗死、动静脉血栓、脑卒中，增加心血管死亡和全因死亡。

1. 此年轻病例，感染新冠病毒5d后死亡，令人痛惜。因无肺部CT、胸部X线片、ECG及UCG等基本资料，亦未做尸检，其确切死因难以阐明；对此笔者已做详细解读，值得学习和借鉴。本人尚认为该患者在1型糖尿病基础上，并发重症肺炎（白肺），导致多脏器功能衰竭，病情急速进展，已至休克晚期、DIC病故。

2. 新冠病毒暴发流行后，较多流行病学资料显示SARS-CoV-2病毒可引起心肌炎，尤以早期的德尔塔毒株为著；后期病毒演变，现今流行的奥密克戎毒株传染力增强，但毒力下降，引发的心肌炎病例也大为减少。

3. SARS-CoV-2疫苗极大保护人类免于病毒侵袭和攻击，极大降低了病死率和重症感染率，新近发表的北欧4国231万居民接种过两针mRNA疫苗的观察性数据显示：16～24岁健康男性在完成第二针后疫苗接种后，相关性心肌炎发病率升高。尽管如此，疫苗接种后引起的心肌炎，多为轻症，自然转归尚好，极少导致死亡；mRNA疫苗引起的心肌炎临床转归远比SARS-CoV-2病毒感染为轻。相对于疫苗巨大的免疫保护作用，其较为罕见的心肌炎副反应不应被夸大，更不应成为拒绝接种的理由。我国减毒蛋白疫苗，在保持较好免疫保护的前提下，安全性尤为显著，且国产疫苗有效性、安全性数据已有数十亿剂接种数据证实。

## 病例2　新冠病毒感染与急性冠脉综合征

**【病例简介】**

男性，74岁。患者于1个月来出现劳力性胸痛，步行200～300m即感胸痛、胸闷气促、大汗，休息半小时可缓解。近半个月来症状明显加重，于2022年12月12日入住南方医院心内科。

入院后生命体征正常，查体无特殊发现，心电图见心前导联T波倒置（图12-2），高敏肌钙蛋白0.332ng/ml，前-脑利尿肽2499.00pg/ml，SARS-CoV-2核酸检测（＋），N基因（＋），ORF1a/b基因（＋）。迅速诊断为新冠病毒感染合并非ST抬高型心肌梗死。

2022年1月曾因腹主动脉下段动脉瘤及双侧髂总动脉瘤入介入科，分别于瘤腔植入支架；同期发现主动脉壁多发穿透性溃疡及附壁血栓待进一步处理。

入院次日（2022-12-13）行冠状动脉造影，见左主干（LM）开口处狭窄95%，左前降支（LAD开口处狭窄99%，左旋支（LCX）开口处狭窄99%，于LCX开口植入支架1枚，LAD-LM植入支架1枚，手术成功（图12-3）。

术后转感染科隔离病房，无胸痛发作，病情稳定，按支架术后常规药物治疗。于2022年12月16日出院。

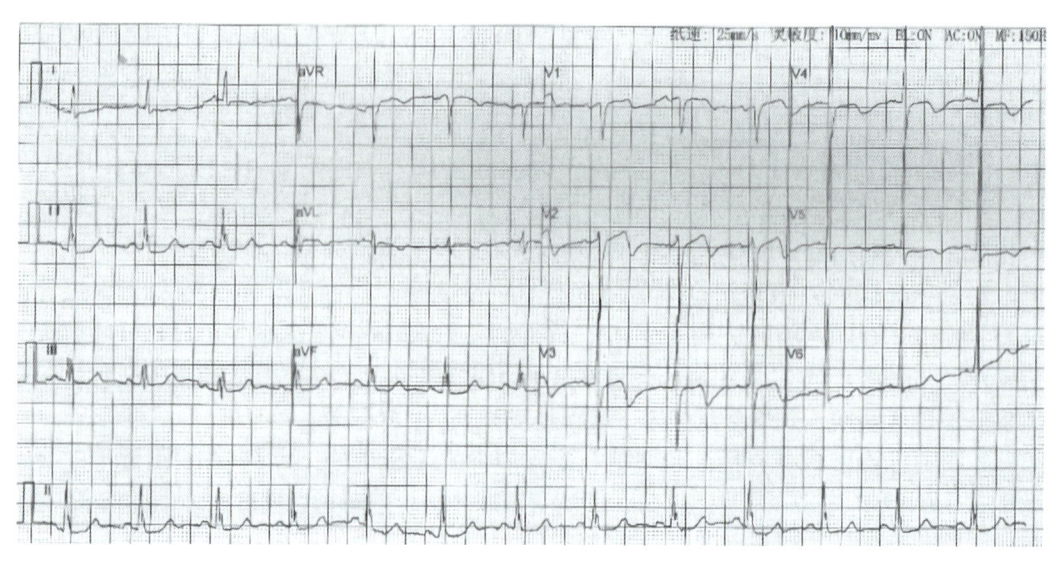

图12-2 窦性心律，I、aVL、V2～V5导联T波低平及倒置

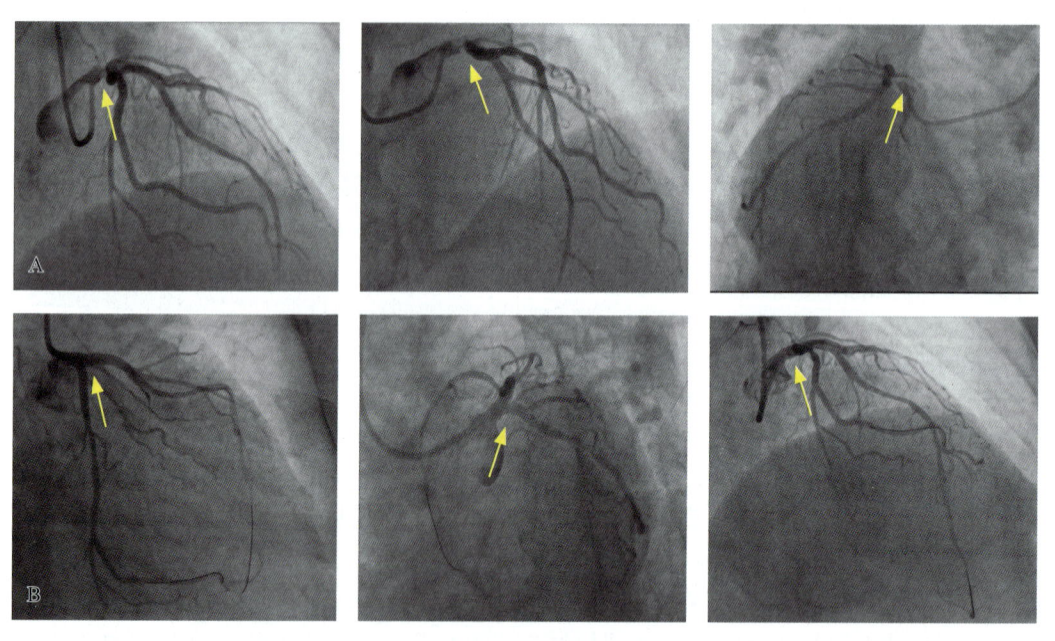

图12-3 A.为术前冠状动脉造影，从左至右箭头指向LM、LAD、LCX开口处的线状狭窄；B.从左至右箭头指向LM、LAD、LCX开口处狭窄支架成功成形后

【病例讨论】

自新冠病毒感染在全球流行以来，研究者注意了SARS-CoV-2病毒与心血管系统的关联。有关新冠病毒感染患者出现急性冠脉综合征（acute coronary syndrome，ACS）的病因不完全了解。

开放医学杂志（Cureus）09/29/2022发表一篇新冠病毒感染与ACS的文献综述，其主要论点陈述如下：

1.新冠病毒感染患者ACS的流行情况 尽管有明显的证据表明ACS与新冠病毒感

染之间可能有因果联系，但目前尚缺乏充分资料说明病毒本身对ACS的直接效应。心肌炎和心肌梗死都可以有肌钙蛋白升高和胸痛及呼吸困难症状，这些只能为诊断提供有限的证据。

中国的一项研究报道：在41个明确诊断为新冠病毒感染患者中，有12%肌钙蛋白I升高；住院患者，尤其是重症监护病房的患者凝血酶原时间和D-二聚体值明显增高。这些患者的经胸超声检查证明有左室射血分数减少。

印度的一项回顾性的研究报道：511个SARS-CoV-2阳性的患者中，最常见的心脏并发症是ACS，尤其是150例以前有过缺血性心脏病的患者。ACS是按照全球第4次心肌梗死诊断标准来确定的。故应用肌钙蛋白超过第99百分位上线来选择患者，结果提示有161例（31.5%）患STEMI，99例患NSTEMI（19.4%）。自从新冠病毒感染暴发后，奇怪地观察到因ACS入院明显减少；在封闭阶段，NSTEMI的入院率几乎减少50%。

德国的一项研究报道：新冠病毒感染流行期间，不稳定型心绞痛（unstable angina，UA）的住院率减少23%，STEMI的住院率则保持稳定。相似的巴基斯坦一项回顾性横截面分析显示，UA和稳定的STEMI住院减少，另外一项巴基斯坦研究提示NSTEMI住院有升高倾向。印度的一项观察性研究发现2020年3～5月，3种类型的ACS较2年前同期的住院率下降43%。

有趣的是，在新冠病毒感染流行期，本以为经皮冠状动脉介入（PCI）会增多，因为增加了精神负担和病毒引起STEMI，但实际上在病毒流行早期，与STEMI有关的介入手术反而减少。在美国和西班牙的心导管室各减少38%和40%。

在封闭期间，体力活动、暴露于污染空气和其他呼吸道的疾病，如流感等容易触发心肌梗死的因素减少，这些可能是减少ACS住院的原因。奥地利的一项研究提出，新冠病毒感染引起ACS患者住院少的原因可能是保健系统的负担过重，使缺血事件未能诊断。

2.新冠病毒感染患者患ACS的处理　ACS是一个急症，需要及时的诊断和干预，在选择适当的治疗策略时必须考虑患者的临床状态和和同时存在的新冠病毒感染感染的风险。在得到试验结果前，要把患者作为感染阳性来处理。

患者一到急诊室，当确定为ACS，且完成基础心电图记录后，即开始药物治疗，与非新冠病毒感染的ACS患者一样，包括双联抗血小板药物：阿司匹林和P2Y12抑制剂，如氯吡格雷，用氯吡格雷是考虑介入手术要推迟，同时没有出血风险；如果没有禁忌，需使用β受体阻滞剂；其他有血管紧张素转化酶抑制剂/血管紧张素受体阻滞剂、硝酸酯（除外右心室梗死，因减少前负荷对其有害）和他汀。如有缺氧，应给予吸氧。

（1）不稳定型心绞痛：患者到达数小时内，最主要的治疗目的是要缓解心绞痛症状。治疗方法还包括抗血小板制剂阿司匹林，作用是阻断环氧化酶途径；如果没有出血风险，同时非紧急进行介入治疗，还可并用抗血小板药物氯吡格雷。

根据欧洲经皮心血管介入学会（EAPCI）规定，UA患者的介入可分为紧急完成，或在数天内完成。介入的时机受同时叠加的新冠病毒感染的需求影响。例如一个70岁患者新诊断新冠病毒感染，背景情况是不稳定型心绞痛，最初的处理是将患者送到负压气流室，应用阿司匹林和他汀。当呼吸功能恶化应紧急行经皮介入治疗，防止不良的合并症。

（2）非ST抬高型心肌梗死（NSTEMI）：处理NSTEMI要同时应用药物和早期（＜24h）经皮冠状动脉介入治疗。北京的一项研究推荐，新冠病毒感染流行期，NSTEMI的治疗取决于危险分层，极度高危的患者，如血流动力学不稳定和顽固心绞痛的患者，应在到达医院2h内完成介入治疗。如在流行期对高危患者采取非手术治疗，其不良后果较流行前同等程度危险的患者明显严重。不管是否有感染，要尽快取得新冠病毒感染的检查结果。

对于可疑或确定新冠病毒感染感染的低或中危的NSTEMI患者，应在重症监护的隔离病房中接受最佳的药物治疗，在隔离期后完成PCI。在最佳的药物治疗后，高危或极高危患者应分别接受早期（＜24h）或立即（＜2h）PCI治疗。

（3）ST抬高型心肌梗死（STEMI）：根据美国心脏病学会意见，当怀疑STEMI患者有感染时，检查新冠病毒感染不应该推迟急诊PCI，PCI仍是此类患者最初的再灌注方法，因PCI优于其他的治疗选择。

EAPCI推荐，如果急诊PCI不可能在120min内完成，如果没有禁忌证，溶栓应作为替代的一线治疗方法。英国的一项研究表明应用溶栓治疗STEMI，仅1/3的患者进行PCI，进行PCI的患者有明显的延迟。

中国的经验是：对可疑或明确有新冠病毒感染的STEMI患者，如果症状出现在12h以内，溶栓作为一线的治疗选择。如果没有选择溶栓，或溶栓治疗失败，则在普通导管室进行PCI。如果症状超过12h，最好在重症监护隔离病房，进行最佳的药物治疗，同时应立即通过胸部CT和SARS-CoV-2核酸检查除外新冠病毒感染，如果符合条件，可随后在普通导管室行PCI。

意大利、立陶宛和伊拉克的方案是：合并新冠病毒感染的STEMI，如血流动力学稳定，首先给予溶栓治疗，如治疗成功，先让他们出院回家，待确诊感染后14d，核酸试验阴性后再返院做侵入性血管重建。

3. SARS-CoV-2疫苗对心脏的影响　　为了防止SARS-CoV-2的传播和在全世界流行，科学家研发了不同类型的疫苗。在2019年末新冠病毒感染流行以后，出现了各种治疗方案，如核苷酸类似物、白介素-6抑制剂、免疫治疗和草药等。

早期出现的症状很难认识到是潜在的急性心血管副作用。疫苗注射后的症状，如注射局部疼痛、红斑、水肿、发热、头痛和肌痛等常被患者忽略，以致晚就诊或发现有陈旧心肌梗死才就诊。各种心血管的副作用，尤其是基于信息RNA（mRNA）的SARS-CoV-2疫苗，包括从急性心肌梗死、肺动脉栓塞、卒中到静脉血栓性栓塞。

SARS-CoV-2疫苗，如mRNA1273和BNT1626b2引起天然免疫，T细胞（细胞毒性和辅助T细胞）和B细胞发生特异性反应；同时，mRNA增加白介素16（致炎性细胞因子）、可溶性脂肪酸合成酶（凋亡的诱发因子）和肝细胞生长因子（HGF），这些作为T细胞趋化进入到心肌组织的标志，在上皮细胞内启动炎症过程，激活微血栓形成，引起冠状动脉壁的缺血。

另外一个新明确的现象为：疫苗诱发免疫性血小板减少和血栓形成（VITT），表现为SARS-CoV-2疫苗免疫后出现不典型的血栓形成和血小板减少。虽然这种情况发生率很低，对整个疫苗的益处来说影响很小，但VITT可导致致命的并发症。VITT多发生在疫苗注射后4~28d，有一例75岁的终末期肾病妇女，在疫苗注射后8d出现VITT引起的心肌梗死。一项研究发现，疫苗注射后的心血管表现主要是男性，这些人群中，发生心肌炎的年龄较轻，多于疫苗注射后3d出现；而发生心肌梗死者年龄较大，常于第一剂疫苗注射后24h出现。

Boivin等报道，一例96岁女性接受第一剂疫苗后出现急性心肌梗死，分析没有确立疫苗和易感人群的直接因果关系。

尽管发现了这些孤立的事件，但目前还没有突破性的研究证明超出合理范围怀疑ACS的发生与疫苗本身直接相关。SARS-CoV-2疫苗基本上是安全的，对防止SARS-C0V-2的传播是有效的，但对心脏的保护功能还有待确定，不像流感疫苗已确定的心脏保护作用。毫无疑问，在未来，还有许多有关这种新型病毒的特殊领域的问题有待解决。

4.关于本病例的SARS-CoV-2感染与ACS的关系　本患者是因为胸痛入院，同时发现有SARS-CoV-2感染，胸痛症状已有1个月，近半个月加重，很难推测是SARS-CoV-2感染导致的ACS，但也难除外感染引起的致炎和致栓作用加重了冠状动脉病变，使LM和LAD及LCX分叉部位病变接近闭塞。按照NSTEMI处理指南，24h内给患者做了支架成形，避免了本病变的灾难性后果。

【总结】

新冠病毒感染与ACS的因果关系尚不清楚，但从流行病学资料来看，两者确实存在一定的内在联系。病毒感染期的ACS，其发病机制增加了复杂性，处理时要特别重视患者的危险分层，高危患者要及时进行冠状动脉重建。

【周忠江教授点评】

1.该患者为老年男性，高龄，74岁，已合并出现多血管床动脉粥样硬化并出现临床MACE事件，例如，腹主动脉下段及双侧髂总动脉瘤形成，已行腔内介入治疗并植入支架；主动脉壁多发穿透性溃疡及附壁血栓，尚未处理；冠状动脉已出现ACS；可以推测其脑血管及下肢血管同样会出现斑块狭窄、靶器官缺血损伤。

2.患者临床症状、ECG、cTnT（I）提示极高危ACS，特别是ECG独具特征，提示Wellen综合征。Wellens综合征又被称为"左前降支T波综合征"，是指以胸前导联T波特征性改变、伴有冠状动脉左前降支近端严重狭窄的临床综合征，如果不了解此型急性冠脉综合征，可能错失急诊冠状动脉造影和血运重建时机，很容易在短时间内进展为大面积前降支STEMI，导致猝死等灾难性后果。

3.Wellen综合征简述　1982年荷兰学者Wellens（已于2020年去世，其为电生理大师Brugada的导师）报告了不稳定型心绞痛患者心绞痛发作后，心电图胸前导联出现特征性T波改变及演变，易进展为急性大面积前壁心肌梗死。此后，将此类心电图改变命名为"Wellens综合征"（左前降支T波综合征），提示左前降支的近端严重狭窄（几近闭塞）。大部分患者的心肌生化标志物正常，部分患者cTnT（I）轻度升高，诊断为急性非ST段抬高型心肌梗死，本例患者属于此种情况。

Wellens综合征诊断标准：①V2和V3导联T波双向或深倒置，偶尔出现于V4、V5和V6导联；②心绞痛病史；③心肌酶谱/肌钙蛋白正常或轻微升高；④胸前导联无病理性Q波；⑤心电图无ST段抬高，或轻微ST段抬高（＜1 mm）；⑥心电图无R波丢失，R波递增正常；⑦胸痛发作时心电图正常，甚至T波高尖出现假性正常化；⑧Wellen综合征心电图分为A型及B型，A型主要表现为V2～V3导联T波双向（约占25%），而B型主要变形为胸前导联T波倒置较深（约占75%）；Wellen综合征反映前降支近端重度狭窄，濒临闭塞，为大面积心肌梗死前状态，需排除禁忌证后即可急诊造影。本例心电图为典型A型，造影结果完全符合Wellen综合征上述描述。

4.关于ACS合并新冠病毒感染，笔者已详细阐述，在此不再赘述。

## 病例3 新冠病毒感染并发自身免疫性溶血性贫血

【病例简介】

男性，75岁。患者因咳嗽、胸闷、气促等症状2周于2023年1月4日在南方医院呼吸科住院。双肺下部可闻及湿啰音。血气分析：修正$PO_2$ 65mmHg，修正$PCO_2$ 34mmHg，氧合指数309mmHg。胸部CT提示双肺新见多发磨玻璃密度增高影（图12-4）。

新冠感染指标SARS-CoV-2核酸阳性，N基因阳性，QRF1a/b基因阳性。白细胞$4.62×10^9$/L，血红蛋白132g/L，血小板122g/L，总胆红素15.8μmol/L，直接胆红素6.8μmol/L，间接胆红素9.0μmol/L，均在正常范围。

按新冠合并肺炎治疗，给予俯卧位通气、头孢孟多抗感染、Paxlovid抗病毒及地塞米松抗炎症治疗，症状逐渐好转，血气指标恢复，于2023年1月20日出院。

既往2021年1月27日，曾因带状疱疹在南方医院皮肤科住院，当时发现有脾脏增大，血小板62g/L，未进一步探讨病因。冠状动脉CTA见3支冠状动脉轻度狭窄（图12-4）。

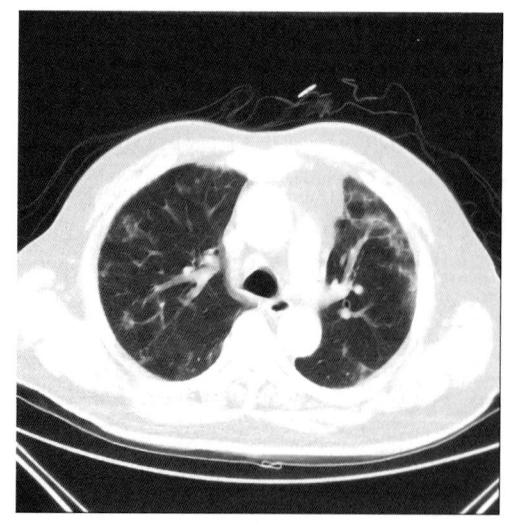

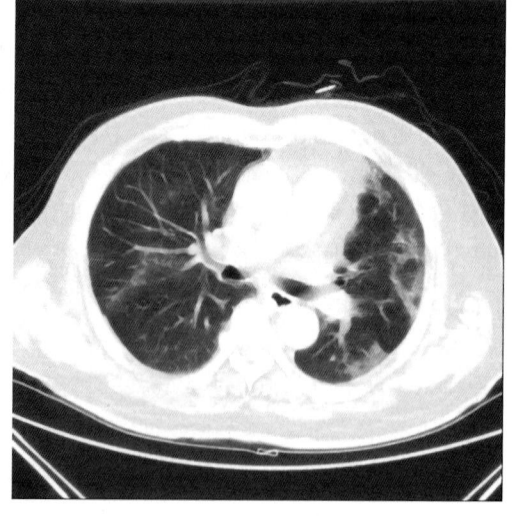

图12-4 双肺多发磨玻璃样密度增高影，部分呈铺路石征，以双肺胸膜下为著

2023年1月24日（由呼吸科出院后3d）出现活动后胸闷胸痛，于1月27日到南方

医院心内科住院。生命体征正常，皮肤苍白伴黄染，查体未发现阳性体征。心电图提示为窦性心律，完全性右束支传导阻滞，广泛心前导联ST段下斜型下移伴T波倒置（图12-5）。高敏肌钙蛋白0.016ng/ml。白细胞$6.74×10^9$/L，血小板105g/L，血红蛋白56g/L，总胆红素：89.9μmol/L，直接胆红素16.5μmol/L，间接胆红素：72.4μmol/L。尿血红蛋白阴性。

血红蛋白呈陡然下降，最低达41g/L，白细胞和血小板也同期下降（图12-6），同时总胆红素及间接胆红素明显升高（图12-7），脾增大，临床考虑急性溶血可能，查血浆游离血红蛋白63mg/L（正常<40），及抗球蛋白试验，结果提示：直接抗球蛋白阳性（3+），

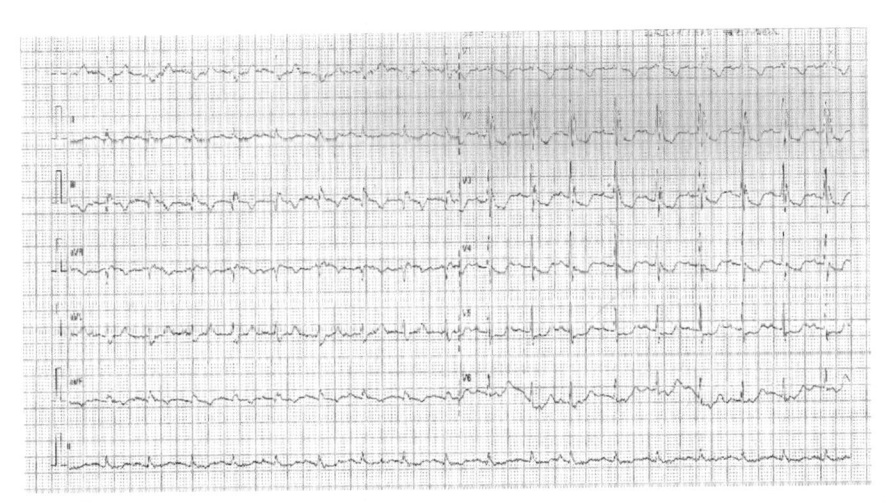

图12-5　窦性心律，完全性右束支传导阻滞，心前导联ST段下斜型下降伴T波倒置

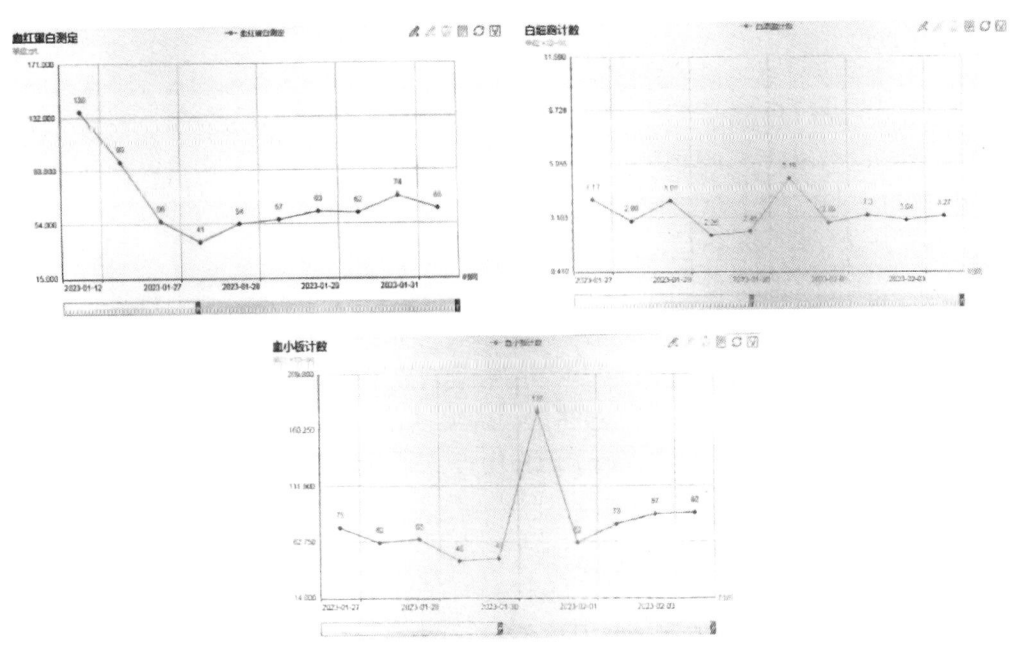

图12-6　血红蛋白于2023-01-27陡然下降，最低达41g/L。白细胞和血小板也同期下降

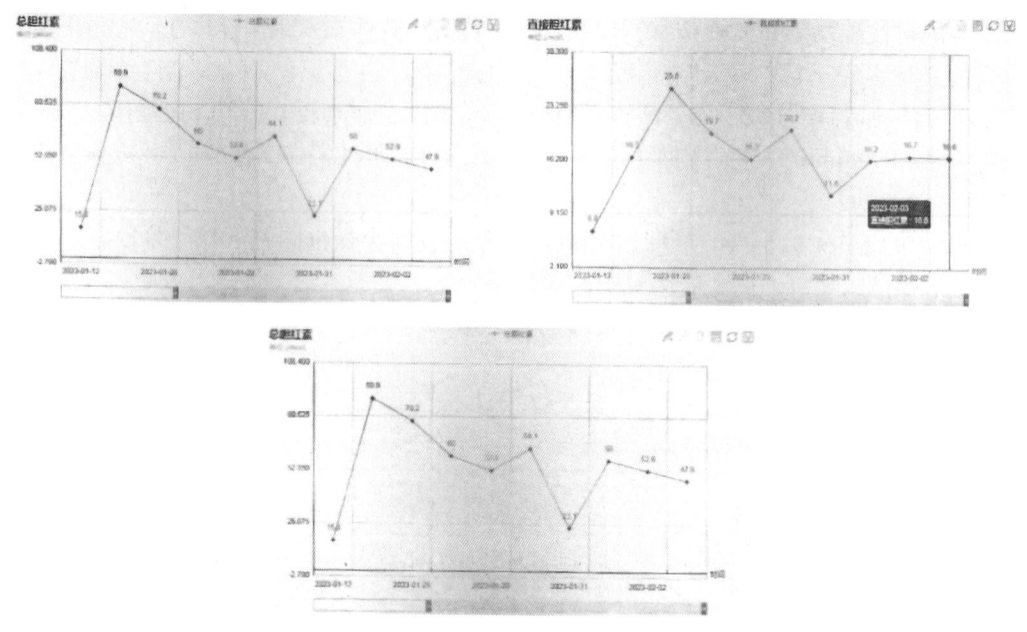

图12-7 总胆红素、直接胆红素、间接胆红素升高

间接抗球蛋白阴性。自身抗体16项均为阴性。

入院后给予急诊输血2U，并即刻血液科会诊，考虑诊断为"自身免疫性溶血性贫血"，使用甲泼尼龙静脉冲击治疗3d，继续减量维持。病情渐趋稳定。

【最后诊断】

①新冠病毒感染并发自身免疫性溶血性贫血，温抗体型，或为伊文综合征（血小板降低）；②新冠病毒感染合并肺炎；③慢性稳定型冠心病，心绞痛。

【病例讨论】

1.胆红素的生成和代谢（图12-8） 肝、脾、骨髓等单核吞噬细胞系统将衰老的和异常的红细胞吞噬，分解血红蛋白，生成和释放游离胆红素，这种胆红素是非结合性的（未与葡萄糖醛酸等结合）、脂溶性的，在水中溶解度很小，在血液中与血浆白蛋白结合。由于其结合很稳定，并且难溶于水，因此不能由肾脏排出。胆红素定性试验呈间接阳性反应。故称这种胆红素为未结合胆红素。

肝细胞对胆红素的处理，包括3个过程：①摄取：未结合胆红素随血流至肝脏，很快就被肝细胞摄取，与肝细胞载体蛋白Y蛋白和Z蛋白结合（这两种载体蛋白，以Y蛋白为主，能够特异地结合包括胆红素在内的有机阴离子）被动送至滑面内质网。②结合：Y蛋白-胆红素和Z蛋白-胆红素在滑面内质网内，未结合胆红素通过微粒体的UDP-葡萄糖醛酸基转移酶（UDPGA）的作用，与葡萄糖醛酸结合，转变为结合胆红素。结合胆红素主要的是胆红素双葡萄糖醛酸酯，另外有一部分结合胆红素为胆红素硫酸酯。这种胆红素的特点是水溶性大，能从肾脏排出，胆红素定性试验呈直接阳性反应。故称这种胆红素为结合胆红素。③分泌：结合胆红素在肝细胞质内，与胆汁酸盐一起，经胆汁分泌器（高尔基复合体在细胞分泌过程中有重要作用），被分泌入毛细胆管，随胆汁排出。由于毛细胆管内胆红素浓度很高，故胆红素由肝细胞内分泌入毛细胆管是

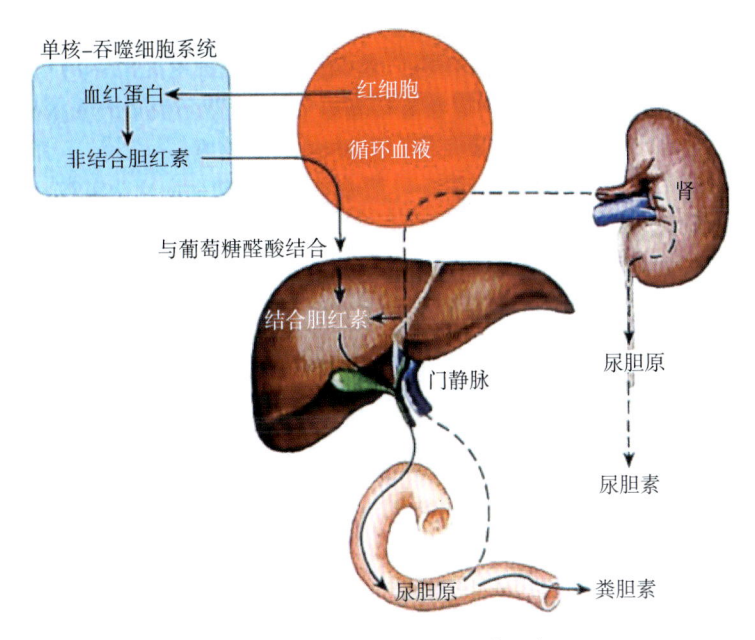

图12-8 正常胆红素的代谢示意

一个较复杂的耗能过程。

体内红细胞不断更新,衰老的红细胞由于细胞膜的变化被网状内皮细胞识别并吞噬,在肝、脾及骨髓等网状内皮细胞中,血红蛋白被分解为珠蛋白和血红素。血红素在微粒体中血红素加氧酶(bemeoxygenase)催化下,血红素原卟啉Ⅸ环上的α次甲基桥(=CH)的碳原子两侧断裂,使原卟啉Ⅸ环打开,并释出CO和$Fe^{3+}$和胆绿素Ⅸ(biliverdin)。$Fe^{3+}$可被重新利用,CO可排出体外。线性四吡咯的胆绿素进一步在胞液中胆绿素还原酶(辅酶为NADPH)的催化下,迅速被还原为胆红素。血红素加氧酶是胆红素生成的限速酶,需要$O_2$和NADPH参加,受底物血红素的诱导。而同时血红素又可作为酶的辅基起活化分子氧的作用。

用X线衍射分析胆红素的分子结构表明,胆红素分子内形成氢键而呈特定的卷曲结构,分子中Ⅲ、Ⅳ两个吡咯环之间是单键连接,因此,Ⅲ环与Ⅳ环能自由旋转。在一定的空间位置,Ⅲ环上的丙酸基的羧基可与Ⅳ环、Ⅰ环上亚氨基的氢和Ⅰ环上的羰基形成氢键;Ⅳ环上的丙酸基的羧基也与Ⅱ环、Ⅲ环上亚氨基的氢和Ⅱ环上的羰基形成氢键。这6个氢键的形成使整个分子卷曲成稳定的构象。把极性基团封闭在分子内部,使胆红素显示亲脂、疏水的特性。

2.自身免疫性溶血性贫血(autoimmune hemolytic anemia,AIHA) AIHA系体内免疫功能调节紊乱,产生自身抗体和(或)补体吸附于红细胞表面,通过抗原抗体反应加速红细胞破坏而引起的一种溶血性贫血。根据抗体作用于红细胞膜所需的最适温度,可分为温抗体型(37℃时作用最活跃,不凝集红细胞,为IgG型不完全抗体)和冷抗体型(20℃以下作用活跃,低温下可直接凝集红细胞,为完全抗体,绝大多数为IgM)。还有一种特殊的IgG型冷抗体即D-L抗体(Donath-Landsteiner antibody),在20℃以下时可结合于红细胞表面,固定补体,当温度升高至37℃时,已结合在红细胞上的补体被依次激活，导致红细胞破坏而引发"阵发性寒冷性血红蛋白尿"（paroxysmal cold hemoglobinuria，PCH）。温抗体型AIHA的靶抗原以Rh抗原最多见，冷抗体型的抗原以P抗原为主。

根据是否存在基础疾病，温、冷抗体型溶血均可分为原发和继发两大类。原发性温、冷抗体型自身免疫性溶血性贫血不存在基础疾病。继发性温抗体型自身免疫性溶血性贫血常见的病因有：①系统性红斑狼疮（SLE），类风湿关节炎；②淋巴增殖病：淋巴瘤、慢性淋巴细胞白血病（CLL）等；③感染：麻疹病毒、EB病毒、巨细胞病毒等；④肿瘤：白血病、胸腺瘤、结肠癌等；⑤其他：MDS、炎性肠病、甲状腺疾病等。继发性冷抗体型自身免疫性溶血性贫血常见的病因有B细胞淋巴瘤、华氏巨球蛋白血症、慢性淋巴细胞白血病（CLL）、感染（如支原体肺炎、传染性单核细胞增多症）。继发性阵发性寒冷性血红蛋白尿常见的病因有梅毒、病毒感染等。

3.新冠病毒感染介导的AIHA　2021年Jacobs和Booth系统回顾了SARS-CoV-2感染后自身免疫性溶血性贫血（AIHA）的流行、临床和实验室特点。共有50例，平均年龄50.8岁，诊断为新冠病毒感染，同时有AIHA。AIHA的亚型包括：冷AIHI（18例）、温AIH（14例）、混合型（3例）、直接抗球蛋白试验（DAT）阴性（1例）、DAT阴性的伊文综合征（AIHA同时兼有血小板减少和紫癜）（1例）、伊文综合征：3例以及未报告亚型的有10例。在诊断AIHA时平均血红蛋白为6.5g/L，从新冠症状到诊断AIHA的中位数为7d（0～20d）。4例于第一剂疫苗注射后5d出现AIHA。

AIHA是一种少见的疾病，估计发病率为每年每100 000人有1～3例，接近50%的病例为特发性的，继发性的患者通常伴有基础自身免疫性疾病或淋巴增殖性疾病。AIHA在几种感染性疾病中发生的报道已被描述，但仅有一些病原体与AIHA有明确的关联，包括人类免疫缺陷病毒（HIV）、肺炎支原体和EB病毒（EBV）。

50例的病死率高达19%。虽然新冠病毒感染与AIHA的关联和确切机制尚不清楚，但有提出一些假设，包括免疫超刺激和分子模拟。最被接受的假说涉及微生物表位和红细胞表位之间的分子拟态。研究表明：SARS-CoV-2刺突蛋白的表位与锚蛋白-1（红细胞膜上的一种完整蛋白）具有显著的同源性，由于病毒蛋白和红细胞蛋白之间的相似性，病毒与红细胞发生交叉反应，引起红细胞的破坏和随后的贫血。本回顾发现，从新冠病毒感染到AIHA诊断的时间范围接近7d，这个时间范围与免疫球蛋白生成的时间一致，支持发生抗体与红细胞交叉反应出现溶血。此外，大量红细胞上有补体沉积的患者可能部分解释了这些患者中出现的严重溶血，因为在高炎症免疫反应的背景下，红细胞结合的补体可能使患者易于发生更严重的血管内溶血。

除发现50例AHIA例并发于新冠病毒感染外，还证明了4例近期注射SARS-CoV-2疫苗后发生AIHA。有2例因潜在溶血性贫血继发症状入院后进行了新冠病毒感染RT-PCR检测，结果均为阴性；另外2例患者无呼吸道症状，未进行检测。这些患者都没有新冠病毒感染病史，均否认在AIHA前有症状。

值得注意的是，在SARS-CoV-2疫苗注射的临床试验中，没有报告疫苗相关的AIHA病例。尽管缺乏临床试验数据，但有很少的AIHA与其他疫苗（包括白喉-破伤风-百日咳疫苗和流感疫苗）相关，这表明疫苗以前与AIHA的发展有关。因此，有必要提高对SARS-CoV-2疫苗接种诱发AIHA的可能性的认识。

**【总结】**

本例临床表现为急性血红蛋白下降，伴血中游离血红蛋白增多及胆红素增多，脾大，尿血红蛋白阴性，故首先考虑为急性血管外溶血；血中抗球蛋白抗体直接反应（3＋），故很快确诊为自身免疫性溶血性贫血（AIHA）。

2021年发表了一篇有关新冠病毒感染和AIHA的联系，结合本例在新冠病毒感染后数日即出现AIHA，故应考虑新冠病毒感染为致病因素。由于综述总结的病例主要为国外的报道，实际的发病率可能会更高。

**【林韧教授点评】**

自身免疫性溶血性贫血是由于机体免疫功能紊乱、产生自身抗体、导致红细胞破坏加速（溶血）超过骨髓代偿时发生的贫血。根据自身抗体与红细胞最适反应温度，AIHA可分为温抗体型、冷抗体型和温冷抗体混合型。依据红细胞自身抗体检测结果，可分为自身抗体阳性型和自身抗体阴性型。AIHA分为原发性和继发性。约50%的温抗体型AIHA为继发性，可继发于造血及淋巴细胞增殖性疾病，如慢性淋巴细胞白血病、非霍奇金淋巴瘤、霍奇金淋巴瘤、Castleman病、骨髓纤维化等，也可见于实体瘤、免疫性疾病、感染、药物、原发免疫缺陷病、妊娠以及异基因造血干细胞移植后等。AIHA临床表现呈多样性，发病速度、溶血程度和病程的变异性都很大。常出现贫血、溶血的临床表现，如乏力、贫血、黄疸、尿色改变、脾大等。继发性AIHA常伴有原发疾病的临床表现。

AIHA的诊断标准包括：①血红蛋白水平达贫血标准。②检测到红细胞自身抗体。③至少符合以下一条：网织红细胞百分比＞4%或绝对值＞$120×10^9$/L；结合珠蛋白＜100 mg/L；总胆红素≥17.1 μmol/L（以非结合胆红素升高为主）。AIHA治疗的关键是迅速脱离接触病因（如药物）和控制原发病（如感染、肿瘤），积极治疗原发疾病对继发性AIHA尤为重要。多数冷抗体型AIHA是继发性，治疗AIHA的同时保温非常重要。支持治疗包括输血、碱化利尿、利胆去黄。输血时机应根据贫血程度、有无明显症状、发生快慢而定。对于急性溶血性贫血患者，出现严重症状时能排除同种抗体者须立刻输注红细胞。对于慢性贫血患者，Hb在70 g/L以上可不必输血；Hb在50～70 g/L时如有不能耐受的症状时可适当输血；Hb在50 g/L以下时应输血。抢救时不强调应用洗涤红细胞。按泼尼松计算，糖皮质激素初始治疗剂量为0.5～1.5mg/（kg·d），可以根据具体情况换算为地塞米松、甲泼尼龙等静脉输注。糖皮质激素用至红细胞比容大于30%或Hb水平稳定于100 g/L以上才考虑减量。若使用推荐剂量治疗4周仍未达到上述疗效，建议考虑二线用药。有效者泼尼松剂量在4周内逐渐减至20～30mg/d，以后每月递减（减少2.5～10.0 mg），在此过程中严密检测Hb水平和网织红细胞绝对值变化。泼尼松剂量减至5 mg/d并持续缓解2～3个月，考虑停用糖皮质激素。急性重型AIHA可能需要使用100～200 mg/d甲泼尼龙10～14 d才能控制病情。二线治疗包括脾切除、利妥昔单抗、环孢素和细胞毒性免疫抑制剂。目前也有一些临床试验或个例采用CD20单抗、CD38单抗、BTK抑制剂、依库珠单抗等靶向药物治疗AIHA。

本例患者出现溶血性贫血、血小板减少，直接Coombs 3＋，同时合并血小板减少，考虑诊断为Evans综合征，结合病史，可能继发于新冠病毒感染。目前认为SARS-CoV-2感染的机制涉及与血管紧张素转化酶2（ACE2）受体CD147和红细胞Band3蛋白的相互作用。新冠病毒直接通过CD147或红细胞Band3蛋白介导或通过诱导自身抗体引起红细胞损伤，最终导致AIHA。新冠病毒感染或新冠疫苗引起的AIHA国外已有一些报道，国内亦可见到个案，总体认为感染引起的AIHA较疫苗引起的严重程度要重，同时继发AIHA与新冠感染不良预后相关。国外文献报道新冠感染后血小板减少的发生率可能高达60%，可能的机制包括病毒感染造血前体细胞、引起细胞因子风暴抑制巨核细胞成熟、消耗血小板等。早期控制感染是治疗的关键。

## 病例4 新冠病毒感染并发颅内出血

【病例简介】

男性，88岁。2022年11月底出现咳嗽症状，不伴发热，无特殊治疗。12月中旬咳嗽症状加重，伴无力及恶心，12月22日测新冠病毒抗原阳性，12月22日入住南方医院感染科。

患者有多年2型糖尿病、糖尿病肾病及慢性肾功能不全史；同时有高血压病、乙肝病毒携带、强直性脊柱炎及青光眼等病史。

入院后生命体征正常，慢性消瘦病容，双肺呼吸音清晰，未闻及干、湿啰音，胸部CT提示双肺多发感染病灶（图12-9）。SARS-CoV-2核酸阳性，N基因阳性，ORF1a/b基因阳性。

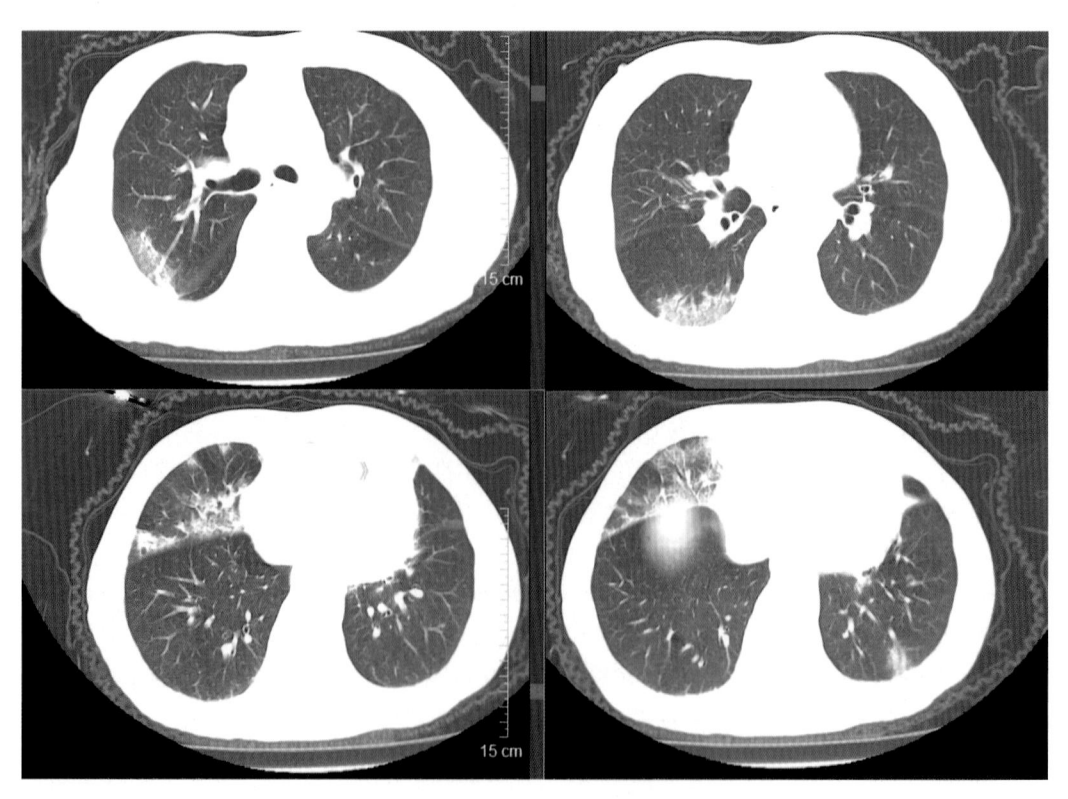

图12-9 胸部CT。右肺上叶后段、中叶、下叶背段、后基底段、左肺上叶下舌段、下叶前内基底段及后基底段多发感染性病变考虑病毒性肺炎可能

化验提示：炎症指标增高（C反应蛋白7.66mg/L，降钙素原0.321mg/L）；心肌损伤指标升高（高敏肌钙蛋白0.064ng/ml）；血常规指标偏低（白细胞3.35×10$^9$/L，血红蛋白100g/L，血小板181×10$^9$/L）；血脂异常（甘油三酯1.86mmol/L，高密度脂蛋白0.76mmol/L）；糖化血红蛋白7.8%；尿蛋白（2+），尿糖（3+）；肾功能异常（肌酐324μmol/L，尿酸641μmol/L，肾小球滤过率13.41ml/min）；电解质异常（血钠、血钾、血氯、血钙均偏低，血磷升高）。

入院后按新冠肺炎治疗给予奈玛特韦片/利托那韦片抗SARS-CoV-2病毒，特治星抗感染及其他针对高血压、高血糖、高血脂及对症和支持治疗。

SARS-CoV-2核酸检测转为阴性，但患者主诉头晕、无力，有一过性发热，感染指标升高，头面部及四肢水肿，复查CT有新发肺病灶（图12-10），双侧胸腔积液及心包积液。抗菌方案改为美罗培南0.5g每8小时1次及莫西沙星0.4g每天1次，同时静脉输注白蛋白，加强利尿。床旁发现下肢静脉血栓，加用那屈肝素钙0.4g每日1次皮下注射。经胸腔引流，胸腔积液一度减少，但肺炎仍不断复发，胸腔积液及心包积液持续增多（图12-11），胸腔积液检测为漏出液。

患者出现情绪低落、语速减慢、兴趣减退、记忆力下降、认知功能减退等轻度精神

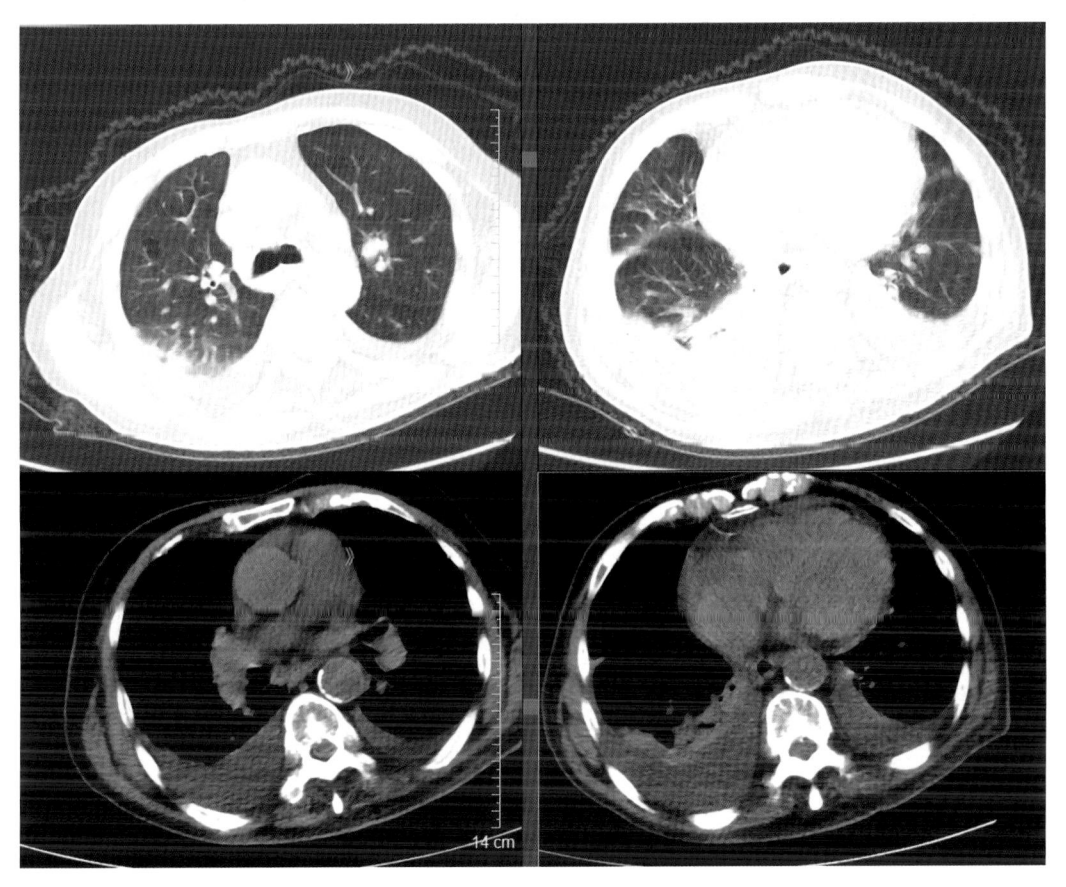

图12-10　2023-01-05双肺病毒性肺炎较前吸收，双下肺新发炎症，双侧胸腔新发积液伴肺组织部分膨胀不全，心包少量积液

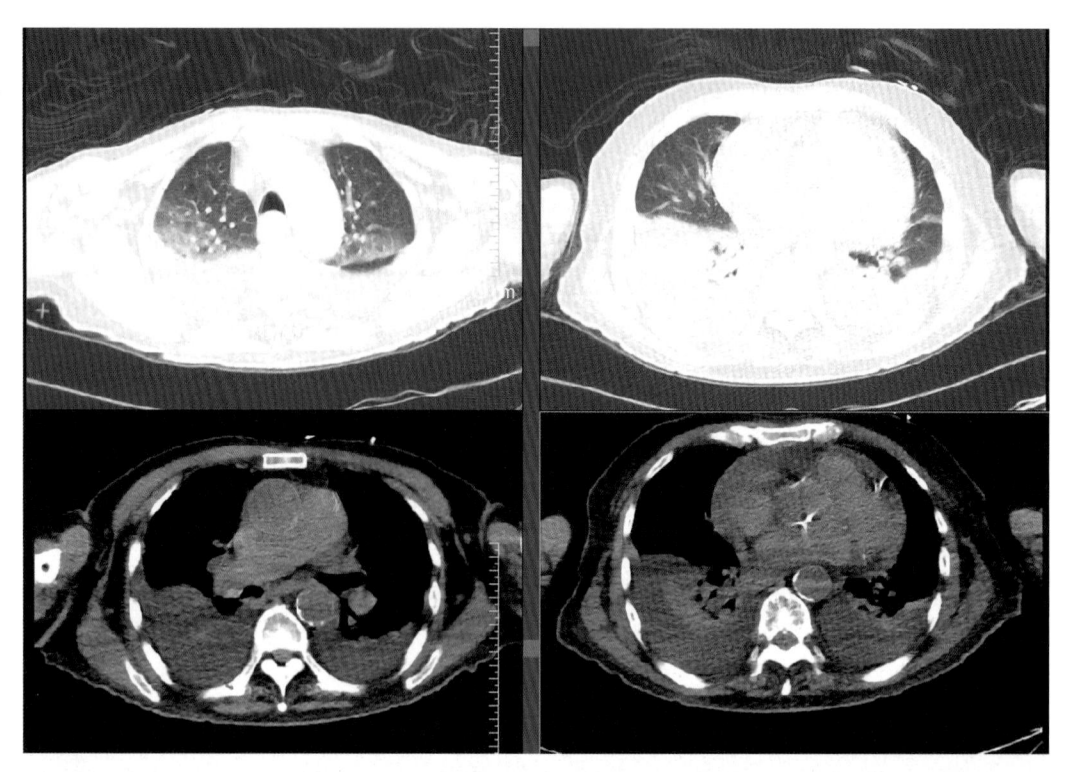

图12-11　2023-02-06双肺炎症较前进展，双侧胸腔积液明显增多伴肺组织部分实变不张，心包积液较前增多

症状，神经科会诊，认为不排除新冠病毒对神经系统的影响。

2023年1月中旬出现大腿及背部肌肉疼痛，经停用莫西沙星和加用塞来昔布后疼痛减轻。继续胸腔引流及美罗培南治疗。

2023年1月下旬，多次中段尿培养查到粪肠球菌及耐万古霉素肠球菌，加用利奈唑胺口服，碱化尿液治疗。停用美罗培南，改为哌拉西林钠/他唑巴坦钠。

2023年2月6日上午9：30，突然意识丧失，上肢抽动，对光放射迟钝，急诊头部CT检查，提示大量硬脑膜下出血，伴脑疝形成（图12-12）。立即气管插管，呼吸机辅助通气，12：50行床旁硬脑膜下血肿钻孔引流术。继续用去甲肾上腺素维持血压。患者家属拒绝进一步行开颅去骨瓣减压及血肿清除术。

2023年2月11日晚8：30血压进行性下降，2min后心率、呼吸、血压和脉氧均测不到，患者死亡。

【最后诊断】

①新冠病毒感染并发肺炎；②新冠病毒感染并发硬脑膜下出血并脑疝形成；③2型糖尿病、糖尿病肾病、慢性肾功能不全急性发作；④高血压病；⑤强直性脊柱炎；⑥乙肝病毒携带；⑦青光眼。

【病例讨论】

1.新冠病毒感染的急性神经系统并发症　根据2023年的报道，超过36.4%的新冠病毒感染患者出现神经系统并发症，包括卒中、硬脑膜静脉血栓形成、动脉夹层、血

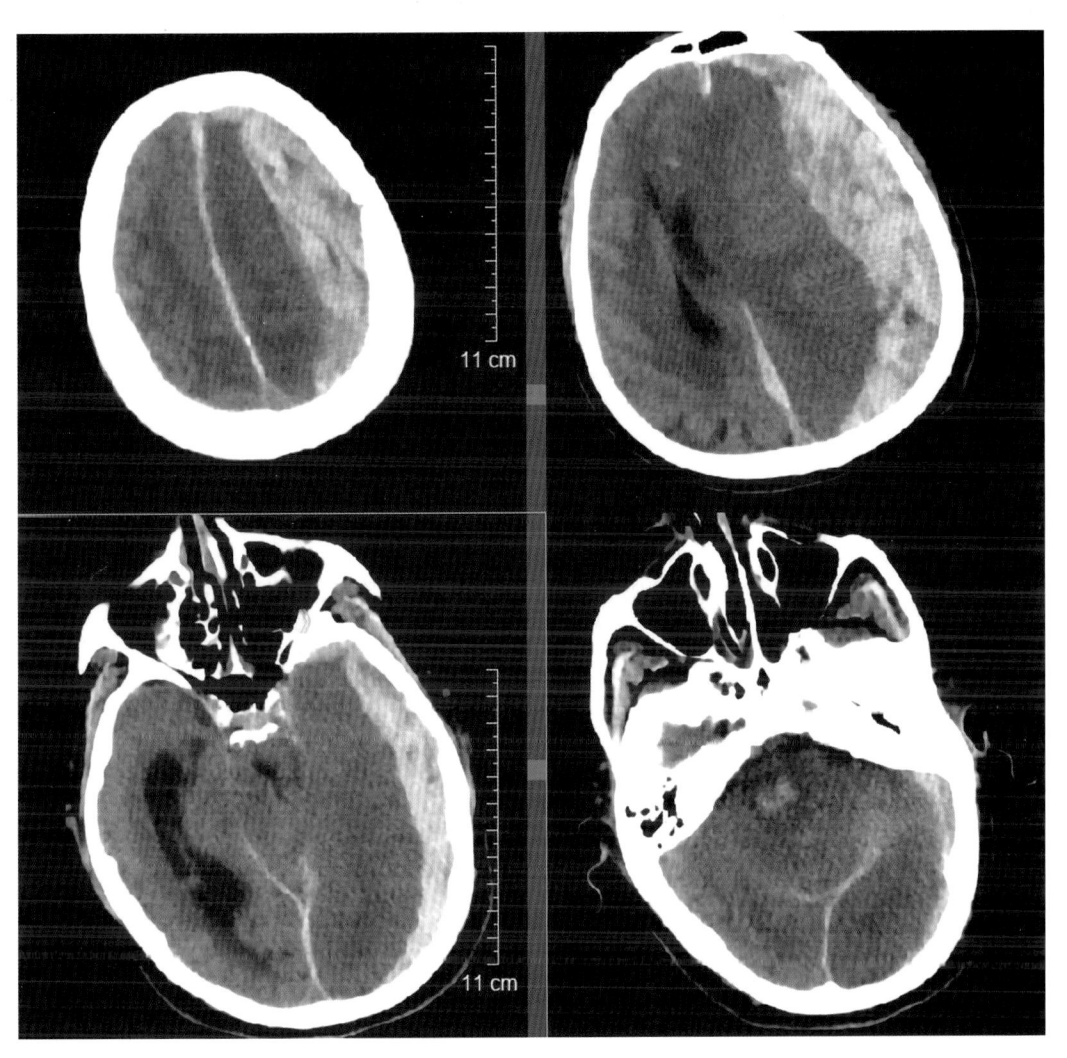

图12-12 2023-02-06左侧额颞顶枕部新发急性硬膜下血肿并大脑镰下疝，脑室积血，蛛网膜下腔积血

管炎、脑出血、可复性后部脑病综合征（posterior reversible encephalopathy syndrome，PRES）和脑白质病，特别是严重感染的患者。

多达42%新冠病毒感染患者有神经系统症状，颅内出血见于0.2%的新冠病毒感染患者。典型的影像学特征包括大量实质内出血，通常扩展到蛛网膜下腔和脑室腔、多病灶的脑实质出血和微出血，伴严重脑水肿和出现脑疝的风险。稀有情况的脑出血可波及双侧基底节，可能的机制是由于大的脑静脉闭塞，导致基底节静脉排空受阻。

颅内出血可以是自发性的，见于严重感染和多器官衰竭的患者。出血也可因为其他病理过程继发，如缺血性卒中的出血性转化、夹层动脉瘤和假性动脉瘤破裂、出血性梗死伴静脉血栓形成和医源性原因等。

出血的病理生理：新冠病毒感染引起的出血是多因素的，如凝血功能障碍（血小板减少和弥散性血管内凝血等）。直接的原因是SARE-CoV-2通过与血管紧张素转化酶-2（ACE-2）受体结合，进入主细胞，ACE-2受体在多个器官表达，包括脑血管内皮细胞表达，整合血管紧张素途经的成分。

SARS-CoV-2下调ACE-2受体，影响血压控制，使血压飙升。可使血管壁破裂，导致脑出血，或者形成广泛的血栓性微血管病，广泛血栓和内皮损伤，破坏血脑屏障，最后聚集成大的脑实质内血肿。

医源性原因也是颅内出血的病因，对新冠病毒感染患者的抗凝治疗是引起相当多患者出血的原因。一项研究表明，60%的出血是由于抗凝治疗，30%原因不明。另外的研究系列证明，抗凝治疗使缺血性卒中转为出血性卒中，特殊的影像学可鉴别凝血病因的出血和其他原因的出血。研究报道，新冠病毒感染患者应用ECMO（体外膜氧合）治疗时，有高达41.7%患者出现蛛网膜下腔或脑室出血。

2.关于本例患者的颅内出血和新冠病毒感染的联系　本例确诊新冠病毒感染是2022年12月22日（新冠抗原阳性），发生硬脑膜下出血是2023年2月6日，间隔了46d，其间核酸检测已转阴性，为什么还要考虑脑出血归因于SARS-CoV-2的感染呢？

2022年，一名自由记者克里斯·斯托克尔·沃克（Chris Stokel-Walker）针对SARS-CoV-2在身体内能停留多久的问题做了一个专家访问的综合报道，现将主要的观点陈诉如下。

（1）自从3年前，SARS-CoV-2首次被发现以来，有关此病毒进入人体后能持续多久的问题至今仍旧是一个谜，科学界能知道多少？

（2）关于SARS-CoV-2能在体内存在多久没有确切的答案。真实的情况是，620万人死于新冠病毒感染，说明许多人死于体内病毒的作用，在病毒本身死亡前；很难知道，如果他们活着，多久才能消除病毒。此外，基于基本健康状况，不同人清除病毒较另一些人快。Paul Hunter教授说，即使在COVID前，我们就知道，某种免疫缺陷的人也能和清除病毒斗争。

（3）至今记录新冠病毒感染的最长的时间：2022年4月，欧洲临床微生物和感染疾病学会报道1例患者直到死前的505d，SARS-CoV-2的测试均为阳性。西班牙一位研究者描述了1位进行化疗的52岁男性，用了189d消除病毒。中国研究者报道1例64岁男性，感染后169d消除病毒。

（4）以上都是通过口鼻检测到的呼吸道的病毒，但身体里别处的病毒能存在多久？两个研究发现，患者感染后7个月粪便里还检测到病毒，表明病毒在身体里存在的时间比预想的要长。这给从事SARS-CoV-2与肠道联系的研究者设置了一道难题。一个荟萃分析，观察感染SARS-CoV-2到消除病毒要多长时间，发现平均消除病毒要大致1个月。某些超级排放者长期释放他们体内的病毒。例如有连续排放病毒达110d。

（5）病毒在体内存在哪里？病毒不仅寄存在呼吸道，尸体解剖证明，病毒可存在阑尾、眼、心脏和脑部。然而，这些部位并未被感染，实际上，没有人在呼吸道外的组织分离出感染病毒，即使在呼吸道，病毒也不都是感染性的。意大利一项研究报道，一个新冠病毒感染死亡者，1个月后证明其肺部和心脏存在病毒基因的踪迹，在他的肺和心脏上存在生物核酸，但器官却保留完好。奇怪的是病毒RNA可以在尸体上停留这么长的时间。

（6）是否SARD-CoV-2在身体停留较其他感染，如流感和普通感冒长久？这3种病毒都是RNA病毒，但SARS-CoV-2在身体里停留较其他两种病毒久些，它好像将自己转入到身体的部件，免疫系统很难抵达该处。流感病毒是一种急性表象，然后经过数天或数周就从体内被清除。而SARS-CoV-2是一种变体的数量，很难确切地说它能停留多久但它似乎会持续很久。

（7）病毒长期在身体里停留是否增加长期感染SARS-CoV-2风险？Bartlett教授说："我们不真正了解这种联系"，他认为如果一些病毒RNA构成少量病毒蛋白，则可能触发局部免疫反应，如果发生在中枢神经系统，可能出现脑雾症状和疲劳，研究表明，当患者出现症状时，抗体滴定度升高。Hunter说：有理由认为病毒在体内长期停留会有长期感染SARS-CoV-2的风险，应注意感染后综合征。"长冠"不是一个简单的病症，而是包括感染后超过12周的长期的症状，相信是由新的冠状病毒触发。

总的来说，SARS-CoV-2感染后，对某些人体（特别是老年人或有慢性病的人），病毒可能停留的时间会很长，神经系统是非常多见的受侵袭的部位。本例患者为高龄伴糖尿病等多种严重的慢性病，新冠病毒感染的诊断明确，合并的肺炎一直未治愈，此起彼伏，不能排除有反复病毒侵袭，在此基础上突然发生硬脑膜下出血，虽然不能完全除外医源性病因（如低分子肝素），但首先应该考虑与SARS-CoV-2感染相关。

【总结】

本例患者是一个典型的SARS-CoV-2感染的重创者。如能在发病早期（5d内）及时应用抗病毒药物，是否可减轻病症？但患者的年龄和身体状况很难逃脱悲哀的结局，关键是没有做好预防工作。

【姬仲教授点评】

新冠病毒感染后神经系统损伤并不少见，包括头痛、头晕、脑神经损伤、脑卒中等。虽然一直没有"新冠病毒相关脑卒中"定义，但大量临床研证实新冠病毒感染与临床脑血管事件明确相关。新冠病毒感染合并脑出血，平均发生年龄57～69岁，男性多于女性，脑出血通常发生在新冠病毒感染后1～30d。从影像学可分为5型：急性硬膜下血肿、蛛网膜下腔出血、弥漫性脑出血、多灶性脑出血、局限性脑出血。临床表现，在原有新冠病毒感染常见临床症状基础上，出现神经功能恶化，包括：意识障碍、肢体功能障碍、痫性发作等。新冠病毒感染并发脑出血虽然较少见，一旦发生预后不良，死亡率高达45.7%。

新冠病毒感染后脑出血机制并不明确。首先，患者有糖尿病、糖尿病肾病、高血压等基础疾病，存在颅内动脉粥样硬化基础。新冠病毒感染后增加了脑缺血事件发生，缺血后出血转化是临床发生脑出血重要机制。其次，患者为高龄男性，年龄相关性ACE2受体缺乏，新冠病毒感染后进一步恶化ACE2受体缺乏，血压控制不良，增加出血风险。最后，患者反复合并细菌感染，长期联合抗生素治疗，虽然临床病毒核酸检测阴性，但颅内仍存在病毒颗粒可能，同时合并低分子肝素使用，凝血功能可能受到影响，增加了脑出血风险。刘伊丽教授在总结本例患者救治过程，提出了高龄合并高危因素患者一旦确诊SARS-CoV-2感染，尽早启用"抗病毒"治疗，并且在重视"抗凝"治疗时，还需要关注"脑出血"这一少见并发症发生。高危因素有哪些？从该病例临床实践体会，笔者认为，"糖尿病""慢性肾功不全""高血压""长期大剂量抗生素"可能是新冠病毒感染并发脑出血的重要危因素，值得临床关注。

## 病例5  新冠病毒感染并发二尖瓣腱索断裂

【病例简介】

女性，70岁。2022年12月初曾有新冠病毒感染，2023年2月初出现活动后气促，症状很快加重，出现夜间不能平卧，呈端坐状态，遂于2023年2月7日入住南方医院CCU。

入院后生命体征正常，呼吸稍促，双肺散在湿啰音，心率72次/分，节律规整，心尖部可闻及3级以上收缩期吹风性杂音，向左腋下传导，肝未触及，下肢不肿。

主要化验：白细胞计数$7.54×10^9$/L，血红蛋白120g/L，高敏肌钙蛋白0.019ng/ml，前-脑利尿肽758.00pg/ml，D-二聚体2.44μg/mlFEU，口服葡萄糖耐量试验：空腹血糖7.44mmol/L，2h血糖13.18mmol/L，糖化血红蛋白6.4%。低密度脂蛋白胆固醇3.49mmol/L，高密度脂蛋白胆固醇0.91mmol/L。

心电图为窦性心律伴ST-T改变，Q-T间期延长（图12-13），动态心电图：全程心率较慢，24h平均心率57次/分，偶发房性期前收缩及室性期前收缩，持续ST-T改变。24h血压较低，平均血压88/42mmHg。

胸片提示心影扩大，双肺广泛渗出，呈斑片状分布，双肺门扩大，肺门突出，胸腔积液，符合肺水肿征象（图12-14）。胸部CT提示双肺散在斑片状，结节状和条索状密度增高影，肺动脉扩张，提示肺动脉高压。

超声心动图（图12-15）提示全心扩大，左心室、左心房、右心室和右心房各为64mm、64mm、44mm、44mm，左室射血分数58.20%，二尖瓣前瓣部分腱索断裂，致二尖瓣脱垂和重度二尖瓣反流和中度三尖瓣反流，肺动脉压为51mmHg。

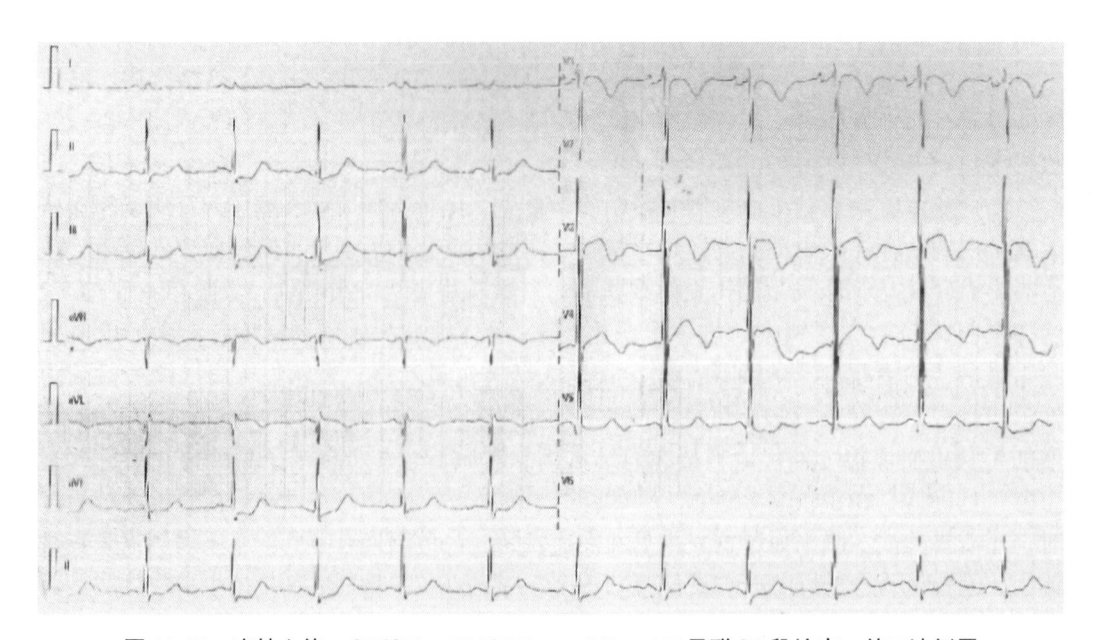

图12-13　窦性心律，QT/QTc：590/559ms，V2～V4导联ST段抬高，伴T波倒置

第12章 新冠病毒感染与心血管病症

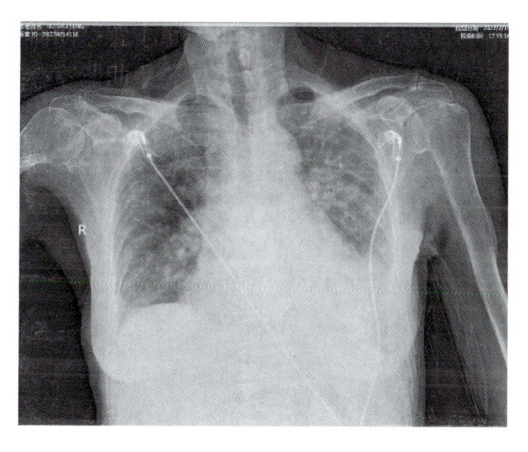

图12-14 两肺广泛渗出，呈斑片状，双肺门扩大，肺动脉突出，左心室扩大，胸腔少量积液

超声心动图提示全心扩大，二尖瓣前叶脱垂，前瓣部分腱索断裂，二尖瓣呈"连枷样"运动，收缩期进入左心房，舒张期返回左心室，瓣口对合不良。收缩期有4.0mm间隙。三尖瓣中度关闭不全。肺动脉压51mmHg（图12-15）。

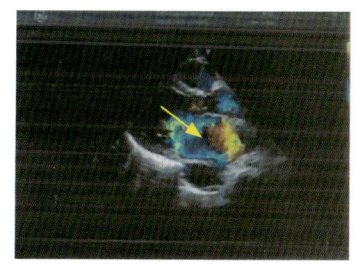

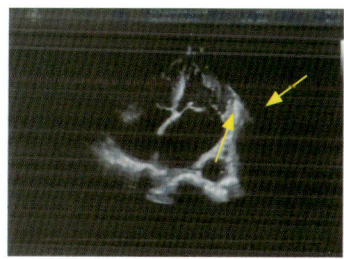

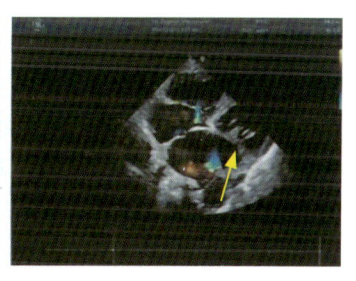

右图提示巨大左心房；中图提示二尖瓣前瓣（下方箭头）及后瓣（上方箭头），前瓣向左心房脱垂；左图提示二尖瓣向左心房后下方的反流束

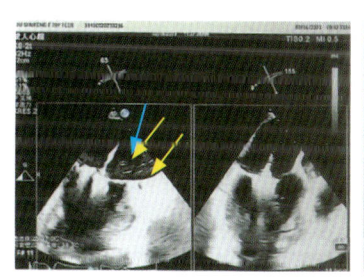

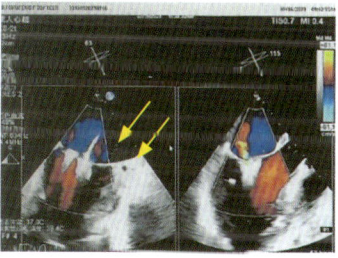

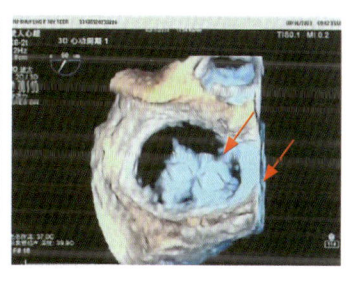

左图及中图提示二尖瓣有两处钳夹，形成二尖瓣口有双血流束；右图为三维图像显示的双个钳夹

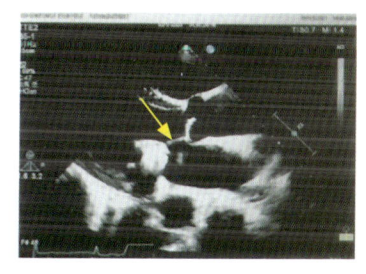

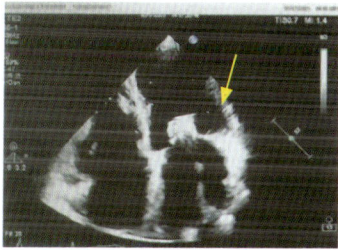

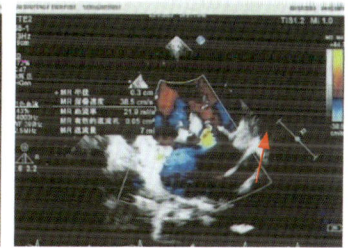

左中图提示二尖瓣膜的钳夹影，左图提示二尖瓣钳夹后瓣口仅有轻度反流

图12-15 经胸超声心动图

为排除冠心病导致的二尖瓣关闭不全，于2023-02-09行冠状动脉造影，见冠状动脉各支无明显病变。继续抗心力衰竭及抗感染治疗。心力衰竭症状逐渐加重，于2月15日经鼻气管插管，呼吸机辅助呼吸，同时置入主动脉球囊反搏（IABP）使血流动力学保持稳定。

2月16日行二尖瓣缘对缘钳夹手术，共植入两枚夹合器，二尖瓣反流明显减轻。手术顺利结束。术后症状明显好转，复查超声只见二尖瓣轻度反流（图12-15），于2023-02-22出院。

【出院诊断】

①二尖瓣前瓣腱索部分断裂，二尖瓣前瓣脱垂，重度二尖瓣关闭不全；②急性肺水肿；③二尖瓣缘对瓣钳夹修复术后。

【病例讨论】

本例患者在没有外伤和任何病史的情况下，于新冠病毒感染后2个月被诊断出二尖瓣腱索断裂，不得不考虑腱索断裂与SARS-CoV-2病毒感染的联系。

Khanduri A等报道了1例新冠病毒流行期的中年男性患者，入院时表现为急性呼吸窘迫综合征，后期出现肺水肿和呼吸衰竭加重，手术中证明为二尖瓣损伤导致急性严重二尖瓣关闭不全。组织病理检查与文献报道的新冠病毒感染患者心肺组织的尸解结果一致。本例患者16s核糖体RNA检测和血培养均为阴性，故可排除细菌感染。

作者认为，新冠病毒感染时的细胞因子风暴和免疫细胞导致的炎症是引起乳头肌和腱索断裂的原因。虽然腺病毒、肠病毒和细小病毒B-19均可引起心肌炎，但很少累及瓣膜，因此，作者认为本例患者的二尖瓣关闭不全是继发于新冠病毒感染的心肌炎。

Chitturi K.R等报道了新冠病毒流行期1例60岁男性患者，因二尖瓣后叶腱索断裂致二尖瓣呈"连枷样"运动和重度的二尖瓣关闭不全，临床表现为严重的左心衰竭伴心源性休克。应用经导管二尖瓣钳夹技术获得成功。文中虽未探讨腱索断裂的病因，但在SARS-CoV-2感染流行期出现的病症不得不和病毒感染相联系。

文献指出，急性二尖瓣反流在X线上表现类似急性呼吸窘迫综合征，因此，在新冠病毒感染病例表现有呼吸衰竭时应除外急性二尖瓣关闭不全；当X线提示左、右心房增大时，应立即想到瓣膜病变，超声心动图可确定诊断。新冠病毒感染恢复的患者，特别是原有获得性心脏病的患者，要定期检查心脏情况。

【总结】

结合本例和文献报道，SARS-CoV-2病毒可直接损害二尖瓣瓣膜和瓣膜装置，包括乳头肌和腱索，引起严重的二尖瓣关闭不全。在诊断新冠病毒感染合并呼吸衰竭时，应注意排除二尖瓣病变。

## 病例6　新冠病毒感染与肺动脉高压

【病例简介】

### 病例6-1

女性，34岁。于2022年10月18日确诊为新冠病毒感染，出现胸闷和气喘症状，步行200m或上1楼时即有发作。2022年12月9日起床上洗手间时发生晕厥,持续数分钟。2023年1月下旬胸闷气促加重,于登楼梯时,再次发生晕厥,伴双上肢抽搐,当地医院动态心电图检查发现偶发室性和房性期前收缩。2023年4月初出现发热,体温达38.7℃,伴咳嗽咳痰,胸闷气促进一步加重,于2023年4月11日入住南方医院心内科。

入院时生命体征正常,无发绀及杵状指,巩膜无黄染,颈静脉显露,心率较快(110次/分),节律整齐,心音正常,未闻及心脏杂音,肝不大,下肢不肿。

主要化验结果:SARS-CoV-2核酸、N基因、QRF1a/b基因均为阴性。血气分析:修正pH 7.419,修正氧分压14.20 kPa;修正二氧化碳分压3.85 kPa、实际碳酸氢根19.10mmol/L、标准碳酸氢根21.10mmol/L、细胞外碱剩余-4.50mmol/L及细胞内碱剩余4.0mmol/L均下降。高敏肌钙蛋白T 0.045ng/ml,前-脑利尿肽2321pg/ml,血浆D-二聚体0.24μg/ml,C反应蛋白18.37mg/L。天冬氨酸氨基转移酶(AST)54U/L;肌酐89μmol/L,肾小球滤过率72.85ml/min;血糖7.29mmol/L,糖化血红蛋白6.6%;高密度脂蛋白胆固醇0.66mmol/L;血浆凝血酶原时间14.8s、凝血酶时间21.8s,国际标准比率(INR)1.26。抗甲状腺自身抗体190.00U/ml,甲状三碘原氨酸(T3)0.49ng/ml,促甲状腺素(ASH)6.225mU/L,自身抗体16项,血常规及尿常规均正常。

心电图改变:与2020年比较,出现明显的电轴右偏和V1导联呈不全右束支改变,说明右心室扩大(图12-16)。动态心电图未提示有明显心律失常。

胸部X线及超声心动图均提示右心扩大(右心房53mm,右心室56mm),右心室壁稍

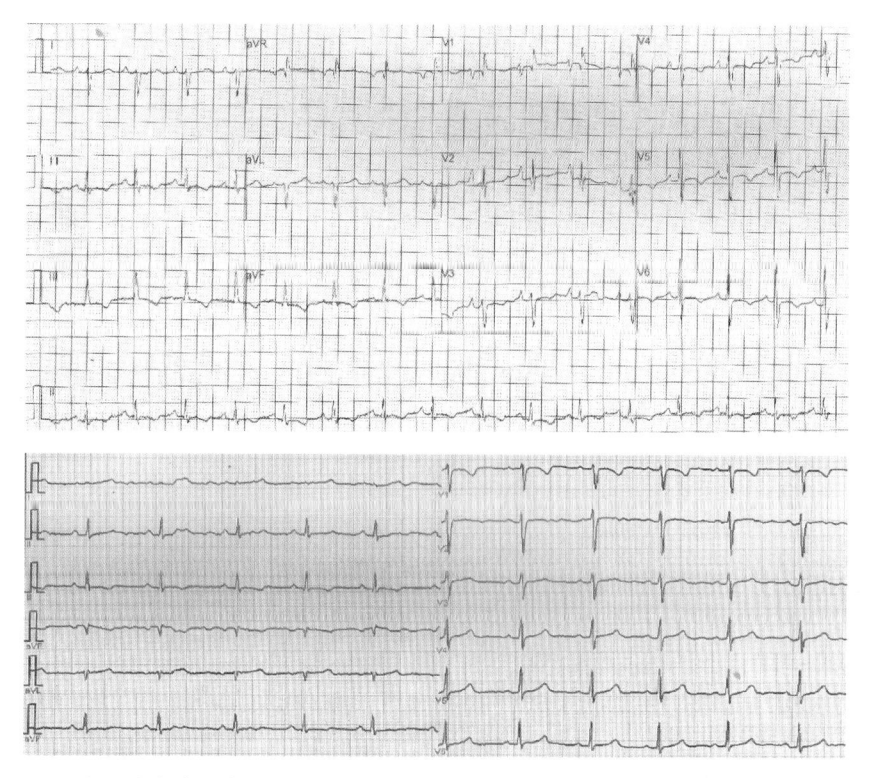

图12-16 上图为本次心电图,下图为2020年心电图。与2020年比较,本次电轴显著右偏,达+129°(2020年为+82°);同时,V1导联变为rSR′(qR)波

增厚，右心室搏动减弱，重度三尖瓣关闭不全，肺动脉压最高46mmHg，平均25mmHg；左室射血分数58.60%，心包少量积液（图12-17，图12-18）。双肺散在条索及斑片影（图12-19）。

2023-04-18行右心导管及左室造影检查，除外室间隔缺损及动脉导管未闭等先天性心脏病，无左向右及右向左分流（股动脉血氧饱和度99.2%），肺动脉压升高为

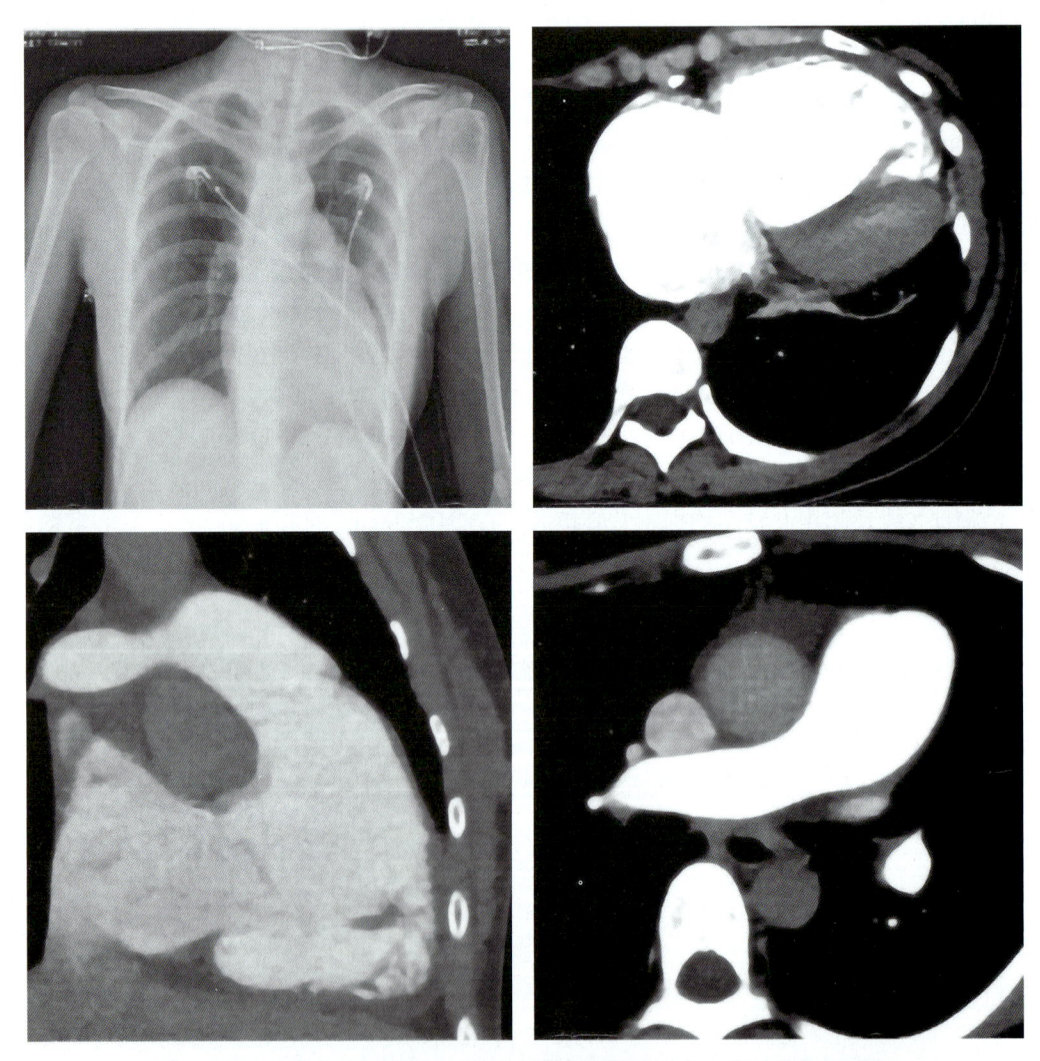

图12-17　X线胸片及胸部CT提示主肺动脉扩张及右心房及右心室扩大

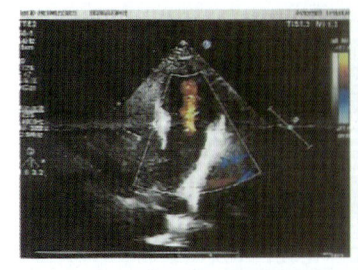

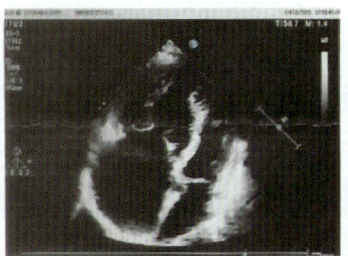

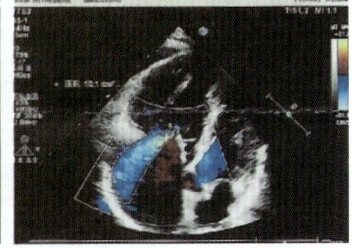

图12-18　超声心动图提示右心房及右心室扩大，三尖瓣重度关闭不全

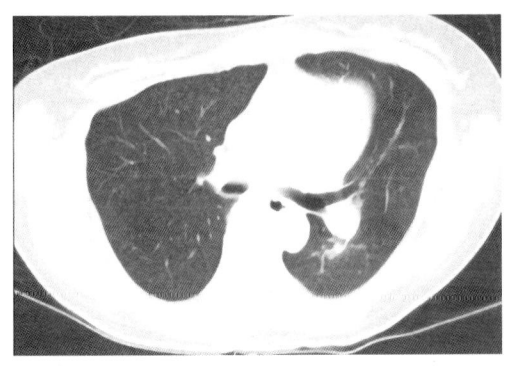

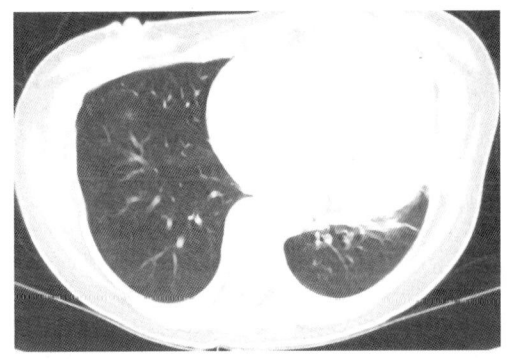

图12-19 胸部CT提示：双肺可见散在条索状、斑片状密度增高影，边界欠清

66/30/40mmHg（正常肺动脉收缩压＜30mmHg），全肺阻力明显升高达12.7wood单位（正常为2.5~3.7）。

2023-04-20行6min步行试验：6min步行实际距离为162.0m，占预测距离的23%（697.8m）；运动中最低血氧饱和度为93%，血氧饱和度下降4%，心肺等级为1级（心肺等级：1级：＜300m，2级：300~374.9m，3级：375~449.9m，4级：＞450m）。说明此患者心肺功能明显减退。

最后诊断：肺动脉高压及右心功能不全，给予西地那非＋司来帕格＋马昔腾坦（即磷酸二脂酶抑制剂＋前列环素激动剂＋内皮素抑制剂）三联抗肺动脉高压、利尿及抗凝治疗，于2023年4月21日出院。

## 病例6-2

男性，92岁。因高热（39℃）、畏寒、咳嗽咳痰、咽痛、无力、进行性呼吸困难和血氧饱和度低（85%）3d，于2022年12月25日入住南方医院呼吸科。新冠病毒核酸检测阳性、N基因阳性、QRF1a/b阳性。

入院后X线胸片及胸部CT均提示新发双肺多处炎症，逐渐进展为肺实变、纤维化和肺动脉增宽（图12-20，图12-21）。给予奈玛特韦/利托那韦抗病毒、舒普深抗感染、

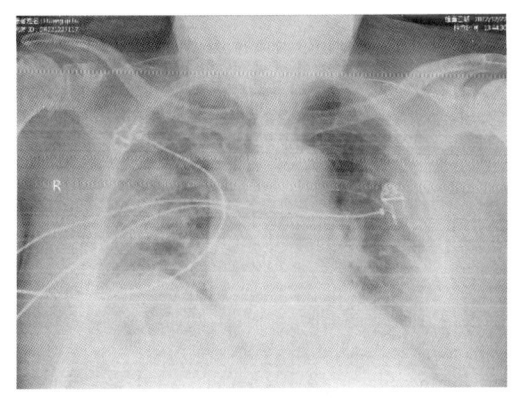

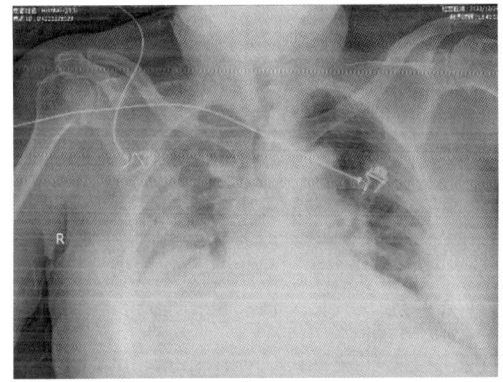

图12-20 入院后X线胸片提示双肺透光度减低，多发斑片状密度增高影，边界模糊，双侧胸腔积液，心影扩大

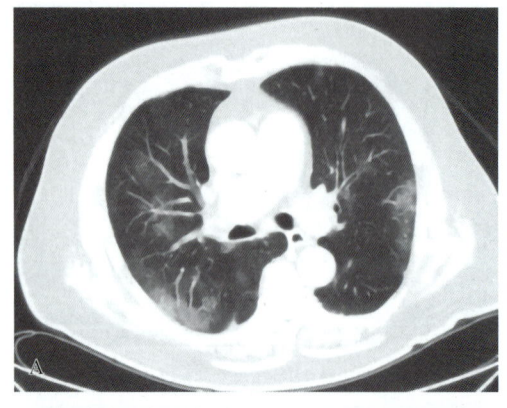

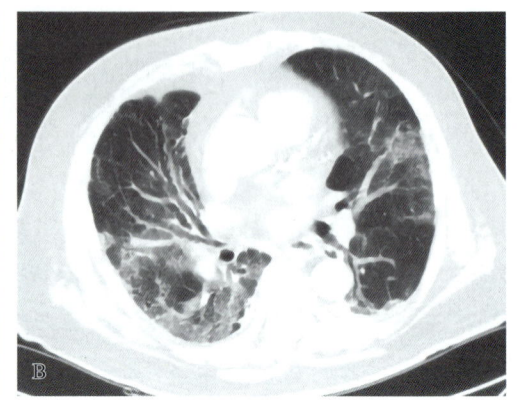

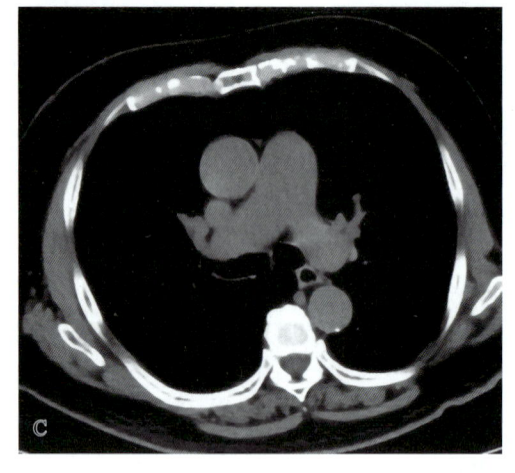

图12-21 X线胸片CT提示双肺新增多发斑片状磨玻璃样密度增高模糊影（A）；双下肺野支气管血管周围鞘广泛轻度增厚、小片状磨玻璃影、结节、小叶间隔增厚及胸膜下蜂窝状影，考虑间质性肺炎及纤维化（B）；主肺动脉及左右肺动脉增宽（C）

甲泼尼龙抗炎、吡非尼酮抗纤维化、乙酰半胱氨酸＋桉柠蒎化痰及乌美溴铵维兰特罗吸入等治疗。血氧饱和度在88%～92%，一直需要高流量氧吸入治疗。

住院期间不断出现阵发性心房扑动，用胺碘酮药物转复无效，逐渐变成持续性心房扑动，用美托洛尔减慢心率治疗。2023年2月8日心脏超声提示轻度肺动脉高压（32mmHg），3月28日超声提示右心明显扩大，显著肺动脉高压，肺动脉收缩压达97mmHg，平均压为53mmHg，伴重度三尖瓣关闭不全（图12-22）。

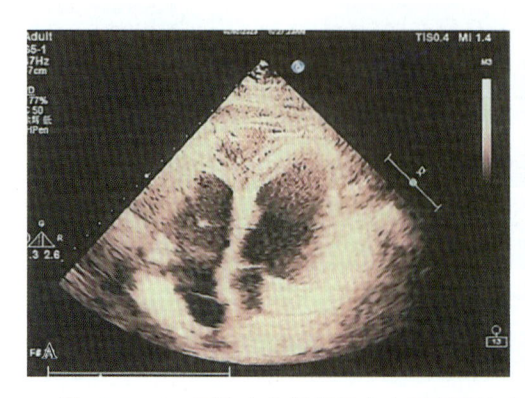

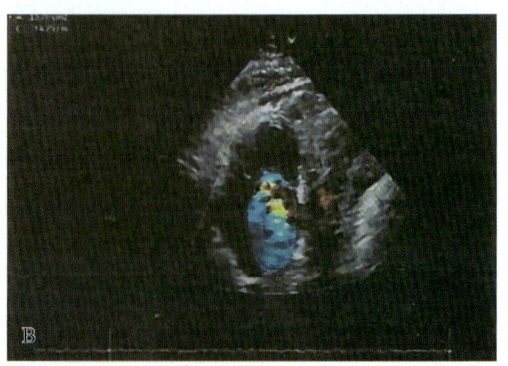

图12-22 A.四腔心心超提示右心无明显扩大；B.1个月后，四腔心提示右心明显扩大伴重度三尖瓣关闭不全和肺动脉高压

2023-04-16，血气分析提示氧分压61mmHg.二氧化碳分压49mmHg，氧合指数61mmHg，考虑感染及心力衰竭加重，予以经鼻气管插管，吸氧浓度为100%。肺部灌洗液培养出烟曲霉菌及屎肠球菌，尿量减少，行床边超滤治疗，血压进行性下降。2023-04-22 03：10，血压、脉氧测不出，04：10心电呈直线，临床死亡。

最后诊断：①新冠病毒感染并发肺炎、肺纤维化、肺动脉高压、右心功能不全；②持久性心房扑动；③高血压病2级；④支气管扩张。

【病例讨论】

（一）关于肺动脉高压（PH）的分类：2023年美国心脏病学会（AHA）关于PH临床和血流动力学分类

A. PH的临床分类：分为以下5型。

1.肺动脉高压（PH）

1.1.特发性PH

1.1.1.对血管活性试验无反应

1.1.2.对血管活性试验有反应

1.2.遗传性PH

1.3.药物与中毒引起的PH

1.4. PH伴随

1.4.1.结缔组织病

1.4.2.艾滋病

1.4.3.门脉性高压

1.4.4.先天性心脏病

1.4.5.血吸虫病

1.5.肺静脉闭塞症和肺毛细血管瘤病（PVOD/PCH）

1.6.新生儿持续性肺高压

2. PH伴随左侧心脏病

2.1.心力衰竭

2.1.1.射血分数保留的心力衰竭

2.1.2.射血分数减少或轻度减少的心力衰竭

2.2.瓣膜性心脏病

2.3.先天性/获得性心血管情况导致毛细血管后PAH

3. PH伴有肺部疾病或缺氧

3.1.阻塞性肺病或肺气肿

3.2.限制性肺病

3.3.混合性限制性/阻塞性肺病

3.4.低通气综合征

3.5.缺氧不伴有肺病（如高海拔地区）

3.6.发育性肺部病变

4. PH伴随慢性肺动脉闭塞

4.1. 慢性血栓栓塞性PH

4.2. 其他原因的肺动脉阻塞

5. 不明原因的PH

5.1. 血液病

5.2. 系统病

5.3. 代谢病

5.4. 慢性肾衰竭伴有或不伴有血液透析

5.5. 肺肿瘤性血栓栓塞性微血管病

5.6. 纤维素性纵隔炎

B. PH的血流动力学分类

| 定义 | 血流动力学 | PH的类型 |
| --- | --- | --- |
| 毛细血管前PH | mPAP＞20mmHg<br>PAWP≤15mmHg<br>PVR≥2.0 WU | 1，3，4，5 |
| 孤立的毛细血管后PH | mPAP＞20mmHg<br>PAWP＞15mmHg<br>PVR≤2.0 WU | 2，5 |
| 兼有毛细血管前和后PH | mPAP＞20mmHg<br>PAWP＞15mmHg<br>PVR＞2.0 WU | 2，5 |
| 运动性PH | 休息和运动之间mPAP/CO<br>斜率＞3mmHg/（L·min$^{-1}$） | 1，2，3，4，5 |

mPAP.平均肺动脉压；PAWP.肺动脉楔压；PVR.肺血管阻力（wood单位）；CO.心排血量

## （二）PH的严重性可通过无创的经胸超声（TTE）来评估

1. 四腔切面测定右房内径。

2. 四腔切面，三尖瓣环下方测定右心室内径。

3. 测量三尖瓣环从舒张期末至收缩期末的位移（TAPSE）：心尖部四腔心切面，M超模式下将取样线置于三尖瓣环侧壁处，正常≥15mm，TAPSE明显降低，代表右心室收缩功能显著下降。

4. 三尖瓣反流速度（TRV）：心尖部四腔心切面，组织连续多普勒模式下将脉冲多普勒取样容积置于三尖瓣环侧壁处，测量心缩期峰流速，正常值≥10cm/s。

5. 超声心动图估计收缩期肺动脉压（esPAP），基于峰值TRV，通过评估下腔静脉直径以及它的呼吸变化来确定右房压（RAP）。在此项研究中，静息状态下esPAP值≥35mmHg，表示PAH，严重程度从轻度（35～44mmHg）、中度（45～60mmHg）到重度（50～60mmHg）。

6. 肺血管阻力（PVR）：通过测量峰值TRV到右心室流出道速度-时间积分（cm），

可以无创测定PVR。＞2WU为阻力升高，＞3WU为阻力明显升高。

7.右心室总长度应变（RV-GLS）：在心尖四腔心切面测量。在跟踪右心室内膜边界后，感兴趣区自动生成，接着用手动矫正右室心肌壁的厚度。根据国际的最新推荐：右心室功能不全为TAPSE＜17mm和（或）RV-GLS低于-28%；TAPSE的临界值为17～20，RV-GLS的临界值为-27%～-25%。

### （三）新冠病毒感染的肺炎在CT上的演变

病变分为早期（0～4d）、进展期（5～8d）、峰值期（10～13d）和吸收期（≥14d）；在胸部CT上，最初肺部的影像表现为小的胸膜下磨玻璃样混浊（GGO），逐渐增大呈碎石路征（crazy-paving pattern）和实变（consolidation.）（图12-23），一般在发病后2周肺病变达到实变；2周后，病变会逐渐吸收，留下广泛的GGO和胸膜下实质带。

应用半定量方法评估病变受累程度；评估5个肺叶中每个肺叶病变受累分数：0分，无病变，1分，受累＜5%，2分，25%受累，3分，26%～49%受累，4分，50%～75%受累，

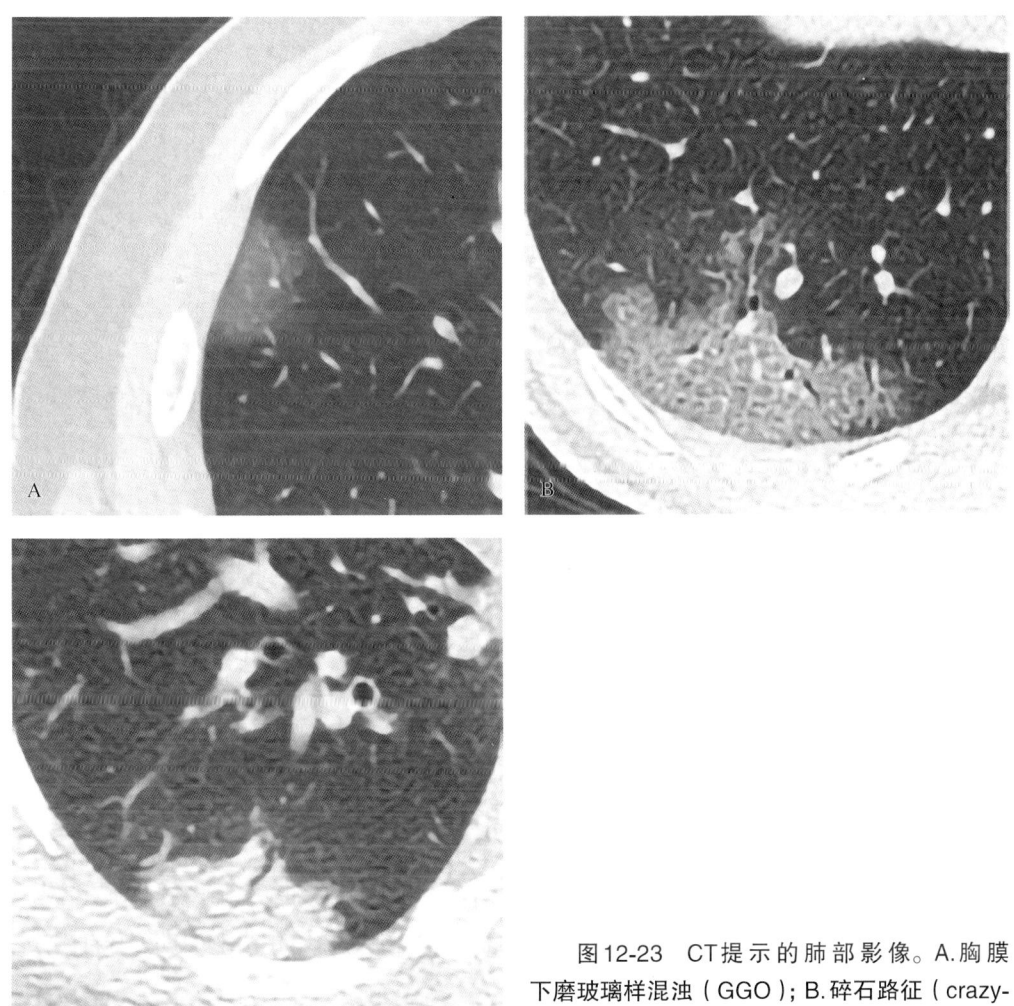

图12-23 CT提示的肺部影像。A.胸膜下磨玻璃样混浊（GGO）；B.碎石路征（crazy-paving pattern）；C.实变（consolidation）

5分，>75%受累。5个肺叶积分相加，最多积分为25分。

### （四）新冠病毒感染合并PH和右心室功能不全病理生理

新冠病毒感染合并PH和右心室功能不全者，多为急性期很重、伴有急性呼吸窘迫综合征和呼吸衰竭、在ICU救治的患者。其发病率约为15%，考虑到严重患者通常伴机械通气，经胸超声很难完成，故实际的发病率会更高。而且，主要研究对象为年龄大，有并发病，主要是有心血管病，而对80%轻或中度感染的患者较少关注；因此，主要由新冠病毒感染引起的PH的发病率很难估计。

Tudoran C.等报道了一组年龄<55岁，患中等程度的新冠病毒感染的肺炎，没有呼吸衰竭和机械通气治疗，既往无引起PH的病理生理病史，于出院后2个月检测到有7.69%患者有PH，10.28%患者有右心室功能不全（RVD）。

这些患者与最初肺病变的严重性密切相关。包括广泛肺的损伤（由于肺间质和肺泡炎症），相当于肺动脉高压的第3类；肺血管床的改变（由血栓性/血栓栓塞性过程、内皮损伤或缺氧性肺血管收缩），相当于肺动脉高压的第4类。此外，内皮功能不全、微血管病、微血栓在PH的病理生理中也起到重要的作用。当在胸部CT上病变范围在40%以下、COVID积分在2～10。氧饱和度超过87%时不需要机械通气。以上研究提示，在新冠病毒感染急性期形成的PH和右心功能不全可持续到恢复期2个月仍然存在，炎症反应可能是PH持续存在和进展的原因。

在正常病理生理情况下，肺循环有高度的顺应性，构成一个低阻力系统，利于血液由右心室排出，右心室游离壁很薄（<5mm），较左心室重量明显为小。在PH时，高肺血管阻力使右心室壁的应力增加，导致心肌肥厚，壁厚度和收缩力增强。这些改变最初能维持每搏容积；随着疾病的进展，右心室扩张，致收缩能量传递效率低下，右心室收缩功能丧失，最后右心室收缩性与肺循环失偶联，不再与后负荷相匹配。随时间推移，出现右心衰竭，包括右心室和右心房功能不全，三尖瓣关闭不全，失去房室同步。严重的右心室扩张伴有心室间的依赖性和室间隔移位，损害左心室功能，进一步减少每搏容量和减少冠状动脉灌注。

右心室壁的应力增加、肥厚、扩张和功能不全增加了心肌代谢、氧的消耗和冠状动脉灌注。增加壁的应力和厚度需要增加心肌氧的消耗，然而，右心室肥厚延长由毛细血管到心肌的弥散距离，限制了氧的供应。为了代偿，需要增加氧的吸取或改善心肌的机械效能。在整个心动周期中，右心室的灌注与主动脉和右心室的压力阶差成比例，在PH伴右心衰竭时，压力阶差减少进一步限制了有效的冠状动脉灌注。在衰竭的右心室，存在由游离脂肪酸转为葡萄糖的不适当的代谢改变，但葡萄糖的摄取率不能充分增加以代偿减少的右心室机械效能和氧的利用，导致右心功能进一步恶化。这些病理生理的改变最后引起心源性休克和死亡。

PH时右心室重构的病理生理机制也与基因及激素分泌有关。2型骨形态遗传蛋白受体突变，通过脂毒性使右心衰竭加重。PH时雌激素通过多种机制改善右心室功能和生物能量，包括减少炎症细胞因子表达和促凋亡信号，因此，相似程度的肺血管阻力水平，男性在PH治疗中，右心室功能改善迟缓。

虽然治疗PH一般是针对肺动脉循环，最终的目标是改善右心功能。利尿剂减少充盈压和壁的应力，有利于右心室和肺循环的偶联；补充氧气和铁的补充会提高血红蛋白和肌红蛋白的含量和支持心肌能量代谢。

此外，维持正常的窦性心律和房室同步对保留右心室功能、血流动力学和PH的预后至关重要。PH的靶向治疗，包括内皮素受体拮抗剂、PDE5抑制剂、可溶性鸟苷酸盐环化酶刺激剂和前列环素途径激动剂都是经常联合使用的，改善PAH和临床结果。靶向治疗的目的是达到临床的低危状态，即反映右心功能的参数，如右心衰竭、晕厥、功能容量、BNP及超声和MRI上的右心房压力、心脏指数。

### （五）PH的靶向治疗

目前有3类被美国FDA批准针对肺动脉高压1型的靶向药物。

1. 一氧化氮（NO）通路介导　①磷酸二酯酶5（PDE5）抑制剂：他达那非（tadalafil）、西地那非（sildenafil）；②可溶性鸟苷酸环化酶激动剂：利奥西呱（riociguat）。

2. 内皮素受体阻滞剂　波生坦（bosentan）、安贝生坦（ambrisentan）、马西替坦（macitentan）。

3. 前列环素途径激动剂　①曲前列环素（treprostinil）：口服、吸入、皮下注射或静脉注射；②伊洛前列素（iloprost）：吸入；③伊前列醇（epoprostenol）：静脉或吸入；④口服前列环素I2受体激动剂：赛乐西帕（selexipag）。

对于非1型的PH，主要的靶向治疗是针对基础病，如2型PH的心脏病和3型PH的肺病。在2型PH，PH靶向治疗未证明有明显作用，而且，在持续PH的左心瓣膜病手术后患者，PDE5抑制剂的应用证明是有害的。在3型间质性肺病伴随的PH，吸入曲前列环素是有益的。美国FDA批准利奥西呱用于慢性血栓栓塞性PH非手术的患者；马西替坦和皮下注射曲前列环素也证明对此型有效。在5型PH，PDE5抑制剂增加与镰状细胞病相关的PH疼痛危机的风险；观察性研究表明，PH靶向治疗对结节病性PH有效。对于有多种致PH病因，包括1型PH的患者，靶向药物可能有作用。

### （六）关于病例6-1和病例6-2两例PH的成因

1. 病例6-1　患者于2018、2019及2020年都做过体格检查，心电图及胸部X线片均提示正常，故可除外以上1型PH。此次住院经全面检查未发现有左侧心脏病故可除外以上2型PH。

患者的胸闷、气促和晕厥是在新冠病毒感染后，文献已提示有SARS-CoV-2病毒感染引起的PH。Tudoran C.等报道了既往无明显心血管和肺部病变的人，在感染了轻/中度COVID-19恢复后2个月出现PH的证据。报道共纳入了91例患者，年龄<55岁，因中等程度的新冠病毒感染住院，出院后2个月完成全套心血管检查，从电子病历中获得他们住院时的胸部CT影像和实验室资料。结果提示：有7.69%患者有PH，10.28%患者有右心室功能不全（RVD），这些病例与当初胸部CT积分水平（TCT score）及炎症因子水平密切相关（$P<0.001$）。结论是PH和RVD是新冠病毒感染后常见的并发症。本例的PAH应与新冠病毒感染相关。这种类型PH的病理生理是复杂和多因素的，其机制如氧化应激、线粒体功能不全、DNA损害、炎症、缺氧、内皮功能不全和肺动脉微

栓塞等考虑为改变肺循环的主要因素。新冠病毒感染出现PH的机制是广泛肺损害（由于间质和肺泡的炎症，相当第3型PH）和肺血管床的改变（由血栓/血栓栓塞引起、内皮损伤，或低氧性血管收缩，相当第4型PH），但不能排除免疫反应在持续PH中的作用。

2.病例6-2　与病例6-1对比，本例是一位92岁高龄的老人，既往有高血压及支气管扩张等慢性病，此次新冠病毒感染3d后入院即为两肺多发的重症肺炎，伴急性呼吸衰竭，顽固的低氧血症，需用高流量氧持续治疗。入院后虽给予了积极地治疗，但很快进展到肺纤维化和肺动脉高压，在2～3个月后即造成右心明显扩大和右心功能不全，发展为典型的3型肺动脉高压。

**【刘伊丽教授-本章综合点评】**

2022年独立新闻中心（Independent Journalism Centre，IJC）心脏和血管系统中详细阐述了有关新冠病毒感染后期的心血管并发症，要点如下。

1.对新冠病毒感染的目前认识　新冠病毒感染是一种新的病毒疾病，主要影响上下呼吸道。越来越多的证据表明，新冠病毒感染可影响多个系统，引起广泛的临床表现，从无症状到严重的器官和组织损伤；从发热、疲倦和腹泻到严重的呼吸和心血管并发症和多器官衰竭，直至死亡。新近英国皇家全科医师学会将新冠病毒感染分为3个时间段：前4周为急性期，4～12周为进展期，如果12周后症状和体征仍持续，则称为新冠病毒感染后期。长的新冠病毒感染一词包括进展期和后期的新冠病毒感染综合征。许多轻到中等程度的患者在2周内即恢复，但有约35%的患者，14～21d后还没有恢复，其中47%是年龄超过50岁的人。对于新冠病毒感染后综合征了解的很少，因为其范围涉及所有严重程度和所有年龄的人，最多见的是出院后呼吸困难和疲倦，还可有胸痛、心悸、肌痛、嗅觉和味觉缺失、咳嗽、头痛及胃肠和心脏相关联症状，持续到出院后或发病后6个月。

2.新冠病毒感染的心脏并发症流行情况　由于各种原因的病理性炎症，如病毒的存在，免疫调节障碍和自身免疫等交织在一起，不仅损害肺，还可损害其他器官。值得重视的是，可以复制的病毒常在发病后20d内恢复，提示持续的症状主要由于免疫现象。另外一种可能是滞留病毒继续存在于体内的免疫特殊部位，免疫系统很难把它们清除。

新冠病毒感染常见的结果就是心脏受损，且与不良预后相关联。伴有心脏损害的患者多伴随严重的急性症状，较高水平的炎性标志，如C反应蛋白、较高水平的血清肌酐值、胸部X线片上有较多的渗出和混浊，以及较高频率应用无创和有创通气治疗。而且，年龄大伴有慢性病，如冠心病、高血压、糖尿病及肾功能不全者病情较重。经胸超声提示节段性室壁运动异常，左心室或右心室收缩功能减退及舒张功能减退。

Mitrani等报道新冠病毒感染患者，当累及心肌时，心血管病的死亡率及并发症均较高。中国研究提示，新冠病毒感染存活者60d随访，接近20%的患者有胸痛，在新冠病毒感染后期患者，在6个月随访中，持续的心悸及胸痛各占9%和5%。Carvalho-Schneider等报道，30d随访中，150例患者中有27人（18.0）有胸痛，17人（13.1）在60d随访中有胸痛；在30d和60d随访中，心悸各有9（6.5）和14（10.9）人，呼吸困难各有16（10.7）和10（7.7）人。

Nannoni等汇总荟萃分析：新冠病毒感染总共有1.4%发生心血管并发症。早些时中国报道，138例住院患者，在急性期持续心脏症状者7.2%出现心肌损伤，8.7%出现休克，16.7%出现心律失常。根据Puntmann等一个匹配的前瞻组分析表明，新冠病毒感染诊断后平均延续71d，78%的患者具有心脏受累，不论以前的状况，在磁共振影像上60%表现为心脏炎症，局部瘢痕和心包增强。新冠病毒感染康复者的左室射血分数较对照组低（57% vs. 62%），高敏肌钙蛋白较高（>3 pg/ml为71% vs. 31%）。

还有一个报道416例新冠病毒感染患者，20%肌钙蛋白I>0.04 ng/ml。

所有这些发现确定了新冠病毒感染和心肌损伤的联系，有必要对新冠病毒感染后期患者进行心脏评估，特别是在急性期有肌钙蛋白升高的患者。

3.心脏并发症的发生机制　最初只认为新冠病毒感染是呼吸系统疾病，目前认识到它是一个广谱的综合征，从无症状直至威胁生命的感染。感染的建立需要SARS-CoV-2病毒进入主细胞。取决于病毒刺突糖蛋白、主细胞膜ACE2受体和跨膜蛋白酶丝氨酸2（TMPRSS2）的互相反应。ACE2受体是一种跨膜的氨基肽酶2，负责心血管系统的各种生理功能。从生理学的角度，ACE2介导心血管系统神经体液调节起到至关重要的作用，最主要的表达部位是血管内皮、口腔黏膜、舌、胃肠、肺、肾、心脏和味觉。在RNA序列研究中，心力衰竭的心肌细胞中ACE2表达占9.87%，同样，在健康心脏的富集率也达6.75%。更为特殊的是，在心脏最高表达的部位是心肌细胞和心包细胞；最低表达的部位是纤维母细胞、内皮细胞、心外膜脂肪组织和其他特异的心脏免疫调节细胞。

新冠病毒感染急性期心脏受损的机制有直接的和间接的两个方面：直接损害是通过病毒渗入心肌细胞；间接损害是通过呼吸衰竭引起的低氧介导、压倒性的细胞因子释放、系统性炎症、高凝状态、肾素血管紧张素醛固酮系统调节异常、斑块不稳定和心肌供求不匹配。关于新冠病毒感染的后期损害机制仍然不清楚。假定为包括急性期改变了心脏的生理状态和机械/解剖损伤、后期的残余炎症损害、免疫系统的调节障碍、危重病变后的合并症、不充分的抗体反应以及仍在进行的基本病毒感染等。

在病毒蛋白和ACE2的互相反应基础上，在精氨酸残基位点，通过宿主TMPRSS2介导的卵裂，产生S1和S2亚单位，进一步进入细胞是由S2亚基诱导的膜融合和病毒内吞介导的，进入细胞后，病毒RNA的细胞质复制导致病毒粒子的产生，病毒粒子进一步附着在细胞膜上，并作为感染放大的来源。在生理学上，已知ACE2将血管紧张素1和2转化为心脏保护肽，如血管紧张素1-7/血管紧张素1-9。文献报道了SARS-CoV-2介导的ACE2下调。因此，取消了心脏保护肽（血管紧张素1-7/血管紧张素1-9）的合成，易导致心脏和血管损伤。

此外，血管紧张素Ⅱ/AT1通路活性的增强导致心肌肥大、纤维化、过度炎症和心脏重塑。心脏组织学和大体形态的这些病理改变可使患者在新冠病毒感染急性后期易发生各种心脏损伤。在一项队列研究中，Chen等报道低钾血症在新冠病毒感染患者中普遍存在，并与预后不良相关。因此，这种RAAS改变的一个假设生物标志物可能是低钾血症。另一方面，促进ACE2上调的因素可以通过增加细胞病毒载量来增加对COVID的易感性。图12-24概括新冠病毒感染心脏受累的机制。

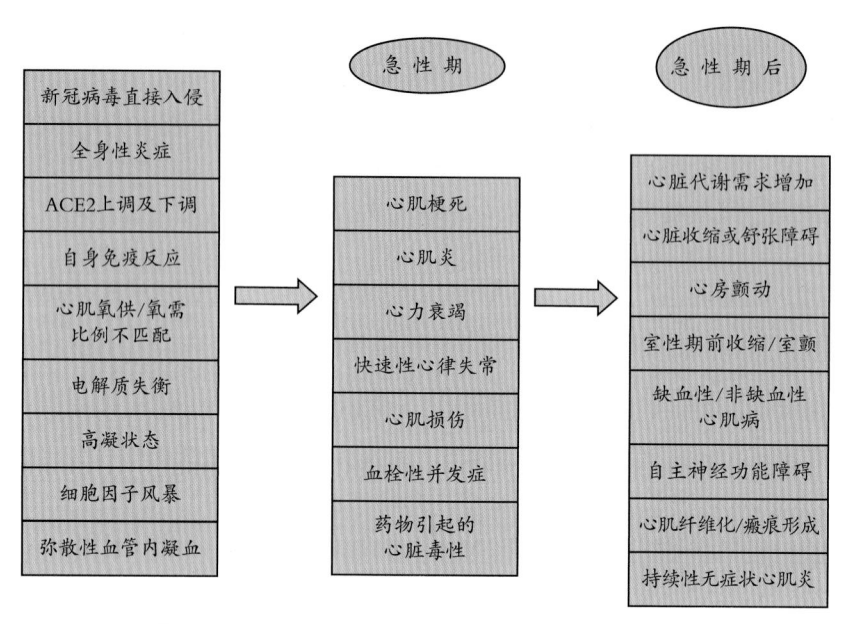

图12-24　急性和慢性新冠病毒感染心脏受累的机制

总之，3年新冠病毒感染在全球的大流行让我们完全改变了对SARS-CoV-2病毒感染的认识。它不仅侵袭呼吸道，还可侵袭包括心血管在内的全身每一个系统；它不仅有急性期，还可有漫长的感染后期。尽管全世界的学者已对其进行了深入的调查和研究，但直至目前还不能完全掌握其发生规律，不知道什么人在什么时候会发生什么样的并发症？如本章病例3，在出院后突然出现自身免疫性溶血性贫血，病例4反复肺部感染，突然出现致死性脑出血，病例5在新冠感染后2个月突然出现腱索断裂，我们不能用任何其他原因来解释这些现象。通过这些病例使我们提高了对SARS-CoV-2的了解和对这种病毒感染的警醒。